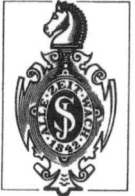

Roland Schiffter

Neurologie des vegetativen Systems

Mit 93 Abbildungen

Springer-Verlag
Berlin Heidelberg New York Tokyo

Professor Dr. Roland Schiffter
Abteilung für Neurologie
Krankenhaus Am Urban
Dieffenbachstraße 1
D-1000 Berlin 61

CIP-Kurztitelaufnahme der Deutschen Bibliothek
Schiffter, Roland:
Neurologie des vegetativen Systems / R. Schiffter. –
Berlin ; Heidelberg ; New York ; Tokyo : Springer, 1985.

ISBN-13: 978-3-642-93270-0 e-ISBN-13: 978-3-642-93269-4
DOI: 10.1007/978-3-642-93269-4

Das Werk ist urheberrechtlich geschützt. Die dadurch begründeten Rechte, insbesondere die der Übersetzung, des Nachdrucks, der Entnahme von Abbildungen, der Funksendung, der Wiedergabe auf photomechanischem oder ähnlichem Wege und der Speicherung in Datenverarbeitungsanlagen bleiben, auch bei nur auszugsweiser Verwertung, vorbehalten. Die Vergütungsansprüche des § 54, Abs. 2 UrhG, werden durch die „Verwertungsgesellschaft Wort", München, wahrgenommen.

© Springer-Verlag Berlin, Heidelberg 1985
Softcover reprint of the hardcover 1st edition 1985

Die Wiedergabe von Gebrauchsnamen, Handelsnamen, Warenbezeichnungen usw. in diesem Werk berechtigt auch ohne besondere Kennzeichnung nicht zu der Annahme, daß solche Namen im Sinne der Warenzeichen- und Markenschutz-Gesetzgebung als frei zu betrachten wären und daher von jedermann benutzt werden dürften.

Produkthaftung: Für Angaben über Dosierungsanweisungen und Applikationsformen kann vom Verlag keine Gewähr übernommen werden. Derartige Angaben müssen vom jeweiligen Anwender im Einzelfall anhand anderer Literaturstellen auf ihre Richtigkeit überprüft werden.

Satz: H. Hagedorn, Berlin. Druck: Ruksaldruck, Berlin.

2127/3020 543210

Für Ursel
 und
  Henning

Geleitwort

Funktionsstörungen im Bereich des vegetativen Systems spielen seit Jahrzehnten in der Diagnostik eine sehr große, aber in weiten Bereichen problematische Rolle – zumal im deutschen Sprachraum: Diagnosen, wie z. B. die sogenannte vegetative Dystonie, sind dafür bezeichnend. In der englischen Literatur sind sie mit Recht kaum zu finden. Tatsächlich wird damit ja auch nur die Unfähigkeit umschrieben, bestimmte Beschwerden diagnostisch klar einzuordnen.
So ist es für einen Kliniker bis heute ein Wagnis, sich mit dem vegetativen System wissenschaftlich ausführlich zu beschäftigen. Dies ist deshalb eigentlich sehr erstaunlich, weil die grundlegenden physiologischen Werke (L. R. Müller und M. Monnier) hier schon vor vielen Jahren recht sichere Fundamente errichtet haben.
Auch von klinischer Seite her wurden in neuerer Zeit klare Kriterien erarbeitet, die systemische und lokalisierbare Störungen vegetativer Funktionen objektiv erkennbar machen. Die systemischen Entgleisungen verursachen vielfältige, aber doch typische Organstörungen (Beispiel: Die sogenannten autonomen Polyneuropathien, etwa beim Diabetes mellitus). Die zentralen oder peripherbedingten monolokulären Nervenläsionen bewirken präzise und unverwechselbare Ausfälle, die die nichtapparative neurologische Diagnostik bereichern und sicherer machen.
Vor 20 Jahren habe ich zusammen mit Herrn Schiffter Untersuchungen der Defekte von Schweißsekretionsstörungen (peripher oder zentral ausgelöst) begonnen. Dankenswerterweise hat Herr Schiffter in zahlreichen Einzelarbeiten die vielfältigen vegetativen Funktionsstörungen in unmittelbarer klinischer Beobachtung weiterverfolgt und damit die Voraussetzungen geschaffen, nunmehr diese umfassende Orientierungshilfe vorzulegen. Mit diesen Kenntnissen wird der Neurologe in die Lage versetzt zu erkennen, was man eindeutig als vegetative Funktionsstörungen ansehen darf und welche diagnostischen Schlüsse sich daraus ergeben. Deshalb wird dieses Werk als zuverlässiger Ratgeber in Praxis und Klinik rasch seinen Platz gewinnen.

Hannover, im Frühjahr 1985   Hans Schliack

Vorwort

Dieses Buch über die Neurologie des Vegetativums ist geschrieben worden als Informationsquelle und Nachschlagewerk für Ärzte aller Fachrichtungen, für interessierte Studenten und für biologisch vorgebildete Laien. Es ist lehrbuchartig aufgebaut und will einen wichtigen Bereich der Medizin zusammenfassend und systematisch darstellen. Dabei soll der Blick geschult werden für die systemische Struktur des vegetativen Nervensystems, für die Besonderheiten seiner Funktionsabläufe und für die Tatsache, daß auch in diesem Teil des Gesamtnervensystems exakte Syndrome und klare Diagnosen und damit gezieltes Behandeln möglich sind. Das Buch ergänzt die konventionellen Lehrbücher der Neurologie um einen noch vielfach vernachlässigten Bereich dieses Fachgebietes. Es wurde aus dem Blickwinkel des klinischen Neurologen verfaßt und mußte deshalb und aus Platzgründen vieles weglassen, was hineingepaßt hätte.
Die Graphiken hat Herr Ulrich Schede aus Berlin gezeichnet. Ich danke ihm sehr herzlich für die geschickte und präzise Ausführung und für die freundliche und angenehme Zusammenarbeit.
Für das tadellose Schreiben der Texte habe ich vor allem Frau Astrid Lange und Frau Petra Berthy aus Berlin von Herzen zu danken. Sie haben mir viel Kraft und Zeit geopfert.
Schließlich möchte ich noch dem Springer-Verlag meinen großen Dank sagen, besonders den Herren Dr. Wieczorek und Jakobi, für Geduld und Verständnis und für die durchaus großzügige Ausstattung des Buches.

Berlin, im Frühjahr 1985   Roland Schiffter

Inhaltsverzeichnis

Einleitung 1
Historisches 2

Kapitel 1 Zur Anatomie und Physiologie des vegetativen Nervensystems (Übersicht) 6

1	Das zentral-vegetative System	6
1.1	Das Großhirn (Neocortex)	6
1.2	Das limbische System	7
1.3	Der Hypothalamus	13
1.3.1	Übersicht	13
1.3.2	Ergebnisse von Reiz- und Ausschaltungsexperimenten	15
1.4	Der Hirnstamm	16
1.4.1	Die Formatio reticularis	16
1.4.1.1	Das aufsteigende aktivierende System der Formatio reticularis	18
1.4.1.2	Die absteigenden reticulären Systeme	18
1.5	Das Rückenmark	19
2	Das peripher-vegetative System	22
2.1	Das periphere parasympathische System	26
2.1.1	Die kranialen parasympathischen Nerven (Hirnnerven)	26
2.1.2	Die sakralen parasympathischen Nerven	28
2.2	Das periphere sympathische System	28

Kapitel 2 Riechnerven und olfaktorisches System 33

1	Zur Anatomie und Physiologie	33
2	Klinik	36
2.1	Untersuchungsmethoden	36
2.2	Krankheitsbilder	37
2.2.1	„Essentielle" und neurogene Geruchsstörungen	37
2.2.1.1	Nicht respiratorische Riechschleimhauterkrankungen	38
2.2.1.2	Sicher neurogene Riechstörungen	38

Kapitel 3 Geschmacksnerven und gustatorisches System. Drüsen im Kopfbereich 42

1	Zur Anatomie und Physiologie	42
1.1	Gustatorisches System	42
1.2	Drüsen im Kopfbereich	44
2	Klinik	46
2.1	Untersuchungsmethoden	46

2.2	Krankheitsbilder	46
2.2.1	Mundschleimhauterkrankungen und andere nicht-neurogene Syndrome	46
2.2.2	Neurogene Geschmacksstörungen	47
2.2.2.1	Nervus facialis – Nervus intermedius	47
2.2.2.2	Nervus glossopharyngeus und Nervus vagus	48
2.2.2.3	Zentrale Geschmacksstörungen	48
2.2.3	Speichelsekretionsstörungen	49
2.2.4	Tränensekretionsstörungen	50
2.2.5	Psychomotorische Anfälle	51
2.2.5.1	Dreamy states	52
2.2.5.2	Psychomotorische Anfälle vom oralen Typ	52
2.2.5.3	Andere Anfallstypen	52
2.2.5.4	Vegetative „Begleitsymptome"	53

Kapitel 4 Der Magen-Darm-Kanal ... 55

1	Zur Anatomie und Physiologie	55
1.1	Oesophagus und Magen-Duodenum	58
2	Klinik	62
2.1	Untersuchungsmethoden	62
2.2	Krankheitsbilder	62
2.2.1	Oesophaguserkrankungen	62
2.2.2	Magen- und Duodenum-Erkrankungen	64
2.2.2.1	Ulcera des Magens	64
2.2.2.2	Gastritis	67
2.2.2.3	Ulcus duodeni	67
2.2.2.4	Zur Therapie	67
3	Andere neurogene Störungen der Magen-Darm-Funktionen	68
4	Die anderen Oberbauchorgane	69
4.1	Leber und endokrines Pankreas	69
4.2	Das exokrine Pankreas	70
4.3	Die Gallenblase	71
5	Erkrankungen des Dünndarms und des Dickdarms	71
5.1	Neurogene Diarrhoen	71
5.2	Der paralytische Ileus	72
5.3	Das Megakolon	73
5.4	Das Reizkolon („Colon irritable")	74
6	Rektum und Stuhlentleerung	75
6.1	Zur Anatomie und Physiologie	75
6.2	Klinik	77
6.2.1	Untersuchungsmethoden	77
6.2.2	Krankheitsbilder	77

Kapitel 5 Niere und Harnwege ... 81

1	Die Niere	81
1.1	Zur Anatomie und Physiologie	81
1.2	Klinik	82
2	Nierenbecken und Ureter	82
3	Blase und Harnentleerung	83
3.1	Zur Anatomie und Physiologie	83
3.2	Klinik	88

3.2.1	Untersuchungsmethoden	88
3.2.2	Die Typen neurogener Blasenstörungen	89
3.2.3	Symptomatik der Blasenentleerungsstörungen bei neurologischen Erkrankungen	91
3.2.3.1	Cerebrale Erkrankungen	91
3.2.3.2	Spinale Erkrankungen	91
3.2.3.3	Rein motorische Blasenstörungen	93
3.2.3.4	Rein sensible Blasenstörungen	93
3.2.3.5	Affektionen der Cauda equina	94
3.2.3.6	Läsionen der Blaseninnervation im distalen Abschnitt des peripheren Neurons	94
3.2.3.7	Medikamentös verursachte Blasenentleerungsstörungen	94
3.2.3.8	„Psychogene" Blasenentleerungsstörungen	95
3.2.4	Zur symptomatischen Therapie der Blasenentleerungsstörungen	97
3.2.4.1	Pharmakotherapie	97
3.2.4.2	Nichtmedikamentöse Therapien	99

Kapitel 6 Die Sexualorgane 101

1	Das männliche Sexualsystem	101
1.1	Zur Anatomie und Physiologie	101
1.2	Klinik	105
1.2.1	Untersuchungsmethoden	105
1.2.2	Krankheitsbilder	106
1.2.3	Therapie	112
2	Das weibliche Sexualsystem	112
2.1	Zur Anatomie und Physiologie	112
2.2	Klinik	114
2.2.1	Untersuchungsmethoden	114
2.2.2	Krankheitsbilder	115

Kapitel 7 Die Pupillomotorik 119

1	Zur Anatomie und Physiologie	119
1.1	Miosis – parasympathisches System	119
1.1.1	Die Lichtreaktion	119
1.1.2	Konvergenzreaktion und Akkomodation	121
1.1.3	Übergeordnete inhibitorische Einflüsse	121
1.1.4	Übergeordnete exzitatorische Einflüsse	121
1.2	Mydriasis – sympathisches System	121
1.2.1	Übergeordnete exzitatorische Einflüsse	122
2	Klinik	123
2.1	Einfache Untersuchungsmethoden	123
2.2	Pharmakologische Tests	124
3	Klinische Syndrome und Krankheitsbilder	124
3.1	Pupillenstörungen bei Läsionen des optischen Systems	124
3.2	Pupillenstörungen bei Läsionen des parasympathischen Systems	125
3.2.1	Peripheres Neuron	125
3.2.2	Mittelhirn und Großhirn	126
3.2.2.1	Das Argyll-Robertson-Syndrom	126

3.3	Pupillenstörungen bei Läsionen des sympathischen Systems	127
3.3.1	Das periphere Horner-Syndrom	127
3.3.2	Das zentrale Horner-Syndrom	132
3.3.3	Die Reizmydriasis	133
3.4	Nicht-neurogene Pupillenanomalien	133
3.5	Medikamentöse Veränderungen der Pupillen	134

Kapitel 8 Das System der Schweißdrüsen 136

1	Zur Anatomie und Physiologie	136
1.1	Das thermoredulatorische Schwitzen	136
1.2	Das emotional-affektiv ausgelöste Schwitzen	137
1.3	Das gustatorische oder „Geschmacks"-Schwitzen	137
1.4	Das Reflexschwitzen	138
1.5	Das pharmakologisch provozierte Schwitzen	138
1.6	Das ubiquitäre spontane Schwitzen	138
1.7	Die Perspiratio insensibilis	139
1.8	Gehirn	139
1.9	Rückenmark	140
1.10	Die Beziehungen der sympathischen Efferenzen zu der segmentalen Gliederung des Körpers	140
1.11	Die Spinalnerven	141
1.12	Der Grenzstrang	141
1.13	Plexus und periphere Einzelnerven	144
1.14	Besonderheiten der Schweißsekretion im Bereich des Gesichts	145
2	Klinik	147
2.1	Untersuchungsmethoden	147
2.1.1	Der Jodstärketest nach Minor	147
2.1.2	Der Ninhydrintest nach Moberg	147
2.1.3	Weitere Hinweise	148
2.2	Klinische Syndrome und Krankheitsbilder	148
2.2.1	Gehirnerkrankungen	148
2.2.2	Rückenmarksläsionen	149
2.2.3	Läsionen der spinalen Nervenwurzeln	151
2.2.4	Läsionen des Grenzstrangs	151
2.2.5	Läsionen im Bereich der Arm- und Beinplexus	154
2.2.6	Läsionen peripherer Einzelnerven	155
2.2.7	Schweißsekretionsstörungen im Bereich des Gesichts	158
2.2.7.1	Geschmacksschwitzen	159
2.2.8	Das palmoplantare Schwitzen	162
2.2.9	Symptomatische generalisierte Hyperhidrose	164

Kapitel 9 Die Piloarrektion 166

Kapitel 10 Die sogenannten vegetativen Schmerzen 168

1	Zur Anatomie und Physiologie	168
2	Klinik	170
2.1	Der direkte Eingeweideschmerz	170
2.2	Der übertragene Schmerz (Headsche Zonen) und die viszerogenen Reflexe	172
2.3	Therapie über kuti-viszerale Reflexmechanismen	178

2.4	Vegetative Effekte segmentaler Reflexvorgänge	179
2.5	Viszero-viszerale Reflexe	179
2.6	Schmerzsyndrome bei Läsionen des Grenzstranges	179
2.7	Distale „vegetative" Extremitätenschmerzen	180
2.7.1	Kausalgie und Sudeck-Syndrom	180
2.8	Schmerztherapie durch Eingriffe am Grenzstrang und den distalen vegetativen Ganglien	182
2.9	Psychosomatische Schmerzen	183

Kapitel 11 Lunge und Atmung 185

1	Zur Anatomie und Physiologie	185
1.1	Das bulbäre „Atemzentrum"	185
1.2	Suprabulbäre Einflüsse (Afferenzen)	187
1.3	Extrazerebrale neuronale Atemantriebe (Afferenzen)	188
1.4	Die zentrifugale Innervation des Atemapparates (Efferenzen)	189
1.5	Die vegetative efferente Innervation der Lunge	190
1.6	Die neuronale (reflektorische) Atemregulation	190
1.6.1	Lungendehnungs- und Entdehnungsreflexe	190
1.6.2	Atemschutzreflexe	191
1.7	Die stoffwechselchemisch gesteuerte Atemregulation	191
1.7.1	Die chemorezeptorischen Regelkreise	192
2	Klinik	193
2.1	Untersuchungsmethoden	193
3	Krankheitsbilder	194
3.1	Gehirnerkrankungen	194
3.1.1	Epileptische Anfälle	194
3.1.2	Lokalisierbare substantielle Hirnerkrankungen	195
3.1.2.1	Die posthyperventilatorische Apnoe (PHVA)	195
3.1.2.2	Der Cheyne-Stokes-Atemtyp (CSA)	195
3.1.2.3	Die zentrale neurogene Hyperventilation (ZNH)	196
3.1.2.4	Die apneustische Atmung (APA)	197
3.1.2.5	Die ataktische Atmung (ATA)	197
3.1.2.6	Die Cluster-Atmung (CA)	197
3.1.2.7	Störungen des willkürlichen Atemantriebs	198
3.1.3	Neurochirurgische Aspekte zerebraler Atemstörungen	198
3.1.4	Metabolisch induzierte zerebrale Atemstörungen	199
3.1.5	Toxische und medikamentös-toxische zentrale Atemstörungen	200
3.1.5.1	Morphine (Opiate)	200
3.1.5.2	Azetylsalizylsäure ... Aspirin	200
3.1.5.3	Andere Pharmaka, die vorwiegend zentrale Atemstörungen verursachen	200
3.1.6	Schlafabhängige Atemstörungen	201
3.1.6.1	Das Schlaf-Apnoe-Syndrom	202
3.1.6.2	Das Pickwick-Syndrom	202
3.1.6.3	Primäre alveoläre Hypoventilation (Undines Fluch)	202
3.1.7	Atemstörungen bei Erkrankungen des extrapyramidalen Systems	203
3.1.7.1	Der Morbus Parkinson	203
3.1.7.2	Postenzephalitisches Parkinson-Syndrom	204
3.1.7.3	Dyskinesien nach Neuroleptika- und L-DOPA-Therapie	204
3.1.7.4	Andere extrapyramidale Erkrankungen	204

3.2	Lokalisierbare Rückenmarksläsionen	205
3.3	Systematische Erkrankungen des motorischen Neurons	206
3.4	Polyneuropathien und Myopathien	207
3.4.1	Die akute Polyradikulitis Guillain-Barré	208
3.4.2	Andere Polyneuropathien	208
3.5	Isolierte Nervus phrenicus-Paresen	209
3.6	Erkrankungen der neuromuskulären Synapsen	209
3.7	Muskelkrankheiten	210
3.8	Psychosomatische Atemfunktionsstörungen	210
3.8.1	Das psychosomatische Hyperventilationssyndrom (PSHS)	210
3.8.2	Das Asthma bronchiale	211

Kapitel 12 Das Herz-Kreislauf-System 214

1	Zur Anatomie und Physiologie	214
1.1	Das bulbäre „Kreislaufzentrum"	214
1.2	Das sympathische Vasodilatatorensystem	216
1.3	Suprabulbäre Einflüsse auf das bulbäre „Kreislaufzentrum" (Afferenzen)	217
1.4	Extrazerebrale Afferenzen zu den Kreislaufregulationszentren	219
1.4.1	Das Baro-Rezeptoren-System	220
1.5	Die absteigenden kardiovaskulären Rückenmarksbahnen (Efferenzen)	222
1.6	Die periphere Innervation von Herz und Gefäßsystem	222
1.6.1	Herzinnervation	222
1.6.2	Innervation des Gefäßsystems	224
1.6.2.1	Regionale Gefäßinnervation	224
2	Klinik	226
2.1	Untersuchungsmethoden	226
2.2	Krankheitsbilder	228
2.2.1	Neurogene Funktionsstörungen des Herzens	228
2.2.1.1	Zerebrale Läsionen	228
2.2.1.2	Neurochirurgische Aspekte zerebraler Herzinnervationsstörungen	229
2.2.1.3	Rückenmarksläsionen	229
2.2.1.4	Die reflektorisch-kardiovaskulären oder vegetativen Anfälle (Synkopen)	229
2.2.1.5	Die Katastrophe Herzinfarkt	239
2.2.2	Neurogene Störungen des Blutgefäßsystems	242
2.2.2.1	Die arteriellen Hypertonien	242
2.2.2.2	Die Hypotonien	247
2.2.2.3	Regionale neurogene Durchblutungsstörungen	253
	Die Migräne	254
	Das Raynaud-Syndrom	261

Kapitel 13 Die vegetativen Polyneuropathien (Zusammenfassende Darstellung) 268

Sachverzeichnis 271

Einleitung

Vegetative Funktionsstörungen und Krankheiten des vegetativen Nervensystems haben im Leidensspektrum der Kranken und im praktischen Alltag der Ärzte eine außerordentlich große Bedeutung. Es gibt schlechthin keine Krankheit oder auch nur Unpäßlichkeit, bei der nicht vegetative Regulations- oder Innervationsstörungen eine Rolle spielen. Die Palette reicht vom leichten Spannungskopfschmerz bis zum Zusammenbruch lebensnotwendiger Funktionen. Gleichwohl wird „Vegetatives" in den Lehrbüchern der Neurologie, der Inneren Medizin oder der anderen Fachgebiete zuweilen noch immer wie ein lästiger Appendix nur mit wenigen Zeilen oder Seiten bedacht oder ratlos verschwiegen. Das Feld wird dann von den „Außenseitern" beackert und auch vermarktet und so in Mißkredit gebracht. Die praktizierenden Ärzte und Kliniker sind mit der Fülle der vegetativen Symptome, die sie täglich beobachten, alleingelassen, weil sie auf der Universität nichts oder nur Spärliches davon gehört haben. Sie behelfen sich mit dem nichtssagenden Begriff der „Vegetativen Dystonie" und therapieren symptomatisch. Die wissenschaftlich orientierten Kliniker scheuen das „Vegetativum", weil es verschwommen oder sogar unseriös erscheint oder sie befassen sich ernsthaft nur mit den Details von lokalen Organstörungen ohne den neurologisch-systemischen Gesamtzusammenhang zu berücksichtigen, wie z.B. beim Herzinfarkt oder beim Magengeschwür.

Die deutschen Neurologen scheinen das vegetative Nervensystem in den letzten 40 Jahren fast vergessen zu haben, den Internisten sind die neuroanatomischen und neurophysiologischen Systeme nicht so geläufig wie den Neurologen, die Pharmakologen und Neurochemiker neigen naturgemäß zu einer Überbetonung synaptologischer bzw. neurohumoraler Vorgänge. Die Psychosomatiker und Psychotherapeuten schließlich sind in der Gefahr, nur noch in den Dimensionen psychologischer Konstrukte oder empirisch-statistischer Daten zu denken und zu vergessen, daß sich der Gegenstand ihres Bemühens in einem anatomisch-physiologischen Substrat, nämlich dem Nervensystem, abspielt. Das Wort „Gehirn" kommt z.B. in ihrem Vokabular kaum vor. Man hat manchmal den Eindruck, als wenn sie den Kopf des Menschen wie eine „blackbox" behandeln, in die pathogenes biographisches Material hineingeht und neurotische und psychosomatische Störungen herauskommen, ohne daß bedacht wird, daß dabei biologisch wohl bekanntes neuronales „Material" in relativ gut erforschten Systemen agiert und reagiert. Es wird also sozusagen die „Somatik der Psychosomatik" vernachlässigt. Sehr oft kann man aber mit dieser somatischen Denkweise dem Kranken Psychosomatisches viel besser plausibel machen und ihm damit den Einstieg zur Psychotherapie erleichtern.

So sitzt quasi das vegetative System zwischen allen Stühlen, kein Fachgebiet ist so richtig „zuständig". Dies verwundert um so mehr, als der Internist L. R. Müller schon 1920 mit seinen berühmten „Lebensnerven" erstmals eine systematische Gesamtdarstellung der vegetativen Funktionsstörungen und Krankheiten vorgelegt hat, die ein breites positives Echo und weite Verbreitung fand. Er hatte auch einen kompetenten Nachfolger in Marcel Monnier, der 1962 mit seiner großartigen „Physiologie und Pathophysiologie des vegetativen Nervensystems" den aktuellen Stand des Wissens darstellte und in Neuauflagen komplettierte. Es blieb aber das Problem, daß das umfangreiche Wissen nicht genügend an die Studenten und Ärzte weitervermittelt wurde und die Zuordnung zu einem klinischen Fachgebiet offen blieb.

Es soll deshalb hier der Versuch unternommen werden, die Funktionsstörungen und Krankheiten des vegetativen Nervensystems aus der Sicht und in den Denkkategorien des Neurologen kurz und zusammenraffend darzustellen unter der Vorstellung, daß die Neurologie mit der ihr eigenen Neigung und Notwendigkeit zum Denken in komplexen Regulationssystemen am besten geeignet ist, das vegetative Nervensystem mit seinen Störungen zu bearbeiten. Wir wollen sozusagen das vegetative Nervensystem „heimholen" in den Mutterschoß der Neurologie und die Neurologen anregen, sich wieder „zuständig zu fühlen". Selbstverständlich ist und bleibt der Neurologe dabei auch weiterhin auf Wissen und Erfahrung der anderen Fachgebiete, besonders der Inneren Medizin, angewiesen, er sollte jedoch die Chance aufgreifen, sein Fach zu komplettieren und die „Neurologie des vegetativen Systems" in die konventionelle Neurologie so weit als möglich einzugliedern.

Die Beschäftigung mit dem vegetativen System hat allerdings und erfreulicherweise in den letzten Jahren eine gewisse Renaissance erlebt, was vielleicht mit der Entdeckung der vegetativen Polyneuropathien (besonders beim Diabetes mellitus) und den bemerkenswerten Forschungsergebnissen der vegetativen Physiologen zusammenhängt. Auch diese Tendenz soll mit dem Buch weiter gefördert werden. Dabei ist ein wesentliches Anliegen, die Forschungsergebnisse der Physiologen den Klinikern und Praktikern zu vermitteln, damit sie in der praktischen Diagnostik angewandt werden können. Dazu ist es freilich notwendig, die anatomischen und physiologischen Fakten jeweils der Besprechung der klinischen Syndrome voranzustellen, um zu erreichen, daß auch im vegetativen Nervensystem exaktes neurologisch-diagnostisches Denken trainiert wird. Bei guter Kenntnis der anatomisch-physiologischen Grundlagen ist auch bei vegetativen Störungen oft eine erstaunlich genaue Lokaldiagnostik bzw. systemische Syndromzuordnung möglich, die der Präzision der konventionellen neurologischen Diagnostik durchaus vergleichbar ist. Apparate und Computer sind dann vielfach entbehrlich.

Abschließend noch ein Wort zum Begriff des „vegetativen Systems":
Es wurde ganz ausdrücklich im Buchtitel dieser Begriff gewählt und nicht der des „vegetativen Nervensystems". Das vegetative System kann definiert werden als die Gesamtheit aller Organe und Gewebe, die von vegetativen Efferenzen innerviert werden. Ein „vegetatives Nervensystem" aus dem Gesamtnervensystem auszugrenzen ist didaktisch und tatsächlich bedenklich, weil es die Illusion vermitteln könnte, es handle sich dabei um ein isoliertes geschlossenes System. Dies ist freilich nicht der Fall. Das vegetative Nervensystem ist zwar ein Subsystem des Gesamtnervensystems, wie etwa das motorische System. Es ist andererseits aber fest eingebunden in und komplex verschaltet mit den übrigen Strukturen des Nervensystems. Trotzdem hat es seine Besonderheiten und es ist gerechtfertigt, es gesondert zu betrachten.

„Vegetatives System" soll dabei als neutraler Begriff signalisieren, daß ein Gesamtzusammenhang vorhanden und jeweils zu bedenken ist und daß es nur darum geht, hier einen speziellen Bereich gesondert zu betrachten, weil ihm Besonderheiten eigen sind. Daß diese Besonderheiten nicht in einer wirklichen „Autonomie" bestehen, wird noch ausführlich dargestellt werden. Aus diesem Grunde sprechen wir auch nicht vom „autonomen Nervensystem" wie es im anglo-amerikanischen Sprachraum üblich ist, sondern bevorzugen den Begriff „vegetativ".

Historisches

Das große achtbändige viel-Tausend-seitige Werk „Illustrierte Geschichte der Medizin" von Sournia, Poulet und Martiny (1978, deutsche Übersetzung 1980) behandelt die Geschichte der Neurologie, einschließlich der Neurochirurgie, auf nur 63 Seiten, wovon für das „autonome Nervensystem" reichlich 1 Seite genügen mußte. Dies mag ein Hinweis dafür sein, daß das vegetative Nervensystem, ohne das kein menschliches Leben möglich ist, im Bewußtsein der Ärzte und medizinischen Laien noch immer ein verschämtes „Mauerblümchendasein" fristet, was durchaus merkwürdig und schwer verständlich ist.

Den Grenzstrang des „Sympathikus" hat 1664 erstmals der bedeutende englische Anatom Thomas Willis beschrieben und auch so benannt. Gleichwohl wurde er nach ihm noch lange Zeit als „Interkostalnerv" bezeichnet. 1727 trug Pourfour de Petit vor der französischen Akademie der Wissenschaften seine Forschungsergebnisse zum Halsteil des „Interkostalnerven" vor und beschrieb schon (150 Jahre vor Horner) die Symptomatik des Horner-Syndroms. Der Däne Winslow nannte dann 1732 den Interkostalnerven wieder den „großen Sympathikus". Günther spricht 1789 vom „großen Interkostalnerven (n. intercostalis s. sympathicus magnus)" und beschreibt seine Faserverbindungen zum Herzen, zum

Magen-Darmtrakt, dem Urogenitalsystem usw.

Bichat (1801) und Reil (1807) waren wohl die ersten, die den Begriff des „vegetativen Nervensystems" benutzten. Bichat konstatierte vegetative Funktionen des menschlichen Körpers, die von unwillkürlich-unbewußten Nerven reguliert werden und animalische Funktionen, die bewußter nervöser Steuerung unterliegen.

Den ersten Hinweis auf die Abhängigkeit der Schweißdrüsen von nervalen Impulsen gab 1816 Dupuy (Durchschneidungsversuche am Halssympathikus des Pferdes). Koelliker und Tomsa sahen 1859 Nervenfasern in unmittelbarer Umgebung der Schweißdrüsen. 1844 hatte Claude Bernard das von Pourfour de Petit entdeckte Horner-Syndrom sowie die Reizmydriasis erneut experimentell nachgewiesen. Budge entdeckte dann 1852 am Kaninchen das Centrum ciliospinale im Rückenmark. Er beobachtete auch das Ausbleiben der Reizmydriasis durch Reizung der Rückenmarkssegmente C6 bis Th1, wenn vorher der Halssympathikus durchtrennt worden war. 1869 beschrieb der Züricher Augenarzt Horner eine „Form von Ptosis" am Menschen und schilderte dabei das nach ihm benannte Syndrom. Er vermutete bei seiner Patientin eine Halsgrenzstrangläsion und schilderte neben Ptosis, Miosis und Enophthalmus auch schon die Anhidrose der gleichseitigen Gesichtshälfte. Damit war die Innervation der Schweißdrüsen durch sympathische Fasern des Grenzstrangs konstatiert worden. Claude Bernard hatte allerdings 1851 durch Halssymapthikusreizung neben Mydriasis und Lidspaltenerweiterung auch schon einen Schweißausbruch der homolateralen Kopf- und Halsseite auslösen können. Der Schüler Horners, William Nikati, ergänzte später seine Untersuchungen und gab eine Stadieneinteilung der Grenzstrangverletzungen an (1873).

Die nervale Steuerung der Vasomotorik ist ebenfalls von Claude Bernard (1851) sowie von Brown-Sequard (1852) beschrieben worden. Anatomisch-histologisch entdeckten Koelliker (1896) und Henle (1855–1871) die Innervation der Arterien mit sympathischen Fasern.

Ein „Zentrum" zur Atemsteuerung ist schon 1812 von Le Gallois in der Medulla oblongata identifiziert worden. Später hat vor allem Owsjannikow (1871) mit präzisen Durchschneidungsversuchen diesen „Lebensknoten" (Flourens) genauer lokalisiert und die entsprechende Forschung stimuliert.

1845 konnten die Gebrüder Weber durch Vagusreizung die Herzfrequenz hemmen und 1866 beschrieben die Brüder De Cyon die Herzfrequenzsteigerung durch Sympathikusreizung.

Die Existenz und Wirksamkeit vegetativer Nervengeflechte in der Wand des Magen-Darm-Kanals wurde vor allem von Meißner (1857) und Auerbach (1862) nachgewiesen. Der Plexus submucosus wurde nach Meißner, der Plexus myentericus nach Auerbach benannt.

1875 löste Friedrich Goltz durch Ischiadicusreizung bei der Katze Schweißausbrüche an der Pfote aus. Er erforschte auch vegetative „Zentren" im Rückenmark und ihre Bedeutung für die Urogenital- und Mastdarmfunktion und beobachtete die Vasoparalyse an den Hinterpfoten von Hunden nach Lumbalmarkzerstörung.

1885 bis 1916 beschäftigte sich Gaskell mit ähnlichen Fragenstellungen und grenzte ein „unwillkürliches Nervensystem" (involuntary nervous system) ab, das einen hemmenden und einen fördernden Anteil habe. Er unterteilte es in einen bulbären (parasympathischen), einen thorako-lumbalen (sympathischen) und sakralen (parasympathischen) Abschnitt. Er erkannte aber auch die Verbindung zwischen den peripheren vegetativen Strukturen und dem zentralen Nervensystem und stand so in einem gewissen Gegensatz zu Langley, der ein weitgehend unabhängiges „autonomic nervous system" konstatiert hatte (1898). 1905 und 1921 schließlich trennte Langley das vegetative Nervensystem in ein sympathisches und ein parasympathisches Subsystem.

In der Folgezeit häuften sich die wichtigen Forschungsergebnisse, sie können hier im Detail nicht mehr dargestellt werden. Im Bereich zentral-vegetativer Regulationen, besonders der Funktionen des Hypothalamus, haben sich Pawlow, Karplus und Kreidel (1909 bis 1918) und W. R. Hess große Verdienste erworben. Von den Klinikern sind besonders Head, L. R. Müller, Böwing, Förster, Guttmann und ihre Schüler sowie in neuerer Zeit Hansen, Monnier, Umbach und Johnson und Spalding mit ihren Einzelarbeiten, Übersichten und Büchern zu nennen.

Einer von den großen alten Klinikern, der nahezu in Vergessenheit geraten ist, soll an

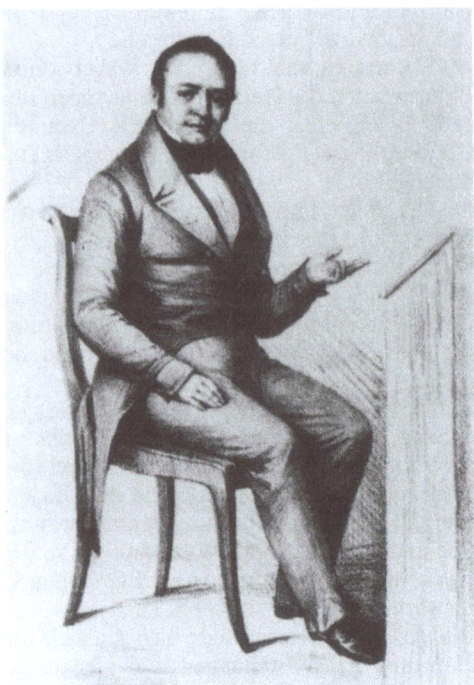

Abb. 1. Moritz Heinrich Romberg (1795–1873)

dieser Stelle ein wenig hervorgehoben werden: Es ist Moritz Heinrich Romberg, der „Director des Königlich Poliklinischen Instituts der Friedrich-Wilhelm-Universität zu Berlin" (Abb. 1). Der Thüringer lebte von 1795 bis 1873 und verbrachte die größte Zeit seines Lebens in Berlin. Mit seinem „Lehrbuch der Nervenkrankheiten des Menschen" (1840 bis 1846) wurde er zum Begründer der Klinischen Neurologie in Deutschland und zu einem der bedeutendsten Schrittmacher der modernen Neurologie überhaupt. In diesem seinem Lehrbuch, das lange Zeit das Standardwerk der Neurologie war, werden die damals bekannten Störungen und Erkrankungen des vegetativen Nervensystems ganz selbstverständlich als integraler Bestandteil der Neurologie ausführlich dargestellt, wie z.B. die Funktionsstörungen des Vagus in seinem „internistischen" Bereich, die „Anästhesien der sympathischen Ganglien und Bahnen", der „Krampf im Gebiet der Herznerven" oder des Magens, der „antiperistaltische Darmkrampf, Ileus", die Lähmungen „im Bereich der Nerven des Darmkanals" oder „die von Affektionen der Geschlechtswerkzeuge abhängige Reflexlähmung".

Die heutigen klinischen Neurologen sollten sich Rombergs erinnern und bei ihm anknüpfen, um die „ganze" Neurologie zu erfassen und mit ihrer komplexen Denkweise in die übrige Medizin einzubringen.
Ich möchte deshalb auch Worte von Romberg diesem Buche voranstellen:
Er betonte in nachdrücklicher Weise „das physiologische Princip" seiner Denkweise und bemühte sich, seine klinischen Beobachtungen stets mit dem pathologischen Untersuchungsbefund zu korrelieren. Er meinte schließlich 1840 im Vorwort zur 1. Auflage seines Lehrbuches:
„Allein nirgends ist wohl die physiologische Durchdringung der Pathologie so fruchtbar, nirgends feiert freie Forschung so schönen Sieg über das träge Herkommen einer Disciplin, wie in der Lehre von den Nervenkrankheiten."
Und abschließend:
„Mein Wunsch ist, dass Praktiker, welche aufgeschichtete Formeln entbehren können, Nutzen aus den folgenden Untersuchungen ziehen. Vor allem aber ist meine Hoffnung darauf gestellt, dass den Studirenden dieses Lehrbuch ein nicht bloss mittheilendes, sondern auch anregendes sei, damit der grosse Zweck, Emancipation der Medicin aus den hemmenden Schranken einer anzulernenden Technik, durch frische Kraft gefördert wurde."
Dies sind auch meine Wünsche und Hoffnungen.

Literatur

Auerbach, L. (1864): Fernere vorläufige Mitteilung über den Nervenapparat des Darmes. Virchows Arch. path. Anat. 30: 457–460.
Bichat, M. F. X. (1801): Anatomie générale, appliquée á la physiologie et á la medicine. 2 Vols. Brosson, Gabon et Cie. Paris.
Bernard, C. (1858): Lecons sur la Physiologie et la Pathologie du Systéme Nerveux. Vol. II, Bailliére, Paris.
Böwing, H. (1923): Zur Pathologie der vegetativen Funktionen der Haut. Dtsch. Ztschr. Nervenheilk. 76: 71–82.
Budge, J. (1852): Über den Einfluß des Nervensystems auf die Bewegung der Iris. Arch. Physiol. Heilk. 2: 772.
Gaskell, H. W. (1916): The involuntary nervous system. Longmanns, Green and Co., London.
Günther, D. E. (1789): Kurzer Entwurf der anatomischen Nervenlehre. Dänzer, Düsseldorf.

Head, H. (1898): Die Sensibilitätsstörungen der Haut bei Viszeralerkrankungen. Hirschwald, Berlin.

Hess, W. R. (1949): Das Zwischenhirn. Schwabe, Basel.

Horner, F. (1869): Über eine Form von Ptosis. Klin. Mbl. Augenheilk. 7: 193–198.

Karplus, J. P. (1937): Physiologie der vegetativen Zentren. In: Bumke, W., Foerster, O. (Hrsg.): Handbuch der Neurologie. Bd. 2, S. 402–475.

Kölliker, R. A. von (1896): Handbuch der Gewebelehre des Menschen. Engelmann, Leipzig.

Langley, J. N. (1921): The autonomic nervous system. I. Heffer and Sons, Cambridge.

Meissner, G. (1857): Über die Nerven der Darmwand. Z. rat. Med. 8: 364–366.

Müller, L. R. (1924): Die Lebensnerven. Springer, Berlin.

Owsjannikow, P. H. (1871): Die tonischen und reflektorischen Zentren der Gefäßnerven. Ber. Verh. Sächs. Ges. Wiss. Leipzig, Math. Phys. Cl. 23: 135–147.

Pawlow, J. P. (1954): Sämtliche Werke Bd. 1–6. Akademie Verlag. Berlin (DDR).

Pourfour de Petit, F. (1727): Mémoire dans la quel il est démontré que les nerves intercostaux fournissent des rameaux que portent des esprits dans le yeux. Hist. Acad. roy. Sci. (Paris).

Romberg, M. H. (1851): Lehrbuch der Nervenkrankheiten des Menschen. Duncker, Berlin.

Sournia J. C. H., Poulet, J., Martiny, M. (1980): Illustrierte Geschichte der Medizin. Bd. 3. Andreas und Andreas. Salzburg, S. 1125–1188.

Willis, Th. (1664): Cerebri Anatome, cui Accessit Nervorum Descriptio et Usus. Flesher, London.

Winslow, J. B. (1732): Exposition Anatomique de la Structure du Corps Humain. Desprez et Desessarts, Paris.

Kapitel 1
Zur Anatomie und Physiologie des vegetativen Nervensystems (Übersicht)

Das vegetative Nervensystem ist ein entwicklungsgeschichtlich alter, in der Embronalentwicklung frühzeitig reifender Teil des Gesamtnervensystems. So ist zum Beispiel schon in der 4. Embryonalwoche die Anlage der praeganglionären Zellformationen des vegetativen Nervensystems am Neuralrohr erkennbar und beim 8 Wochen alten Embryo sieht man bereits die Zwischenhirnregion mit dem Hypothalamus, der schon in eine dorsolaterale und eine ventromediale Zone gegliedert ist.

Man kann das vegetative Nervensystem funktionell-anatomisch in ein zentrales und ein peripheres System unterteilen, vergleichbar etwa dem motorischen System, zumal auch das vegetative wie das motorische System als ausschließlich efferent-effektorische Systeme aufgefaßt werden können.

Das peripher-vegetative System wäre dann etwa identisch mit dem von Stochdorff 1980 postulierten „efferenten Gangliensystem" (Grenzstrang, distale Ganglien), das zwar in Grenzen autonom arbeiten kann, aber unter dem ständigen Einfluß des zentralvegetativen Systems steht, das selbst wiederum von den vielfältigen und ständig aufsteigenden sensiblen und sensorischen Einflüssen aus der „Peripherie" aktiviert wird.

Das vegetative Nervensystem ist, wie alle nervösen Systeme, in Regelkreisen organisiert, wobei neben horizontalen Ordnungen (zum Beispiel die segmentale Ordnung) auch hier vor allem eine stufenweise vertikale, hierarchische Gliederung mit von peripher nach zentral zunehmender Komplexität und Differenziertheit nachweisbar ist. Die höchste Ebene wäre dann die Großhirnrinde, und wir werden im folgenden die für das vegetative Nervensystem relevanten Strukturen und Bahnen in absteigender Reihenfolge vom Neocortex bis zur Peripherie und den Erfolgsorganen besprechen. Wesentlich und auch gut untersucht sind dabei die vegetativen Efferenzen, die von den verschiedenen Integrationsstufen des ZNS ihre Organe und Organsysteme erreichen.

1. Das zentral-vegetative System

1.1 Das Großhirn (Neocortex)

Die neokortikale Großhirnrinde erhält neben den sensorischen Impulsen aus den Sinnesorganen auch unentwegt aus allen Körperregionen eine Fülle von unterschiedlichen sensiblen Informationen. Diese *afferenten Projektionen* stammen nicht nur aus der Haut und den Schleimhäuten (Berührung, Druck, Schmerz usw.), sondern ebenfalls von allen „Eingeweiden", Muskeln, serösen Häuten, Gefäßen, also allen vegetativ innervierten Organen. Ob es spezifische vegetative Afferenzen von den Organen zum ZNS gibt, ist noch umstritten, man könnte sie alle auch als Teile des übrigen aufsteigenden sensiblen Systems auffassen, etwa im Sinne von Stochdorffs System der Spinalganglien (1980) und der ihnen homologen Kopfganglien, deren Neuriten die Hinterstränge des Rückenmarks bilden und deren Dendriten sich als sensible Nerven praktisch im gesamten Körper verzweigen. Siehe S. 22. Beim sogenannten vegetativen Schmerz („Eingeweideschmerz") scheinen jedenfalls die in den vegetativen sympathischen und parasympathischen Nerven laufenden markarmen C-Fasern die gleichen zu sein, wie die, die von der Haut her den sogenannten zweiten Schmerz leiten (s. Kap. „Die sogenannten vegetativen Schmerzen", S. 168). Sämtliche sensiblen Afferenzen, also auch die aus den vegetativ innervierten Organen, müssen schließlich über die Hinterwurzeln ins Rückenmark eingeschleust werden und ziehen dann über Hirnstamm und Thalamus bzw. auch über Formatio reticularis und Hypothalamus zum Großhirn (s. Abb. 65 und Kap. 10). Mit einer relativ gut begründeten Berechtigung könnte man Afferenzen zum Cortex, die über den medialen Thalamusabschnitt (Nucleus dorso-medialis u. a.) oder auch über den vorderen Thalamuskernbereich

zur praefrontalen (orbitalen) Rinde projizieren oder auch solche, die über das limbische System die Hirnrinde erreichen, als vegetativ bezeichnen.
Zweifellos wird jedenfalls die Großhirnrinde auch über Funktionszustände der vegetativen Organe informiert, denn wir können sie ja zum Teil bewußt wahrnehmen und identifizieren und verarbeiten und dies sind ja Funktionen des Cortex (zum Beispiel Schmerzen und Mißempfindungen aus den Eingeweiden, Herzklopfen, Harndrang usw.).
Klarer identifizierbar und spezifischer lassen sich die vielfältigen vegetativen *Efferenzen* aus dem Neocortex nachweisen: Schon Hitzig hatte 1874 bei Reiz- und Abtragungsexperimenten an Hunden von der Occipitalrinde Mydriasis und Miosis auslösen können. Bechterew u. a. deuteten später ähnliche Reizergebnisse als sympathische Phänomene. Karplus und Kreidel sprachen ebenfalls von einer „oft nachweisbaren Sympathikuserregung durch Rindenreizung". Bei elektrischer Stimulation der frontalen Area 8 sahen Hare, Magoun und Ranson konstant eine („sympathische") Reizmydriasis, bei Reizung der occipitalen Area 19 eine („parasympathische") Miosis. Aus der praefrontalen Area 6 konnten in Tierversuchen (auch an Affen) regelmäßig deutliche Änderungen der Herz-Kreislauffunktionen, der Atmung, der Thermoregulation, der Urinausscheidung und schließlich auch kontralaterale Schweißausbrüche ausgelöst werden. Reizung des motorischen praezentralen Cortex führt zu kontralateraler Abkühlung der Haut (Vasokonstriktion und vermehrte Schweißsekretion) und zur kontralateralen Gänsehautbildung (Piloarrektion), also zu sympathischen Reizphänomenen. Beim ausgedehnten Hirninfarkt mit Hemiplegie schließlich sind die gelähmten Extremitäten bald kühl und livide, weil die kortikale Vasomotorenregulation der Haut versagt.
Eine bilaterale Abtragung der Stirnhirnrinde führt zur Hypermotilität des Magens und auch des Darmtraktes mit starkem Hungergefühl. Beidseitige Läsionen an der „Mantelkante" im Bereich der Zentralregion führen zu Blasen- und Mastdarminkontinenz (Unfähigkeit zur willkürlichen Steuerung). Auch Speichelsekretion läßt sich provozieren, wenn man das motorische Rindenfeld für Zunge und Gesichtsmuskulatur reizt (Monnier) und bei elektrischer Stimulation der Area 8 schließlich kommt es nicht nur zu Blickbewegungen und Mydriasis, sondern auch zur Tränensekretion. Allgemein scheint das Stirnhirn einen global hemmenden Einfluß auf den Sympathikotonus zu haben. Insgesamt ist die kortikale Repräsentation der vegetativen Funktionen weniger präzise lokalisierbar als die der somatischen und der allergrößte Teil der vegetativen Abläufe geht ja auch von uns unbemerkt vonstatten. Kennard wies in Affenversuchen nach, daß vor allem von motorischen und praemotorischen Rindenfeldern vegetative Effekte auslösbar sind (besonders bezüglich Vasomotorik, Schwitzen, Piloarrektion und Pupillomotorik). Monnier meinte, von allen sensomotorischen Arealen gingen solche Einflüsse aus, weil bei allen motorischen Leistungen stets auch die optimale Durchblutung, Schweißproduktion usw. des handelnden Körperteils reguliert werden müsse, alle Willkürbewegungen auch mit angemessener vegetativer Steuerung kombiniert sein müßten. Schließlich kann man noch durch spezifische Hirnrindentätigkeiten wie Denken, Lesen, Gespräche führen, vegetative Effekte verursachen, wie Erblassen und Erröten (Vasomotorik), Herzklopfen, Blutdrucksteigerung, Atemfrequenzsteigerung, Gänsehautbildung usw., Reaktionen also, bei denen Denk- und Erlebnisinhalte (Cortex) zu Affekten führen (limbisches System), die vegetative Erregungen (via Hypothalamus) in der Peripherie bewirken. Es gibt schließlich auch Menschen, die willkürlich Schweißausbrüche, Erblassen oder Erröten oder Tachykardie oder Bradykardie erzeugen können und schließlich sind wir Gesunden alle in der Lage, Stuhlgang und Wasserlassen bewußt zu regulieren.
Die vegetativen Efferenzen, die vom Cortex absteigen, verlaufen vor allem über den Hypothalamus. Ein anderer Teil zieht aber sicherlich auch über Hypothalamus-unabhängige fronto- und temporopontine „extrapyramidale" Bahnen und wohl auch noch auf bisher unbekannten Wegen zum Rückenmark und zur Peripherie (Monnier).

1.2 Das limbische System

Das limbische System mit seinen Regelkreisverbindungen zum Großhirncortex, zum Hypothalamus und zum Hirnstamm ist nach gut begründeten Erkenntnissen offenbar die zentral-nervöse Struktur, die vor allem Triebe, Antriebe, Affekte, Emotionen, „Gefühle" und gewisse primitive Verhaltensschablonen

(Nahrungssuche und -Aufnahme, Stuhlgang, Sexualverhalten) regelt und die stets damit verbundenen vegetativen Effekte maßgeblich induziert. Dies wird durch diverse Reizergebnisse, klinische Befunde und die vielen anatomisch nachweisbaren Bahnverbindungen zu vegetativen Kernen und Zentren, besonders dem Hypothalamus, belegt. Seine wichtigsten Strukturen und Regelkreisverbindungen sind in Abb. 2 und 3 schematisch dargestellt. Das phylogenetisch alte System ist anatomisch um den oberen Hirnstamm herum gelegen und schließt paläokortikale Rindenzonen (orbitofrontal, temporo-medio-basal, Gyrus cinguli) sowie das gesamte Riechhirn ein.

Der Begriff „le grand lobe limbique" ist schon 1878 von Broca geprägt worden, der aus anatomischen Gründen in Gyrus cinguli und Hippocampus ein einheitliches spezielles System erkannte. Seine bemerkenswerte Konzeption ist lange unbeachtet geblieben, weil man diese Strukturen dem eng damit verbundenen Riechhirn unterordnete (Rhinencephalon). Nach Untersuchungen von Papez, Klüver und Bucy u. a. sowie bedeutsamen eigenen Forschungen führte dann McLean, an Broca anknüpfend, den Begriff des „limbischen Systems" ein.

Das limbische System besteht nach Akert (1963) aus dem paläokortikalen Hippocampus, dem Indusium grisium und der Area entorhinalis, dem ebenfalls phylogenetisch alten Gyrus cinguli („Mesocortex") und den subkortikalen Kernen Nucleus amygdalae und Area septalis sowie einigen Kernen der praeoptischen Region (s. Abb. 2).

Zu diesen grauen Gebieten kommen noch sogenannte intramurale Faserzüge, die diese untereinander verbinden. Es handelt sich um das Cingulum, die Striae longitudinales, das Broca'sche diagonale Band (zwischen Area septalis und Nucleus amygdalae) und eine

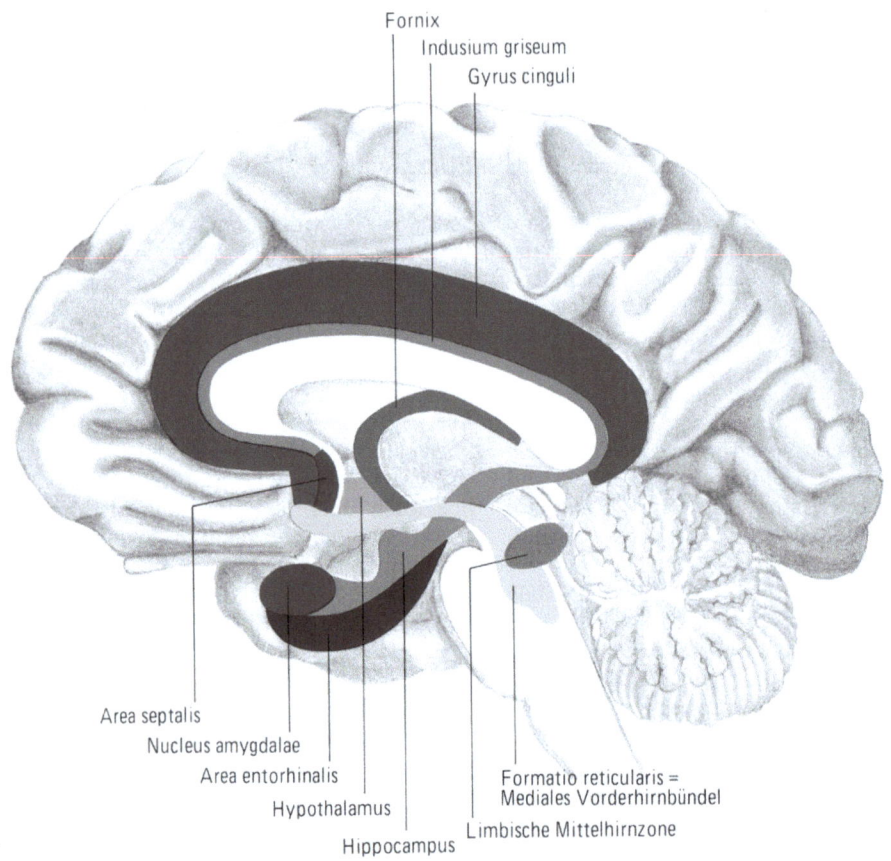

Abb. 2. Das limbische System

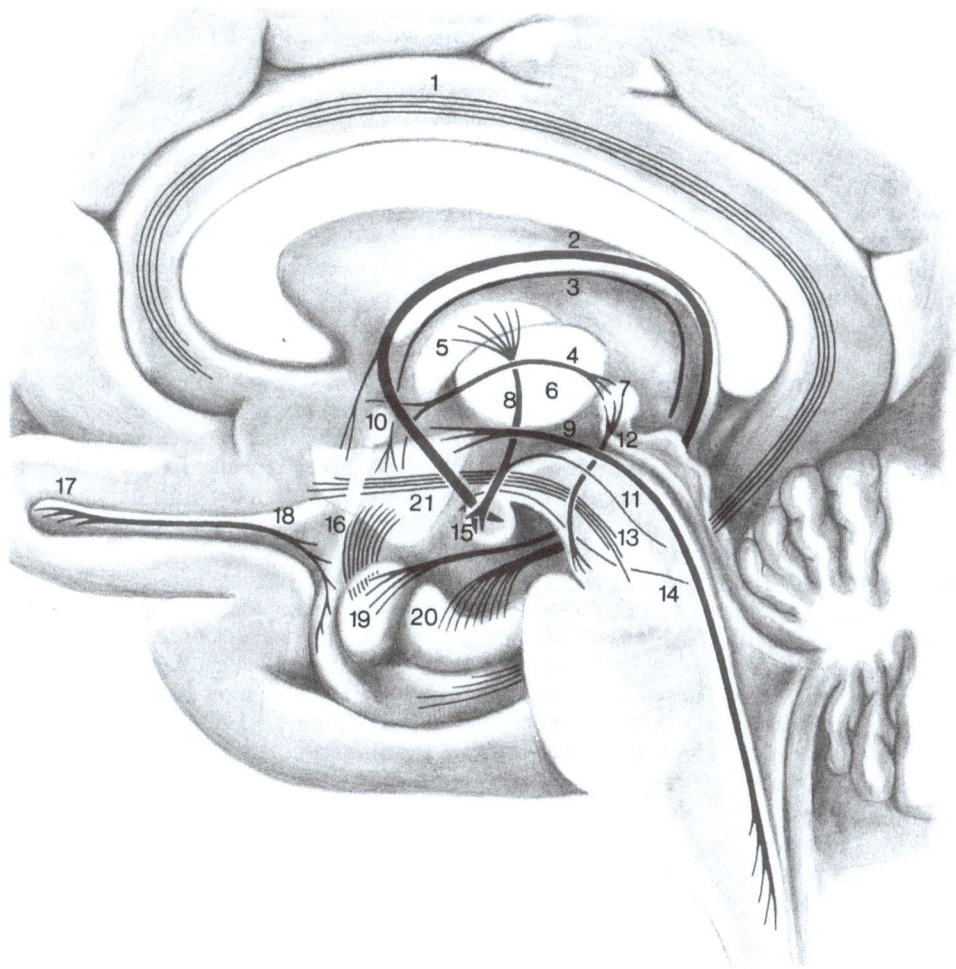

Abb. 3. Die wichtigsten Bahnverbindungen im limbischen System:
1. Cingulum
2. Fornix
3. Stria terminalis
4. Stria medullaris thalami
5. Nc. anterior thalami
6. Nc. medialis thalami
7. Nuclei habenulae
8. Tractus mamillothalamicus
9. Fasciculus longitudinalis dorsalis (Schütz)
10. Commissura anterior
11. Tractus mamillotegmentalis
12. Tractus habenulointerpeduncularis
13. Fasciculus telencephalicus medialis
14. Pedunculus corporis mamillaris
15. Corpus mamillare
16. Ansa peduncularis
17. Bulbus olfactorius
18. Stria olfactoria lateralis
19. Corpus amygdalum
20. Hippocampus
21. Hypothalamus

(Nach Nieuwenhuys und Mitarbeiter 1980)

Bahn zwischen Area entorhinalis und Hippocampus (Abb. 3). Schließlich gehören noch „extramurale" Faserverbindungen zu den Kerngebieten von Zwischen- und Mittelhirn zum limbischen System. Fornix, Stria terminalis und die Mandelkern-Strahlung von Klingler und Gloor (1960) verknüpfen es mit dem Hypothalamus („vegetative Efferenzen"). Man könnte auch mit guten Gründen die sogenannten unspezifischen oder auch limbischen Anteile des medialen und vorderen Thalamus zum System hinzuzählen (Nucleus anterior principales, Nucleus dorso-medialis), sowie auch bestimmte Mittelhirnareale.

Der sogenannte Papez-Circuit ist ein Neuronenkreis, der im Hippocampus beginnt, über den Fornix zum Corpus mamillare zieht, hier auf den Tractus mamillo-thalamicus und zu den vorderen Thalamuskernen weiterleitet, von wo aus ein fächerartiges Faserbündel zum Gyrus cinguli (und zum Stirnhirn) projiziert. Das Cingulum leitet dann von der cingulären Rinde zum Hippocampus zurück (Abb. 4). Yakovlev (1948) hat ein weiteres System dieser Art beschrieben, das orbito-frontale Rinde, Insel und vordere Temporalregionen, einschließlich Amygdala, mit den dorso-medialen Thalamuskernen verbindet. Weiterhin gibt es Faserzüge zu limbischen Arealen des Mittelhirns, die über das Corpus mammillare auch Beziehung zum Papez-Zirkel aufnehmen. Endlich bestehen wichtige direkte Verbindungen zum System der Formatio reticularis des unteren Hirnstamms. Mit dem Großhirn selbst verbindet das limbische System ebenfalls eine große Zahl von komplizierten Neuronenkreisen, vor allen mit dem Stirnhirn (orbito-basal) und dem Temporallappen, aber auch der Zentral- und Parietalregion sowie auch dem Hinterhauptslappen.

Die Tatsache, daß das limbische System einen maßgeblichen Einfluß auf sämtliche vegetative Funktionen ausübt, hat McLean dazu veranlaßt, es auch „viscerales Gehirn" zu nennen.

Elektrische Stimulationen in Tierversuchen haben Aufschluß gebracht über wichtige Teilfunktionen des limbischen Systems und deren schwerpunktmäßige Lokalisation: Reizung des Gyrus cinguli, des Hipocampus, der Amygdala, der Stria terminalis und anderer limbischer Areale führten neben charakteristischen aktivierenden psychomotorischen Effekten auch zu diversen, vor allem sympathikotonen vegetativen Reaktionen: Herzfrequenzsteigerung, Blutdrucksteigerung, Atemfrequenzsteigerung, genitale und gastroenterale Aktivitäten, Vasokonstriktion, Piloarrektion, Mydriasis und Schweißsekretion.

Reizungen des Nucleus amygdalae deckten seine zentrale Rolle bei der Regelung des psychomotorischen Verhaltens, der Affekte, der Aufmerksamkeit und der Orientierung sowie der konstant dazu korrelierten Änderungen der Herzfrequenz und des Kreislaufverhaltens (Blutdruck), des Sympathikotonus der Haut und anderer Parameter auf. Stock und Schlör (1980) fanden bei Reizungen im

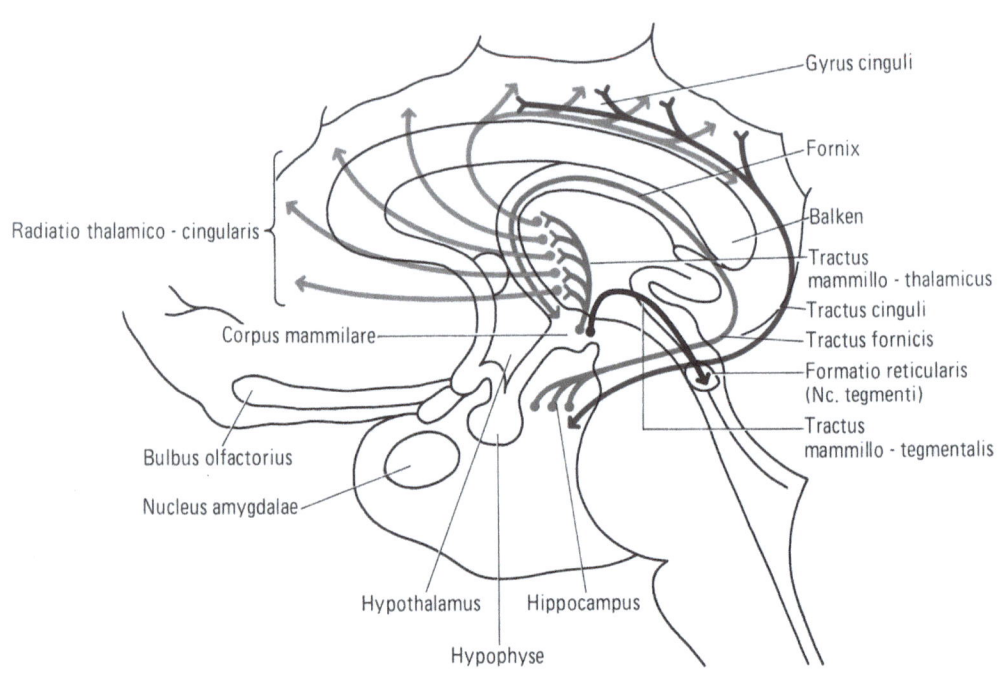

Abb. 4. Der Papez-Zirkel

Mandelkernkomplex von Katzen zwei typische konstante Reaktionsmuster in den zwei Hauptanteilen des Kerns: Reizung des zentralen Kerngebiets führte konstant zu sympathikotoner alpha-adrenerg vermittelter Vasokonstriktion in den Muskelgefäßen mit ausgeprägter arterieller Blutdrucksteigerung und Tachykardie (am Reizende Bradykardie) sowie Aufmerksamkeitssteigerung und typischer Drohgebärde. Während des Reizversuches wurde auch die vagale Komponente des Barorezeptorenreflexes gehemmt. Reizung des basalen Mandelkernanteils löste kurzzeitige (atropinempfindliche) Vasodilatation, je nach Reizstärke Blutdruckabfall oder -anstieg und das charakteristische Abwehrverhalten („defense reaction") aus, wie man es in angstbetonten Situationen beobachten kann. Ähnliche Ergebnisse zeigten Reizungen im Hypothalamus und im Locus coeruleus, hier jedoch mit deutlich schnelleren Reaktionszeiten und kürzerem Überdauern der Reaktion. Vergleichbare Effekte haben auch stereotaktische Reizungen und Koagulationen am menschlichen Amygdalum ergeben, einschließlich der Verhaltens- und Befindensänderungen (z. B. Angst).

Im vorderen Gyrus cinguli können durch Reizung Piloarrektion, Speichelfluß, Blasenkontraktion und Defäkation verursacht werden, beim Affen aber auch Blutdrucksenkung und Bradykardie bis zum Herzstillstand.

Bahnverbindungen zwischen Amygdala und Hippocampus einerseits und Hypothalamus und Tegmentum andererseits haben offensichtlich große Bedeutung für die Nahrungsaufnahme, den Geschlechtstrieb und den mit ihnen verbundenen affektiven und motorischen Reaktionen. Bei Läsionen des Cortex piriformis, medial der Fissura rhinalis und unterhalb des basolateralen Anteils des Nucleus amygdalae kommt es zu ausgeprägter Hypersexualität. Ähnliche Beobachtungen sind auch beim Menschen gemacht worden bei bitemporalen Hirnkontusionen (Klüver-Bucy-Syndrom).

Bei stereotaktischen Operationen am Menschen konnte zum Beispiel Umbach (1977) regelmäßig sympathische Effekte bei hochfrequenter Reizung im Fornix, Amygdalum, Hippocampus und Gyrus cinguli auslösen. Sie traten überwiegend kontralateral, seltener beiderseits, nie jedoch nur ipsilateral auf. So beobachtete er zum Beispiel bei elektrischer Reizung oder während der Koagulation im Fornix sehr oft Schwitzen, Hautrötung oder Hautblässe sowie Mydriasis mit Lidspaltenerweiterung auf der Gegenseite. Bei einer Reizung im Bereich des linken Fornix kam es in der rechten Körperhälfte zu deutlicher Piloarrektion. In 57% der Fornixreizungen trat eine kontralaterale Hautrötung (Vasodilatation) auf, der oft eine Hautblässe (Vasokonstriktion) und ein kontralateraler Schweißausbruch folgte. Bei schwacher elektrischer Reizung 2 mm unterhalb des Subthalamus (Zona incerta) sah er häufig eine passagere, aber fast völlige Blockierung der Atmung. Eine Minderung der Atemfrequenz und Atemtiefe mit gleichzeitiger Vigilanzminderung ergab sich auch bei niederfrequenter Reizung des Fornix und des Amygdalum. Eine Beschleunigung der Atemfrequenz erfolgte bei höherfrequenten Reizungen vornehmlich im medialen, „limbischen" Thalamus sowie in verschiedenen anderen limbischen Strukturen. Bei Reizungen im Uncus hippocampi zeigten sich eine Verminderung der Pulsfrequenz und ein Blutdruckabfall sowie eine Einschränkung der Atemfrequenz und -tiefe. Bei Fornixreizungen sind auch wiederholt kardiale Arrhythmien beobachtet worden.

Da wir auch den medialen und vorderen Thalamusabschnitt zum limbischen System rechnen wollten, seien auch hier einige stereotaktische Reizergebnisse referiert:

Reizung des Nucleus anterior principales bewirkt häufig eine Mydriasis der gleichen Seite. Hochfrequente Reizungen in anderen Thalamusabschnitten wie dem Nucleus vetrooralis anterior und posterior und intermedius sowie dem Nucleus dorso-medialis lösen ebenfalls in über 50% der Fälle Mydriasis aus. In diesen Kerngebieten konnten auch durch Reizungen kontralaterales Schwitzen und Änderungen der Hautdurchblutung (Rötung oder Blässe) verursacht werden.

Weitere solcher Beispiele ließen sich noch reichlich anführen, um das limbische Mosaik zu vervollständigen. Die funktionellen Zusammenhänge der einzelnen Mosaiksteine sind gleichwohl noch nicht ausreichend geklärt. Es gibt jedoch keine Zweifel, daß das limbische System mit seinen Regelkreisbeziehungen zum Neocortex und zum Hypothalamus die wesentliche Struktur für die konstante Verknüpfung von emotional-affektiven und Triebzuständen einerseits und den bekannten vegetativen Zustandsänderungen andererseits ist: Das verlegene Erröten, die Blässe, Mydriasis und das Schwitzen bei Schreck und Angst, die affektive Stuhlinkontinenz, das Herzklopfen und der Blutdruckanstieg bei seelischer Erregung, das Erbrechen bei Ekel oder ekeligem Geruch, kurz, die allgemein bekannten „psychosomatischen" Reaktionen.

Funktionell-anatomisch wesentlich ist dabei, daß fast alle limbischen Strukturen und Regelkreise ihre Impulse über Bahnverbindungen auch auf den Hypothalamus projizieren, der entscheidenden Koordinationszentrale des vegetativen Nervensystems und des endokrinen Systems, von der schließlich alle wesentlichen bzw. alle vitalen vegetativen Efferenzen zum unteren Hirnstamm und über das Rückenmark in die Peripherie geschickt werden. Das

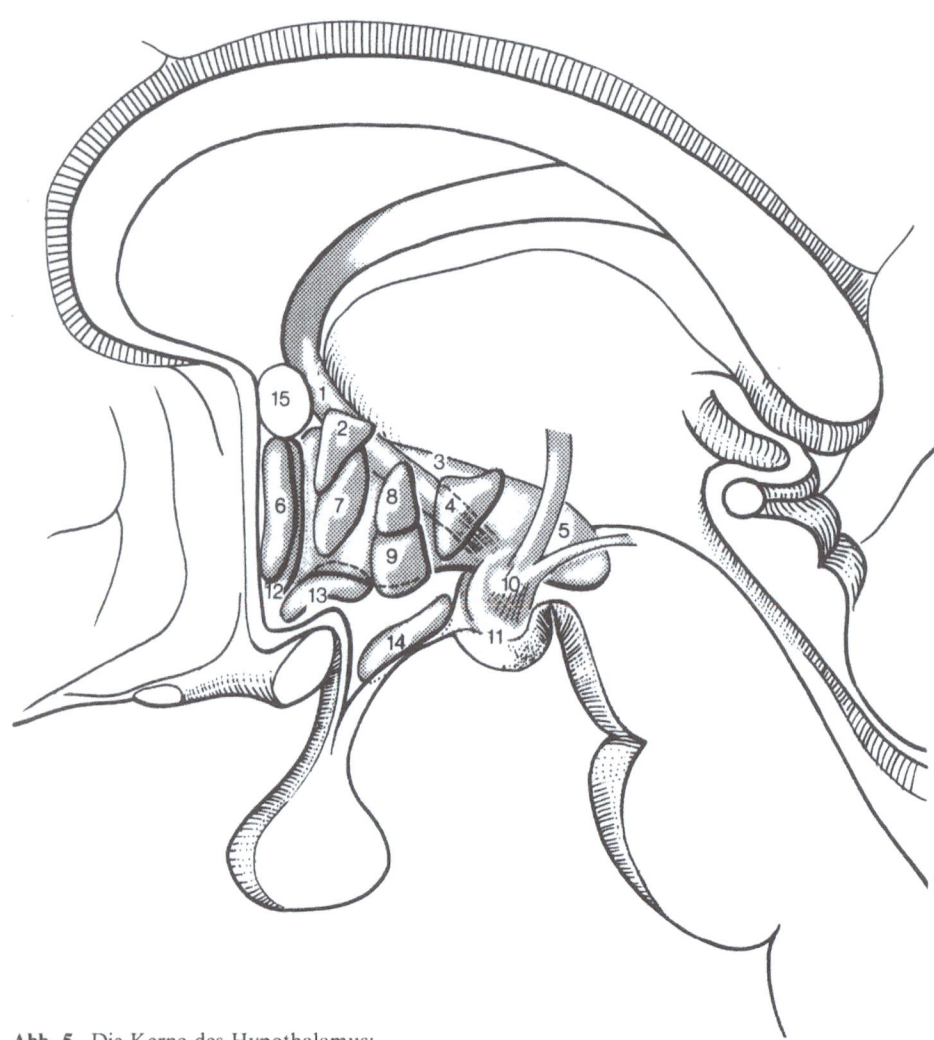

Abb. 5. Die Kerne des Hypothalamus:
1. Columna fornicis
2. Nc. paraventricularis
3. Area lateralis hypothalami
4. Nc. posterior hypothalami
5. Area tegmentalis ventralis
6. Nc. praeopticus medialis
7. Nc. anterior hypothalami
8. Nc. dorso-medialis
9. Nc. ventro-medialis
10. Fasciculus mamillaris princeps
11. Corpus mamillare
12. Nc. praeopticus lateralis
13. Nc. supraopticus
14. Nc. infundibularis
15. Commissura anterior
(Nach Nieuwenhuys und Mitarb. 1980)

limbische System hat dabei auf den Hypothalamus vor allem eine modulierende, differenzierende Wirkung, je nach Maßgabe der psychischen und psychosomatischen Verfassung des Menschen (Ruhe, Erregung, „Streß" usw.) und der äußeren und inneren Einwirkungen auf dieses System.

Das eigentliche Riechhirn werden wir bei der Besprechung des olfaktorischen Systems genauer berücksichtigen.

1.3 Der Hypothalamus

1.3.1 Übersicht

Der Hypothalamus wird von einigen Autoren ebenfalls zum limbischen System gerechnet, wegen seiner zentralen Stellung und Bedeutung soll er jedoch herausgehoben werden. Die maßgebliche Bedeutung des Hypothalamus für alle vegetativen (und endokrinen) und damit vitalen Körperfunktionen steht in merkwürdigem Kontrast zu seiner Kleinheit im Verhältnis zum Gesamthirn. Nach Sutin (1966) umfaßt der Hypothalamus beim Menschen nur 0,4% des Hirnvolumens (bei der Katze 3%). Gleichwohl ist der Hypothalamus das zentrale Koordinations- und Schaltzentrum des vegetativen Systems, von dem die entscheidenden Efferenzen je nach Erfordernis gezielt und angepaßt in die Peripherie gesandt werden. Er regelt die Thermoregulation (Vasomotorik, Schweißsekretion, Muskelarbeit), steuert übergeordnet das kardiovaskuläre System, reguliert die Nahrungs- und Flüssigkeitsaufnahme, nimmt maßgeblichen Einfluß auf die visceromotorischen Reaktionen der Eingeweide, auf die Blasenentleerung und die Sexualfunktionen sowie die jeweils zugehörigen psychomotorischen Verhaltensschablonen und Affekte. Dabei wird er offensichtlich vom Großhirn und dem limbischen System moduliert und ist selbst Modulator vegetativer Funktionskreise im unteren Hirnstamm und Rückenmark. Seine „befehlsgebende Rolle" (Glees und Hasan [1976]) bei der Steuerung aller vegetativen Efferenzen parasympathischer oder sympathischer Natur läßt sich auch in gewissen Grenzen bestimmten Kernkonzentrationen zuordnen. Die topographischen Beziehungen in der Anordnung seiner Kernansammlungen sind in Abb. 5 darge-

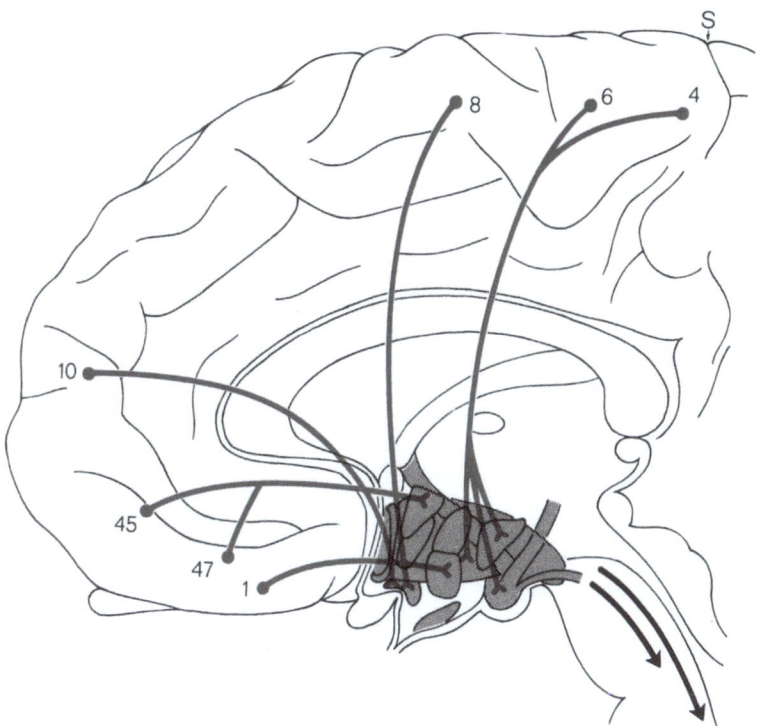

Abb. 6. Bahnverbindungen, die von der Hirnrinde zum Hypothalamus projizieren. Die Nummern bezeichnen die Rindenfelder nach Brodmann. (Nach Glees und Hasan 1976)

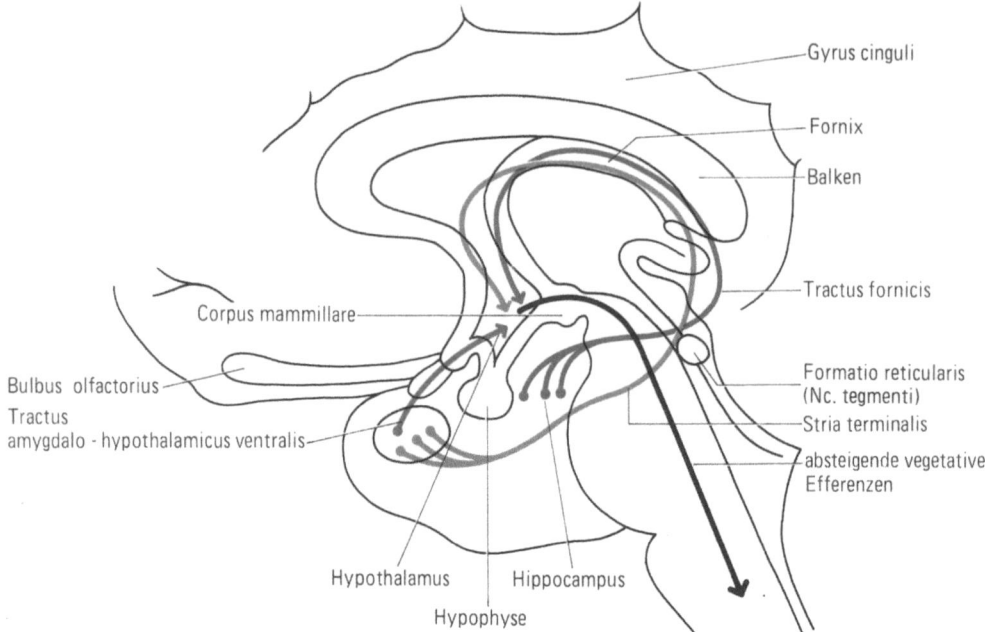

Abb. 7. Bahnen aus dem limbischen System, die auf den Hypothalamus projizieren

stellt. Das anatomische Strukturschema der Kernansammlungen ist ebenfalls noch etwas umstritten. Gleichwohl ist die Zuordnung der Kerngruppen zu jeweils sympathischen bzw. parasympathischen Funktionen ungefähr möglich: Im allgemeinen ist anerkannt, daß die praeoptischen, supraoptischen und vorderen Kernansammlungen parasympathische Funktionszustände induzieren, die paraventrikulären und hinteren Kerne sympathikotone Effekte auslösen und von den lateralen Kernen beide Funktionszustände beeinflußt werden können.

Die Verbindung der supraoptischen Kerne mit der Hypophyse ist unstrittig, jedoch können wir im Rahmen dieses Buches die wichtigen neuroendokrinologischen Systeme nicht besprechen, sie sollten in den entsprechenden Endokrinologie-Lehrbüchern nachgelesen werden.

Wie erwähnt, unterhält der Hypothalamus vielfältige Regelkreisverbindungen zum Großhirn, zu den limbischen Arealen und zum Hirnstamm und Rückenmark (s. Abb. 6 u. 7). Nach Ingram (1960) bestehen afferente, efferente und intrahypothalamische Faserverbindungen. Die Afferenzen sind:

- Das mediale Vorderhirnbündel (aus der mesencephalen Formatio reticularis).
- Der Pedunculus mamillaris (ebenfalls aus der mesencephalen Formatio reticularis, der sogenannten „limbic midbrain Area", hierüber auch Kontakt zum Nucleus gustatorius und Nucleus solitarius).
- Der Fornix (aus dem Hippocampus).
- Die Stria terminalis (aus dem Mandelkern).
- Die ventrale Mandelkernstrahlung (ebenfalls aus dem Mandelkern).

Über diese Afferenzen aus den limbischen Strukturen bekommt der Hypothalamus auch Zuflüsse aus anderen limbischen Arealen wie dem Gyrus cinguli (s. Abb. 4 u. 7).

- Aus dem Cortex (besonders dem Stirnhirn und der sensomotorischen Rinde).
- Aus dem Thalamus (besonders den vorderen und medialen Thalamuskernen) und dem Pallidum.
- Aus dem Vaguskerngebiet.
- Aus dem Cerebellum und
- Aus dem Opticus.

Die Efferenzen:
- Zum Thalamus (besonders vordere und mediale Thalamuskerne).
- Periventrikuläre Faserzüge.
- Fasciculus longitudinalis dorsalis (Schütz).
- Die hypothalamo-reticulo-spinalen absteigenden Bahnen.

- Tractus mamillo-tegmentalis (zur mesencephalen Formatio reticularis).
- Die Efferenzen zur Hypophyse.

Eindeutige Klarheit besteht über die afferenten und efferenten Impulswege noch nicht, zum Teil sind Bahnsysteme efferent und afferent. Von den Efferenzen möchten wir die absteigenden hypothalamo-reticulo-spinalen Bahnen betonen, die vielleicht das Gros der sympathischen Impulse aus dem Hypothalamus in die Peripherie schicken. Hier läßt sich relativ sicher eine nicht kreuzende sympathische hypothalamo-spinale Bahn abgrenzen. Außerdem sind parasympathische Zuflüsse zu den parasympathischen Hirnnervenkernen und den Reflexzentren in der unteren Medulla oblongata bekannt.

1.3.2 Ergebnisse von Reiz- und Ausschaltungsexperimenten

Die ersten wirklich bahnbrechenden Ergebnisse von Reizexperimenten am Hypothalamus von Katzen, Hunden und Affen stammen von Karplus und Kreidel aus den Jahren 1909 bis 1927. Karplus hat die Ergebnisse ihrer Lebensarbeit 1936 in einem ausführlichen Artikel im Handbuch der Neurologie zusammengefaßt. Sie beweisen, daß praktisch alle vegetativen Körpervorgänge maßgeblich vom Hypothalamus als einem — wie sie meinten — „Zentrum" steuernd beeinflußt werden, wobei über- und untergeordnete „Zentren" jeweils mitbeteiligt werden. Außerdem fanden sie schon, daß aus dem Hypothalamus getrennt sympathische und parasympathische Efferenzen absteigen müßten. Sie konnten durch Hypothalamusreizungen Pulsfrequenz- und Blutdrucksteigerungen, Mydriasis, Harnblasenkonstraktionen, Schweißsekretion, Tränen- und Speichelsekretion auslösen. Wenig später hat Hess die Ergebnisse seiner Hypothalamusstudien vorgelegt und dabei eine funktionale Gliederung in zwei Zonen des Hypothalamus vorgenommen. Er postulierte eine ergotrop-dynamogene Zone im ventrocaudalen Hypothalamusabschnitt und eine endophylaktisch-trophotrope Zone im oralmedialen Bezirk (s. Abb. 5). Er entwickelte daraus sein bekanntes Konzept der vegetativen Steuerung des Gesamtorganismus nach übergeordneten, mehr globalen Funktionszielen. Die beiden hypothalamischen Zonen regeln danach die vegetative Gesamtsteuerung je nach den aktuellen Erfordernissen und Leistungen des Organismus und bewirken eine zentrale leistungsorientierte Integration der sympathischen und parasympathischen Einzelfunktionen derart, daß entweder eine ergotrope, also mehr sympathikotone oder eine trophotrope, also mehr parasympathikotone Funktionslage des Organismus hergestellt wird. Eine schärfere Trennung eines sympathischen von einem parasympathischen System scheint vor allem erst unterhalb des Hypothalamus, sicher dann aber im peripheren vegetativen System gegeben zu sein. Gleichwohl lassen sich im Hypothalamus in gewissem Maße anatomische Strukturen jeweils auch bestimmten sympathischen Einzelleistungen zuordnen: Wie erwähnt, führt die Reizung oder Erregung der praeoptischen, supraoptischen und vorderen Kerngebiete zu parasympathischen Effekten (trophotrope Zone) und die der periventrikulären und hinteren Kerne zu sympathischen Funktionszuständen (ergotrope-dynamogene Zone), während die lateralen Kerne gemischte Anteile besitzen. Es kommt bei experimenteller Reizung der dynamogenen Zone nach den vielfach bestätigten Ergebnissen von Hess im Tierversuch regelhaft zu Reizmydriasis, Blutdrucksteigerung (Vasokonstriktion), Herzfrequenzsteigerung, Atmungsaktivierung, Schweißausbrüchen und Piloarrektion. Außerdem wird eine erhöhte motorische Leistungsbereitschaft, eine gesteigerte Wachheit und Reagibilität auf äußere Reize und je nach Situation Aggressivität (Abwehr) oder Fluchtverhalten erzeugt. Ranson und Magoun fanden eine ähnliche Wutreaktion der Katzen bei Reizung des lateralen Hypothalamus (Shamrage). Gebber und Klevans sahen bei Reizung im sympathikotonen Hypothalamusareal darüber hinaus auch eine reziproke Hemmung der vagalen Komponente des Carotissinusreflexes am Herzen, d. h. die Bradykardie bei Carotissinusreizung blieb während der Hypothalamusreizung aus. Stock und Schlör haben das kürzlich bestätigt und es darüber hinaus auch am Mandelkern und am Locus coeruleus auslösen können (s. S. 10). Die experimentelle Ausschaltung der dynamogenen Zone führt zu aspontanem inaktivem Verhalten, Verlust der Abwehrreaktionen und zu Störungen der Temperaturregulation (Hypotermie) sowie des Kohlenhydratstoffwechsels mit nachfolgender Kachexie.

Reizungen im postero-ventro-lateralen Hypothalamus führen zu Freßsucht und Fettsucht

("Freßzentrum"), beidseitige Läsionen der postero-lateralen Zone erzeugen Nahrungsverweigerung bzw. Anorexie ("Fütterungszentrum"). Beidseitige Zerstörung des ventromedialen Hypothalamusgebiets führt wiederum zu Freßsucht und Fettsucht ("Sättigungszentrum"). Diese Ergebnisse sind noch nicht in allen Einzelheiten geklärt und man darf sicher auch nicht von "Zentren" sprechen, weil auch andere zentralnervöse Strukturen wie Cortex, limbisches System, Hirnstamm und endokrines System an diesen Funktionen beteiligt sind.

Relativ sicher scheint der Nachweis von Osmorezeptoren in der supraoptischen Region, von wo aus die Flüssigkeitsaufnahme ganz offensichtlich wesentlich gesteuert wird.

Zweifellos ist der Hypothalamus auch die wichtigste zentrale Struktur für die Thermoregulation. Abnahme der Bluttemperatur und entsprechende Stimuli von den Kälterezeptoren der Haut oder auch die elektrische Reizung des sympathikotonen Hypothalamusareals führt zu Reaktionen, die Wärmekonservierung und Wärmeproduktion bewirken sollen (Piloarrektion, Adrenalinausschüttung mit nachfolgender Hyperglykaemie). Man sprach deshalb auch von einem "Erwärmungszentrum". Zerstörung des Feldes bewirkt Hypothermie oder auch Poikilothermie. Reizung des vorderen Hypothalamus soll Vasokonstriktion und Kältezittern auslösen. Jedenfalls scheint die hintere Hypothalamusregion auf Kältereize und die vordere auf Wärmereize anzusprechen und sinnvoll zu reagieren. Offensichtlich besitzt der Hypothalamus in diesen Regionen spezifische Wärme- bzw. Kälterezeptoren. Auch die Schweißsekretion wird vom Hypothalamus wesentlich geregelt. Sie stellt ja auch einen Teil des Komplexes der Thermoregulation dar (s. S. 136). Schwitzen läßt sich regelmäßig im dynamogenen Feld des Hypothalamus durch Reizungen auslösen. Bei stereotaktischer Koagulation in der Zona incerta des Subthalamus wird offensichtlich die absteigende hypothalamo-spinale Bahn unterbrochen. Jedenfalls kommt es dann regelmäßig beim Menschen zu einer ipsilateralen zentrogenen Hemihypohidrose oder Hemianhidrose. Außerdem entsteht dabei ein ebenfalls ipsilaterales zentrales Horner-Syndrom (eigene Untersuchungen).

Hess fand bei experimenteller Reizung der vorderen trophotropen Hypothalamusabschnitte einen Abfall des Blutdrucks und der Herz- und Atemfrequenz und eine Miosis sowie Speichelfluß, Miktion, Defäkation und Erbrechen, also parasympathische Reaktionen. Später wurde auch die Aktivierung der Magen-Darm-Tätigkeit und eine Erhöhung des Blasentonus dabei gefunden. Schließlich wird auch das Sexualverhalten maßgeblich vom Hypothalamus beeinflußt und geregelt. Hess konnte bei Katzen sexuelle Überaktivität, aber auch Inaktivität auslösen. Monnier nennt den Hypothalamus auch das wichtigste "Begattungszentrum". Hierbei spielt freilich wieder das neuroendokrine System eine entscheidende Rolle. Am Menschen hat Umbach im ventro-medialen Hypothalamus Koagulationen vorgenommen wegen extremer Sexualdeviationen. Danach war nach seinen Angaben eine schwere homoerotische Pädophilie bleibend gebessert, außerdem fanden wir bei einem nachfolgenden Schweißtest eine ipsilaterale Hemianhidrose. Schließlich kam es bei dem Kranken danach zu einer Beseitigung eines vorher bestehenden schweren Raynaud-Syndroms, also zu einer wesentlichen Beeinflussung der distalen Vasomotorik. Der ventro-mediale Hypothalamusabschnitt wurde auch als "sex behaviour center" bezeichnet.

1.4 Der Hirnstamm

Im Hirnstamm unterhalb des Hypothalamus befinden sich weitere wichtige "Zentren" und Systeme der zentralnervösen vegetativen Organisation, aber auch bereits Strukturen, die man dem peripheren vegetativen System zuordnen kann, wie etwa die parasympathischen Hirnnerven. Wesentliche Strukturen sind dabei die Formatio reticularis und die Kernareale des Nervus oculo-motorius sowie der Kiemenbogennerven. Sympathische Efferenzen verlassen den Hirnstamm offenbar nicht, sondern steigen als hypothalamo-reticulo-spinale Bahn vom Hypothalamus ab und verlassen das ZNS erst im Rückenmarksbereich zwischen den Segmenten C8 und L2 (s. Abb. 9 und Abb. 10).

1.4.1 Die Formatio reticularis

Seite 14 wurde schon erwähnt, daß der Hypothalamus wichtige afferente und efferente Faserverbindungen zur Formatio reticularis des Hirnstamms hat. Der reticuläre Apparat des Hirnstamms besteht aus verstreuten oder in Kernen formierten multipolaren Zellen und deren Dendriten und Neuritden, die als longitudinale und transversale kurze Faserzüge verlaufen. Er erstreckt sich vom Rückenmark bis zum oberen Diencephalon (s. Abb. 8).

Nach Monnier werden der Formatio reticularis des Hirnstamms folgende Kerne zugeordnet: Corpus subthalamicum (Luysii) und andere hypothalamus-nahe Zellansammlungen, der Nucleus ruber, der Nucleus interstitialis Cajal und der Nucleus Darkschewitsch im mesencephalen Tegmentum, außerdem Kernhaufen in der Brücke (Nucleus tegmenti motorius Edinger und Nucleus reticularis superior), der mittlere retikuläre Kern des Rhombencephalons und die Substantia reticularis in der Medulla oblongata mit ihren wichtigen Reflexzentren.

Afferente und efferente Faserverbindungen sind verwirrend vielfältig, sowohl der reticulären Kerne untereinander als auch zu den extrapyramidalen Kernansammlungen, zum Hypothalamus, zum Kleinhirn, der Olive und anderen Nachbarstrukturen. Besonders bedeutsam sind die aufsteigenden Faserzüge zu Thalamus, limbischem System und Großhirn sowie die absteigenden efferenten Fasersysteme zu den parasympathischen Hirnnervenkernen und zum Rückenmark, also auch zum peripheren vegetativen System.

Die Formatio reticularis des Hirnstamms bekommt über Kollateralen von praktisch allen sensorischen Systemen (Sinnesorgane, Sinnesnerven) und allen aufsteigenden sensiblen Bahnen (von der Haut, von den Eingeweiden,

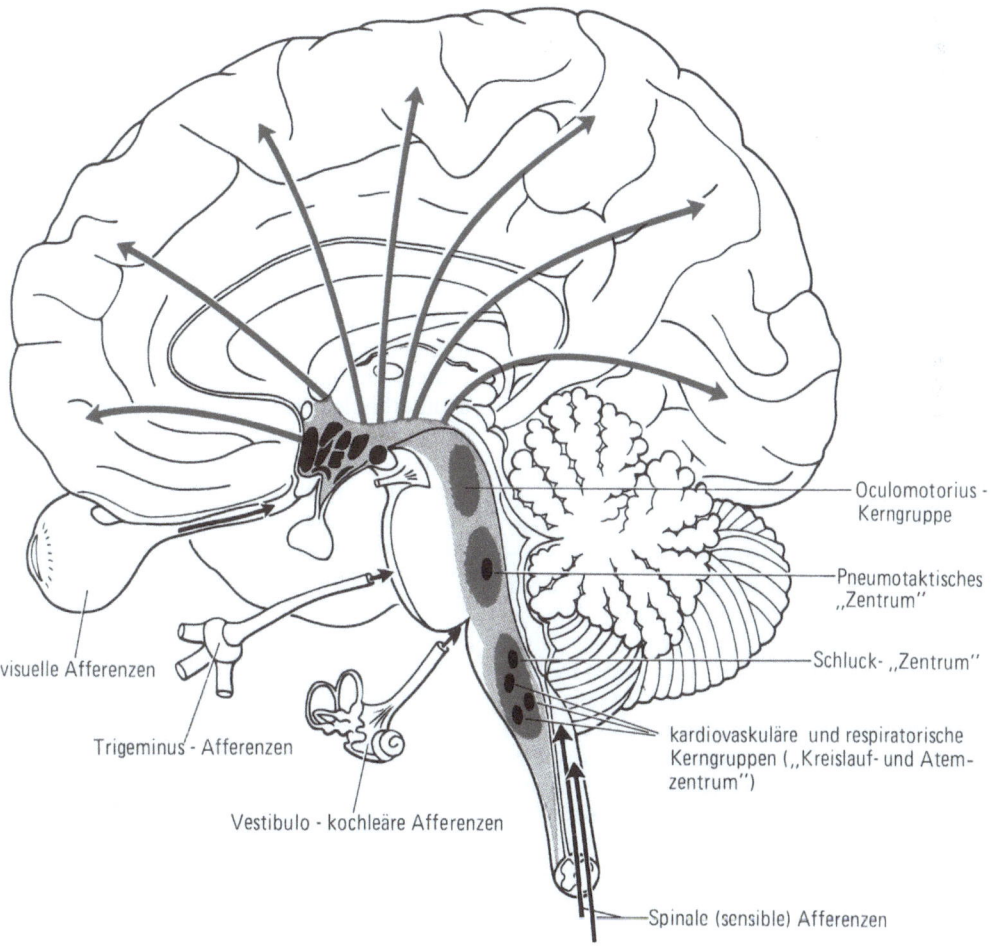

Abb. 8. Die Formatio reticularis des Hirnstamms einschließlich Hypothalamus. (Modifiziert nach Rohen 1971)

von der Lunge, dem Herzen, den Gefäßen, kurz allen vegetativ innervierten Organen) afferente phasische und tonische aktivierende Zuflüsse (extero-, interozeptive-, proprioceptive, nociceptive u. a. Reize). Außerdem werden ihr afferent Erregungen vom Großhirn, vom extrapyramidalen System und vom limbischen System sowie vom Hypothalamus zugeleitet. Weiterhin wird sie von allen hormonalhumoralen Zustandsänderungen des Organismus beeinflußt. Andererseits greift sie fördernd und hemmend in alle vom Gesamthirn absteigenden Efferenzen, also die vegetativen und die motorischen (Reflex- und Tonusregulierung) ein. Sie kann als ein komplexes „unspezifisches" Assoziationszentrum aufgefaßt werden, das alle sensiblen und sensorischen Afferenzen integriert und die vegetativen und motorischen Efferenzen moduliert. Über den Tractus reticulospinalis kann sie schließlich noch in den Hinterhörnern die segmental einfließenden sensiblen Efferenzen modulieren oder auch hemmen (z. B. Schmerzen, s. S. 168 Kapitel 10).

Viele ihrer Detailfunktionen sind noch unerforscht und viele ihrer Neurone sind durchaus „spezifisch", d. h. einer bestimmten konstanten Funktion zuzuordnen (s. weiter unten).

1.4.1.1 Das aufsteigende aktivierende System der Formatio reticularis

Moruzzi und Magoun haben 1949 dieses System entdeckt. Sie konnten nachweisen, daß die aufsteigende Formatio reticularis über die medialen unspezifischen Thalamuskerne zur Großhirnrinde projiziert und dort einen global-aktivierenden Effekt ausübt. Sie wurde deshalb auch als „arousal system" bezeichnet. Wird sie elektrisch gereizt, bewirkt dies am Großhirn denselben Effekt wie etwa ein Sinnesreiz (Licht, Geräusch, Schmerz). Die Latenzzeit ist dabei jedoch länger und der Effekt überdauert länger. Dies wird verständlich, weil — wie oben gesagt — alle sensiblen und sensorischen Afferenzen über Kollateralen auf dieses System projizieren und über diesen Umweg also auch Weckwirkung ausüben können. Die spezifischen sensiblen und sensorischen Bahnen werden übrigens in der Narkose nicht blockiert (evozierte Potentiale sind sogar deutlicher herstellbar), das aufsteigende aktivierende System der Formatio reticularis wird dabei jedoch deutlich gedämpft. Es ist inzwischen gesichert, daß dieses aktivierende retikuläre System für die Aufrechterhaltung des Wachbewußtseins bzw. der Vigilanz und für die „Vermittlung der Sinneswahrnehmungen" (Monnier) unerläßlich ist. Wird der rostrale Teil des Systems zerstört, so kommt es zu permanenter Vigilanzminderung bis zum Koma und zur Reaktionslosigkeit des Gehirns auf sensorische Reize (s. Abb. 8).

1.4.1.2 Die absteigenden reticulären Systeme

Neben der Beeinflussung der motorischen Efferenzen (Reflex- und Tonusregulierung der Muskulatur) und der aufsteigenden sensiblen Afferenzen (Schmerzdämpfung usw.) spielen besonders vegetative Efferenzen bei der Funktion der absteigenden reticulären Systeme eine große Rolle. Hier lassen sich sympathische und parasympathische Bahnen funktionell und anatomisch schon weitgehend sicher differenzieren. *Sympathische Efferenzen:* Vom hinteren ventralen Hypothalamus steigt die bedeutsame hypothalamo-reticulo-spinale Bahn ab, die zur sympathischen Seitensäule des Rückenmarks zieht, aus der die praeganglionären sympathischen Fasern entspringen. Es ist die gemeinsame Endstrecke der absteigenden sympathischen Efferenzen aus dem Hypothalamus und möglicherweise auch aus Großhirn, limbischen und extrapyramidalen Arealen. Ihre Reizung bewirkt die gleiche sympathikotone Symptomatik wie die des dynamogenen Feldes im Hypothalamus. Bei Unterbrechung fallen ipsilateral die zentralen sympathischen Effekte aus, was beweist, daß sie ungekreuzt absteigt. Wie erwähnt, kommt es nach eigenen Untersuchungen bei Unterbrechung dieser Bahn zu einer zentrogenen Hemianhidrose der gleichen Körperseite sowie zu einem ipsilateralen zentralen Horner-Syndrom. Die Bahn zieht vom Hypothalamus durch die Zona incerta und dann nach Carmel (1968) durch die Kapsel des Nucleus ruber und nach Monnier dann weiter seitlich der hinteren Kommissur abwärts durch die Mittelhirnhaube. Im Rhombencephalon läuft sie zum Teil ventro-lateral und zum Teil „zerstreut" durch die Brückenhaube und die Formatio reticularis des unteren Hirnstamms (Monnier). Vielleicht führt sie aber auch ventrolateral als kompakte Bahn abwärts und gibt nur Kollateralen zu den reticulären Strukturen der einzelnen Hirnstammabschnitte.

Parasympathische Efferenzen:

Die vom vorderen Hypothalamus absteigenden parasympathischen Efferenzen verlaufen in den reticulären Strukturen des Hirnstamms zum Teil verstreut, zum Teil in einzelnen Bündeln (Monnier). Sie enden jeweils an den parasympathischen Kernen der Hirnnerven bzw. den vegetativen Reflexzentren des unteren Hirnstamms. Hier werden sie entweder auf die peripheren praeganglionären Neurone der parasympathischen Hirnnerven umgeschaltet, also über den Edinger-Westphal-Kern und den Nervus oculomotorius zum Auge, über Nervus facialis—Chorda tympani zur submaxillären und submandibulären Speicheldrüse, über den Nucleus salivatorius und den Nervus glossopharyngeus zur Parotis und schließlich über das Kernsystem des Nervus vagus zu praktisch allen Eingeweiden, d. h. dem Herz-Kreislaufsystem, den Lungen, dem Magen-Darm-Trakt usw. Andere Faserzüge nehmen maßgeblichen Einfluß auf die wichtigen Reflexzentren für Atmung- und Kreislaufregulation in der unteren Medulla oblongata. Hier werden in spezifischen reticulären Kernen (zum Beispiel Nucleus tractus solitarii und andere) und in speziellen Neuronenpopulationen die lebenswichtigen Kreislaufreflexe (z. B. Baroreflexe) und die Regulation der Atmung, aber auch muskeltonusregulierende und andere wichtige Funktionen bewerkstelligt. Man hat auch deshalb „Kreislaufzentren" (vasopressorisches und vasodilatatorisches Zentrum) und „Atemzentren" (inspiratorische und expiratorische Zone) postuliert. Eine solche Zentrenlehre ist wahrscheinlich in dieser Weise unzulässig. Es gibt zwar zweifelsfrei ganz spezifische kardiovaskuläre oder auch respiratorische Neurone in der Medulla oblongata, jedoch wohl auch hier keine autonomen Zentren, sondern funktionelle Systeme, die von vielen anderen Systemen (Cortex, limbisches System, Hypothalamus oder auch die sensiblen und sensorischen Afferenzen) abhängig und modulierbar sind. Einzelheiten werden jeweils in den speziellen Kapiteln besprochen werden.

1.5 Das Rückenmark

Im Rückenmark lassen sich sympathische und parasympathische Zellen (Kerne und Kernsäulen) und Bahnen oder Faserzüge topographisch schon gut voneinander abgrenzen. Die vom Gehirn absteigenden *parasympathischen Bahnen* ziehen einerseits, wie im vorigen Kapitel erwähnt, zu den parasympathischen Hirnnervenkernen und den Reflexzentren der Formatio reticularis des Hirnstamms zur Versorgung der Kopfregion und der Thorax- und Abdominalorgane und andererseits zum Sakralmark zur Innervation der Beckenorgane. Man spricht deshalb auch von einem kranialen und sakralen Parasympathikus. Der Verlauf der parasympathischen Bahn zum sakralen Rückenmarksbereich ist noch nicht sicher geklärt. Sie endet dort in Zellformationen des dorsolateralen Sakralmarks von S1 bis S3/4. Hier entspringen die praeganglionären parasympathischen Fasern, die das Rückenmark über die ventralen Rückenmarkswurzeln verlassen, um dann mit den Spinalnerven zur Peripherie zu ziehen. Im thorako-lumbalen Bereich scheinen keine parasympathischen Fasern aus dem Rückenmark auszutreten, dies wird vor allem durch das ausgedehnte Innervationsgebiet des Nervus vagus kompensiert (s. Abb. 13).

Die *sympathischen Efferenzen* aus dem Gehirn steigen als relativ kompakte Bahn ipsilateral im Hirnstamm abwärts, wobei sie viele Kollateralen zur Formatio reticularis abgeben und ziehen dann im Rückenmark, weiter ungekreuzt, ventrolateral bzw. lateral kurz unterhalb des Pyramidenseitenstranges nach unten. Die Bahn endet jeweils in jedem Segment in den Zellformationen der sympathischen Seitensäule (Nc. intermedio-lateralis), die sich ausschließlich zwischen den Segmenten C 8 bis L 2 erstreckt (s. Abb. 9, 10 u. a.). Im C8/Th1-Bereich ist die Zellsäule besonders stark ausgeprägt als sogenanntes Centrum cilio-spinale, dem Ursprungsgebiet für die sympathische Innervation des Auges. In der sympathischen Seitensäule entspringen die praeganglionären sympathischen Fasern, die jeweils über die ventralen Spinalnervenwurzeln aus dem Rückenmark austreten. Sie ziehen in jedem Segment als R. communicans albus zum Grenzstrang. Hier spalten sich im Bereich eines jeden Grenzstrangganglions die Fasern in viele Kollateralen auf und endigen auf- oder absteigend in entsprechend vielen Grenzstrangganglien oder in den praevertebralen oder auch intramuralen Ganglien des Sympathikus (s. S. 22). Die praeganglionären Fasern, die dem Rückenmark entspringen, werden auch als sogenannte Zwischenneuronen aufgefaßt, quasi als aus dem Rückenmark auslaufender Teil des zentral-vegetativen Systems.

Im Rückenmarksbereich mit seiner segmentalen („horizontalen") Gliederung ist auch der zentral-nervöse Ort, wo sich die elementaren

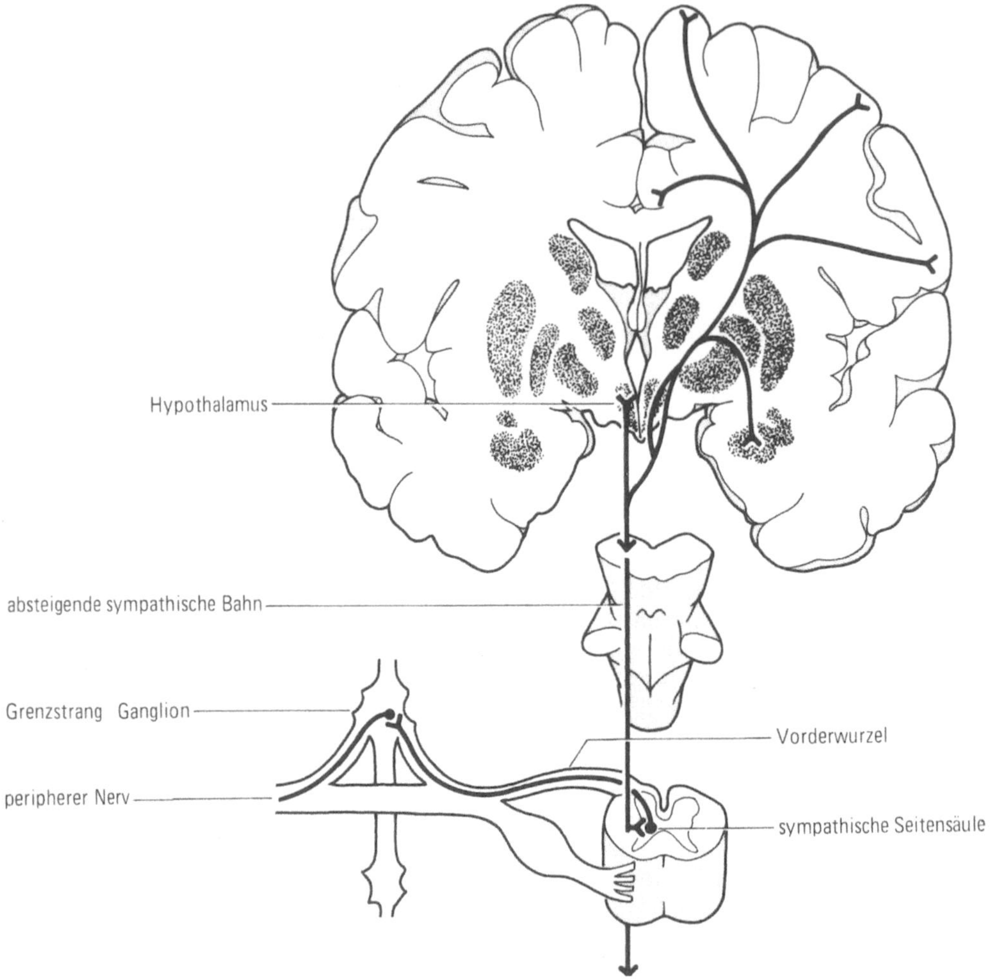

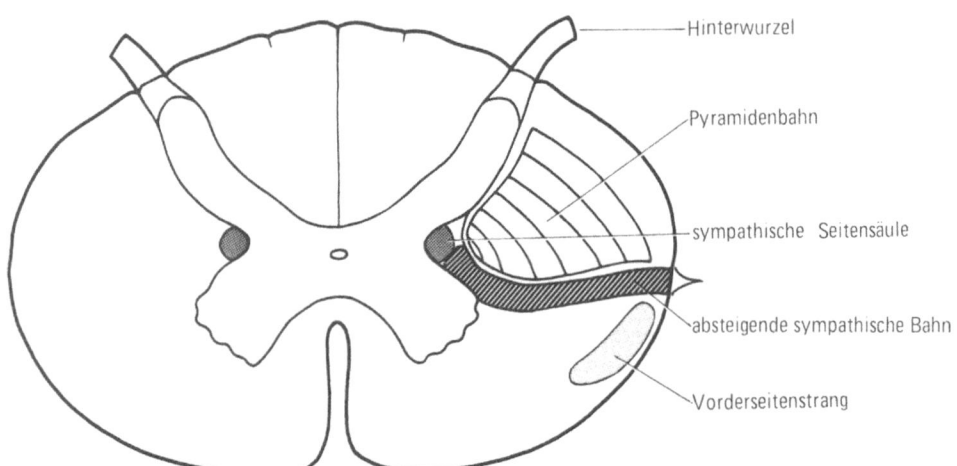

Abb. 9. Die absteigenden sympathischen Bahnen (Efferenzen)

Abb. 10. Querschnitt des Rückenmarks mit Darstellung der sympathischen Seitensäule und der absteigenden sympathischen Bahn

Reflexschaltungen abspielen, als gewissermaßen niedrigste, einfachste und in der Wirkung am meisten lokal begrenzte Stufe der zentral-vegetativen Hierarchie. Sie betreffen Funktionen einzelner Organe oder Organabschnitte (Herz, Magen, Darm, Harnblase, Genitalorgane usw.), die freilich wiederum unter dem steuernden Einfluß der übergeordneten Systeme in Hirnstamm, Hypothalamus und Großhirn stehen.

Diese *segmentalen vegetativen Reflexe* sind recht gut aufgeklärt und haben große klinische Bedeutung: Bekanntlich ist auch der Mensch noch segmental gegliedert, wobei ein Körpersegment aus Dermatom, Myotom, Enterotom usw. besteht. Dementsprechend ist auch die segmentale sensible, somatomotorische und vegetative Innervation aufgebaut.

Sämtliche sensiblen Afferenzen des Körpers, also auch die der vegetativen Organe, erreichen über die Dendriten der Spinalganglien-Zellen und deren Neuriten in den Hinterwurzeln das Rückenmark. Von hier ziehen sie nun nicht nur über die Hinterstränge und den Vorderseitenstrang zum Gehirn, sondern bekommen auch in jedem Segment synaptischen Anschluß an die Zellen der sympathischen Seitensäule. (Die viscero-sensiblen Afferenzen haben dabei ihren Zellkörper in den sogenannten D-Zellen des Spinalganglions). Damit ist ein Reflexkreis geschlossen, durch den sensible Reize aus inneren Organen etwa Kontraktionen dieser Organe auslösen können, wie zum Beispiel die Dehnung der Gallenblasenwand durch einen obstruierenden Gallenstein zur Gallenkolik führt (viscero-visceraler Reflex). Da nun die sensiblen Afferenzen aus der Haut (A-Zellen des Spinalganglions) und die motorischen Efferenzen zur quergestreiften Muskulatur ebenfalls über Kollateralen und Schaltneurone im Rückenmark mit diesem Reflexbogen verbunden sind, wird verständlich, warum sensible (zum Beispiel schmerzhafte) Reize aus einem Enterotom, etwa dem Blinddarm, zur Verkrampfung der zugehörigen quergestreiften Bauchwandmuskulatur („Abwehrspannung" des Myotoms) führt (viscero-somatomotorischer Reflex) oder aber Hyperaesthesie und schmerzhafte Mißempfindungen in dem segmentzugehörigen Dermatom, den sogenannten Head'schen Zonen, verursacht oder in dieser Hautzone eine vasomotorische Störung oder auch Schweißsekretion auslöst (viscero-kutane Re-

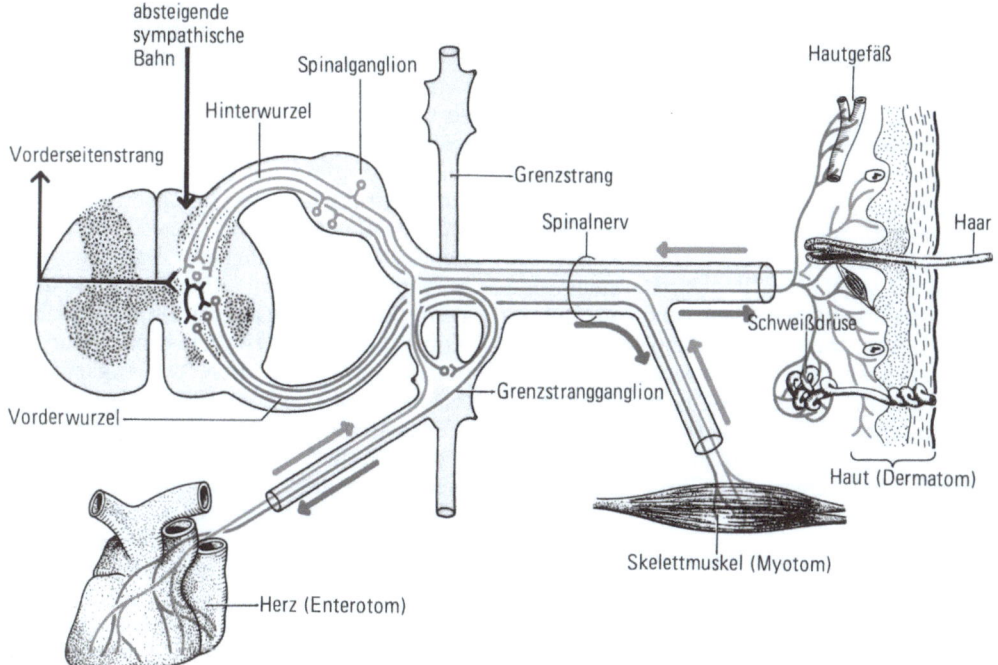

Abb. 11. Das System des Segments mit seinen hypothetischen reflektorischen Beziehungen. (Modifiziert nach Schliack 1973)

flexe). Schließlich gehören die kuti-visceralen Reflexe dazu, die neurophysiologische Grundlage der sogenannten physikalisch-therapeutischen Maßnahmen: Sensible Reize auf der Haut, also dem Dermatom, zum Beispiel warme oder kalte Umschläge, Bäder, Bindegewebsmassage, Akupunktur oder aber Massagen und elektrische Reizungen der unter der Haut gelegenen Muskulatur können Spasmen und andere Funktionsstörungen der segmentzugehörigen Anteile der inneren Organe günstig beeinflussen (Spasmolyse, Tonisierung). Die Segmentbeziehungen der inneren Organe zu den Dermatomen sind in Abb. 11 dargestellt.

Abschließend sollte noch einmal betont werden, daß auch das zentral-vegetative System, wie alle zentralnervösen Strukturen, in einer stufenweisen longitudinal-hierarchischen Gliederung organisiert ist, wobei vom peripheren System über Rückenmark, Hirnstamm, Hypothalamus und limbisches System bis zum Cortex des Großhirns der Grad der Differenziertheit und Komplexität und damit auch der Grad der Plastizität und Variierbarkeit zunimmt. Das heißt aber auch, daß der Grad der vital-existenziellen Bedeutung und der Grad der Stabilität und Zuverlässigkeit der Leistung vom Cortex zum unteren Hirnstamm hin zunimmt. Ohne Hirnrinde geht es im vegetativen System allemal, auch evtl. noch ohne das limbische System, der Hypothalamus und gar der untere Hirnstamm sind jedoch absolut unentbehrlich. Ohne sie ist ein Überleben nicht möglich. Das Prinzip, daß das ganze System einerseits elastisch (anpassungsfähig), andererseits zuverlässig (Rückmeldung) macht, ist auch hier der Regelkreis. Auch die vegetativen Regelkreissysteme sind in der hierarchischen Gliederung von „unten" nach „oben" zunehmend komplex und kompliziert. Daneben gibt es sicher auch eine „horizontale" Organisation im vegetativen Gesamtsystem, sie soll jedoch im folgenden Kapitel besprochen werden, weil sie sich am Beispiel der segmentalen Gliederung am besten demonstrieren läßt.

2. Das peripher-vegetative System

Stochdorff hat 1979 empfohlen, das Gesamtnervensystem nicht funktionswidrig in „zentral" und „peripher" einzuteilen, sondern es besser nach Neuronenpopulationen und ihrer ontogenetischen Herkunft zu gliedern in: „1. eine Neuronenpopulation, die den neuronalen Raum von Gehirn und Rückenmark (mit Ausnahme von dessen Hintersträngen) einnimmt und dazu die Achsenzylinderkomponente aller Nervenfasern liefert, die zu Muskelzellen mit Endplatten ziehen. Sie entsteht aus der Neuralplatte.
2. Eine Neuronenpopulation, deren Perykarien in den Spinalganglien und den ihnen homologen Kopfganglien liegen, deren Neuriten die Hinterstränge des Rückenmarks erfüllen und deren Dendriten sich fast im ganzen Körper verzweigen. Sie entsteht aus der Neuralleiste.
3. Eine Neuronenpopulation, die die Innervierung von endplattenfreien, glatten oder quergestreiften Muskelzellen, von Drüsenzellen und von Fettzellen besorgt. Ihre Perykarien liegen ebenfalls in Ganglien. Sie entsteht ebenfalls aus der Neuralleiste.
4. Eine Neuronenpopulation, die in der Riechschleimhaut sitzt und ihre Neuriten in den Riechfäden zum Bulbus olfactorius des Großhirns schickt. Sie entwickelt sich aus der Riechplakode — unabhängig von Neuralplatte und Neuralleiste."

Die dritte Population nun, die die endplattenfreien Muskelzellen, die Drüsenzellen und die Fettzellen innerviert, werde im allgemeinen als vegetatives oder autonomes Nervensystem bezeichnet. Dies wird mit seinen besonderen Funktionen und der spezifischen histologischen Struktur seiner Ganglien begründet. Stochdorff schlägt vor, dieses Neuronensystem „efferentes Gangliensystem" zu nennen in Antithese zu dem „afferenten Gangliensystem" der Spinalganglien und homologen Kopfganglien (der zweiten seiner Neuronenpopulationen). Das efferente Gangliensystem sei anatomisch untergliedert in paravertebrale (Grenzstrang, Truncus sympathicus), praevertebrale und intramurale Ganglien. Die praeganglionären Nervenzellen des Rückenmarks, die die Nervenzellen des efferenten Gangliensystems innervieren, seien Bestandteile des ZNS ebenso wie etwa die motorischen Vorderhornzellen und ihre in die Peripherie ziehenden Neuriten (motorischen Nerven). Dieses klare, schlüssige und gut fundierte Konzept ist zu begrüßen und sollte als Ordnungsprinzip grundsätzlich berücksichtigt werden. Gleichwohl kann man einen zentralen von einem peripheren Anteil eines vegetativen Gesamtsystems abgrenzen, wie es auch schon viele Autoren vorgeschlagen haben (Monnier, Rohen u. a.). Dies soll noch einmal kurz begründet werden: Man kann das „efferente Gangliensystem" von Stochdorff mit den sympathischen und parasympathischen Ganglien und Fasern als peripher-vegetatives System bezeichnen. Die vorgeschalteten und schon oben abgehandelten zentralnervösen Strukturen im Rückenmark und Gehirn wären dann entsprechend als zentral-vegetatives System einzuordnen. Das vegetative Gesamtsystem ist dann zu definieren als das neuronale System, in dem die vitalen Grundfunktionen, also die für das Überleben essentiellen Steuerungsvorgänge des Organismus geregelt werden, die in gewissen Grenzen unbewußt „automatisch", aber nicht völlig „autonom" ablaufen, eine zweizüglige sympathisch-parasympathische Polarität aufweisen und wie andere nervöse Strukturen auch eine von peripher nach kortikal zunehmende Komplexität und Differenzierung zeigen und deren Efferenzen schließlich allein im Stochdorff'schen efferenten Gangliensystem zu den Erfolgsorganen geleitet werden. Ein Vergleich zum motorischen System, das sich ja auch als funktionelle Entität denken läßt, drängt sich auf. Hier wie dort läßt sich ein zentrales von einem peripheren Neuron funktionell und klinisch klar unterscheiden mit der Besonderheit, daß im vegetativen System noch ein weiteres peripher gelegenes Ganglion jeweils zwischengeschaltet ist. Es gibt klinisch klare Unterscheidungskriterien zwischen zentralen und peripheren motorischen Lähmungen ebenso wie zwischen zentralem und peripherem Horner-Syndrom oder zentraler und peripherer Schweißsekretionsstörung oder zentralen und peripheren Atemstörungen usw.

Wir werden also im folgenden das efferente Gangliensystem Stochdorffs akzeptieren, aber als peripher-vegetatives System bezeichnen. Stochdorffs Abgrenzung eines afferenten Gangliensystems der Spinalganglien und homologen Kopfganglien (Hirnnervenganglien) würde im übrigen bedeuten, daß man es als Teil des peripheren Nervensystems (die Spinalganglien liegen außerhalb des Rückenmarks) auffassen muß, bei dem nur die Neuriten im ZNS (Hinterstränge) aufsteigen. Da sie im Bereich der Hinterwurzeln und Hinterhörner auch die sogenannten vegetativen (sensiblen) Afferenzen enthalten, wäre dies ein weiterer Grund, das vegetative Nervensystem nur als efferentes System zu definieren, das ähnlich wie das motorische System über das afferente Gangliensystem der Spinalganglien und homologen Kopfganglien seine sensiblen Afferenzen erhält.

Im peripher-vegetativen System sind sympathische und parasympathische Nerven und Fasern funktionell und anatomisch voneinander getrennt. Dies trifft lediglich nicht mehr im Bereich der sogenannten intramuralen Plexus der inneren Organe zu, wo sich parasympathische und sympathische Fasern untrennbar vermischen. Das Schema in Abb. 12 und Abb. 13 stellt die beiden Systeme dar.

Das peripher-vegetative System tritt in der aufsteigenden Tierreihe sehr frühzeitig auf. Schon bei den niederen Würmern (Vermoiden, Turbellarien) wurde ein sogenanntes frontales vegetatives Nervensystem nachgewiesen, das im Gehirnganglion entspringt und den Pharynx innerviert und das „autonom" funktioniert. Bei den Anneliden (höher organisierten Würmern) kommt ein stomatogastrisches und ein abdominelles Ganglion hinzu und das System wird komplexer. Es scheint sich aber nach Mislin bei (1963) dem vegetativen Nervensystem der Wirbellosen um eine Parallelentwicklung zu den Wirbeltieren, einschließlich des Menschen, zu handeln und nicht um deren evolutionäre Vorstufe. Immerhin ist das Grundprinzip der Ausbildung vegetativer Ganglien, die in gewissen Grenzen auch autonom funktionieren, entwicklungsgeschichtlich uralt und weil auch bei den Säugern und dem Menschen mächtig ausgebildet, offensichtlich sehr bewährt. Bei den Fischen und den Amphibien ist bereits ein zusammenhängender Grenzstrang nachweisbar. Bei den Amphibien gliedert sich das periphere vegetative System bereits in eine kraniale parasympathische, spinale sympathische und wiederum spinale parasympathische Zone und es entsteht das Prinzip der vegetativen Zweizügel-Innervation wie später bei den Säugern und beim Menschen.

An dieser Stelle muß auch noch etwas zum *Autonomieproblem* des peripheren vegetativen Nervensystems gesagt werden: „Autonom" sind die Ganglien des peripheren vegetativen Nervensystems nur insoweit, als sie scheinbar ohne Anlaß zur Bildung nervaler Impulse fähig sind. Aber dies ist eine Eigenschaft, die alle übrigen Kerne und Ganglien des Gesamtnervensystems auch haben. Außerdem ist

24   Kapitel 1: Zur Anatomie und Physiologie des vegetativen Nervensystems

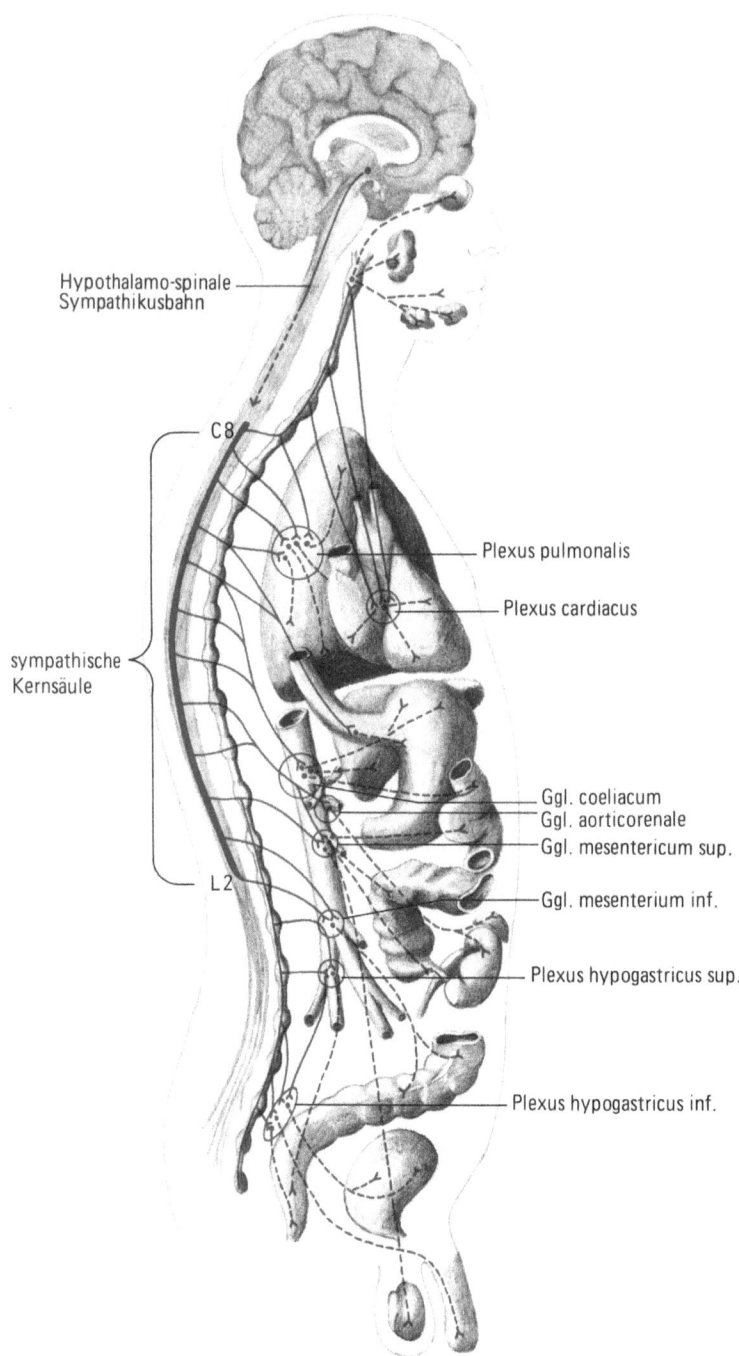

Abb. 12. Das System der sympathischen Innervation der Organe

mehr als zweifelhaft, daß dies ohne Anlaß geschieht, da wir uns ja heute Ganglien und Kerne nur als Bestandteile von Reflexbögen oder Regelkreisen vorstellen können, in die unentwegt extero- und interozeptive stimulierende Reize einfließen. Außerdem steht auch das efferente vegetative Gangliensystem unter dem dauernden steuernden Einfluß des zentralvegetativen Systems. Nun beschreiben aber die Physiologen autonome Tätigkeiten, etwa Kontraktionen von isolierten inneren Organen oder auch Organteilen (zum Beispiel Gefäßabschnitten). Hierzu ist zu sagen, daß 1. in diesen Organteilen noch intramurale Ganglien enthalten sein können, die eine Zeitlang aktiv und reizbar bleiben (als Reiz genügt die artefizielle Isolierung des Gewebsstückes bzw. seine gestörte physiko-chemische oder Stoffwechselsituation) und 2. daß jede Körperzelle „auf Grund ihrer Ausstattung mit spezifischen Organellen und Enzymen zu elementaren Leistungen fähig (ist), auch ohne eigene Innervation" (Rohen 1971). Es gibt auch zweifelsfrei eine nicht-nervale, zum Beispiel myogene Erregungsausbreitung in diesen Organen und Organabschnitten. Das vegetative Nervensystem hat dabei nun die Aufgabe, diese relative und eng begrenzte Autonomie der Körperzellen zweckmäßig und anpassungsfähig zu koordinieren, die Homöostase des Organismus aufrechtzuerhalten (gemeinsam mit dem endokrinen System). Das vegetative Nervensystem ist also keineswegs ein „autonomes", wie es besonders im amerikanischen Schrifttum genannt wird und sollte mit Monnier (1963) eben besser als vegetatives Nervensystem bezeichnet werden.

Das vegetative Nervensystem unterscheidet sich von den anderen nervalen Strukturen durch die Tatsache, daß es an der distalen Erregungsübertragungsstelle zu den Erfolgsorganen (glatten und Herzmuskelzellen, Drüsen, Fettzellen) keine echten Synapsen bildet, sondern den Übertragerstoff aus den an diesen Nervenendigungen ebenfalls befindlichen Vesikeln in die interstitiellen Lücken zwischen den Organzellen entleert und so deren Tätigkeit in Gang setzt. Diese *Transmitter* sind im peripher-vegetativen Nervensystem das Acetylcholin und das Noradrenalin. Acetylcholin ist der Übertragerstoff aller sympathischen und parasympathischen Ganglien und der parasympathischen Nervenendigungen am Erfolgsorgan. Man bezeichnet im übrigen alle vegetativen Nervenfasern, die zu einem peripheren Ganglion ziehen als praeganglionär und alle, die in diesen vegetativen Ganglien entspringen und zur Peripherie ziehen, als postganglionär. Damit wären also alle praeganglionären („zentralen") sympathischen und parasympathischen Neurone sowie alle postganglionären parasympathischen Fasern cholinerg.

Der Übertragerstoff der Nervenimpulse zwischen sympathischen postganglionären Fasern und dem Erfolgsorgan ist entweder Noradrenalin (zum Beispiel am Herzen, der Gefäßwand, den Piloarrektoren, dem Musculus dilatator pupillae u.a.) oder wiederum Acetylcholin (z.B. an den Schweißdrüsen). Die sympathischen postganglionären Fasern können also adrenerg oder cholinerg sein.

Als klinisch wichtige Besonderheit der vegetativen Peripherie und ihrer Erfolgsorgane ist noch deren sogenannte „Denervierungshypersensitivität" zu besprechen: Bei Unterbrechung der postganglionären („peripheren") sympathischen oder parasympathischen Fasern kommt es, wie üblich, zur sekundären Degeneration der Fasern, jedoch nicht regelmäßig zur Atrophie der glatten Muskelzellen (im Gegensatz zur Skelettmuskulatur). Die Muskel- oder auch Drüsenzellen reagieren danach überempfindlich auf ein Zusammentreffen mit dem zuständigen Transmitter. Schon geringe, sonst bei normaler Innervation unwirksame Mengen dieses Transmitters lösen am Erfolgsorgan die entsprechenden Reizeffekte aus, die auch länger anhalten. Dies ist in der klinischen Diagnostik ausnutzbar, zum Beispiel bei der Differentialdiagnostik des Horner Syndrom (s. S. 124) oder bei der Beurteilung von denervierten Gefäßterritorien nach Sympathektomie (die Sympathektomie wird deshalb wenn irgend möglich an praeganglionären Neuron ausgeführt). Allerdings gibt es auch eine zentrale Denervierungshypersensitivität, etwa bei Unterbrechung der praeganglionären oder weiter zentralen Neurone, diese ist jedoch deutlich geringer ausgeprägt. Die Ursache des Phänomens ist noch unklar (Empfindlichkeitssteigerung der Effektormembran?).

2.1 Das periphere parasympathische System

Beim parasympathischen System liegen die Ganglien, in denen die praeganglionären auf die postganglionären Neurone umgeschaltet werden, überwiegend weit in der distalen Peripherie nahe den Erfolgsorganen, beim Nervus vagus sogar überwiegend in der Wand dieser Organe (intramurale Ganglien). Die bekannten Ganglien derjenigen Hirnnerven, die auch parasympathische Fasern führen, zum Beispiel das Ganglion nodosum, sind rein sensibel, sie haben also mit den vegetativen Efferenzen nichts zu tun. Die praeganglionären parasympathischen Fasern werden also überwiegend sehr lang sein. Ihre Ursprungszellen liegen als formierte Kerne im Hirnstamm und im Sakralmark. Sie verlassen als Neuriten dieser Zellen das ZNS mit einer Reihe von Hirnnerven bzw. im Sakralbereich als eigene parasympathische Nerven. Die im folgenden zu besprechenden Nerven enthalten also praeganglionäre Fasern, gehören somit nach unserer Definition eigentlich noch zum ZNS, da das periphere vegetative Neuron erst nach Umschaltung im Ganglion beginnt. Gleichwohl sollen sie an dieser Stelle traditionellerweise besprochen werden, man muß sich diesen Umstand dabei nur vor Augen behalten. Nicht alle Organe werden übrigens auch parasympathisch innerviert: Die Piloarrektoren (Haarmuskeln) und die Vasomotoren (Vasokonstriktoren) der Haut von Rumpf und Extremitäten werden offensichtlich nur von sympathischen Fasern versorgt.

2.1.1 Die kranialen parasympathischen Nerven (Hirnnerven)

Parasympathische praeganglionäre Fasern verlaufen mit dem Nervus oculomotorius, dem Nervus facialis, dem Nervus glossopharyngeus und dem Nervus vagus. Sie verzweigen sich nach Umschaltung in ihrem Ganglion als ponstganglionäre Fasern sehr stark, so daß irradiative Impulsstreuung häufig ist (Prinzip der Divergenzschaltung). Eine schematische Übersicht gibt Abb. 13.

Der Nervus oculomotorius

Die parasympathischen Fasern des III. Hirnnerven entspringen im Mittelhirn im Nucleus accessorius autonomicus (Edinger-Westphal-Kern) und in dem etwas umstrittenen Nucleus caudalis centralis (Perlia). Die Kerne liegen jeweils dicht medial der motorischen Ursprungskerne des Oculomotoriusnerven. Diese praeganglionären Fasern ziehen im Nervus oculomotorius bis zur Orbita und werden erst hier im Ganglion ciliare auf das postganglionäre Neuron umgeschaltet, um als Nervi ciliares brevis den Ciliarmuskel und den Sphincter pupillae zu innervieren. Reizung der Fasern bewirkt also Akkomodation und Miosis, Unterbrechung löst Akkomodationslähmung und Mydriasis aus.

Der Nervus facialis – Nervus intermedius

Die Fasern des im Nervus facialis verlaufenden Nervus intermedius entspringen im Nc. visceromotorius dorsalis und dem Nc. salivatorius superius am Boden der Rautengrube. Sie spalten sich in zwei Portionen: Die erste Faserportion verläßt das Fazialisbündel als Nervus petrosus major und gelangt durch den Canalis pterygoideus zum Ganglion pterygopalatinum, wo sie auf das postganglionäre Neuron umgeschaltet wird. Von hier aus innervieren postganglionäre Fasern nach Rohen (1971) vier Regionen: 1. Vasodilatatorische Fasern zu den Ästen der Arteria meningea media, 2. sekretorische und andere parasympathische Fasern zu den Schleimhäuten des hinteren Nasenraumes, 3. gleichartige Fasern zum harten und weichen Gaumen, 4. sekretorische Fasern zur Tränendrüse (über den Nervus zygomaticus und Nervus lacrimalis). Die zweite Faserportion heißt auch Chorda tympani und zweigt vom Fazialis kurz vor dem Foramen stylomastoideum ab. Sie legt sich dem Nervus lingualis des Trigeminus an und zieht mit ihm zum Ganglion submandibulare, wo die Umschaltung erfolgt. Die postganglionären Fasern innervieren sekretorisch die Glandula sublingualis und die Glandula submandibularis. Ein kleines Bündel legt sich außerdem erneut dem Nervus lingualis an, um die Zungenspitzendrüsen sekretorisch und die vorderen $2/3$ der Zunge parasympathisch zu versorgen.

Der Nervus glossopharyngeus – Nervus tympanicus

Seine parasympathischen Ursprungszellen liegen im Nucleus salivatorius inferius. Die Neuriten ziehen mit dem Nerven nach peripher, zweigen sich als Nervus tympanicus ab und bilden im Mittelohr den Plexus tympanicus.

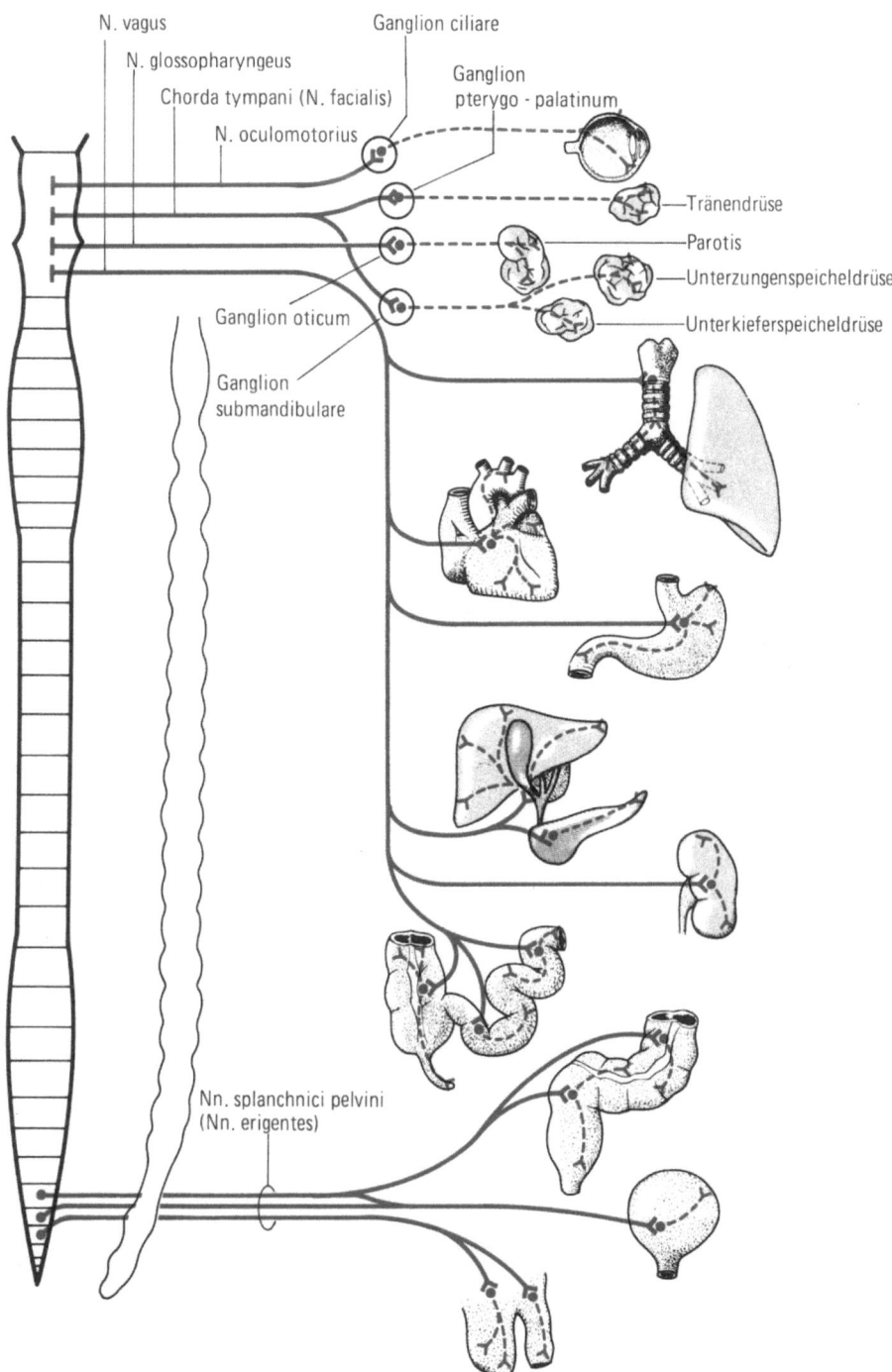

Abb. 13. Das System der parasympathischen Innervation der Organe

Aus diesem zweigt sich der Nervus petrosus minor ab und leitet die Fasern zum Ganglion oticum (Jacobson'sche Anastomose). Hier werden sie auf das postganglionäre Neuron umgeschaltet und laufen dann überwiegend mit dem Nervus auriculotemporalis zur Ohrspeicheldrüse, die sie sekretorisch innervieren. Ein zweites Faserbündel zieht sofort mit dem Nervus glossopharyngeus zum hinteren Zungendrittel zur sekretorischen Versorgung der dortigen Zungenschleimhautdrüsen.

Schließlich haben noch viscerosensible Fasern im Nervus glossopharyngeus, die vom Carotis-Sinus zum Hirnstamm leiten, große Bedeutung für die Kreislaufregulation (s. S. 220).

Der Nervus vagus

Der Nervus vagus hat ein riesiges Innervationsgebiet und kompensiert damit die Tatsache, daß aus dem thorako-lumbalen Rückenmark keine parasympathischen Efferenzen austreten. Seine praeganglionären parasympathischen Fasern entspringen im Nucleus originis dorsalis und ziehen mit dem Gesamtnerven und seinen Verzweigungen zu den Erfolgsorganen. Sie beteiligen sich am Plexus solaris und dem Plexus gastricus ventralis (praevertebrale Ganglien), ziehen aber wahrscheinlich ohne Umschaltung durch diese hindurch und werden erst in der Wand der Organe auf das postganglionäre Neuron umgeschaltet (intramurale Ganglien). Seine Äste innervieren Oesophagus, Magen und Darm bis zum Cannon-Böhm'schen Punkt des Colon transversum sowie Hals- und Thoraxorgane (Trachea, Bronchien, Lunge, Herz, Gefäße usw.). Der Nerv hat maßgeblichen Anteil an der Regelung von Atmung und Herz-Kreislauffunktionen sowie den Funktionen des Magen-Darmtraktes. Vagusreizung führt zur Verengung der Bronchiolen, zur Bradykardie und zur Abnahme der Coronardurchblutung sowie zu vermehrter Peristaltik, Drüsensekretion und Durchblutung (Vasodilatation) im Magen-Darmkanal. Einzelheiten sind in den jeweiligen Kapiteln nachzulesen.

2.1.2 Die sakralen parasympathischen Nerven

Die praeganglionären parasympathischen Neurone des Sakralbereichs haben ihren Ursprung im Nucleus intermediomedialis im Vorderseitensäulenbereich des Rückenmarks von S1 bis S3/4. Sie ziehen über die Vorderwurzeln nach draußen und bilden dann die Nervi splanchnici pelvini bzw. die Nervi erigentes (s. Abb. 13). Diese verlaufen seitlich des Rectums an der Beckenhinterwand nach vorn und erreichen dort die Ganglienzellen des Plexus hypogastricus inferior, wo sie zum Teil auf das postganglionäre Neuron umgeschaltet werden. Andere Fasern erfahren ihre Umschaltung erst in den intramuralen Ganglien (Harnblase, Genitalorgane). Einige Faserbündel ziehen auch zu den Ganglienzellen des Plexus hypogastricus superior, von wo aus postganglionäre Neurone Sigmoid und distales Kolon versorgen.

Werden die Nervi splanchnici pelvini gereizt, kommt es zur Peristaltik der unteren Kolon- und Rektumabschnitte, einschließlich Defäkation, zur Sekretion von Darmdrüsen und Geschlechtsdrüsen, zur Harnentleerung und zur Erektion von Penis bzw. Klitoris (Vasodilatation) und zu anderen parasympathischen Effekten. Siehe hierzu auch Kapitel 5 u. 6.

2.2 Das periphere sympathische System

Das periphere sympathische System gliedert sich in die paarig angelegten paravertebralen Ganglien, das ist die Kette des Truncus sympathicus (Grenzstrang des Sympathikus), die großen unpaaren praevertebralen Ganglien, weithin verstreut eingelagerten Zwischenganglien und die intramuralen Ganglien sowie die Faserverbindungen zwischen den Ganglien und zu den Erfolgsorganen. In den praevertebralen und intramuralen Ganglien kommt es zur Vermischung mit parasympathischen Fasern, so daß eine Trennung und Unterscheidung oft nicht mehr möglich ist. Selbstverständlich werden aber sympathische Fasern nur in sympathischen Ganglienzellen und parasympathische Neurone nur in parasympathischen Ganglienzellen umgeschaltet.

Der *Grenzstrang* des Sympathicus ist rein sympathischer Natur und erstreckt sich beiderseits paravertebral von der Schädelbasis bis zum Steißbein. Wie auf der Abb. 12 erkennbar, sind die Ganglien im thorako-lumbalen Bereich streng metamer angeordnet, d. h. in jedem Segment ist ein Ganglienpaar vertreten. Im Halsteil des Grenzstrangs sind sie zu drei größeren Ganglien verschmolzen, dem Ganglion cervicale superior, medium und inferior, wobei das unterste Halsganglion

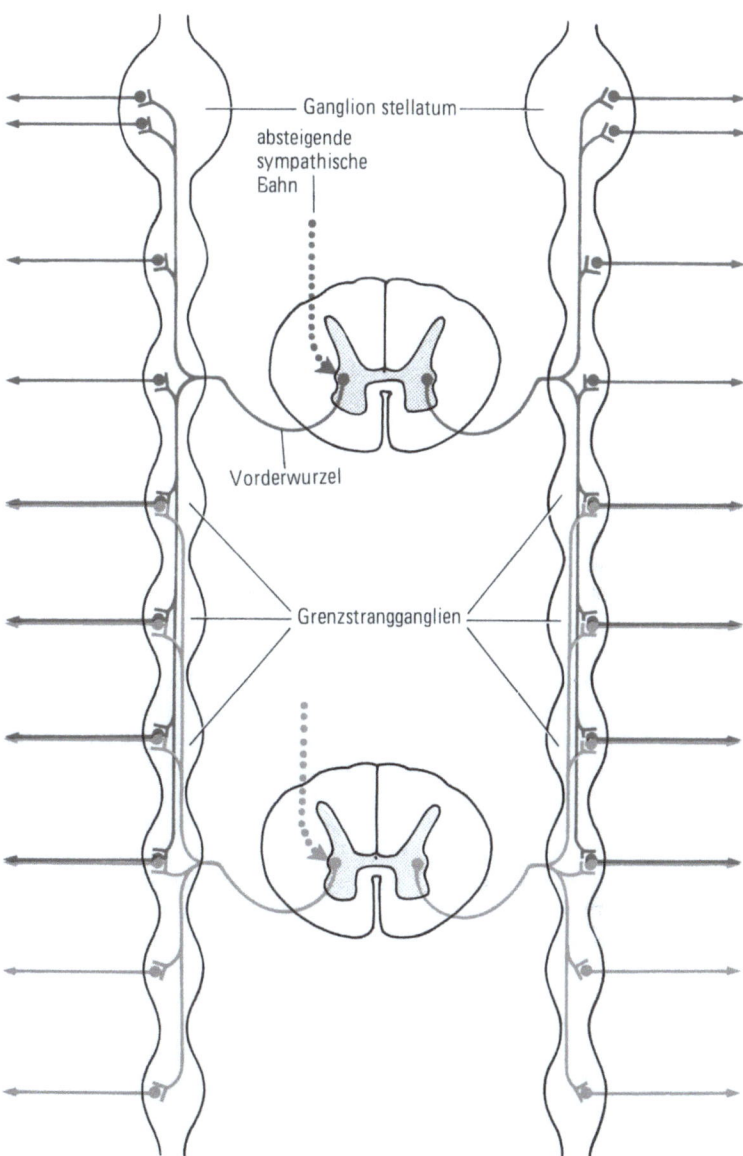

Abb. 14. Schematische Darstellung der Verteilerfunktion des Grenzstrangs

meist mit dem ersten Thorakalganglion zu dem klinisch so wichtigen Ganglion stellatum (Ganglion cervico-thoracicum) vereinigt ist. Im kaudalen Abschnitt finden sich meist vier lumbale und vier sakrale Ganglienpaare sowie am Steißbein, wo beide Grenzstränge zusammentreffen, das einzelne rudimentäre Ganglion impar. Auf jeder Seite sind alle Ganglien untereinander durch Rami interganglionares verbunden. Die praeganglionären sympathischen Fasern, die zwischen den Segmenten C 8 bis L 2 über die Vorderwurzeln das Rückenmark verlassen, teilen sich auf ihrem Wege zur synaptischen Umschaltung in zwei Hauptgruppen:

1. Rami communicantes albi (markreich), die jeweils zu den Grenzstrangganglien ziehen, dort auf das postganglionäre Neuron umgeschaltet werden und als (markarme) Rami communicantes grisei zurück zum segmental zugehörigen Spinalnerven laufen und mit diesem über die sensiblen peripheren Einzelner-

ven zur Peripherie, d.h. hier zu ihrem Dermatom in der Haut ziehen. Dabei folgen diese postganglionären Fasern also dem Dermatomschema der Haut. Auf diese Weise wird die gesamte Haut von Hinterkopf, Hals, Rumpf und Extremitäten sympathisch innerviert, vor allem zur Versorgung der Schweißdrüsen (sudorisekretorische Fasern), der Gefäße (Vasokonstriktoren) und der Haarmuskeln (Piloarrektoren). Da nun die sympathische Kernsäule im Rückenmark als Ursprungsgebiet der praeganglionären Fasern nur zwischen C8 und L2 angelegt ist, führen die Vorderwurzeln von C2 bis C7 und von L3 bis S5 keine sympathischen Fasern. Die von diesen Spinalnerven versorgten Hautbezirke müssen deshalb von den über die Spinalnerven C8 bis L2 austretenden sympathischen Fasern mitinnerviert werden. Dies geschieht durch die sogenannte *Verteilerfunktion des Grenzstrangs* (s. Abb. 14): Bei der hier zu besprechenden Gruppe praeganglionärer Fasern (Rami communicantes albi) erfolgt im Bereich des segmententsprechenden Grenzstrangganglions eine Aufspaltung in 6 bis 10 Faserbündel, wonach jedes Faserbündel auf- oder absteigend eines oder mehrere Grenzstrangganglien ohne Synapsenbildung durchläuft und erst in einem höher oder tiefer gelegenen Ganglion auf das „periphere" postganglionäre Neuron (Ramus communicans grisius) umgeschaltet wird, um dann mit den sensiblen Spinalnervenfasern zum Dermatom zu ziehen. Elektrische Reizung eines solchen praeganglionären Neurons führt also zu Schweißausbruch, Vasokonstriktion und Piloarrektion in fünf bis acht Hautsegmenten (nach Brücke 1958 sollen praeganglionäre Neurone sogar Anschluß an bis zu 16 postganglionäre Neurone erhalten). Reizung eines postganglionären Ramus communicans griseus bewirkt diese sympathischen Effekte nur in dem zuständigen einen Dermatom, Reizung eines ganzen peripheren Einzelnerven löst aber die gleichen Effekte im gesamten Territorium dieses Nerven aus, entsprechend dem unterschiedlichen Verteilungsmuster der sensiblen Hautterritorien beim radikulären bzw. distal-peripheren Verteilungstyp (ein peripherer Einzelnerv enthält, besonders im Extremitätenbereich, sensible und sympathische Faseranteile aus mehreren Segmenten, d.h. Spinalnervenwurzeln; im Rumpfbereich folgen die Intercostalnerven noch relativ konstant dem Segmentschema). Diese Verteilerfunktion des Grenzstranges führt zu folgenden klinisch wichtigen Konsequenzen: Irritationen einzelner praeganglionärer Neurone können sympathische Effekte weit verstreut über bis zu 8 Dermatome auslösen. Dies betrifft auch die spinal-vegetativen Reflexe (s. S. 21). Andererseits bleiben Unterbrechungen einzelner praeganglionärer Neurone symptomlos durch die dargestellten Überlappungen. Außerdem: Die im oberen Thorakalbereich des Rückenmarks entspringenden praeganglionären sympathischen Fasern (Th 3 bis 6/7) ziehen überwiegend im Grenzstrang nach kranial, um nach Umschaltung im Ganglion stellatum bzw. Zervikalganglien mit den Spinalnerven zu Arm, Schulter sowie Kopf zu ziehen. Im Brustbereich ziehen sie in etwa horizontal oder leicht auf- oder abwärts zu den Intercostalnerven. Die praeganglionären Neurone für das Bein stammen aus der Rückenmarksseitensäule von Th 10 bis L2, laufen also im Grenzstrang abwärts, werden in lumbalen und sakralen Ganglien umgeschaltet und liegen dann dem Plexus lumbosacralis an und ziehen mit diesem zur Haut. Dies hat Konsequenzen für die Lokaldiagnostik, etwa von paravertebralen Tumoren, die den Grenzstrang zerstören oder für den Ort therapeutischer Sympathektomien Für den Kopfbereich bzw. für das Trigeminusgebiet muß eine weitere Besonderheit beschrieben werden: Die praeganglionären Fasern für diese Region stammen aus C8 bis Th 3/4 und ziehen den Halsgrenzstrang hinauf, werden im segmententsprechenden Grenzstrangganglien oder oberen zervikalen Grenzstrangganglien umgeschaltet, legen sich in Höhe des Ganglion cervicale craniale dann dem Geflecht der Arteria carotis communis an, laufen einerseits weiter mit der Arteria carotis externa über deren Verzweigungen zu den Erfolgsorganen oder andererseits mit einem dichten periariellen Netz mit der Arteria carotis interna nach intrakraniell bis in Höhe des Ganglion Gasseri, um sich distal von diesem Ganglion den drei Trigeminusästen anzulegen und mit ihnen das sensible Territorium des Trigeminus sympathisch zu versorgen (Schweißdrüsen, Vasomotoren). Die Schweißfasern und vielleicht auch die vasomotorischen Fasern für das Gesicht stammen dabei aus den Rückenmarkssegmenten Th 3/4, die sympathischen Fasern für das Auge aus den Segmenten C8 bis Th 2. Die „Schweißfasern" werden wahrscheinlich schon in den segmententsprechenden Ganglien des Grenzstrangs umgeschaltet, die Fasern zum Auge sicher erst im Ganglion cervicale superior. Die Umschaltung der praeganglionären Fasern für die Halsorgane erfolgt im mittleren und unteren Halsgrenzstrangganglion. (Weitere Details können den Einzelkapiteln über das Auge, S. 119, und die Haut, S. 136, entnommen werden.)

2. Die zweite Hauptgruppe der praeganglionären sympathischen Neurone durchzieht den Grenzstrang und seine Ganglien gänzlich ohne Umschaltung, weil diese erst in den *praevertebralen Ganglien* oder auch in den überall weit verstreuten Zwischenganglien oder sogar erst in den intramuralen Ganglien erfolgt. Sie bilden dabei eigene Nerven. Es sind dies im Halsbereich die Nervi cardiaci, im Brustbereich die Nervi pulmonales und Nervi splanchnici major und minor, im Lumbosakralbereich die Nervi splanchnici lumbalis und sacralis. An den Ganglien bilden diese Fasern stets Plexus. Diese liegen besonders mittelliniennahe im Bereich der Lungenwurzel, des Herzens und der großen Gefäße. Wie auf Abb. 12 erkenntlich, handelt es sich dabei um die Ganglia und Plexus cardiacus und pulmonalia für Herz, Trachea und Lungen, solaris (Ganglion coeliacum und mesentericum superius) für die Oberbauchorgane, renalis für Niere und Keimdrüsen, hypogastricus superior (mesentericum inferior) für Colon transversum und Rectum sowie hypogastricus inferior (Ganglion pelvicum) für die Beckenorgane.

Die Umschaltung auf das postganglionäre Neuron soll für die Brustorgane nach Rohen auch in Grenzstrangganglien erfolgen, zweifellos wird aber auch ein großer Teil in den intrathorakalen praevertebralen Ganglien umgeschaltet werden, was sollte sonst der Sinn dieser Ganglien sein. Die praeganglionären Neurone für die Brustorgane entspringen nach Rohen in der Rückenmarksseitensäule zwischen C8 und Th5.

Die postganglionären Fasern für alle Bauch- und Beckenorgane entspringen ausschließlich in den genannten praevertebralen Plexus und Ganglien des Bauch- und Beckenraumes. Ihre praeganglionären Fasern stammen aus den Rückenmarkssegmenten Th5 bis L2.

Die postganglionären Fasern bilden keine eigenen Nerven mehr, sondern ziehen als periadventitielle Geflechte mit den Arterien und Venen zu ihren Erfolgsorganen, wo sie sich in intramuralen Plexus, die in praktisch allen Organen als dichte Netze nachweisbar sind, verlieren. Diese zweite Hauptgruppe der sympathischen Efferenzen versorgt also vor allem die Organe von Brust-, Bauch- und Beckenraum und ist somit höchst bedeutsam für die Aufrechterhaltung und Steuerung dieser lebenswichtigen Organsysteme.

Literatur

Akert, K., Hummel, P. (1963): Anatomie und Physiologie des limbischen Systems. Deutsche Hoffmann-La Roche AG, Grenzach, Baden.

Bechterew, W. von (1908–1911): Die Funktionen der Nervencentra, 3 vols., Fischer, Jena.

Broca, P. (1878): Anatomie comparée des circonvolutions cérébrales. Le grand lobe limbique et la scissure limbique dans la série des mammifères. Rev. anthrop. 1:385.

Brücke, F. (1958): Zur Physiologie der vegetativen Innervation der Haut. Acta neuroveg. 18:203.

Carmel, P. W. (1968): Sympathetic deficits following thalamotomy. Arch. Neurol. 18:378–387.

Gebber, G. L., Klevans, L. R. (1972): Federation Proc. 31:1245. Zit. nach Glees und Hasan.

Glees, P., Hasan, M. (1976): Morphologische und physiologische Grundlagen des zentralen vegetativen Nervensystems. In: Sturm, A., Birkmeyer, W. (Hrsg.): Klinische Pathologie des vegetativen Nervensystems. Fischer, Stuttgart, S. 143–204.

Hare, W. K., Magoun, H. W., Ranson, S. W. (1937): Localisation within the cerebellum of reactions to faradic cerebellar stimulation. J. comp. Neurol. 67:145–182.

Hess, W. R. (1954): Zwischenhirn. 2. Aufl. Schwabe, Basel.

Hitzig, E. (1874): Untersuchungen über das Gehirn. Zbl. med. Wiss. S. 548.

Ingram, W. R. (1960): Central Autonomic Mechanisms. In: Field, J. (Hrsg.): Handbook of Physiology, Section 1, Neurophysiology. American Physiological Society, Washington D.C., S. 951–978.

Karplus, J. P. (1937): Physiologie der vegetativen Zentren. In: Bumke, W. und Foerster, O. (Hrsg.): Handbuch der Neurologie. Bd. II, S. 402–475, Springer, Berlin.

Kennard, M. A. (1945): Focal autonomic representation in the cortex and its relation to sham rage. J. Neuropathol. exper. Neurol. 4:295–403.

Klingler, J., Gloor, P. (1960): The Connections of the Amygdala and the Anterior Temporal Cortex in the Human Brain. J. Comp. Neurol. 115:333–369.

Klüver, H., Bucy, P. C. (1939): Preliminary analysis of functions of the temporal lobes in monkeys. Arch. Neurol. Psychiat. (Chic.) 42:979–1000.

McLean, P. D. (1949): Psychosomatic Disease and the „Visceral Brain". Recent Developments Bearing on the Papez Theory of Emotion. Psychosom. Med. (USA) 11:338.

Mislin, H. (1963): Zur vergleichenden Anatomie und Physiologie des vegetativen Nervensystems. In: Monnier, M., Physiologie des vegetativen Nervensystems, Hippokrates, Stuttgart.

Monnier, M. (1963): Physiologie des vegetativen Nervensystems, Hippokrates, Stuttgart.

Moruzzi, G., Magoun, H. W. (1949): Brain Stem Reticular Formation and Activation of the EEG. Elektroenceph. Clin. Neurophysiol. (Can.) 1:455.

Papez, J. W. A. (1937): A Proposed Mechanism of Emotion. Arch. Neurol. Psychiat. (USA) 38:725.

Ranson, S. W., Magoun, H. W. (1939): The hypothalamus. Ergeb. Physiol. 41:56–163.

Rohen, J. W. (1971): Funktionelle Anatomie des Nervensystems. Schattauer, Stuttgart, New York.

Stochdorff, O. (1980): Das sogenannte vegetative Nervensystem als anatomischer Begriff. In: Schiffter, R. (Hrsg.): Zentral-vegetative Regulationen und Syndrome. Springer, Berlin, Heidelberg, New York.

Stock, G., Schlör, K. H. (1980): Beitrag zur Kreislaufregulation — Experimente zur funktionellen Bedeutung des Mandelkerns. In: Schiffter, R. (Hrsg.): Zentral-vegetative Regulationen und Syndrome. Springer, Berlin, Heidelberg, New York.

Sutin, J. (1966): Internat. Rev. Neurobiol. 9:263. Zit. n. Glees und Hasan.

Yakovley, P. I. (1948): J. Nerv. Ment. Dis. 107:313. Zit. n. Glees und Hasan.

Umbach, W. (1977): Vegetative Phänomene bei stereotaktischen Hirneingriffen. In: Sturm, A. und Birkmayer, W.: Klinische Pathologie des vegetativen Nervensystems. Fischer, Stuttgart, New York.

Kapitel 2
Riechnerven und olfaktorisches System

Das olfaktorische System gehört nach unserer Definition eigentlich nicht zum vegetativen Nervensystem. Nach Stochdorff entsteht sein peripherer Anteil aus einer Neuronenpopulation, die in der Riechschleimhaut gelegen ist und ihre Neuriten als „Riechfäden" zum Bulbus olfactorius des Großhirns schickt. Diese peripheren Riechnerven bilden sich ontogenetisch unabhängig von Neuralleiste und Neuralplatte aus der sogenannten Riechplakode, stellen also eine eigenständige Struktur dar. Gleichwohl scheint es berechtigt, das System hier abzuhandeln, weil sein zentraler Teil, das Riechhirn, so enge räumliche und funktionelle Beziehungen zum limbischen System hat, daß man früher das ganze limbische System „Rhinencephalon" nannte. Außerdem bestehen wichtige zentrale Verschaltungen zu den Funktionen der Nahrungsaufnahme wie Schlucken, Speichelsekretion, Magen-Darm-Tätigkeit und anderen vegetativen Abläufen. Ähnliches gilt vom gustatorischen System. Man kann beide auch als die vorwiegend viscero-afferenten neuronalen Systeme der Eingeweidesinnesorgane Riechschleimhaut und Geschmacksknospen betrachten.

1. Zur Anatomie und Physiologie

Das olfaktorische System ist in Abb. 15 schematisch dargestellt. Sein peripheres Neuron beginnt in der Riechschleimhaut im Bereich der oberen Nasenmuschel. Die dort auf je 2 cm² Fläche eingelagerten bipolaren Sinneszellen schicken ihre Dendriten in die Riechhaare des Riechepithels, von denen die aromatischen Riechstoffe, die im Sekret der Bowmann'schen Drüsen gelöst sind, perzipiert werden. Die Impulse werden von den markarmen Neuriten dieser Zellen zum Bulbus olfactorius geleitet. Diese Neuriten ordnen sich zu feinen Faserbündeln, den Fila olfactoria oder Riechnerven, die durch die Lamina cribrosa den Bulbus olfactorius erreichen, der bereits einen Teil des Großhirns darstellt. Hier erfolgt an den sogenannten Mitralzellen (und Büschel-Zellen) die Umschaltung auf das zentrale Neuron. Die markreichen Neuriten dieser Zellen ziehen als Tractus olfactorius unter dem Orbitalhirn weiter zentralwärts. Kurz vor der Substantia perforata teilt sich der Tractus olfactorius in eine Stria olfactoria medialis und lateralis. Der mediale Strang endet im Tuberculum olfactorium und dem Nucleus olfactorius anterior, wo er Anschluß ans limbische System gewinnt, zum Beispiel an die Kerne des medialen Thalamusbereichs und über das mediale Vorderhirnbündel auch an den Hypothalamus und die retikulären Kerne des oberen Hirnstamms. Es handelt sich hierbei nach neueren sicheren Befunden (Nieuwenhuys et al. 1980) nicht um sekundäre olfaktorische Projektionen im engeren Sinne. Über das mediale Vorderhirnbündel, das von der septalen Region (Tuberculum olfactorium) über den Hypothalamus zu den retikulären Strukturen des Hirnstamms zieht und über den Fasciculus longitudinalis dorsalis (Schütz) bestehen auch Verbindungen des Riechhirns zum Nucleus salivatorius (s. S. 45), wodurch die reflektorische Speichelsekretion auf Geruchsreize ermöglicht wird. Nach Abzweigung der Stria olfactoria medialis fließt die gesamte sogenannte sekundäre olfaktorische Impulsprojektion in die Stria olfactoria lateralis ein. Diese endet im Cortex praepiriformis (dessen lateraler Teil an das Limen insulae grenzt, siehe auch Geschmacksbahn) und dem Nucleus corticalis des Amygdalums. Von hier ziehen die Fasern nach erneuter Umschaltung zum kortikalen Projektions- und Assoziationsgebiet des olfaktorischen Systems im Cortex entorhinalis (Area 28) im Hippocampusbereich des vorderen medialen Temporallappens.

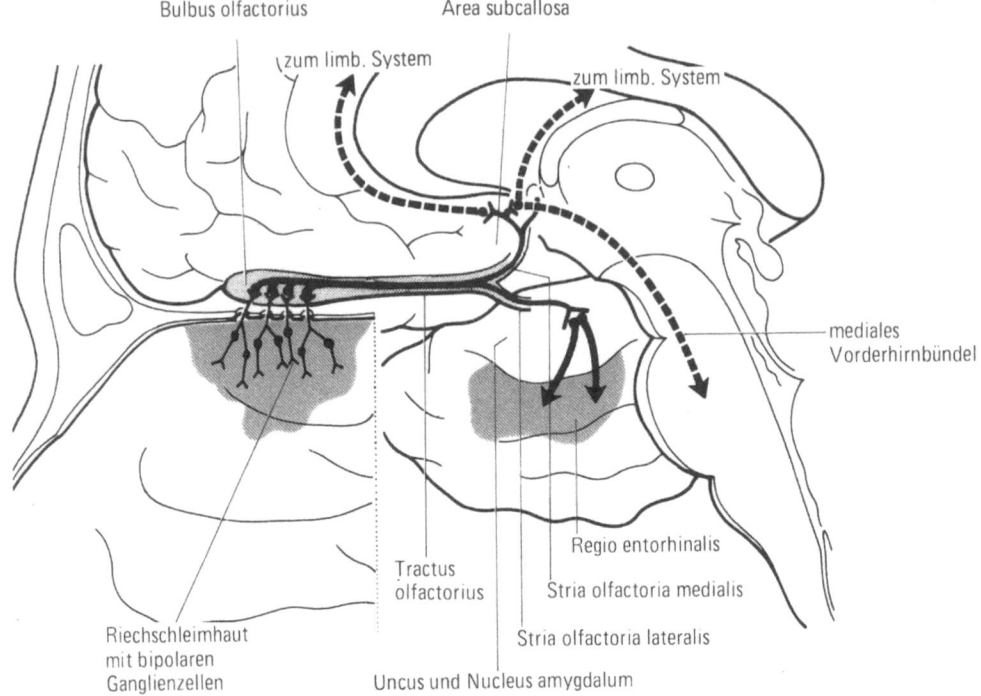

Abb. 15. Das olfactorische System. (Modifiziert nach Duus 1980)

Die Riechbahn ist das einzige sensorisch-afferente System, dessen Fasern ohne Umschaltung im Thalamus die Großhirnrinde erreicht. Über die Amygdala und den Hippocampus ist das Riechhirn wieder mit dem Hypothalamus, limbischen Mittelhirnarealen und anderen limbischen Strukturen verbunden.

Die Riechbahn bleibt ganz überwiegend ungekreuzt. Über die Commissura anterior sind aber Querverbindungen zur Gegenseite von Bulbus zu Bulbus nachgewiesen.

Aus den zentralen olfaktorischen Arealen, einschließlich dem Cortex praepiriformis, dem Hypothalamus, dem Locus coeruleus und dem Nucleus raphes dorsalis gehen auch rückläufige Fasern zum Bulbus olfactorius zurück.

Aus diesen komplizierten Verschaltungen mit dem limbischen System erklärt sich zwanglos, warum Geruchsempfindungen so eng mit emotional-affektiven und vegetativen Reaktionen gekoppelt sind. Für die meisten Wirbeltiere, besonders die Makrosmatiker (Hunde, Nachttiere) spielt dies eine für das Überleben entscheidende Rolle. Geruch und Geschmack, die nicht nur die „Wächter des Verdauungstrakts" darstellen, sind auch hochempfindlich. Die Chemorezeptoren der Riechschleimhaut des Menschen können Geruchsstoffe noch in Konzentrationen von 10^{-9} bis 10^{-15} g/ml Luft perzipieren. Beim Hund liegen die Konzentrationen noch um 6 bis 8 Zehnerpotenzen niedriger, so daß schon einige Moleküle genügen, um die Rezeptoren zu erregen. Vermutlich kann sogar ein Molekül mehrere Rezeptoren reizen.

Die Verbindungen zum Mandelkern, der ja ganze psychomotorische Verhaltensschablonen und die zugehörigen vegetativen Reaktionen organisiert (s. S. 10) macht auch verständlich, warum Geruchsreize, vor allem bei Tieren, ganz unmittelbar psychomotorische und psychovegetative Verhaltensänderungen auslösen können (Nahrungsaufnahmeverhalten, Abscheu, Angriff, Drohgebärde, Demutsgebärde, Flucht, sexuelle Aktivitäten u.a.).

Elektrische Reizung des Cortex piriformis oder des Nucleus corticalis des Amygdalums im Tierversuch bewirkt ähnliche Reaktionen wie das Wahrnehmen von Geruchsstoffen: Schnüffeln, Nahrungsaufnahmeverhalten,

Kauen, Schlucken, Speichelfluß, aber auch Erbrechen, Miktion und Defäkation.

Beim Menschen kann ekliger Geruch „Übelkeit", negative Affekte, Würgreiz, Erbrechen, Miosis, Hautblässe oder auch Blutdruckabfall bis zum orthostatischen Kollaps (Ohnmacht), Atemanhalten und andere psychovegetative Reaktionen auslösen, während appetitlicher Geruch Speichelsekretion und manchmal „Schnüffeln", andere angenehme Düfte ruhiges Behagen oder locker-freundliche Stimmung und „aufregende" Düfte lustbetonte Empfindungen mit Herzklopfen, Blutdruck- und Atemfrequenzsteigerung und andere Empfindungen und Körperreaktionen ganz unmittelbar bewirken können. Dies trifft freilich auch für das Sehen und Hören zu, Sinneseindrücken, deren zentrale Systeme ja ebenfalls intensive Verbindungen zum limbischen System haben, jedoch sind diese Reaktionen meist nicht so unmittelbar, weil kortikale Vorgänge (Erkennen usw.) zwischengeschaltet sind. Andererseits gibt es aber auch beim Hören von Musik oder dem Betrachten von Gemälden oder Landschaften durchaus ganz unmittelbare, quasi unbedacht entstehende Stimmungen und Affekte bis hin zu ausgeprägten vegetativen Reaktionen.

Die Bedeutung des Geruchssinns für das Überleben und die Orientierung in der Umwelt wird für das Tierreich am Vorgang des „Witterns" und „Schnüffelns" besonders deutlich. Uns Menschen sind diese Fähigkeiten weitgehend abhanden gekommen bzw. durch andere zerebrale Leistungen (visuell und auditiv induzierte) ersetzt worden. In alten Redewendungen sind sie im übertragenen Sinne aber enthalten: Wenn jemand „den Braten riecht" ahnt oder „wittert" er, daß aus einer unklaren Geschichte etwas für ihn herauszuholen ist oder daß es „brenzlig" wird, d.h. bedrohlich „riecht". Das „anrüchige" Verhalten eines „berüchtigten" oder gar „ruchlosen" Menschen kann für Uneingeweihte schließlich „ruchbar" werden. Manche „schnüffeln" in anderer Leute Angelegenheiten herum, weil sie es „in der Nase haben", daß es dabei etwas „aufzuschnappen" oder „zu schlucken" oder „einzuverleiben" gibt.

Dem entwicklungsgeschichtlich entstandenen relativen Bedeutungsverlust des Geruchssinns beim Menschen läßt sich auch ein ontogenetischer vergleichsweise hinzufügen. Der Geruchssinn ist beim Säugling und jungen Menschen weitaus empfindlicher und differenzierter als bei älteren. Er läßt, wie der Geschmackssinn, im Alter erheblich nach (s. auch S. 47), was mit signifikanten atrophischen Veränderungen an Bulbus und Tractus olfactorius sonst gesunder alter Menschen objektivierbar ist. Gleichwohl hat der Geruchssinn auch beim Menschen noch erhebliche Bedeutung für die subjektive Befindlichkeit („Lustgewinn"), was sich sehr deutlich und anhaltend bemerkbar macht, wenn er gestört ist.

Der Geruchssinn vermittelt auch beim Menschen die breite Palette der Empfindungen für aromatische Riechstoffe vom zarten Rosenduft bis zum ekelerregenden „Pestgestank". Er modifiziert und differenziert ganz maßgeblich unsere Geschmacksempfindungen beim Essen. Da der Geschmackssinn nur süß, sauer, salzig und bitter vermittelt, ist es der Geruchssinn, der die feinen aromatischen Nuancen beim Genuß von Speisen und Getränken ermöglicht. Die Perzeption dieser Geruchsstoffe erfolgt beim Essen und Trinken von der Mundhöhle her über den Rachenraum zur Riechschleimhaut. Dies hat große differentialdiagnostische Bedeutung (s. S. 37).

Nach Amoore, Johnston und Rubin (1964) gibt es sieben Grundgerüche, deren jeweilige stereochemische Struktur und elektrische La-

Tabelle 1. Die primären Gerüche. (Nach Amoore, Johnston und Rubin 1964)

Geruchsqualität	Chemische Substanz	Bekannte Beispiele
1 kampferähnlich	Kampfer	Mottengift
2 moschusartig	Pentadekanolaceton	Engelwurz (Angelika)
3 blumenduftartig	Phenyläthylmethyläthylkarbinol	Rosenduft
4 mentholartig	Menthone	Minze
5 ätherisch	Äthylendichlorid	Trockenreinigungsmittel
6 beißend	Ameisensäure	weinartig
7 faul	Butylmercaptan	faules Ei

dung spezifische molekularbiologische Prozesse an den zuständigen Rezeptorzellmembranen bewirken und dabei jeweils geruchsspezifische Erregungsmuster auslösen, die dann im Gehirn analysiert, erkannt und beantwortet werden. Diese Primärgerüche sind in Tabelle 1 zusammengestellt. Ihre verschiedenen Mischungen ergeben nach Darstellung der Autoren unsere ganze Palette von Geruchsempfindungen.

Es gibt auch eine Ermüdung (Adaptation) des Geruchssinns, die zwischen 20 Sekunden und einer Minute schwankt und bei der Prüfung des Geruchssinns berücksichtigt werden muß.

2. Klinik

2.1 Untersuchungsmethoden

Störungen der Geruchsempfindung sind wichtige Symptome in der klinischen Neurologie und der Hals-Nase-Ohren-Heilkunde. Die Unfähigkeit Geruchsstoffe wahrzunehmen, nennen wir Anosmie, ihre Minderung Hyposmie. Das falsche Empfinden von Gerüchen wird Parosmie genannt, das ausschließlich unangenehme Empfinden von Geruchsstoffen Kakosmie. Spontane Geruchshalluzinationen sind Irritationsphänomene vornehmlich des kortikalen Anteils des olfaktorischen Systems. Bei kompletter beidseitiger Anosmie hat man subjektiv den Eindruck einer schweren Störung des Geschmacks, alles schmeckt nach süßer, saurer, bitterer oder salziger „Pappe". Dies bedeutet stets eine schwere subjektive Beeinträchtigung oder auch erhebliche Behinderung in manchen Berufszweigen (Köche und andere).

Für präzise Geruchsprüfungen kann zwischen Wahrnehmungs- und Erkennungsschwelle unterschieden werden. Die letztere erfordert eine dreifach höhere Riechstoffkonzentration in der eingeatmeten Luft. Außerdem ist die Differenzschwelle zu beachten: Will man Unterschiede in der Wahrnehmungsstärke prüfen, müssen sich die Riechstoffproben-Konzentrationen um etwa 30% unterscheiden. Schließlich ist noch zu erwähnen, daß bei jedem Riechvorgang auch sensible Empfindungen über den Trigeminus aus der Nasenschleimhaut vermittelt werden, selbst bei Substanzen wie Kaffee oder Moschusketon. Man muß also stets nach aromatischen Empfindungen fragen und nicht nur, ob irgend etwas empfunden worden ist.

1. Die Riechflaschenmethode von Börnstein

Börnstein hat eine „Geruchsleiter" entwickelt, mit der er in einer Reihenfolge nacheinander und jeweils für jedes Nasenloch isoliert die Riechstoffe in steigender molarer Konzentration (von 0,001 bis 10,0) riechen läßt und die Angaben des Patienten in eine vierstufige Bewertungsskala einträgt: 0 bedeutet keine Geruchsempfindung, + heißt Erkennungsschwelle, + + deutliche charakteristische Erkennung, + + + starke charakteristische Geruchsempfindung. Wird bei erhöhter Wahrnehmungsschwelle eine Konzentrationserhöhung um den Faktor 10 erforderlich, um eine Wahrnehmung zu ermöglichen, besteht eine diskrete Hyposmie, bei Faktor 10^2 eine sichere Hyposmie, bei Faktor 10^3 eine schwere Hyposmie bis Anosmie, darüber Anosmie. Zur orientierenden Prüfung, etwa am Krankenbett, genügt oft auch eine begrenzte Anzahl von Geruchsstoffen, etwa Kaffee, Zimt und Asa foetida. Notfalls kann man sich auch mit einem Stück Seife oder einer Blume vom Nachttisch des Kranken behelfen, es muß dann aber in jedem Verdachtsfall eine sorgfältigere Prüfung nachfolgen. Stets sollte eine Gegenprobe mit einer Leersubstanz und eine Gegenprobe mit einem reinen Trigeminusreizstoff, etwa Ammoniak oder Salmiak vorgenommen werden. Bei reinen Anosmien werden die Trigeminusreizstoffe unverändert wahrgenommen. Andererseits kommen gleichzeitige Schädigungen von Trigeminus- und Riechsystem praktisch kaum vor, so daß hier differentialdiagnostische Möglichkeiten ausgenutzt werden können.

Die Riechstoffapplikation kann auch durch gasförmige Substanzen mit einer *Einblastechnik* in die Nasengänge erfolgen. Dies hat den Vorteil, daß exakte Dosierung nach Gaskonzentration, Flußgeschwindigkeit, Volumen und zeitlicher Dauer möglich sind. Hierbei kann auch eine olfaktometrische Apparatur angeschlossen werden (s. S. 37).

2. Gustatorisches Riechen

Beim *sogenannten gustatorischen Riechen* werden Riechstoffe oral gegeben. Man nimmt dazu industriell hergestellte Liköressenzen, zum Beispiel „Kakao mit Nuß" oder „Apricot" oder „Kirsch mit Rum". Dies ist wichtig bei Verdacht auf Simulation (Rentenbegehren): Gibt die untersuchte Person bei der einfachen Riechprobe oder der Börnstein-Methode eine Anosmie an, „schmeckt" aber gleichwohl mühelos „Apricot" oder „Kakao", dann sagt er die Unwahrheit, weil man dies eben nur riechen kann. Läßt man Zimt riechen und der Proband sagt, er nehme nichts wahr, kann man auch Zimt an einen feuchten Stieltupfer tun und „schmecken" lassen. Erkennt dann der zu Untersuchende den Zimt (er darf dabei das braune Pulver freilich nicht sehen, muß also die Augen schließen) und beteuert, er habe ja Geruchs-, aber keine Geschmacksstörungen, dann sagt er ebenfalls nicht die Wahrheit, denn Zimt kann man nur riechen.

3. Die Reflexolfaktometrie

Hierbei macht man sich zur objektiven Riechprüfung die engen Verschaltungen des olfaktorischen Systems mit dem limbischen System und dem Hypothalamus zunutze. Geruchsreize können verschiedene vegetative Reaktionen auslösen wie Miosis, Herzfrequenz- und Blutdruck- und Atemfrequenzänderungen, Schweißsekretion und Änderungen der Hautvasomotorik (meßbar mit der Registrierung des elektrischen Hautwiderstandes), der Magen-Darmperistaltik und anderer Parameter, die polygraphisch meßbar und auswertbar sind. Im allgemeinen führen unangenehme eklige Gerüche eher zu parasympathischen Reaktionen, wie Miosis, Brechreiz, Blutdruck- und Pulsfrequenzminderung, angenehme oder angenehm aufregende Gerüche eher zu sympathikotonen Funktionsänderungen, wie Puls- und Blutdrucksteigerungen, Schwitzen usw. Die Methode ist recht aufwendig und umständlich, hat sich auch nicht durchgesetzt und wurde inzwischen von den anderen olfaktometrischen Methoden verdrängt. Immerhin hat sie im Gegensatz zu den bisher besprochenen Methoden, bei denen der Prüfer auf die ehrlichen subjektiven Angaben des Probanden angewiesen ist, den Vorteil einer relativen Objektivität. Sie ist auch wissenschaftlich interessant.

4. Olfaktometrie und Computer-Olfaktometrie

Bei der Olfaktometrie werden die EEG-Potentiale aus dem kortikalen Projektionsfeld der Riechbahn im vorderen medialen Temporallappenbereich abgeleitet, die bei Applikation von Riechgasen in die Nasengänge (exakt dosierbar mit der Einblastechnik) stets auftreten. Diese „evozierten Potentiale" werden mit dem EEG-Gerät registriert und über einen Verstärker in einen Rechner aufsummiert, wobei die übrigen EEG-Potentiale nivelliert werden. Man erhält dann ein Zwillingspotential aus sensiblen Trigeminus- und sensorischen olfaktorischen Potentialen, das meßbar und auswertbar ist nach Latenzzeit und Kurvenform und eine objektive Beurteilung zuläßt. Die Reizzeit beträgt jeweils 100 bis 200 msec., es werden Gasvolumina von 10 bis 30 ml gegeben. Die Methode ermöglicht den Nachweis von Störungen aus dem gesamten Verlauf der Riechbahn jeder Seite.

2.2 Krankheitsbilder

Geruchsstörungen werden in Lehrbüchern der Neurologie oft recht kurz und kursorisch abgehandelt und im klinischen Alltag der Neurologen vielfach vernachlässigt. Sie sollen auch deshalb hier etwas ausführlicher dargestellt werden.

Man muß zunächst rhinogene von neurogenen Geruchsstörungen unterscheiden. Grundsätzlich sollte vor der neurologischen immer erst die Hals-Nase-Ohren-ärztliche Untersuchung erfolgen, wobei zunächst sogenannte *respiratorische Störungen des Riechens* nachzuweisen oder auszuschließen sind. Hierbei sucht der Rhinologe nach Verlegungen der Nasenatmung, akuten und chronischen Nasenschleimhautentzündungen, allergischen und „psychosomatischen" Schleimhautschwellungen, Sinusitiden, berufsbedingten respiratorischen Behinderungen durch nichttoxische Stäube wie Kalk, Zement, Tabak oder Menthol sowie nach Tumoren des oberen Nasenrachenraums und der Nasennebenhöhlen und anderen rhinogenen Ventilationsstörungen. Diese Erkrankungen können wir hier nur erwähnen, sie gehören in die Lehrbücher der Hals-Nase-Ohren-Heilkunde.

2.2.1 „Essentielle" und neurogene Geruchsstörungen

Mit der unglücklichen Bezeichnung „essentielle" Riechstörungen meinen die Hals-Nase-Ohren-Ärzte alle jene, die nicht durch Verlegung der Nasen-Rachenwege bedingt sind, also alle bei freier Nasenatmung bestehenden Riechstörungen. Das sind dann die toxischen, postinfektiösen und anderen Riechschleimhautschädigungen und -atrophien sowie alle neurogenen Läsionen der Riechnerven und olfaktorischen Bahnen. Man sollte hier doch etwas präziser definieren und abgrenzen. Am besten teilt man sie in nicht-respiratorische Riechschleimhauterkrankungen und sicher neurogene Geruchssinnstörungen. Der inhaltsleere Begriff „essentiell" wäre dann entbehrlich.

2.2.1.1 Nicht-respiratorische Riechschleimhauterkrankungen

Diese Erkrankungsgruppe stellt ein Grenzfeld zwischen Hals-Nase-Ohren-Heilkunde und Neurologie dar, weil meist nicht zu entscheiden ist, ob mehr das periphere olfaktorische Neuron, also die Riechnerven, geschädigt sind oder mehr das nicht-neurogene Riechepithel. Überwiegend werden beide Anteile betroffen sein. Derartige Riechstörungen sind mehr die Domäne des Rhinologen, wobei der Neurologe jedoch stets hinzugezogen werden sollte. Es können nur die wichtigsten Syndrome genannt werden:
Am bekanntesten sind die Riechstörungen nach *Grippe*. Meist ist ein Virus-Schnupfen mit akuter ventilatorischer Riechstörung vorausgegangen, wonach sich die Anosmie nicht mehr zurückbildete. Oft kommt es dabei auch zu Parosmien und Kakosmien, was bedeutet, daß die Läsion inkomplett ist und beim Riechvorgang pathologisch veränderte olfaktorische Impulsmuster zum Gehirn gelangen. Hier liegt wohl immer eine entzündliche Teilschädigung auch der Riechnerven vor. Nicht selten geht das Syndrom dann, besonders bei älteren Menschen, in eine bleibende Anosmie über oder es bleibt eine dissoziierte Riechstörung zurück, wobei Geruchsstoffe zum Teil richtig, zum Teil nicht oder als Parosmie empfunden werden. Spontanremissionen, auch bis zur Restitution, sind nicht selten. Besteht die Anosmie schon monatelang oder etwa ein halbes Jahr oder länger, ist mit Rückbildung kaum noch zu rechnen. Eine entzündliche Miterkrankung des Bulbus olfactorius ist dabei möglich, die Beteiligung weiter zentral gelegener olfaktorischer Strukturen bei Fehlen anderer zentral-neurologischer Symptome aber sehr unwahrscheinlich.
Ähnliche Riechstörungen können auch bei anderen seltenen Riechschleimhauterkrankungen auftreten. Bei der *Ozaena* werden Hyposmien, Anosmien und Kakosmien in 50 bis 80% der Fälle angetroffen. Hier wird eine reine Schädigung des respiratorischen Schleimhautepithels im Rahmen der allgemeinen Nasenschleimhautatrophie, einschließlich Untergang der Bowmann'schen Drüsen, als Ursache angenommen.
Beim *Sjögren-Syndrom* (Sicca-Syndrom) treten aus ähnlichen Gründen Hyp- und Anosmien auf, weil hier eine Rhinitis sicca, die neben Ceratoconjunctivitis sicca, Parotisschwellungen und Gelenkschmerzen des Syndrom charakterisiert, den Riechvorgang behindert oder stört. Da das Syndrom auch mit Polyneuropathien, einschließlich Hirnnervenbeteiligung einhergehen kann, ist aber auch hier eine peripher-neurogene Anosmie möglich.
Weiter müssen *toxische Schleimhautschädigungen* genannt werden, zum Beispiel die akuten und fast immer passageren Riechstörungen durch Butylenglykol, Benzoesäure, Äther, Fäulnisgase, Selenwasserstoff und Dichloräthylen (Schwab 1965) oder durch verschiedene Medikamente wie Thyreostatika, Psychopharmaka, Ganglienblocker, vor allem auch das Penicillamin. Nach Streptomycinbehandlung sollen gelegentlich auch bleibende Anosmien vorkommen. Meist kommt es aber nach Absetzen der toxischen Substanz bzw. des Medikamentes zur vollen Restitution. Bei unkritisch langfristiger Applikation von schleimhautabschwellenden Mitteln aus der Gruppe der Imidazoline kann durch Fibrose des Muschelgewebes ebenfalls eine bleibende Hyposmie entstehen, die zum Teil respiratorisch bedingt ist.
Schließlich kann man noch *endokrine Riechstörungen* in diese Gruppe einordnen, obwohl der Ort der Störung im Riechsystem hierbei meist ungeklärt ist. Er könnte jedoch sehr wohl im Bereich der Riechschleimhaut liegen. Hyposmien sind bei nicht-tumorösen Hypophysenerkrankungen, bei Ovarialinsuffizienz und bei Hypothyreosen beschrieben worden. Bekannt ist auch die Überempfindlichkeit für Gerüche während der Menstruation und in der Gravidität sowie die Hyposmie bei der sogenannten Rhinopathia gravidarum und beim Gebrauch von Antikonzeptiva.

2.2.1.2 Sicher neurogene Riechstörungen

Hierbei müssen, wie immer in der Neurologie, zunächst Reizsymptome (Geruchshalluzinationen) von Defektsymptomen (Hyp- und Anosmien) unterschieden werden. Wir beginnen mit den Defektsymptomen.

Bei allen *Minderungen des Riechvermögens* älterer Menschen muß stets zunächst die oben genannte mehr oder weniger physiologische *altersbedingte* Funktionsminderung des olfaktorischen Systems bedacht werden, die zum großen Teil durch atrophische Prozesse im Bereich des Riechhirns verursacht wird, also neurogen ist. Ab dem 60. Lebensjahr muß mit einer etwa 50%igen Reduktion des Geruchsvermögens gerechnet werden.
Sehr selten sind *angeborene Anosmien* durch Mißbildungen und Aplasien des Bulbus und Tractus olfactorius. Es sind bisher 37 Fälle in der Weltliteratur publiziert worden.
Gelegentlich diagnostiziert man auch Anosmien im Rahmen von seltenen *hereditären Erkrankungen*, die jeweils neben anderen Symptomen und Fehlbildungen auch oft mit Polyneuropathien und/oder zentral-nervösen Symptomen einhergehen. Wir wollen die wichtigsten nur kurz nennen:
Das Riley-Day-Syndrom, das auch familiäre Dysautonomie genannt wird, und auf S. 251 detailliert besprochen ist, die Refsum'sche Erkrankung, die „Tay-Sachs"-Krankheit und andere Lipidspeicherkrankheiten, das Turner-Syndrom, das Klinefelter-Syndrom, das Kallmann-Syndrom (Anosmie mit primärer Gonadeninsuffizienz), das Basalzell-Naevus-Syndrom und das Heycock-Wilson-Syndrom.
Die häufigste Ursache neurogener Riechstörungen sind *Schädel-Hirn-Traumen* (SHT), die ja seit Jahren ständig zunehmen (Verkehrsunfälle). Bei Schädel-Hirn-Traumen mit Hirnkontusionen unterschiedlicher Lokalisation muß insgesamt in 15 bis 20% der Fälle mit einer Anosmie gerechnet werden (Klingler 1963, Rous und Synek 1967). Frontale Gewalteinwirkungen mit rhino-fronto-basalen Frakturen führen in 38,8% der Fälle zur Anosmie (Rauh 1967). Bei occipito-frontaler Gewalteinwirkung (contre coup) tritt sie in 16,6% der Fälle auf (Rauh 1967). Pathogenetisch handelt es sich entweder um direkte Bulbus- und Tractus-olfactorius-Läsionen durch Blutungen und Zerreißungen bei fronto-basalen Frakturen (Lamina cribrosa) oder um Kontusionen des Bulbus oder um Abriß der Fila olfactoria ohne Fraktur bei longitudinaler fronto-occipitaler oder occipito-frontaler Gewalteinwirkung. Das Gebiet des Bulbus olfactorius ist dabei besonders deshalb gefährdet, weil der Bulbus und distale Tractus olfactorias-Abschnitte fast ohne Liquorpolster auf der vorderen Schädelbasis liegen und so gegen die Über-Unterdruckeinwirkungen (Coup- und Contre-Coup-Mechanismen) und Scherkräfte schlecht gesichert ist. Auch ein sonst „reines" zerebrales Commotionssyndrom (einfache Gehirnerschütterung) kann in 5 bis 7% der Fälle durch eine Anosmie kompliziert sein, die sich aber bei etwa 40% der Verletzten zurückbildet (Klingler 1963, Rous und Synek 1967). Es ist dann offensichtlich zu Zerrungen oder eben auch Abrissen der Fila olfactoria ohne weitere cerebrale Läsionen gekommen.

Hat sich die posttraumatische Anosmie nach etwa 6 Monaten nicht zurückgebildet, kann kaum noch mit einer Restitution gerechnet werden. Bei Hyposmien sollen Besserungen noch nach bis zu 2 Jahren möglich sein (Summer 1964).

Therapeutisch wird man bei traumatischen Anosmien außer der oft ohnehin notwendigen operativen Revision etwa der vorderen Schädelbasis bei komplizierten Frakturen und Blutungen und einer Hirnoedemtherapie im Akutstadium wenig tun können. Medikamentöse Behandlungsmöglichkeiten der posttraumatischen Anosmie nach Abklingen der Akutphase gibt es nicht.

Besonders bei irreversiblen posttraumatischen Anosmien ist es in nachfolgenden Rentenverfahren für den Betroffenen oft schwer einzusehen, daß er keine Geschmacksstörungen haben soll (er erlebt sie ja subjektiv eindrucksvoll, s. S. 36). Hier müssen dann die obengenannten differentialdiagnostischen Untersuchungsmethoden eingesetzt werden. Grundsätzlich kann nach wie vor gelten, daß das gleichzeitige Auftreten von Anosmie und echter Ageusie praktisch kaum vorkommt. Die anatomischen Verhältnisse lassen dies nicht zu. Denkbar wäre eine mögliche Ausnahme: Die bilaterale Kontusion im Bereich des Limen insulae und vielleicht der benachbarten Regionen am Fuß der postzentralen Region sowie der Area entorhinalis. Ein solches Schädigungsmuster muß aber darüber hinaus neben sensiblen Störungen im Mundbereich vor allem auch schwerwiegende andere zerebrale Störungen, etwa nach Art des Klüver-Bucy-Syndroms bewirken (s. S. 106) und setzt ein schweres Schädel-Hirn-Trauma mit Coma und anderen gravierenden Symptomen voraus. Ob es ein unilokuläres Anosmie-Ageusie-Syndrom bei traumatischen Läsionen im Zwischenhirnbereich gibt (Faber und Jung 1947, Faust 1956) ist nicht ausreichend gesichert. Differentialdiagnostisch wichtig, gleichwohl aber manchmal schwierig einzuordnen sind Störungen des Geruchssinns bei *Hirntumoren:* Bekannt sind die nicht sehr häufigen *Olfaktorius-Meningeome* oder besser Meningeome der Olfaktoriusrinne. Diese sehr langsam wachsenden gutartigen Tumoren der frontalen Schädelbasis verursachen in 80% der Fälle Anosmien. Es kommt zunächst kaum merklich zu einer langsam zunehmenden einseitigen (tumorseitigen) Hyposmie, die bis zur Anosmie fortschreiten kann, ohne daß der Betroffene sonderlich darauf aufmerksam wird. Sie entsteht durch unmittelbaren Druck des Tumors auf den Bulbus oder Tractus olfactorius. Allmählich kann auch die andere Seite erfaßt werden. Der Tumor sollte möglichst in diesem Stadium schon entdeckt werden, jedenfalls sollte man bei jedem Kranken, der über eine Minderung des Geruchssinns klagt, auch daran denken. Bei weiterer Größenzunahme kommt eine laterale Opticusatrophie mit Visusminderung oder schon Amaurose dieses Auges hinzu und schließlich wird bei größeren Tumoren allmählich eine kontralaterale Stauungspapille entstehen. Anosmie mit Opticusatrophie und kontralateraler Stauungspapille stellt dann das sogenannte Foster-Kennedy-Syndrom dar. Erst bei sehr großen Tumoren findet man später zusätzlich auch die psychopathologischen Symptome eines Stirnhirnsyndroms. Insgesamt sind die pathophysiologischen Mechanismen dieser Symptomatik durch den Tumorsitz leicht verständlich, problematisch ist eher immer das „Dran-Denken".

Recht selten können ähnlich entstandene Syndrome mit Hyp- und Anosmien auch bei *suprasellären Tumoren* verursacht werden, das sind vor allem die Meningeome im Bereich der Sella, große aus der Sella herausgewachsene Hypophysentumoren und manchmal Craniopharyngeome. Noch seltener führen Gliome und Glioblastome der Stirnhirnbasis oder große Aneurysmen der Arteria cerebri anterior zur Anosmie.

Auch bei ausgeprägtem *universellen Hirndruck,* etwa durch Tumoren in der hinteren Schädelgrube, können infolge Druckwirkung und Axialverschiebungen des Gehirngewebes Läsionen am Bulbus olfactorius und den Fila olfactoria und somit Hyp- und Anosmien entstehen. Nach Herberhold (1973 und 1975) sollen solche Riechstörungen bei Kleinhirnbrückenwinkeltumoren in 12 bis 16% der Fälle vorkommen. Allerdings muß es sich dann aber um schon sehr große, d. h. viel zu spät diagnostizierte Tumoren handeln. Immerhin kann es dadurch zu erheblichen lokalisationsdiagnostischen Schwierigkeiten kommen.

Ähnlich müssen auch die Hyposmien bei progredientem *Hydrocephalus occlusus* erklärt werden.

Hyp- und Anosmien bleiben auch nicht ganz selten nach vor allem eitrigen Meningitiden oder den basal-betonten tuberkulösen und luetischen Meningitiden als Defektsyndrom zurück. Früher wurden sie auch im Zusammenhang mit Diphtherie, Typhus, Ruhr und Malaria-Erkrankungen beschrieben.

Ob es Minderungen des Geruchssinns durch Encephalitiden gibt, ist nicht gesichert, vorstellbar wären sie zum Beispiel bei der progressiven Paralyse, die ja eine luetische Encephalitis des Stirnhirns ist.

Bei der *Multiplen Sklerose* sollen in etwa 1% aller Kranken Hyp- und Anosmien auftreten, wohl durch Entmarkungsherde im Bulbus und Tractus olfactorius. *Hirnatrophische Prozesse* verschiedenster Genese können ebenfalls zu Hyposmien führen, da ja grundsätzlich auch das Riechhirn daran beteiligt sein kann. Es gibt hierüber allerdings wenig zuverlässige Untersuchungen. Dies betrifft auch die allgemeine *Hirnarteriosklerose* und andere zerebrale Prozesse. Hier besteht auch grundsätzlich die Schwierigkeit einer Abgrenzung gegenüber Altersatrophien des Riechhirns. *Stenosierende Gefäßprozesse* im Bereich der Arteria cerebri anterior, die ja den Bulbus und Tractus olfactorius versorgt, werden häufig zu Minderungen des Geruchssinns führen, jedoch werden diese Symptome vielfach nicht sorgfältig untersucht, weil sie im Rahmen des Gesamtsyndroms nicht so ernst genommen werden.

Sehr bedeutsame neurologische Symptome sind die schon erwähnten *Geruchshalluzinationen.* Sie treten fast ausschließlich im Rahmen von psychomotorischen Anfällen (Temporallappenanfällen) auf und werden verursacht durch Läsionen im vorderen medialen Temporallappen, also dem kortikalen Projektions- und Assoziationsgebiet der Riechbahn. Ursachen sind dort wachsende Tumoren, traumatische oder ischaemische Gewebsschäden, Entzündungsherde, Abszesse, Angiome und andere lokale Prozesse. Hierbei lassen sich wieder besonders eindrucksvoll die Beziehungen des Riechhirns zum limbischen und vegetativen System erkennen. Die Einzelheiten werden nach Besprechung des gustatorischen Systems auf Seite 51 zusammenfassend dargestellt.

Es mögen noch einige Bemerkungen über die *subjektive Wertigkeit* irreversibler bilateraler *Anosmien* angefügt sein. Der totale Verlust des Geruchssinns wird in seinen Auswirkungen auf die Befindlichkeit der Betroffenen von vielen Ärzten, zumal auch Neurologen, unterschätzt. Der damit verbundene Verlust an der täglichen kleinen Lust des Genießens von Essen und Trinken ist ganz erheblich und bewirkt bei restlos allen Betroffenen eine depressive resignierte Grundstimmung oder Schlimmeres. Auch wenn diese anhaltende Befindensstörung nicht vergleichbar ist mit Blindheit oder Taubheit, so ist sie jedoch schwerwiegend genug und kann vielleicht mit der Impotenz beim jungen Manne verglichen werden. Wenn alles nur noch nach süßer, saurer, salziger oder bitterer Pappe schmeckt, dann wird jede Mahlzeit zur faden, schalen Pflichtübung und jedes Restaurant zum öden frustierenden Ort unwiederbringlich vergangener Genüsse. Es gibt keinen Gänsebraten und keinen Rosenduft, keinen Wein und keine Kartoffeln mehr, kein Schnüffeln und Schnuppern in Küche und Keller, kein Riechen und Atmen der Jahreszeiten in Wald und Flur und kein unmittelbares Erfassen einer spezifischen „Atmosphäre". Man wird nicht mehr zuverlässig vor Fäulnis und verdorbenen Speisen gewarnt oder vor Gasgeruch und anderen Gefahren. Man kann auch nicht mehr Koch sein oder Weinprüfer oder Chemiker oder Parfümverkäufer und vieles andere mehr. Bodechtel schreibt noch 1974: „Störungen des Geruchssinns beeinträchtigen im allgemeinen den Kranken nur wenig." Dies ist so sicher nicht richtig und trifft vor allem für akut entstehende Anosmien nicht zu. Der Arzt sollte also sehr aufmerksam bei jedem Verdacht einer drohenden Minderung des Geruchssinns sorgfältig untersuchen, um die Ursachen aufzuspüren und möglicherweise abzustellen. Er sollte auch den depressiven Menschen mit der Anosmie ernst nehmen und psychotherapeutisch beraten und stützen.

Kapitel 3

Geschmacksnerven und gustatorisches System Drüsen im Kopfbereich

Dieses zweite wichtige, vorwiegend viscero-afferente System im Kopfbereich, das auch zum afferenten Gangliensystem Stochdorffs gehört, wird ebenfalls von Chemorezeptoren erregt und hat viele funktionelle Gemeinsamkeiten mit dem Geruchssinn. Es hat ähnlich enge Beziehungen zum limbischen und vegetativen Nervensystem (nicht nur zu den parasympathisch innervierten Speicheldrüsen) und ist beim Menschen gleichfalls zugunsten der höher differenzierenden und „objektivierenden" visuellen und auditiven Systeme im Vergleich zum Tierreich in seiner Bedeutung etwas zurückgedrängt worden. Bei den Reptilien gibt es in der Nasenscheidewand noch das sogenannte Jacobson'sche Organ, das mit einem weiteren Hirnnerven, dem Nervus terminalis, mit dem Gehirn verbunden ist und eine Art Zwitterstellung zwischen gustatorischem und olfaktorischem Organ einnimmt. Der Nervus terminalis ist auch beim Menschen noch rudimentär nachweisbar, aber ohne sicher erkennbare Funktion. In der Ontogenese des Menschen hat der Geschmackssinn wiederum beim Säugling größere Bedeutung als im späteren Leben. Der Säugling lernt seine Umwelt zunächst vorwiegend oral kennen. Neben den oral-sensiblen Erlebnissen spielt dabei der Geschmackssinn eine wichtige Rolle. Beim Säugling sind noch Geschmacksknospen in der Schleimhaut des Zahnfleischs, an der Zungenunterseite, am harten Gaumen, der Uvula, im Oesophagus und der Trachea nachweisbar und funktionsfähig. Sie verschwinden im späteren Leben. Auch von den verbleibenden Geschmacksknospen atrophieren mit zunehmendem Alter sukzessive die Hälfte bis ⅔. Beim alten Menschen sind Geruchs- und Geschmacksvermögen erheblich reduziert (Schiffman 1977) und alte Menschen richten ihr Eßverhalten oft mehr nach eingefahrenen Verhaltensgewohnheiten („3mal täglich") als nach dem Geschmack der Speisen und Getränke aus (Meyer und Mitarbeiter 1980).

1. Zur Anatomie und Physiologie

1.1 Gustatorisches System

Das eigentliche Schmecken, das sich im wesentlichen auf die Modalitäten süß, sauer, salzig und bitter beschränkt, wird außer vom Geruchssinn auch von den sensiblen oralen Empfindungen (Konsistenz, Oberflächenbeschaffenheit, Temperatur der Nahrung), die über den Trigeminus geleitet werden und von visuellen Eindrücken („man ißt auch mit den Augen") maßgeblich beeinflußt. Schließlich kann einem beim Hören einer appetitlichen Geschichte „das Wasser im Mund zusammenlaufen". Überhaupt kann auch hier wieder der komplexe Verbund der Sinnessysteme und speziell des Geschmackssinns mit dem limbischen System (Stimmungen und Affekte) abgelesen werden und auch dies äußert sich in geläufigen Redewendungen: „Süß" wird, wenn es nicht süßlich ist, überwiegend mit angenehm assoziiert, sauer und bitter eher mit unangenehm und salzig oft mit kräftig und kernig. Ein Mädchen oder ein hübsches kleines Kunstwerk sind süß, ein verärgerter Mensch ist „sauer", er blickt mit saurer Miene, es gibt sogar „saure Wochen", ein Schicksal kann „bitter" sein, wenn das „Salz in der Suppe" fehlt, ist etwas zu fade und zu lasch. Die Geschmacksrezeptoren des erwachsenen Menschen befinden sich in der Schleimhaut der Zungenoberfläche, des weichen Gaumens, der hinteren Rachenwand und der Epiglottis. Sie sind in sogenannte Geschmacksknospen eingebettet, vor allem in die Papillae vallatae, nur in der Jugend auch in die Papillae fungiformis und foliatae (nicht jedoch in die sensiblen filiformen Papillen) und liegen dort in den Falten oder „Wallgräben". Von ihnen gehen die Geschmacksnerven aus (s. Abb. 16). An den Kontaktstellen zwischen Nervenendigung und Geschmacksknospe ist reichlich Acetylcholinesterase nachgewiesen worden, sie sind also cholinerg. Sogenannte Spüldrüsen in den Wallgräben sorgen dafür, daß der jeweilige Geschmacksstoff auch wieder ausgespült und der Rezeptor für neue Eindrücke bereit ist. Die Geschmacksstoffe sind im Speichel gelöst. Die Rezeptorzellen werden von ihnen gereizt. Die vier Geschmacksmodalitäten werden auf der Zungenoberfläche regional unterschiedlich perzipiert: An der Zungenspitze wird vorwiegend süß und salzig empfunden, an den seitlichen Rändern mehr sauer, am Zungengrund mehr bitter (s. Abb. 16).

Die viscero-afferente Innervation besorgen die drei Kiemenbogennerven Nervus intermedius (Fazialis), Nervus glossopharyngeus und Nervus vagus. Dieser „Luxus" hat seine Ursache darin, daß die Zunge entwicklungsgeschichtlich aus den vier kranialen Kiemenbögen entsteht, also auch von den vier zugehörigen Kiemenbogennerven (einschließlich Trigeminus) sensibel und sensorisch versorgt wird.

Die afferente Innervation des Zungenschlundbereichs ist folgendermaßen gegliedert:

1. Sensibilität:

Die sensible Innervation der vorderen ⅔ der Zunge erfolgt über den Nervus lingualis (Trigeminus), des Zungengrundes, der Tonsillenregion und des oberen Pharynx über den Nervus glossopharyngeus, des unteren Pharynx und des Larynx über den Nervus vagus, wobei sich im Pharynxbereich Glossopharyngeus- und Vagusfasern durchmischen.

2. Geschmack:

Aus den vorderen ⅔ der Zunge werden die sensorischen Nervus-intermedius-Fasern aus den Geschmacksknospen mit den Ästen und dem Stamm des Nervus lingualis zentralwärts geführt, erreichen über die Chorda tympani durch die Paukenhöhle hindurch im unteren Teil des Canalis facialis den Fazialisnerven und ziehen mit diesem zum Hirnstamm. Diese viscero-afferenten Fasern haben ihren Zellkörper im Ganglion geniculi am äußeren Fazialisknie, wobei deren Dendriten von den Rezeptoren zum Ganglion leiten und die Neuriten mit dem Fazialisnerven zum Hirnstamm laufen. Aus dem hinteren Zungendrittel (Papillae vallatae) ziehen die Geschmacksfasern mit den Ästen und dem Stamm des Nervus glossopharyngeus, aus dem Zungengrund-Epiglottisbereich mit dem Vagus zum Hirnstamm. Die Zellkörper dieser Fasern liegen jeweils im Ganglion superius und inferius des IX. bzw. X. Hirnnerven. Geschmacksimpulse aus dem weichen Gaumen gelangen wahrscheinlich noch über viscero-afferente Fasern, die mit den Ästen des Nervus maxillaris (Trigeminus) über den Nervus petrosus minor laufen zum Ganglion geniculi. Sensorisches und sensibles Territorium der beteiligten Hirnnerven sind somit in etwa identisch.

Alle genannten Ganglien entsprechen in Aufbau und Funktion den Spinalganglien (pseudounipolare Zellen) und gehören deshalb als homologe Kopfganglien zum afferenten Gangliensystem.

Sämtliche Geschmacksfasern aller beteiligten Hirnnerven enden im oberen Abschnitt des Nucleus solitarius der Medulla oblongata, der deshalb auch als Nucleus gustatorius bezeichnet wird (über die Funktion des kaudalen Abschnitts des Nucleus solitarius s. S. 214). Im Bereich dieses Kernes verflechten sich auf- und absteigende Fasern zum sogenannten Tractus solitarius, der auch nach kaudal absteigt und Verbindung zu den Kernen des Nervus phrenicus (Zwerchfellinnervation) bekommt.

Im Nucleus solitarius (gustatorius) werden alle Geschmacksfasern auf ihr zweites (zentrales) Neuron umgeschaltet. Sie ziehen dann nahe den sensiblen Trigeminusfasern im Lemniscus medialis aufwärts, kreuzen mit ihm zur Gegenseite und enden im Nucleus ventralis posteromedialis (oder arcuatus), also in dem Thalamusgebiet, wo auch die Hinterstränge und der Vorderseitenstrang umgeschaltet werden. Hier werden die Geschmacksfasern erneut umgeschaltet und ziehen dann durch die Capsula interna zum Fuß der Postzentralregion, wo sie von den sensiblen Feldern der Mund-Schlundregion nicht mehr sicher zu trennen sind. Ein Faserzug zweigt wahrscheinlich auch zur Insel (Limen insulae) ab. Hier sind Beziehungen zum Geruchssinn möglich (s. S. 33). Nach Benjamin und Burton (1968) endet die Geschmacksbahn beim Affen im fronto-parietalen Operculum-Gebiet und im Limen insulae. Läsionen am Fuß der Postzentralregion führen beim Menschen zu kontralateraler Minderung der Geschmacksempfindung (und der oralen Tastempfindung) ähnlich wie auch Koagulationen im Thalamus (Monnier 1963). Einen schematischen Überblick über die Geschmacksbahn gibt Abb. 16. Vom Nucleus solitarius laufen noch Faserzüge zum Nucleus salivatorius superior und inferior, worüber die reflektorische Speichelsekretion auf Geschmacksreize hin geschaltet wird sowie zu den Ursprungskernen der Nerven für

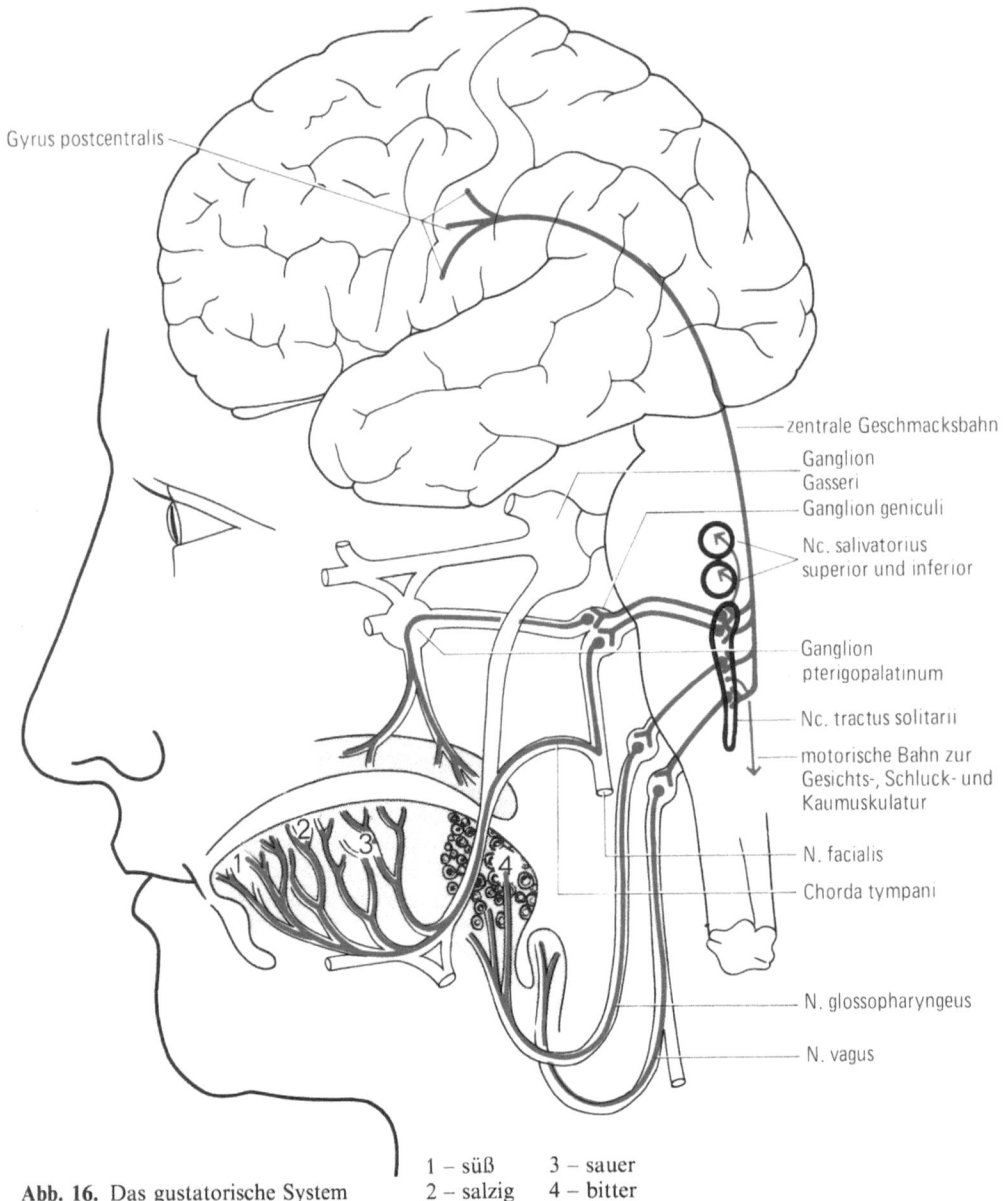

Abb. 16. Das gustatorische System

1 – süß 3 – sauer
2 – salzig 4 – bitter

die Gesichts-, Kau-, Zungen- und Schluckmuskulatur, so daß entsprechende reflektorische motorische Reaktionen (Lutschen, Lekken, Kauen, Schlucken usw.) möglich sind. Außerdem hat der Nucleus solitarius (gustatorius) offensichtlich Bahnverbindungen zur Area piriformis und dem Gyrus parahippocampalis, womit wiederum die Beziehungen zum Riechhirn und zum limbischen System (affektive Komponente des Geschmackssinns) hergestellt sind.

1.2 Drüsen im Kopfbereich

Die stimulatorischen Efferenzen zu den Tränen-, Speichel- und Schleimhautdrüsen verlaufen wiederum vor allem über den Nervus intermedius, den Nervus glossopharyngeus und den Nervus vagus.

1. Nervus intermedius

Das Kerngebiet der parasympathischen Fasern des Nervus intermedius ist der Nucleus salivatorius superior (und Nucleus visceromotorius dorsalis), der kaudal und medial vom motorischen Fazialiskern gelegen ist. Seine präganglionären Fasern für die Tränendrüse und die Nasenschleimhautdrüsen zweigen am Ganglion geniculi, das sie ohne Umschaltung durchlaufen, vom Fazialisstamm ab, ziehen als Nervus petrosus major zum Ganglion pterygopalatinum, werden hier auf ihr postganglionäres peripheres Neuron umgeschaltet und ziehen dann einerseits mit dem Nervus zygomaticus (aus dem 2. Trigeminusast) zur Tränendrüse, andererseits zu den Glandulae nasales der Nasenschleimhaut. Eine andere Portion der Intermediusfasern zieht mit der Chorda tympani und dem Nervus lingualis zum Ganglion submandibulare, wo die Umschaltung auf das periphere Neuron erfolgt und von dort zur Unterzungen- und Unterkieferspeicheldrüse, um sie sekretorisch zu innervieren. Die Nucleus salivatorius superior erhält sowohl Impulse aus dem Nucleus solitarius (gustatorius) als auch aus dem olfaktorischen System (s. S. 34), womit der Weg erklärt ist, auf dem olfaktorische wie gustatorische Reize Speichelsekretion auslösen. Über den Fasciculus longitudinalis dorsalis (Schütz) sind absteigende multisynaptische Verbindungen auch vom Hypothalamus zum Nucleus salivatorius nachgewiesen sowie vom Corpus mamillare über den Tractus mamillo-tegmentalis und vom Nucleus habenulae des limbischen Systems (jeweils Umschaltung im Nucleus tegmentalis dorsalis). Diese Verbindungen sind wohl dafür verantwortlich, daß affektive Erregungen aus dem limbischen System

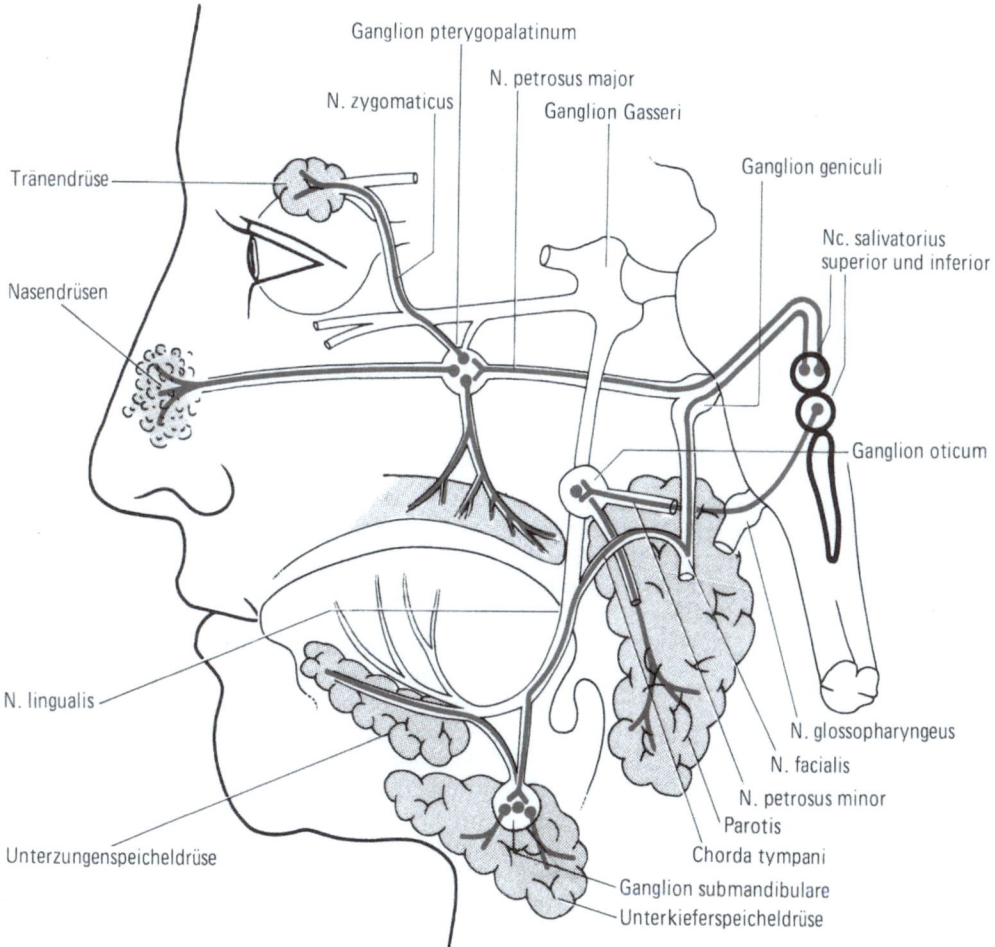

Abb. 17. Die Innervation der Drüsen im Kopfbereich

Tränensekretion (Trauer, Freude), aber auch Speichelsekretion (appetitliche Vorstellungen und Affekte) bewirken können. Schließlich können auch Trigeminusreize, etwa von den Conjunctiven, Tränensekretion auslösen, was auf Verbindungen des Tractus spinalis nervi trigemini mit dem Nucleus salivatorius zurückzuführen ist.

Andere Fasern des Nervus intermedius versorgen die kleinen Schleimhautdrüsen der vorderen ⅔ der Zunge, die sie ebenfalls über die Chorda tympani und den Nervus lingualis erreichen.

2. Nervus glossopharyngeus

Wie auf Seite 26 schon angedeutet, entspringen die parasympathischen Fasern des IX. Hirnnerven im Nucleus salivatorius inferius und ziehen mit ihm und dann seinem Nervus tympanicus über den Nervus petrosus minor zum Ganglion oticum, dessen postganglionäre Fasern über den Nervus auriculotemporalis des Trigeminus die Ohrspeicheldrüsen erreichen und sie sekretorisch versorgen. Andere Fasern ziehen weiter mit dem Nervus glossopharyngeus selbst in sein sensibles Territorium, um die Schleimhautdrüsen des hinteren Zungendrittels und der Tonsillenregion zu innervieren.

3. Nervus vagus

Aus dem Nucleus originis dorsalis des Vagus gelangen mit diesem Nerven noch sekretorische Fasern zu den Schleimhautdrüsen der tieferen Pharynx- und Larynxbereiche sowie zum übrigen Vagus-Ausbreitungsgebiet (s. S. 26).

Auch der untere Salivatoriuskern und das Vaguskerngebiet haben enge Verbindungen zum Hypothalamus und zum limbischen System. Eine schematische Übersicht der Drüseninnervation des Kopfes zeigt Abb. 17.

2. Klinik

2.1 Untersuchungsmethoden

Die Aufhebung des Geschmackssinns heißt Ageusie, die Minderung Hypogeusie. Gustatorische Fehlempfindungen sind Dysgeusien (unangenehm) oder Parageusien. Geschmackshalluzinationen s. S. 51.

Die vier Grundempfindungen des Geschmackssinns werden am besten mit Lösungen folgenden Substanzen untersucht: „Süß" mit Glukoselösung, „salzig" allein mit Natriumchlorid, „bitter" mit Chininsulfat oder -Chlorid, „sauer" mit Zitronensäure oder Essigsäure. Die Intensitäts-Unterschiedsschwelle liegt bei Konzentrationsdifferenzen von ca. 20%. Die jeweiligen Nerventerritorien sind isoliert durchzutesten, also vordere ⅔ der Zunge (Nervus intermedius), hinteres Drittel und Zungengrund (Nervus glossopharyngeus und Nervus vagus) und evtl. weicher Daumen. Die Testlösung wird mittels Watteträger oder Pipette auf ein mindestens 5 mal 10 mm großes Schleimhautareal aufgetragen. Die Methode bleibt relativ unpräzise, weil Speichel und Zungenbewegungen die Lösung auch in andere Areale tragen können.

Präziser ist die *Elektrogustometrie,* bei der Gleichstromimpulse (Anode) auf die Prüfareale gesetzt werden. Es entsteht jeweils die Geschmacksempfindung „sauer". Als vorläufige Schwellenwerte wurden angegeben: Vordere Zungenhälfte 20 µA, hintere Zunge 40 µA, weicher Gaumen 100 µA. Die Methode ist noch nicht in jeder Beziehung ausgereift, also noch kein verbreitetes Routineverfahren. Es gibt aber schon recht zuverlässige Ergebnisse (Literatur bei Rollin 1975 und Schaupp 1971).

2.2 Krankheitsbilder

Auch hier müssen wir wieder Schleimhauterkrankungen und neurogene Geschmacksstörungen voneinander abgrenzen.

2.2.1 Mundschleimhauterkrankungen und andere nicht-neurogene Syndrome

Nach sicheren oder mutmaßlichen Virusinfektionen, einschließlich *Grippe,* sind ähnlich den Störungen beim Geruchsorgan auch vielfach Geschmacksstörungen beschrieben worden, besonders Dys- und Parageusien mit der Qualität „ranzig" oder „faulig". Sie können dabei auch kombiniert mit Parosmien und Kakosmien auftreten.

Passagere Angeusien, Hypo- und Dysgeusien sind auch im Rahmen von *Glossitis* und *Stomatitis* verschiedener Genese zu erwarten. Beim schon erwähnten *Sjögren-Syndrom* (Sicca-Syndrom) führt die Speichelarmut und möglicherweise der Untergang von Geschmacksknospen ebenfalls zu Hyp- oder Ageusien, besonders für bitter, sauer und salzig. Ähnliches wurde als Folge von Strahlenbehandlungen (Tumoren) beschrieben, bei denen Schleimhautschäden und Sicca-Syndrom verursacht werden können (Hommerich 1980). Bei der Mukoviscidose kommt es nicht selten zu Geschmacksüberempfindlichkeit (Hypergeusie).

Wenn man wieder die hormonellen Ursachen ebenfalls hier einordnen will, dann sind besonders Hypogeusien bei Gravidität (vornehmlich für salzig und sauer), und bei Hypothyreose zu nennen.

Toxische Substanzen sind ebenfalls häufige Ursachen von Geschmacksstörungen, wobei oft nicht sicher entschieden werden kann, ob jeweils das Neuron, Synapsen oder die Schleimhaut selbst gestört oder geschädigt werden. Von den vielen beschriebenen Möglichkeiten seien einige genannt: Tetrachloräthan, Benzol, Alkohol, Nikotin und vor allem aber auch *Medikamente* wie zum Beispiel L-DOPA, Biguanidine, Methylthiouracil, Tegretal, Psychopharmaka, Oxyphedrin, Phenindion, Etambutol, Antikoagulantien, Acetylsalicylsäure, Grisiofulvin, Penicillin und besonders D-Penicillamin, das vornehmlich in Kombination mit Phenylbutazon bei der meist chronischen Anwendung (Rheumatismus) in 25 bis 30% der Fälle zu Ageusien führen soll (Literatur bei Hommerich 1980).

2.2.2. Neurogene Geschmacksstörungen

Ähnlich den Geruchsstörungen werden auch Geschmacksstörungen im klinisch-neurologischen Alltag oft nicht genügend beachtet oder „verschwinden" ungeprüft in komplexen neurologischen Syndromen. Auch in den modernen Lehrbüchern der Neurologie werden ihnen meist nur wenige Zeilen gewidmet. Weil mehrere Nerven an dieser Sinnesvermittlung beteiligt sind, merkt der Kranke bei partiellen Läsionen häufig auch lange Zeit nichts von der Störung und konsultiert nicht den Arzt. Trotzdem sollte ihre genaue Exploration und Prüfung nicht unterlassen bleiben, da sie wichtige differentialdiagnostische und lokaldiagnostische Hinweise geben können.

Ob die altersbedingte Reduktion des Geschmackssinns mit der Atrophie von Geschmacksknospen zu den neurogenen Störungen gehört, ist nicht eindeutig geklärt, aber ähnlich wie beim olfaktorischen System sehr wohl möglich (Atrophie der Neurone?).

Hypogeusien und Ageusien im Rahmen erblicher Systemerkrankungen kommen vor beim Turner-Syndrom und beim Riley-Day-Syndrom. Bei letzterem fehlen auch häufig die Geschmackspapillen, also die Rezeptoren selbst.

2.2.2.1 Nervus facialis – Nervus intermedius

Bei Fazialisparesen muß grundsätzlich das Geschmacksvermögen geprüft werden. Nach der Anatomie liegt bei einer *einseitigen* peripheren Fazialislähmung mit Ageusie in den vorderen ⅔ der gleichseitigen Zungenhälfte und evtl. auch des gleichseitigen weichen Gaumens stets eine Fazialisnervenläsion proximal der Paukenhöhle vor: Ein Akustikusneurinom oder ein anderer Kleinhirnbrückenwinkelprozeß, ein parapontiner oder pontiner Prozeß, eine Felsenbeinfraktur mit Beteiligung des inneren Gehörgangs, eine Eiterung (Otitis media) oder ein Tumor (Karzinom) im Bereich des Felsenbeinmassivs bzw. Mittelohres oder eine idiopathische Fazialislähmung, bei der die Schwellung und Schädigung des Nerven weit nach proximal reicht. Hier helfen lokaldiagnostisch aber meist auch die anderen Lokalsymptome wie Hörstörungen, Vestibularissymptome, Trigeminusläsionen usw. weiter.

Bei einer schwereren peripheren Fazialisparese ohne Geschmacksstörungen im Bereich der Zunge muß der Prozeß nach Abgang der Chorda tympani, also nahe dem Foramen stylomastoideum oder noch weiter distal gesucht werden (Prozeß im Bereich der Parotis). Isolierte einseitige Schädigungen der *Chorda tympani* ohne Fazialisparese sind ebenfalls nicht selten: Die Chorda tympani kann besonders in ihrem Verlauf durch die Fossa infratemporalis und in der Paukenhöhle allein lädiert werden, etwa durch Epipharynx-Tumoren und andere Prozesse dieser Region. Das gleiche gilt für Tumoren der Flügelgaumengrube (z. B. Nasennebenhöhlentumoren, die nach dorsal durchbrechen). In allen diesen Fällen kann Ageusie oder Hypogeusie einer vorderen Zungenhälfte einziges neurologisches Frühsymptom sein.

Die Chorda tympani kann auch bei Kiefergelenksfrakturen affiziert werden sowie auch bei Pyramidenlängsfrakturen, wobei nicht immer der Fazialis mitbetroffen sein muß. Schließlich

gibt es iatrogene Chordaläsionen bei Elektrokoagulation des Ganglion Gasseri wegen Trigeminusneuralgie (durch das Foramen ovale hindurch) und bei otochirurgischen Operationen. Unterbrechungen des Nervus lingualis werden sich durch die Kombination einer halbseitigen Anaesthesie und Ageusie der vorderen ⅔ der Zunge äußern. Sie sind selten.
Damit wären wir bei dem Problem *bilateraler neurogener Ageusien*. In den neuesten Auflagen von Lehrbüchern der Neurologie findet man darüber nichts oder allenfalls spärliche vage Angaben. Gleichwohl muß nach der Anatomie, den Befunden bei einseitigen Nervenläsionen und eigenen Erfahrungen als sicher angenommen werden, daß sie nicht selten vorkommen. Basale eitrige oder tuberkulöse oder luetische Meningitiden, Granulomatosen, Meningealkarzinosen und -leukosen, Polyneuritis cranialis bei Guillian Barré-Polyrakulitis mit Hirnnervenbefall, Zecken-Polyradikuloneuritis und andere diffuse Erkrankungen der Hirnbasis und Hirnnerven, die mit bilateralen Fazialisparesen einhergehen, müssen auch durch Mitbefall des Nervus intermedius bilaterale Ageusien verursachen. Das Geschmacksvermögen wird dabei aber wohl kaum geprüft, weil die anderen Symptome dieser schweren Krankheitsbilder die Szene beherrschen oder die Geschmacksprüfung nicht möglich ist. Bei Rückbildung oder Heilung solcher Erkrankungen wird sich auch die Geschmacksstörung meist zurückbilden, so daß sie gar nicht erwogen wurde. Trotzdem sollten hier einmal systematische Untersuchungen erfolgen.

2.2.2.2 Nervus glossopharyngeus und Nervus Vagus

Einseitige Vagus- und Glossopharyngeusschädigungen mit Ageusie des hinteren Zungendrittels bis zur Epiglottis kommen selten isoliert, sondern meist gemeinsam und kombiniert mit Nervus-accessorius- und anderen Hirnnervenläsionen vor (zum Beispiel beim Syndrom des Foramen jugulare). Der Vagus spielt dabei bezüglich der Geschmacksstörungen eine untergeordnete Rolle. Isolierte distale Glossopharyngeusparesen treten manchmal nach Tonsillektomien auf, auch bei Tonsillarabszessen und Tonsillen-nahen Tumoren, die in Richtung Schädelbasis wachsen. Wichtig sind alle Schädelbasistumoren in der Nähe des Foramen jugulare, durch das die Nervi glossopharyngeus, vagus und accessorius hindurchtreten. Einseitige gemeinsame Lähmungen dieser drei Nerven sind fast immer an dieser Stelle verursacht (Foramen jugulare-Syndrom). Ursachen können Karzinome, besonders Lymphknotenmetastasen, Leukosen mit Lymphknotenbefall und der nicht so seltene Glomustumor dieser Region sein. Die drei Hirnnerven können auch von Frakturen der Schädelbasis, die durch das Foramen jugulare ziehen oder auch von Aneurysmen der Arteria vertebralis geschädigt werden. Der einseitige Ausfall der gesamten hinteren Hirnnervengruppe wird auch als Garcin-Syndrom bezeichnet und ist meist durch Tumoren im Bereich der hinteren Schädelbasis bedingt. Ansonsten kann hier bezüglich der übrigen Symptomatik auf die Lehrbücher der Neurologie verwiesen werden.
Bilaterale Glossopharyngeus- und Vaguslähmungen, die stets eine lebensbedrohliche Situation bedeuten, können bei den gleichen Erkrankungen auftreten, wie sie oben beim Nervus facialis beschrieben worden sind (diffuse Hirnbasiserkrankungen).

2.2.2.3 Zentrale Geschmacksstörungen

Hirnstammerkrankungen mit Zersörung des Nucleus solitarius (gustatorius) oder Unterbrechung der gustatorischen Bahn müssen ebenfalls zu Ageusien führen, aber auch hier gilt, daß das aus den gleichen Gründen wie oben erwähnt selten untersucht wird und auch in den Lehrbüchern kaum genannt ist. Als Ursachen kommen in Frage: Ischaemische Insulte im medullo-pontinen Übergangsbereich oder höheren Regionen, Gliome und andere Tumoren, MS-Herde und andere entzündliche Hirnstammaffektionen. Goto und Mitarb. fanden 1983 bei 12 Kranken mit Pons-Blutung eine globale Geschmacksstörung auf der Herdseite. Sie werden kaum je isoliert, sondern wohl stets mit halbseitigen Sensibilitätsstörungen oder auch Hemiparesen und anderen Hirnnervensymptomen (Fazialis, Abducens) zusammen auftreten. Ist das Fazialiskerngebiet, einschließlich des Nucleus solitarius geschädigt, bzw. die nach peripherwärts ziehenden Nervenfasern, so wird es zu ipsilateraler Ageusie, wohl immer in Kombination mit Nervus-facialis-Lähmungen kommen. Ist die Schädigung oberhalb davon gelegen, nachdem die Bahn bereits zusammen mit den sensiblen Bahnen gekreuzt ist, so wird es zu kontralateralen Ageusien in Kombination mit kontralateralen Hemihypaesthesien oder Hemiparesen kommen. Je nach Höhe der Schädigung können die Syndrome mit anderen Hirnnervenlähmungen kombiniert sein, wobei diese Hirnnervenschädigungen dann besonders leicht die Läsionsebene erkennen lassen.

Auch bei ischaemischen Insulten, Blutungen, Tumoren usw. im Bereich des Thalamus, der Capsula interna und des Großhirns bis hin zum Fuß der Postzentralregion müssen kontralaterale Ageusien (neben den meist ebenfalls auftretenden sensiblen und motorischen Hemiparesen) verursacht werden, jedoch gibt es hierüber kaum verläßliche Untersuchungen.

Besser untersucht sind Geruchs- und Geschmacksstörungen bei *Hirntraumen:* Hierüber gibt es eine ältere aufschlußreiche Untersuchungsserie von Faber und Jung (1947). Sie fanden unter 300 Fällen von offenen Hirnverletzungen (Kopfschuß) eine doppelseitige Ageusie, eine beidseitige Parageusie für bitter und vier kontralaterale Hemiageusien. Bei 500 Kranken mit geschlossenen Schädelhirnverletzungen (Contusio cerebri) sahen sie 7mal doppelseitige zentrale Geschmacksstörungen, von denen sich zwei zu Hemiageusien zurückbildeten. Alle doppelseitigen Ageusien waren auch mit Anosmie kombiniert. Hemiageusien waren ausschließlich kontralateral zu dem Kontusionsherd nachweisbar, der stets im Parieto-Temporal-Bereich oder auch im Thalamus oder den thalamo-kortikalen Bahnen gelegen war und deshalb stets auch mit ebenfalls kontralateralen Hemihypaesthesien-Algesien, einschließlich des Zungenmundgebietes, und mit Hemiparesen einherging. Es handelt sich hier also sehr wahrscheinlich um Läsionen der thalamischen Schaltstellen oder der kortikalen Projektionsfelder der Geschmacksbahn. Nicht-traumatische Hemiageusien durch Thalamusherde sind übrigens ebenfalls schon beschrieben worden (Strauß 1925, Adler 1933).

Die doppelseitigen Ageusien-Anosmien sind schwerer zu deuten. Es lagen hier ausnahmslos sehr schwere geschlossene Hirntraumen zugrunde mit tage- bis wochenlanger Bewußtlosigkeit und später verbleibenden Wesensänderungen und anderen Defektsymptomen. Wahrscheinlich sind hier bilaterale Kontusionsherde in parieto-temporo-frontalen Rindenbereich oder Thalamus (coup und contre coup) die Ursache dafür, daß Geruchs- und Geschmacksvermögen beidseits geschädigt wurden. Wahrscheinlich sind aber in einigen dieser Fälle nicht nur die zentralen Schalt- und Projektionszentren des Geruchs- und Geschmackssinns lädiert worden, sondern gleichzeitig auch Fila olfactoria oder Bulbus oder Tractus olfactorius, was ja in 15 bis 20% aller Fälle von Hirnkontusionen auftritt (s. S. 39). Die Deutung der Autoren, daß bei ihrem „Anosmie-Ageusie-Syndrom" die Schädigung im Zwischenhirn oberhalb der Corpora mamillaria liegen müsse, ist nach den heutigen neuroanatomischen Kenntnissen doch sehr unwahrscheinlich. Immerhin gilt festzuhalten, daß es bei schweren Hirnkontusionen sehr selten auch einmal zu kompletten Anosmien-Ageusien kommen kann, nach Faber und Jung in etwa 1,4% aller geschlossenen Hirnverletzungen. Dies wird nach wie vor in fast allen Lehrbüchern der Neurologie bestritten. Es gibt auch neuere Befunde, die dies bestätigen: Sumner berichtete 1971, daß von 200 Patienten mit schwerem Schädelhirntrauma etwa ein Kranker wenigstens vorübergehend eine elektrogustometrisch nachweisbare Ageusie habe und daß sich bei nicht wenigen Patienten mit posttraumatischer Anosmie elektrogustometrisch eine Ageusie bzw. eine abnorme Erhöhung der gustatorischen Schwelle finde, selbst wenn klinisch noch keine eindeutige Ageusie vorliege.

Zwar kann nach wie vor die Regel gelten, daß bei kompletten Anosmien fast nie auch eine komplette Ageusie vorliegt und in solchen Fällen ganz überwiegend Simulation oder ratlose Aggravation angenommen werden kann, doch muß die oben genannte seltene Ausnahme erwogen und ggfs. durch sorgfältige Gustometrie geprüft werden. Hier sollten neuere Untersuchungen, einschließlich Computer-Tomographie, mit größeren Fallzahlen angestellt werden.

Geschmacksschwitzen siehe Seite 159.

2.2.3 Speichelsekretionsstörungen

Speichelsekretionsstörungen spielen im Rahmen von gustatorischen Störungen eine große Rolle. Einerseits ist Mangel an Speichel ein Grund für vermindertes Geschmacksempfinden, andererseits führen wegen des gemeinsamen anatomischen Verlaufs der Fasern Unterbrechungen der Geschmacksnerven und -bahnen auch regelmäßig zur Minderung oder Aufhebung der Speichelsekretion. Die Störungen der Speichelsekretion stellen zwar vornehmlich ein Problem der Hals-Nase-Ohrenheilkunde dar (Entzündungen, Tumoren,

Speichelsteine, Sicca-Syndrome usw.), jedoch gibt es zweifellos auch *neurogene Syndrome:* Im Prinzip gelten hier die gleichen Ursachen und Schädigungsmöglichkeiten wie beim gustatorischen System schon besprochen. Eine Unterbrechung des Nervus lingualis, der Chorda tympani oder des proximalen Fazialisstammes wird also zum Sistieren der Sekretion von Unterzungen- und Unterkiefer-Speicheldrüse, eine Zerstörung des Nervus glossopharyngeus oder des Ganglion oticum oder des Nervus auriculotemporalis zur Funktionslosigkeit der Ohrspeicheldrüse führen. Entsprechendes gilt für die kleinen Schleimhautdrüsen und den Nervus vagus. Bei Zerstörung des Nucleus salivatorius im Hirnstamm werden alle Speicheldrüsen dieser Seite blockiert sein. Der einseitige Ausfall einzelner Speicheldrüsen wird sich subjektiv kaum bemerkbar machen bzw. mit anderen neurogenen Ausfällen (Fazialisparese, Glossopharyngeus-Vagus-Parese, Hirnstammsyndrome) kombiniert sein und deshalb eine untergeordnete Rolle spielen. *Bilaterale Affektionen* können aber klinisch bedeutsam werden. Bei den schon auf S. 48 genannten diffusen Erkrankungen der Hirnbasis und des Hirnstamms mit beidseitiger Fazialis- und/oder Glossopharyngeus-Vagus-Paresen kann es neben inkompletten Lähmungen dieser Nerven und Geschmacksstörungen auch zur Hypersalivation der Speichel- und Schleimdrüsen als Reizsymptom kommen, so daß die Gefahr der Aspirationspneumonie groß ist und ständiges Absaugen erforderlich wird. Meist wird aber die Hypersalivation vorgetäuscht durch die gleichzeitig vorhandenen Schluckstörungen, die das sonst regelmäßige Herunterschlucken des Speichels verhindern. Auch die Hypersalivation bei der Bulbärparalyse und anderen Hirnstammprozessen (Gliomen, MS-Herden, ischaemischen Insulten) wird eher durch die Schlucklähmung, einschließlich Lähmung der Gesichts- und Lippenmuskulatur, vorgetäuscht als durch eine Reizung des Nucleus salivatorius. Beim Morbus Parkinson wird in ähnlicher Weise häufig eine vermehrte Speichelsekretion beobachtet, aber auch hier muß die Akinese der Gesichts- und Schluckmuskulatur als Hauptursache angesehen werden. Sind die drei Hirnnerven und/oder der Nucleus salivatorius schwer oder komplett geschädigt, was nur unter intensivmedizinischen Bedingungen überlebt werden kann, wird eine extreme *Mundtrockenheit* das Bild beherrschen und ständiges Anfeuchten der Mundschleimhaut erforderlich sein.

Mundtrockenheit ist aber ansonsten viel häufiger ein Symptom der Wirkung von *anticholinergen Substanzen,* da ja die Nerv-Drüsenübertragungszone cholinerg ist: Es sind dies wieder besonders eine Reihe von Medikamenten und toxischen Substanzen, zum Beispiel (nach Moeschlin 1965) Atropin und Atropinderivate, einschließlich Scopolamin und Hyoszyamin, Belladonna-Präparate, Antihistaminika, Phenothiazine, Antidepressiva und andere Psychopharmaka, Antiparkinsonmittel (Akineton, Artane, Cogentinol), Amphetamine, Diphenylhydramin und Opiate, aber auch Barium sowie Solanum (Alkaloid der Nachtschattengewächse, z. B. der Kartoffelbeere) und Aconitin (Eisenhut).

Hypersalivation durch *cholinerge* und andersartige Stimulation der Speicheldrüsen verursachen viele Substanzen: Prostigmin, Pilocarpin und andere Cholinergika, Blei, Quecksilber, Mangan und andere Metalle, Kalium, Brom, Jod, Fluoride, Trichloräthylen, Xylol, Chinin, Curare, Ammoniak und verschiedene Säuren, Muskarin, Nikotin und anderes (Moeschlin 1965).

Schließlich kann uns auch noch „das Wasser im Mund zusammenlaufen" (Hypersalivation) oder vor Schreck oder Überraschung quasi „psychosomatisch" einmal „die Spucke wegbleiben".

2.2.4 Tränensekretionsstörungen

Die Tränensekretion sistiert bei Unterbrechungen des Nervus facialis am Ganglion Geniculi oder proximal davon bis hin zum Nucleus salivatorius. Verminderung oder Blockierung der Tränensekretion bei Fazialisparese ist also ein wichtiger lokalisatorischer Hinweis, der beim Lüscher-Test ausgenutzt wird: Hierbei wird mit Filterpapierstreifen, die über den Rand des Unterlides gelegt werden, die Sekretion semiquantitativ bestimmt. Ist sie vermindert, liegt eine proximale Fazialisparese vor, etwa durch einen Kleinhirnbrückenwinkeltumor oder eine andere der auf Seite 48 genannten Ursachen. Fast stets ist dann auch die Speichelsekretion und wohl immer auch die *Nasensekretion* dieser Seite ebenfalls vermindert (s. Anatomie Abb. 17). Die enge Verquickung von Tränen- und Nasensekretion äußert sich im übrigen sehr augenfällig auch beim Weinen.

Weiter distal kann die Tränen- und Nasensekretion auch durch Prozesse am Nervus petrosus major (Felsenbein) und am Ganglion pterygopalatinum und schließlich allein die Tränensekretion im Gesichtsschädelbereich am proximalen Nervus maximillaris und am Nervus zygomaticus blockiert werden (Tumoren, Entzündungen, Traumen). Eine generelle Minderung oder Aufhebung der Tränensekretion gibt es wieder im Alter, beim Riley-Day-Syndrom und beim Sjögren (Sicca)-Syndrom. Hypersekretion und Hyposekretion der Tränendrüse kann *toxisch-medikamentös* durch etwa die gleichen Substanzen verursacht werden wie bei den Speicheldrüsen beschrieben, also vor allem durch cholinerge bzw. anticholinerge Pharmaka. Dazu kommen alle die sensiblen Rezeptoren der Conjunctiva und der Nasen- und Mundschleimhaut reizenden, meist schmerzhaften Verletzungen oder Affektionen mit reizenden Substanzen, Stäuben, alkalischen oder sauren Verbindungen usw. (Trigeminus-Intermedius-Reflex). Am besten bekannt ist die gleichzeitige Tränen- und Nasensekretion durch die reizenden Dämpfe der Küchenzwiebel.

Ein seltenes und kurioses Syndrom ist noch das Phänomen der *Krokodilstränen* (gusto-lacrimaler Reflex): Bei proximalen Fazialisparesen mit partieller Unterbrechung von Fasern (zum Beispiel nach Felsenbeinfrakturen oder Operationen) kann es im Zuge der Reinnervation zum fälschlichen Einwachsen gustatorischer Intermediusfasern in die Kabelschläuche des Nervus petrosus major kommen, die dann bis zur Tränendrüse durchwachsen. Jeder Geschmacksreiz beim Essen oder auch nur der Geruch oder Anblick appetitlicher Speisen führt dann statt zur Speichelproduktion zum Tränenausbruch des betroffenen Auges.

Bodechtel (1974) beschreibt auch einen Fall von bilateralen Krokodilstränen nach beiderseitiger Felsenbeinfraktur mit beidseitiger Fazialisparese. Es stellt sich allerdings hier die Frage, ob nicht auch eine praeganglionäre Teilschädigung der Intermediusfasern zu einer „zentralen" Denervierungshypersensitivität führen kann und somit das Syndrom in Gang kommt, zumal es auch einen physiologischen gusto-naso-lacrimalen Reflex gibt (Tränen- und Nasensekretion beim Genuß scharfer Speisen), der dann enthemmt sein könnte. Siehe dazu auch Geschmacksschwitzen S. 195.

2.2.5 Psychomotorische Anfälle

Da halluzinatorische oder illusionäre Geruchs- und Geschmackserlebnisse sowie Hypersalivation und schnüffelnde oder schmatzende oder kauende Bewegungsautomatismen für diese Form fokaler epileptischer Anfälle neben anderen Symptomen sehr typisch sind, sollen sie hier besprochen werden. Diese Anfälle sind auch ein besonders eindrucksvoller Beleg für die enge funktionelle und anatomische Verflechtung von gustatorischem und olfaktorischem System mit seinen reflektorischen oral-motorischen Bewegungsschablonen einerseits und dem limbischen und vegetativen System andererseits, also der Sphäre Bewußtsein—Affekte—Emotionen und den damit gekoppelten vegetativen Reaktionen.

Geruchs- und Geschmackshalluzinationen sind pathologische Spontanentladungen der Neurone in den kortikalen Projektionsfeldern der olfaktorischen bzw. gustatorischen Bahn, also im vorderen medio-basalen Temporallappen, der Inselregion (Limen insulae) und dem Fuß der Postzentralregion, wobei meist eine breit gestreute Erregungsausbreitung in die benachbarten Rindengebiete und große Teile des limbischen Systems erfolgt. Sie äußern sich vornehmlich im Rahmen der psychomotorischen Anfälle. Sie sind somit wichtige lokalisationsdiagnostische Hinweise und müssen stets sorgfältig exploriert und untersucht werden. Ursachen sind vor allem: Gliome und andere Tumoren, Abszesse und andere Entzündungsherde, lokale Gewebsuntergänge (Narben) nach frühkindlichen Hirnschädigungen, Hirntraumen, ischaemischen Insulten, Blutungen und Operationen. Die Anfälle sind wichtiges Frühsymptom dort sitzender Tumoren oder aber gut therapierbares Defektsyndrom nach lokalen Läsionen (epileptogener Fokus) oder auch von globalen Hirnatrophien.

Es war eines der großen Verdienste des englischen Neurologen John Hughling Jacksons, diesen Anfallstypus in seiner klinischen und lokalisatorischen Bedeutung herausgearbeitet zu haben. Er hatte auch schon fast alle uns heute bekannten klinischen Kriterien und viele pathologisch-anatomische Bedingungen dafür beschrieben. Von ihm stammt auch der treffende Ausdruck „Dreamy state", den er von einem Kranken übernommen und in den Sprachgebrauch eingeführt hat. Der Begriff „psychomotorische Anfälle" wurde von dem Ehepaar Gibbs und von Lennox geprägt. Sie waren die Wiederentdecker dieser Anfallsform, nachdem sie nach Jackson in Vergessenheit geraten waren. Eine ausführliche Beschreibung aller Varianten der psychomotorischen Anfälle findet sich im neueren Schrifttum bei Janz (1969), dem wir hier in großen Zügen folgen: Psychomotorische Anfälle beginnen und enden nie abrupt, sondern fast unmerklich gleitend-fließend und gehen mit einer variablen Fülle von Einzelsymptomen einher. Man kann die psychomotorischen Anfälle mit Hallen, Janz und anderen einteilen in verschiedene Unterformen, wobei jedoch zu bedenken ist, daß jede dieser Formen Aspekte und Symptome aller anderen bieten kann, je nachdem wieweit und in welche Richtung sich die epileptische Erregung ausbreitet oder in welcher Rindenzone der epileptische Fokus liegt.

2.2.5.1 Dreamy states

Dieser Typ psychomotorischer Anfälle, der in variablen Abstufungen auch bei den anderen Anfallsunterformen vorausgehen oder beigemischt sein kann, ist charakterisiert durch eine merkwürdige Veränderung von „Wahrnehmung, Vorstellung und Befinden", wobei die „Tönung des Vertrauten, Bekannten, Anheimelnden oder des Fremden, Unbekannten, Unheimlichen" (Janz 1969) typisch ist und illusionäre Verkennungen oder halluzinatorische Erlebnisse meist mehr visueller oder ganz unbestimmter Natur hinzutreten können. Alles wird dabei wie „vage Anmutungen", eben traumhaft empfunden. Die Stimmung kann dabei entsprechend angenehm-wohlig, wie etwa bei Dostojewski oder beklemmend-bedrohlich sein. Auch Zeiterleben und Körperschema können gestört sein. Das Bewußtsein ist eingeengt und quasi nach innen gekehrt, das Ich-Bewußtsein bleibt aber erhalten.

Hier scheint es sich also um pathologische Erregungen vorwiegend in bestimmten limbischen Funktionskreisen zu handeln, wobei vegetative Organfunktionsstörungen eine untergeordnete Rolle spielen.

2.2.5.2 Psychomotorische Anfälle vom oralen Typ

Diese sind mit 71% die häufigsten und lassen sich als zentral-nervöse Irritationsphänomene oder Spontanentladungen des olfaktorisch-gustatorisch-oralen Systems auffassen und so abschließend unseren obigen Kapiteln zuordnen. Ihnen geht meist eine Aura („Brise",

„Hauch") voraus. Sie kann sich als seltsame warme oder dumpfe oder unbestimmbare Empfindung äußern, die aus der Magen-Oberbauchregion (epigastrische Aura) oder mehr dem Bereich der Därme oder des Unterleibs (abdominale Aura) bis zum Hals oder Kopf aufsteigt oder als Gefühl der Enge und Beklemmung in der Herzgegend oder unter dem Sternum (kardiale Aura). Dies kann mit Gänsehautschauern (Piloarrektion), Schweißausbruch, Tachykardie und Harndrang einhergehen. Oft verliert der Kranke das Bewußtsein, bevor die vage Empfindung den Kopf erreicht hat. Man kann das Ganze auch „*vegetative Aura*" nennen. Dauert diese Aura länger und setzt das Bewußtsein später oder nicht aus, dann erreichen die aufsteigenden vagen Mißempfindungen die Rachen-, Mund-Nasenregion und konkretisieren sich hier als Geruchs-, Geschmacks- und Tastempfindungen. Aber auch diese bleiben meist irgendwie ungenau oder irreal, wie beim Dreamy state und oft können Geruchs- und Geschmacksempfindungen nicht klar unterschieden werden. Die Kranken riechen–schmecken metallisch, fettig, muffig, scharf, brenzelig, faulig, säuerlich, süßlich, bitter u.a. Angenehme Empfindungen sind eher selten. Dabei oder unabhängig davon können taktile Empfindungen auftreten wie ein kribbeliges, fusseliges oder wie geschwollenes Gefühl im oralen Bereich. Solche „*oral-sensorischen Auren*" können auch ohne vegetative Aura einsetzen und treten in 20% der idiopathischen und 34% der symptomatischen, durch Herde im Temporallappenbereich verursachten psychomotorischen Anfälle auf (Janz 1969). Mit Beginn der Bewußtseinstrübung kommt es dann in der Regel zu diskreten bis groben *oral-motorischen Automatismen*, wie sie beim Riechen und im Tierversuch bei Reizung der olfaktorischen Rinde ebenfalls ausgelöst werden (s. S. 34). Abschmeckendes Lecken, „mümmelnde" Lippenbewegungen, Lippenzusammenkneifen, Saugen, Lutschen, Schmatzen, Kauen, Schlucken, Rülpsen, Spucken sowie das olfaktorische Schnüffeln und Schnuppern. Dazu kommen oft Schnaufen, Schnappen, Hecheln, Hauchen, Grunzen, Räuspern u.a. Insgesamt also vorwiegend Bewegungen des Nahrungsaufnahmeverhaltens.

2.2.5.3 Andere Anfallstypen

Es gibt noch psychomotorische Anfälle, bei denen adversive Kopf- und Körperbewegungen oder visuelle oder auditorische Halluzinationen oder Sprachstörungen oder kurze regellose tonische Zuckungen oder auch ein Tonusverlust oder schließlich komplexe stereotype Handlungen (Klopfen, Trampeln usw.) im Vordergrund stehen. Sie sollen in diesem Zusammenhang nur der Vollständigkeit halber erwähnt werden. Psychomotorische Anfälle können Aspekte aller Anfallsuntertypen enthalten je nach Schwerpunkt und Ausbreitungsrichtung der epileptischen Erregung. Klonische Krämpfe oder tonisch-klonische Krämpfe gehören nicht zum Kreis der psychomotorischen Anfälle, sie können sich jedoch gelegentlich an einen solchen Anfall anschließen.

2.2.5.4 Vegetative „Begleitsymptome"

Die enge Verquickung der Region im Temporallappenbereich, in dem psychomotorische Anfälle entstehen, mit dem limbischen System und den vegetativen Efferenzen äußert sich auch in der bunten Fülle vegetativer Reaktionen bei solchen Anfällen. Am häufigsten sind Mydriasis (selten Misosis) mit vermindertem oder aufgehobenem Lichtreflex und leerem trüben Blick und ein blasses Gesicht (Vasokonstriktion), das bei Wiederkehr des Bewußtseins rot werden kann (Vasodilatation). Nicht selten ist die Atmung verlangsamt, röchelnd, stockend oder von apnoischen Pausen unterbrochen, so daß auch Zyanose einsetzen kann. Außerdem gibt es auch Tachypnoe mit Hecheln. Schließlich sind Tachykardien und Blutdrucksteigerungen dabei häufig. Dazu kommen außerdem Piloarrektorenschauer („Gänsehaut") und Schweißausbrüche am ganzen Körper, Urinabgang, selten Kotabgang oder Erbrechen. Die Magenperistaltik läßt offenbar im Anfall nach. Sehr regelmäßig ist profuse Speichelsekretion zu beobachten. Tränenfluß soll allerdings selten sein.

Es finden sich also ergotrop-sympathische wie trophotrop-parasympathische Reaktionen offenbar im Sinne undulierender regulatorischer und gegenregulatorischer Globalschaltungen, wie sie für das limbische System und den Hypothalamus typisch sind.

Sehr selten sind offenbar halbseitige vegetative Reaktionen im Rahmen von epileptischen Anfällen. Wir haben einmal bei einem kleinen türkischen Mädchen mit allerdings großen epileptischen Anfällen wechselnd rechts- oder linksseitige Rötungen bzw. Erbleichen der ganzen Körperhälfte beobachten können. Die

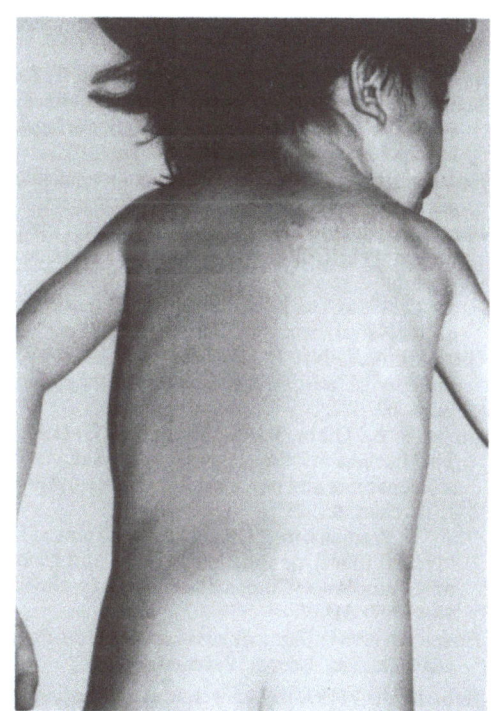

Abb. 18. Ausgeprägte Vasodilatation der ganzen linken Körperhälfte (Dunkelfärbung) nach einem epileptischen Anfall

Ursache konnte nicht geklärt werden (s. Abb. 18).

Grundsätzlich sollte bei jedem Verdacht auf psychomotorische Anfälle eine ausführliche klinische und apparative Diagnostik, auch wiederholt, durchgeführt werden, um vor allem lokale Temporallappenprozesse oder eine idiopathische Epilepsie nicht zu übersehen. EEG (einschließlich Provokationstest und Schlafableitungen), Computer-Tomographie und ggfs. Angiographie ermöglichen dann fast immer eine präzise Diagnostik und damit eine kausale Therapie oder wenigstens eine befriedigende Behandlung mit Antikonvulsiva.

Literatur (Kap. 2 und 3)

Adler, A. (1933): Z. Neur. 149:208. Zit. nach Faber und Jung.
Amoore, J. E., Johnston, J. W., Rubin, M. (1964): The stereochemical theory of odor. Sci. Amer. 210:42–49.
Benjamin, R. M., Burton, H. (1968): Projection of taste nerve afferents to anterior operculum-

insular cortex in squirrel monkey. Brain Res. 7:221–231.
Börnstein, W. (1928): Über den Geruchssinn. II. Zur Methode der Geruchsprüfung unter besonderer Berücksichtigung der klinischen Bedürfnisse. Dtsch. Z. Nervenheilk. 104:79–91.
Bodechtel, W. (1974): Differentialdiagnose neurologischer Krankheitsbilder. Thieme, Stuttgart.
Faber, W., Jung, R. (1947): Über Geschmacksstörungen bei Hirnverletzten und das Syndrom Anosmie-Ageusie. Nervenarzt 18:530–544.
Faust, C. (1956): Das klinische Bild der Dauerfolgen nach Hirnverletzungen. Thieme, Stuttgart.
Gibbs, F. A., Gibbs, E. L., Lennox, W. G. (1937): Epilepsy. A paroxysmal cerebral dysrhythmia. Brain 60:377.
Gibbs, F. A., Gibbs, E. L., Lennox, W. G. (1938): The likeness of the cortical dysrhythmias of schizophrenia and psychomotor epilepsy. Amer. J. Psychiat. 95:255.
Goto, N., Yamamoto, T., Kaneko, M., Tomita, H. (1983): Primary pontine hemorrhage and gustatory disturbance: Clinicoanatomie study. Stroke 14/4:507–511.
Hallen, O. (1954): Zur Lokalisation des Oral-Petit-Mal. Zbl. ges. Neurol. Psychiat. 130:3.
Heberhold, C. (1973): Nachweis und Reizbedingungen olfaktorisch und rhinosensibel evozierter Hirnrinden-Summenpotentiale sowie Konzept einer klinischen Computer-Olfaktometrie. Westdeutscher Verlag, Opladen.
Herberhold, C. (1975): Funktionsprüfungen und Störungen des Geruchssinnes. Arch. Oto-Rhino-Laryng. 210:67–164.
Hommerich, K. W., von Arentsschild, O.: Geruchs- und Geschmacksstörungen. In: Hopf, H. C. H., Poeck, K., Schliack, H. (Hrsg.): Neurologie in Klinik und Praxis. Bd. 3 (im Druck). Thieme, Stuttgart, New York.
Janz, D. (1969): Die Epilepsien. Thieme, Stuttgart.

Klingler, M. (1963): Über Anosmie und Schädel-Hirn-Trauma. Schweiz. med. Wschr. 93:1090–1094.
Meyer, J. E., Pudel, V., Huszarik-Felgendreher, M. (1980): Zum Eßverhalten im höheren Lebensalter. Experimentelle Studien an gesunden und dementen alten Menschen. Nervenarzt 51:493–497.
Moeschlin, S. (1965): Klinik und Therapie der Vergiftungen. 4. Aufl. Thieme, Stuttgart.
Nieuwenhuys, R., Voogd, J., van Huijzen, C. (1980): Das Zentralnervensystem des Menschen. Springer, Berlin, Heidelberg, New York.
Rauh, C. (1967): Geruchstörungen und Schädeltrauma. HNO (Berl.) 15:270–273.
Rollin, H. (1975): Funktionsprüfungen und Störungen des Geschmackssinnes. Arch. Ohr.-Nas.- u. Kehlk.-Heilk. 210:165–218.
Rous, J., Synek, V. (1967): Eine polygraphische Methode zum objektiven Nachweis von Anosmien bei Zuständen nach kraniozerebralen Traumen. Z. Laryng. Rhinol. 46:635–647.
Schaupp, H. (1971): Geruchstörungen nach Grippe. Arch. Klin. exper. Ohr.-, Nas.- und Kehlk.-Heilk. 199:692–698.
Schiffmann, S. (1977): Food recognition by the elderly. J. Gerontol. 5:586–592.
Schwab, W. (1965): Die Berufsschäden der oberen Luftwege und des oberen Speiseweges. Arch. Ohr.-, Nas.- und Kehlk.-Heilk. 185:243–378.
Stochdorff, O. (1980): Das sogenannte vegetative Nervensystem als anatomischer Begriff. In: Schiffter, R. (Hrsg.): Zentral-vegetative Regulationen und Syndrome. Springer, Berlin, Heidelberg, New York.
Strauß, H. (1925): Mschr. Psychiat. 58:265. Zit. nach Faber und Jung.
Sumner, D. (1964): Post-traumatic anosmia. Brain 87:107–120.
Sumner, D. (1971): Measurement of electrical taste threshold. Proc. ray. Soc. Med. 64:658–660.

Kapitel 4
Der Magen-Darm-Kanal

Die Innervation des Magen-Darm-Kanals ist kompliziert und klinisch sehr bedeutsam. Viele häufige Erkrankungen sind Innervationsstörungen, wie z. B. das Magenulkus oder der paralytischen Ileus.

1. Zur Anatomie und Physiologie

Die *parasympathische Innervation* des Magen-Darm-Kanals erfolgt über den *Nervus vagus*. Nach Durchtritt durch das Foramen jugulare bildet er zunächst das kleine Ganglion jugulare, das rein sensibel ist und danach etwa in Höhe des sympathischen Ganglion cervicale carniale das Ganglion nodosum (das auch vegetative Ganglienzellen enthalten soll). Der Nerv gibt dann sensible Äste zur Dura der hinteren Schädelgrube und zum Gehörgang ab sowie die motorischen Rami pharyngici und laryngici für die Gaumen-, Schlund- und Kehlkopfmuskulatur (somatomotorische Fasern). Noch im Halsteil verlassen ihn Rami cardiaci cranialis und der Nervus recurrens. Aus dem letzteren entspringen Rami oesophagici für den oberen Abschnitt der Speiseröhre (somatomotorisch). Im Brustteil gibt er neben Rami trachealis, bronchialis und mediastinalis die Rami cardiaci caudalis sowie wiederum Rami oesophagici für den Brustteil des Oesophagus ab.
Im Bereich des Oesophagus zerfasern und vermischen sich die Vagusnervenstämme beider Seiten zu dem ausgedehnten Plexus oesophagicus. Kurz oberhalb des Zwerchfells formieren sich in der Regel wieder zwei kompakte Nervenstränge, die jeweils auch Fasern des anderen Nervus vagus enthalten. Sie heißen jetzt Truncus vagalis ventralis, der ventral dem Oesophagus aufliegt und Truncus vagalis dorsalis, der weit kräftiger ausgebildet ist und dorsal abwärts zieht. Beide erreichen die Bauchhöhle mit dem Oesophagus durch den Hiatus oesophagicus des Zwerchfells, bilden nun Geflechte und vermischen sich auch intensiv mit sympathischen Fasern.
Vom ventralen Truncus ziehen Fasern über die Cardia zur kleinen Kurvatur und bilden hier den Plexus gastricus ventralis sowie Rami gastrici über die vordere Magenfläche zum Pylorus und Rami hepatici zur Leber. Aus dem dorsalen Truncus bildet sich über der hinteren Magenwand der Plexus gastricus dorsalis. Außerdem gibt er Rami gastrici zur dorso-kaudalen Magenwand und schließlich das große Bündel der Rami coeliaci zum Ganglion coeliacum (Plexus solaris) ab, aus dem, wohl weitgehend ohne Umschaltung, die Nervenfasern entlang den Arterien und gemeinsam mit den sympathischen Fasern zu Leber, Gallenblase, Pankreas, Milz, Dünndarm, Niere und Nebenniere ziehen (s. Abb. 13 und 19).
Die Umschaltung auf das postganglionäre Neuron erfolgt überwiegend in den intramuralen Ganglien der Organe. Es sind dies der Plexus myentericus (Auerbach), der in der Magen- und Darmwand zwischen den longitudinalen und den circulären Muskelschichten liegt und der Plexus submucosus (Meißner), der zwischen zirkulärer Muskelschicht und Mucosa gelegen ist. Diese „intrinsic innervation" beginnt ca. 4 cm unterhalb des caudalen Larynxendes und endet in Höhe des Musculus sphincter ani internus.
Der untere Darmabschnitt, einschließlich Rectum, wird von den sakralen parasympathischen Nerven innerviert (s. S. 75).
Die *sympathische Innervation* des Magen-Darm-Kanals und der Bauchorgane ist übersichtshaft schon auf S. 28 beschrieben. (Siehe auch Abb. 12.) Die praeganglionären Fasern für die Abdominalorgane stammen danach aus den Rückenmarkssegmenten Th 5 bis L 1/2, passieren den Grenzstrang ohne Umschaltung, bilden eigene Nerven (Nervi splanchnici). Der obere Anteil des Nervus

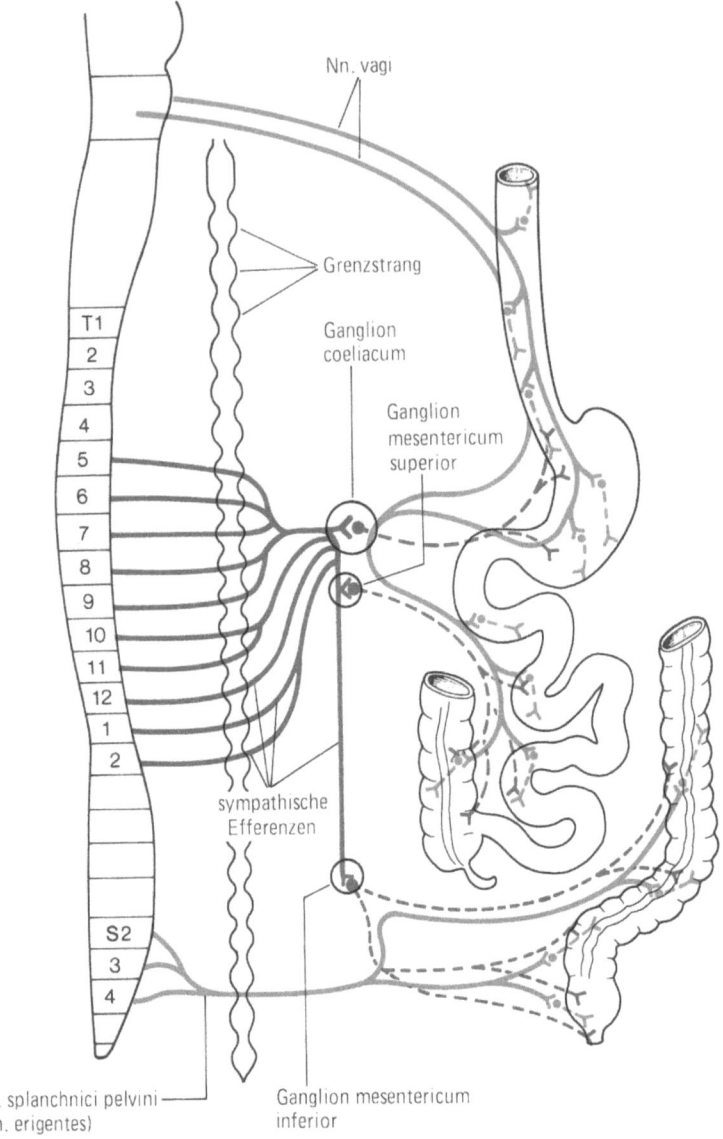

Abb. 19. Die parasympathische Innervation des Magen-Darmkanals

splanchnicus major führt dabei vor allem Fasern zu den Oberbauchorganen und dem Hauptteil des Dünndarms, der mittlere und untere Anteil zum unteren Dünndarmabschnitt, Coecum und Colon bis zur Flexura lienalis. Hauptumschaltstelle auf das postganglionäre Neuron ist das Ganglion coeliacum, das gemeinsam mit dem Ganglion mesentericum superior den Plexus solaris bildet, die Umschaltung kann aber auch in verstreuten Zwischenganglien oder vielleicht auch in intramuralen Ganglien erfolgen. Die postganglionären Fasern verlaufen in den periadventitiellen Geflechten zu den Organen.

Die praeganglionären Fasern für den Oesophagus entspringen bei Th 4/5. Sie werden im Ganglion cervicale inferior bzw. stellatum umgeschaltet und bilden dann mit dem Vagus zusammen den Plexus oesophagicus.

Grundsätzlich gilt, daß parasympathische (Vagus-)Stimulation die Funktionen des Magen-Darm-Kanals und der Bauchorgane erregt und fördert und sympathische Efferenzen diese Funktionen hemmen. Reizung des Vagus führt in Magen und Darm zu vermehrter Muskeltätigkeit (erhöhter Tonus, verstärkte Peristaltik) und verstärkter Drüsensekretion sowie zu Vasodilatation. Auch der Druck des unteren Oesophagussphincter steigt bei Vagusreizung an. Ähnliche Wirkungen sind auch an den Organen Pankreas, Leber, Gallenblase und Niere zu beobachten. Beidseitige Vagotomie führt zu schlaffem Tonus und stark reduzierter Peristaltik des Magens und Darms und zur Atonie der Gallenblase, hebt aber nicht die histamininduzierte, sondern nur die neurogene Magensaftsekretion auf. Reizung der sympathischen Nerven hemmt die Peristaltik und die Gallenblasenkontraktionen sowie die Drüsensekretion und bewirkt durch Vasokonstriktion eine Drosselung der Durchblutung. Sowohl Motilität wie Drüsensekretion werden aber auch noch von vielen anderen, nicht neurogenen Stimuli beeinflußt wie Nahrungsstoffe, Magensäure, Gastrin, Sekretin, Somatostasin, Enkephaline, Prostaglandine und andere Hormone und biochemischen Faktoren. Vagus- wie Sympathicusfasern enthalten neben den Efferenzen aber auch afferente viscero-sensible Fasern, so daß eine ständige Rückkoppelung zum ZNS und die Bildung von Reflexkreisen möglich wird.

Die Magen-Darm-Motilität wird von den glatten Muskelschichten (inneren schrägen, mittleren circulären, äußeren longitudinalen) bewerkstelligt. Sie werden von den intramuralen Ganglien innerviert, die wiederum unter dem Einfluß von Vagus und Sympathicus und ihrer Ganglien stehen und über diese vom ZNS gefördert, gehemmt und moduliert werden. Es lassen sich tonische und phasische (peristaltische) Kontraktionen unterscheiden.

Das intramurale Gangliensystem

Die parasympathischen und sympathischen Efferenzen zu den Eingeweiden werden im englischen Sprachraum auch „extrinsic input", die intramuralen Ganglien folglich „intrinsic ganglion cells" oder nach J. N. Langley auch „enteric nervous system" genannt. Bezüglich des enteralen Nervensystems und seiner regulatorischen Wirkung auf die Magen-Darm-Motilität sind in den letzten Jahren wichtige neue Forschungsergebnisse erarbeitet worden, die hier kurz dargestellt werden sollen (nach J. D. Wood 1979 und G. Burnstock 1979): Die Effektororgane der motorischen neuralen Impulse sind die longitudinalen und die zirkulären glatten Muskellagen des Magen-Darm-Kanals. Sie unterscheiden sich wesentlich nach ihrer anatomischen Anordnung (longitudinal-zirkulär), nach der Anzahl ihrer zellulären Verbindungen (die longitudinalen Muskelzellen sind spärlich, die zirkulären reichlich untereinander verkoppelt) und nach der Art ihrer Innervation (die longitudinalen sind cholinerg und nur exzitatorisch, die zirkulären „purinerg" und nur inhibitorisch innerviert (siehe unten).

Die Mischung und der Weitertransport des Darminhalts erfolgt primär auf mechanische Reize (Dehnung) durch die zirkuläre Muskulatur. Die zirkuläre Muskellage kann dabei als dreidimensionales myoelektrisches Syncytium aufgefaßt werden, in dem sich auch bei Abwesenheit bzw. Blockierung aller Nervenzellen und Fasern durch Tetrodotoxin auf lokalen Reiz hin bioelektrische Impulse in einem Darmsegment ausbreiten. Nun gibt es überall in der Darmwand myogene Schrittmachermechanismen, die diese exzitatorische Muskelaktivität in Gang setzen und die anscheinend von den longitudinalen Muskelzellen generiert werden. Hauptaufgabe der neuronalen Innervation der zirkulären Muskellage ist danach offenbar nur die Inhibition dieser „autonomen" exzitatorischen Daueraktivität des myogenen Systems, während die longitudinalen Muskeln nur exzitatorisch stimuliert werden. Diese postganglionäre Innervation erfolgt über das intramurale Gangliensystem („intrinsic system"), das aus dem Auerbach'schen Plexus myentericus (zwischen longitudinaler und zirkulärer Muskellage) und dem Meißner'schen Plexus submucosus (zwischen zirkulärer Muskelschicht und Mucosa) besteht. Beide Ganglienzellsysteme sind durch Nervenfasern intensiv untereinander verbunden. Dieses enterale Nervensystem erstreckt sich von einer Ebene etwa 4 cm unterhalb des kaudalen Larynxendes bis zum Musculussphincter ani internus. Die alte Vorstellung von der adrenergen (sympathisch-postganglionären) inhibitorischen Innervation stimmt also so nicht mehr. Die Forschung der vergangenen Jahre hat ergeben, daß die adrenergen Fasern ganz überwiegend in den intramuralen Plexus enden und allein die glatte Muskulatur der zirkulären Muskeln versorgen und daß die inhibitorischen Impulse über purinerge Neurone der intramuralen Ganglien die zirkulären Muskeln erreichen, während die inhibitorischen sympathischen (adrenergen) Fasern des „extrinsic"-Systems diese Neurone nur modulieren. Der Begriff „purinerg" wurde geprägt, weil diese nicht-cholinergen-nichtadrenergen inhibitorischen Neurone ATP als prinzipiellen Transmitter benutzen. Schließlich spielen in diesem intramuralen Gangliensystem noch die viscero-sensiblen afferenten Fasern, die Fasern für die Vasomotorik und die Sekretion sowie ein komplexes Netz von Interneuronen eine wichtige Rolle, so daß in der Tat von einem relativ eigenständigen enteralen Nervensystem gesprochen werden kann, bei dem im übrigen eine Fülle von anderen Transmittern bedeutsam ist. Nach Burnstock (1979) lassen sich die schwierigen Verhältnisse etwa folgendermaßen zusammenfassen:

1. Azetylcholin ist der Transmitter intramuraler exzitatorischer Neurone und der praeganglionären parasympathischen Fasern.

2. Noradrenalin ist der Übertragerstoff der postganglionären sympathischen Nerven des Magen-Darm-Kanals, die in den intramuralen Ganglien endigen, wo sie direkt die exzitatorischen cholinergischen Ganglienzellen oder deren Azetylcholinfreisetzung hemmen und so inhibitorisch wirken. Einige dieser Fasern innervieren wahrscheinlich auch direkt die glatte Muskulatur der zirkulären Schicht.

3. Purinerge Neurone dieser intramuralen Ganglien benutzen ATP als Transmitter und sind ganz wesentlich in alle inhibitorischen Prozesse involviert. Sie werden ebenfalls von adrenergen sympathischen Fasern moduliert.

4. Weitere sehr wahrscheinliche Neurotransmitter sind Dopamin, 5-Hydroxydtryptamin und die Polypeptide Encephalin, Bradykinin, Substanz P, Somatostasin und vasoaktive intestinale Peptide. Vielleicht wirken auch mehrere Transmitter an ein und demselben Neuron.

Die „extrinsic inputs" über Vagus und sakrale Parasympathicusfasern sowie über die Sympathicusfasern enden also ganz überwiegend in intramuralen Ganglien und werden hier auf ein weiteres postganglionäres Neuron umgeschaltet, das sehr unterschiedliche Transmitter benutzt. Das intramurale Gangliensystem selbst hat einen hohen Grad von Autonomie, es stellt ein einfaches Integrationssystem dar, das auch unabhängig vom übrigen Nervensystem funktioniert, aber gleichwohl maßgeblich von ihm beeinflußt und moduliert wird. Brooks hat es einmal „scattered little brains along the alimentary canal" genannt.

1.1 Oesophagus und Magen-Duodenum

Der Vorgang der Nahrungsaufnahme beginnt mit dem Riechen, Schmecken, dem Sehen der Speise und der nachfolgenden Speichelsekretion, die wir oben schon abgehandelt haben. Die motorische Innervation der für die Nahrungsaufnahme notwendigen Muskeln erfolgt über den Nervus facialis, den Nervus trigeminus (Kauen) und die somatomotorischen Fasern des Nervus glossopharyngeus und des Nervus vagus (Schlucken).

Der *Schluckakt* wird zum Teil somatomotorisch, zum Teil visceromotorisch gesteuert. Der obere und mittlere Oesophagus besteht noch aus quergestreifter Muskulatur, der caudale Abschnitt jedoch aus glatten Muskellagen. Beim Schluckvorgang entsteht zunächst ein Schluckreflex, wobei der sensible Reiz über den Nervus glossopharyngeus und den Nervus vagus zu reticulären Neuronen im Bereich des Nucleus solitarii der Medulla oblongata geleitet wird und von hier auf die motorischen Efferenzen dieser beiden Nerven, aber auch auf den Trigeminus und den Hypoglossus sowie den Accessorius umgeschaltet und zur Schluckmuskulatur geleitet wird. In Mittelhirnebene decerebrierte Tiere können noch schlucken (Monnier). Nach dem Schluckakt reizt der Nahrungsbolus durch Dehnungs-, Berührungs- und Temperaturreize die Oesophaguswand zu reflektorischen Kontraktionen, wobei peristaltische Wellen den Transport zur Cardia bewirken. Übergeordnete „Zentren" im Hypothalamus, dem Nucleus amygdalae und der motorischen Großhirnrinde können den Schluckakt wesentlich modifizieren. Die Öffnung, also Erschlaffung der Cardia des Magens erfolgt reflektorisch wohl durch Dehnungsreiz im unteren Oesophagus. Nach Durchtritt des Nahrungsbolus in den Magen verschließt sie sich sofort, damit nicht säurehaltiger Magensaft in die Speiseröhre gelangen kann (gastrooesophagealer Reflux). Dieser Verschlußmechanismus ist sicher nicht nur neurogen (Vagusreizung und Cholinergica erhöhen den Sphincterdruck), sondern maßgeblich auch humoral gesteuert. Vor allem Gastrin führt offensichtlich zur Erhöhung des Sphincterdruckes, andere Substanzen, wie die biologisch aktiven Darmpolypeptide Sekretin, Cholecystokinin, Glukagon und Prostaglandine sollen ihn senken (Literatur bei

Bodi 1977). Die genaue Klärung der Vorgänge steht noch aus.

Auch der *Magen* unterliegt einer komplizierten neuronalen Steuerung. Er hat drei Hauptfunktionen zu leisten:
1. Als Speicher für aufgenommene Nahrung.
2. Die Bildung von Verdauungssekreten.
3. Durchmischung und Weitertransport des Nahrungsbolus.

Sekretion und Motilität werden neural und humoral (hormonal) gesteuert.

Die Magenmotilität

Die *Motilität* vollzieht sich in tonischen Kontraktionen (besonders des Fundus), denen sich die phasischen oder peristaltischen Kontraktionswellen aufpfropfen. Letztere werden vor allem durch den Dehnungsreiz des Nahrungsbolus reflektorisch in Gang gesetzt und laufen etwa alle 20 Sekunden ab. Hierbei spielen die intramuralen Plexus eine wesentliche Rolle, die wiederum vom Vagus und der sympathischen Innervation („extrinsic innervation") moduliert werden.

Die „extrinsic innervation" des Magens ist recht gut untersucht (s. Aihara et al. 1979). Die viscero-sensiblen *Afferenzen*, die zum afferenten Gangliensystem gehören, verlaufen im Vagus und in den sympathischen Fasern. Die *vagalen Afferenzen* gelangen mit dem Vagus zum Hirnstamm und bekommen hier Anschluß an die vagalen Motoneurone, so daß vagovagale Reflexschaltungen ermöglicht werden; oder sie steigen weiter auf zum Hypothalamus und dem übrigen limbischen System (globale vegetative und affektive Reaktionen). Im Bereich der Rinde projizieren diese Afferenzen beim Menschen auf das Inselgebiet. Die „abdominale Aura" des psychomotorischen Anfalls ist wohl eine epileptische Erregung dieses Feldes, dessen elektrische Reizung auch ähnliche Mißempfindungen im Oberbauch auslöst. Andere dieser Afferenzen bekommen Anschluß an absteigende Fasern im Rückenmark und können so die praeganglionären sympathischen Efferenzen beeinflussen. Die *sympathischen Afferenzen* des Magens enden zum Teil im Ganglion coeliacum und werden schon hier auf Efferenzen umgeschaltet (ganglionäre Reflexe), die meisten ziehen jedoch durch die Nervi splanchnici und die Hinterwurzeln zum Rückenmark und bekommen hier synaptischen Kontakt zu sympathischen Efferenzen (sympathische gastro-gastrische spinale Reflexe) oder steigen zum Gehirn auf und enden im Hypothalamus (Regelung von Hunger und Sättigungsverhalten), andere ziehen zum somatosensiblen Cortex, wo unmittelbar bewußte Empfindungen von Magensensationen ermöglicht werden.

Die Efferenzen: Im *Nervus vagus* verlaufen excitatorische und inhibitorische Efferenzen. Die excitatorischen sind überwiegend cholinerg. Die inhibitorischen sind noch wenig erforscht und weder cholinerg noch adrenerg. Wahrscheinlich ist ATP ein prinzipieller Transmitter von nicht-cholinergen nicht-adrenergen inhibitorischen Fasern im Bereich der intramuralen Plexus von Oesophagus, Magen, Darm und Sphincteren. Sie werden purinerg genannt (s. S. 58). Schließlich wird auch 5-Hydroxytryptamin als Transmitter excitatorischer Neurone diskutiert (Burnstock 1979).

Schwache Stimulation des Vagus im Tierversuch wirkt allein excitatorisch auf die Magenwandmuskulatur, starke Reizung löst gleichzeitig auch inhibitorische Effekte aus. Dies hängt mit der unterschiedlichen Stimulierbarkeit der einzelnen Faserqualitäten zusammen: Repititive Reizung von vagalen B-Fasern führt zu geringer, von C-Fasern zu starker Förderung der Magenmotilität, wobei die C-Faserreizung initial auch inhibitorisch wirkt (Aihara et al. 1979).

Auch die *sympathischen Efferenzen* über die Nervi splanchnici enthalten inhibitorische und excitatorische Fasern. Sie stammen aus dem Rückenmarkssegmenten Th 6 bis Th 9. Sie innervieren die glatte Muskulatur sowohl direkt als auch über die intramuralen Ganglien. Gleichwohl gilt nach wie vor, daß ihr ganz überwiegender Teil inhibitorisch auf die Magenmotilität wirkt. Bei Ratten löst Stimulation der Splanchnici niemals Zunahme der Magenmotilität aus, vielmehr führt die Reizung von C-Fasern und noch stärker die von B-Fasern der Nervi splanchnici konstant zur Hemmung der Magenmotilität.

Bei Setzung von Schmerzreizen (Kneifen) in die abdominale und untere thorakale Haut kommt es ebenfalls im Tierversuch zu einer starken Hemmung der Magenmotilität (segmentaler cutaneo-gastrischer Reflex). Die inhibitorischen Efferenzen laufen über die Nervi splanchnici, denn der Effekt bleibt aus, wenn die Splanchnici durchtrennt sind. Dies kann bedeutsam sein zur Erklärung der physikalisch-therapeutischen Maßnahmen bei Motilitätsstörungen des Magen-Darm-Kanals, die ja vor allem als cutaneo-viscerale Reflexe wirken (z. B. Wärme und kalte Packungen auf die Oberbauchhaut, s. auch S. 21). Nociceptive Reize dieser Art im Bereich von Gesicht, Kopf, Becken und Extremitäten lösen hingegen Zunahme der Magenmotilität bei Ratten aus. Dieser Reflex verläuft efferent offensichtlich über den Vagus, also auch über den Hirnstamm (Kametani et al. 1978 und 1979). Der biologische Sinn dieser Effekte ist noch unklar.

Schließlich löst Reizung der sympathischen Efferenzen wie überall im Organismus auch im Magen eine Vasokonstriktion aus und damit eine Minderdurchblutung.

Die zentrale Regulierung der Magenmotorik ist ebenfalls seit langem untersucht worden. Zentrale stimulatorische Effekte auf die Magenmotilität lassen sich auslösen in diversen limbischen Strukturen, im Thalamus, im Hypothalamus und in der Medulla oblongata. Abtragung des Frontalhirns, der Insel oder des Gyrus cinguli verursacht Hypermotilität des Magens und Hungergefühl. Reizung lateral des vorderen Poles vom Gyrus sigmoideus im Frontalhirn bei Hunden, Katzen und Affen stimuliert die Magenmotilität und den Muskeltonus, Reizung des trophotropen vorderen Hypothalamus bewirkt das gleiche. Der Effekt kommt über den Nervus vagus zustande. Reizung der ergotrop-sympathischen Hypothalamusareale führt zu Peristaltik-Hemmung und Atonie.

Reizung des Bulbus olfactorius führt ähnlich wie appetitliche Geruchsreize zur Zunahme der Magenmotilität. Schließlich kann allein die Vorstellung einer appetitlichen Speise die Magenmotorik stimulieren.

Der Pylorusreflex wird ebenfalls neurogen und humoral gesteuert. Durch diesem Reflexablauf erfolgt die Entleerung des Mageninhalt ins Duodenum schubweise. Magendehnung im Antrum-Pylorusbereich und ein leeres und alkalisches Duodenum bewirken die Öffnung des Pylorus für einen Bolusschub. Die nun durch die Magensäure, aber auch durch Fett und hypertonische Lösungen gereizte „reflexogene Zone" der Duodenalschleimhaut löst wieder den reflektorischen Verschluß des Pylorus aus. Sind dann der Nahrungsbolus weitertransportiert und der Duodenalsaft wieder neutralisiert, beginnt der Vorgang von vorn. Er wird excitatorisch und inhibitorisch vor allem von Vagus- aber auch von Sympathicus-

fasern beeinflußt und damit auch von übergeordneten zentral-nervösen Neuronenverbänden sowie von lokalen hormonalen Einflüssen (Sekretin, Cholecystokinin, Pankreozymin und zum Teil noch unaufgeklärte Peptide hemmen Magenmotilität und -entleerung). Diese Mechanismen werden auch besonders beim Brechakt deutlich.

Das Erbrechen ist ein komplexer Reflexmechanismus, der als Schutzreflex aufgefaßt werden kann. Er beginnt mit einer kräftigen Kontraktion des Pylorus bei Erschlaffung des Magenfundus. Gleichzeitig gehen rückläufige (antiperistaltische) Kontraktionswellen über den Magen (und den Dünndarm). Der Oesophagus ist weitgestellt. Kurz vor dem eigentlichen Brechakt öffnet sich plötzlich die vorerst noch geschlossene Cardia und starke synchrone Kontraktionen von Magen, Bauchdecken und Zwerchfell fördern dann den Mageninhalt über die Speiseröhre nach draußen. Initial geht der Vorgang auch mit tiefer Inspiration einher.

Erbrechen wird durch Reizung des Vagus und diverser vom Vagus innervierter Körperregionen, vor allem des gesamten Intestinaltraktes (vom Gaumen über den Magen bis zu fast allen Dünndarmabschnitten), den anderen Abdominalorganen, dem Urogenitalsystem, aber auch dem Geruchs- und Geschmackssystem, dem Vestibularorgan und im Gehirn selbst ausgelöst. Man hat ein „Brechzentrum" lokalisiert im dorso-lateralen Abschnitt der Formatio reticularis der Medulla oblongata nahe dem Dorsalkern des Nervus vagus (Borison und Wang 1949). Seine Reizung löst Erbrechen aus, seine Zerstörung im Tierversuch macht die Tiere gegen Brechmittel unempfindlich. Die motorischen Efferenzen verlaufen nicht allein über den Nervus vagus, sondern auch über den Nervus phrenicus (Zwerchfell) und die motorischen Nerven zur Bauchwand. Erbrechen ist weiter auslösbar durch Reizung des trophotrop-parasympathischen Hypothalamusareals (Area praeoptica und supraoptica), eines Gebietes medial der Corpora mamillaria und des ventralen Thalamus. Wahrscheinlich sind auch mediale zerebelläre Strukturen am Brechakt beteiligt. Großhirnrindenreizungen führen nicht zu Erbrechen (Penfield und Jasper 1954). Psychogen-affektives Erbrechen schließlich muß auch etwas mit dem limbischen System und seinen Verbindungen zum „Brechzentrum" zu tun haben. Es ist nicht selten, daß wir Gedanken, Umstände oder Situationen, die nicht unmittelbar sensorische oder sensible Rezeptoren erregen, so widerlich finden, daß uns „der Kaffee hoch kommt" oder wir das Ganze gar „zum Kotzen" finden.

Die Magensekretion
Seit den klassischen Versuchen von Pawlow an Hunden mit Oesophagotomie und Magenfistel (1910) werden drei Sekretionsphasen des Magens unterschieden:
Die zephalische, die gastrische und die intestinale. In der *zephalischen Phase* lösen die Geschmacks- und Geruchsreize, aber auch visuelle und akustische Reize oder gar allein die Vorstellung einer appetitlichen Speise bereits eine profuse Magensaftsekretion aus. Dieser „Appetitssaft", der einen hohen Gehalt an Salzsäure und Pepsin hat, wird rein neural stimuliert, denn er bleibt aus, wenn die Nervi vagi oberhalb des Magens durchtrennt sind. Es handelt sich hier um einen bedingten Reflex, der auch neuroanatomisch verständlich wird, wenn man bedenkt, wie vielfältig Hirnrinde, limbisches System und Sinnessysteme untereinander sowie mit dem Hypothalamus und dem Dorsalkern des Vagus verbunden sind. Bei Hunden, Katzen und Affen verursacht elektrische Reizung im Bereich des Gyrus sigmoideus eine solche Magensaftsekretion. Abtragung dieses Rindenfeldes reduziert sie deutlich. Es handelt sich im übrigen um die gleiche Rindenzone, deren Reizung auch die Magenmotilität stimuliert (s. S. 59).
In ähnlicher Weise führt auch die Reizung des trophotropen Hypothalamusareals gleichzeitig zur Steigerung von Magenmotilität und Magensaftsekretion sowie auch der Magendurchblutung. Die Erhöhung der Acidität des Magensaftes durch Reizung der Amygdala erfolgt wahrscheinlich über den Hypothalamus und den Vagus. Andere Amygdalareizungen haben aber auch eine Hemmung der Magensaftsekretion bewirkt. Offensichtlich gibt es wie bei der Beeinflussung von Kreislauf und Verhalten über den Nucleus amygdalae auch hier zwei verschiedene Zonen, deren Reizung entweder Hemmung der Magenaktivität (und Angstgebärde?) bewirkt oder eine Stimulation (mit Droh- oder Angriffsgebärde?). Siehe hierzu auch S. 10. Bei Reizung des Gyrus cinguli anterior in Katzenversuchen läßt sich der PH des Magensaftes deutlich senken.

Schließlich gehört die Tatsache, daß affektiv-emotionale Einflüsse die Magenmotilität und die Magensaftsekretion beeinflussen, hierher: Streß, Ärger und Zorn steigern beide Funktionen, Angst, Trauer und Depressivität hemmen sie.
Erregungen über den Vagus führen zur Freisetzung von Acetylcholin, das die Belegzellen (Salzsäuresekretion) und die Hauptzellen (Pepsinogensekretion) im Fundus-Corpusbereich des Magens unmittelbar stimuliert, sowie zur Freisetzung von Gastrin aus den G-Zellen des Antrums. Gastrin wirkt dann bekanntlich wieder als stärkster Reiz auf die Belegzellen zur Salzsäureproduktion. Vagusreize bewirken auch eine vermehrte Histaminbildung (über die Aktivierung der Histamindecarboxylase), was wiederum die HCl-Produktion kräftig steigert. Eine Hypoglykaemie (endogen oder durch Insulin-Injektion) fördert ebenfalls die Magenmotilität und die Magensaftsekretion. Der Vorgang ist wieder an die Intaktheit des Vagus und wohl auch seiner Verbindungen zum Zwischenhirn gebunden, also neural gesteuert. Dekortikation hebt diesen Effekt nicht auf, bei Decerebration in Mittelhirnebene ist er jedoch nicht auslösbar. Diese Tatsachen machen es möglich, daß ein Insulintest zur Prüfung der Intaktheit des Magenvagus bzw. seiner Verbindungen zum Zwischenhirn Verwendung findet (s. S. 62). Die vagale Salzsäurestimulation kann auch durch Ganglienblocker (Hexamethonium) oder Parasymphathikolytika (Atropin) gehemmt werden.
Die *gastrale Phase* der Magensekretion wird zwar ebenfalls vom Vagus beeinflußt, jedoch spielen hier lokale, cholinerg vermittelte Reflexe der intramuralen Ganglien und die durch Substanzen des angedauten Speisebreis (Aminosäuren, Peptide) ausgelöste Gastrinproduktion die wesentliche Rolle.
In der *intestinalen Phase* sind vornehmlich hormonale Mechanismen wirksam. Sekretin, Cholecystokinin-Pankreozymin und andere inhibitorische Peptide des Duodenums hemmen zum Beispiel die Magensaftsekretion, besonders wenn fetthaltiger Chymus aus dem Magen ins Duodenum übertritt. Ähnlich wirkt auch Ansäuerung des Duodenums durch den Magenbrei (s. auch Magenmotilität S. 59).
Die neurale Regulation der *Magendurchblutung* haben wir oben vereinzelt schon angedeutet. Reizung der sympathischen Efferenzen

zum Magen führt zu Vasokonstriktion und damit Drosselung der Durchblutung. Vagusreizung führt zu Vasodilatation, also Vermehrung der Durchblutung. Dies betrifft auch die zentralnervösen Strukturen, die jeweils sympathikotone oder parasympathikotone Effekte in Gang setzen. So führt zum Beispiel die Reizung des vorderen trophotropen Hypothalamusareals nicht nur zur Steigerung der Magensaftsekretion und der Magenmotilität, sondern auch zur Vasodilatation mit Steigerung der Durchblutung. Vagotomie löscht diesen Effekt aus. Reizung des hinteren ergotropen Hypothalamusbereichs führt zur Drosselung der Durchblutung über eine allgemeine Vasokonstriktion. Zerstörung des Ganglion coeliacum verhindert wiederum diesen Vorgang.

2. Klinik

2.1 Untersuchungsmethoden

Neurogene Funktionsstörungen der Schluckmuskulatur, des Oesophagus und des Magens sind zunächst wie immer in der Medizin durch sorgfältige Anamneseerhebung, Analyse der Beschwerdeschilderung und Erhebung eines klinisch-internistischen und neurologischen Befundes zu verifizieren. Danach sind neben den üblichen laborklinischen Untersuchungen vor allem die Gastroskopie und diverse Röntgenuntersuchungen, die hier nicht im einzelnen geschildert werden müssen, anzustellen. Bezüglich einer Untersuchung der Oesophagus- und Magenmotilität sind vor allem kinematographische Röntgenkontrastverfahren sinnvoll (Beobachtung der Motilität nach „Breischluck") sowie in entsprechenden Krankheitsfällen manometrisch intraluminale Druckmessungen. Gelegentlich kann auch eine elektromyographische Registrierung der Potentiale aus der Magen- und Oesophagusmuskulatur hilfreich sein. Auch diese technischen Verfahren müssen in den einschlägigen Lehrbüchern nachgelesen werden. Von den *Pharmakatests,* bei denen neurogene Mechanismen eine Rolle spielen, haben sich bewährt: Der Mecholyltest und der Insulin-Belastungstest. Beim *Mecholyltest* macht man sich das Phänomen der Denervierungshypersensivität zunutze. 2 bis 10 mg dieser parasympathikomimetischen Substanz subkutan appliziert, führt bei parasympathischer (vagaler) Denervierung, etwa des Oesophagus (Achalasie) zu starken regellosen, oft schmerzhaften Kontraktionen des unteren Oesophagusdrittels, die röntgenologisch oder manometrisch (zum Beispiel mit dem Ballon-Kymographen) registriert werden können. Bei gesunden oder bei nicht-neurogenen Funktionsstörungen bleibt die Applikation einer so niedrigen Dosis dieser Substanz wirkungslos. Atropin sollte als Mittel gegen Nebenwirkungen (Erbrechen, Reflux) stets dabei zur Hand sein.

Der *Insulin-Belastungstest* beruht auf der Tatsache, daß Hypoglykaemie zur Salzsäuresekretionssteigerung des Magens führt. Der Effekt ist an die Intaktheit der vagalen Mageninnervation gebunden. Gibt man 0,1 E Insulin pro kg Körpergewicht, so muß die Magen-Salzsäureproduktion erheblich ansteigen. Bleibt dieser Effekt innerhalb von zwei Stunden aus, obwohl der Blutzucker auf etwa die Hälfte des Normalen abgesunken ist, so liegt eine erhebliche Vagusschädigung oberhalb des Magens vor.

2.2 Krankheitsbilder

Wohl definierte und klar abgegrenzte Krankheitsbilder infolge von Innervationsstörungen des Magen-Darm-Traktes sind eher selten. Nimmt man jedoch die im weiteren Sinne ja ebenfalls neurogenen psychosomatischen Funktionsstörungen, die sich leider nicht immer als präzise Krankheitsentitäten definieren lassen, hinzu, dann handelt es sich um eine weit verbreitete und außerordentlich bedeutsame Gruppe von Erkrankungen.

Neurogene Störungen des Schluckvorganges, etwa durch Vagus- und Glossopharyngeusparesen, die Bulbärparalyse und andere Hirnstammprozesse, Myasthenien, Myopathien usw., sind ein Problem der konventionellen Neurologie und müssen hier nicht dargestellt werden.

2.2.1 Oesophaguserkrankungen

Das charakteristische Syndrom von Störungen des Transports der aufgenommenen Nahrung im Bereich des Oesophagus ist die *Dysphagie.* Die Kranken haben Mühe, nach dem initialen Schluckakt die Speise „herunterzuwürgen", was meist mit heftigen retrosternalen Schmerzen einhergeht. Neben mechanischen, tumorösen und anderen nicht-neurogenen Ursachen, müssen hierbei auch Innervationsstörungen bedacht werden. Am bekanntesten ist das Syndrom der *Achalasie,* das auch Kardiospasmus oder Megaoesophagus genannt wird. Es ist schon recht typisch 1679 von Willis beschrieben worden. Die Erkrankung beginnt meist allmählich (selten plötzlich) im Alter von 20 bis 50 Jahren, kann aber grundsätzlich in allen Altersklassen vorkommen und betrifft Frauen häufiger als Männer. Die Kranken klagen über langsam zunehmende Dysphagien für flüssige und feste Speisen. Der Schmerz kann Angina-pectoris-ähnlich und sehr heftig werden. Bei ca. 30% der Patienten kommt es, vor allem nachts, zum gastrooesophagealen Reflux und zur Aspiration von Mageninhalt. Die Ursache der Erkrankung ist unbekannt. Pathologisch-anatomisch findet man einen Verlust (Atrophie? Degeneration?) des Auerbach'schen Plexus und seiner Ganglienzellen im Corpus und dem unteren Sphincter des Oesophagus (Misiewiecz et al. 1969). Es wurden auch degenerative Veränderungen der zum Oesophagus ziehenden Vagusfasern sowie des dorsalen Vaguskerns in der Medulla oblongata nachgewiesen (Casella et al. 1964). Diese vagale Denervierung führt offensichtlich zu der schweren Störung von Peristaltik und Sphincterfunktion und damit des Speisetransports im Oesophagus zum Magen. Die Diagnose wird gesichert durch Röntgenkontrastuntersuchungen (weit dilatierter Oesophagus mit spitz zulaufendem Ende am Pylorus und fehlender Peristaltik im Corpusbereich) und manometrisch. Bei der Manometrie findet man allenfalls kleinamplitudige Peristaltikwellen, die nicht propulsiv wirken, eine deutliche Erhöhung des Ruhedruckes im unteren Oesophagussphincter auf durchschnittlich das Doppelte des Normalen und eine fehlende oder mangelnde Erschlaffung des unteren Oesophagussphincters beim Schluckakt.

Sehr hilfreich ist hier der Mecholyltest (s. S. 62). Dabei kommt es in der Regel durch die Denervierungshypersensitivität zu ausgeprägten Kontraktionen des Oesophaguscorpus, die durch Ballon-Kymographie oder Röntgen-Kontrastverfahren registriert werden können. Statt Mecholyl kann man auch Bethamechol (Urecholin) verwenden. Es scheint auch eine Überempfindlichkeit des denervierten unteren Oesophagussphincters auf Gastrin vorzuliegen (Cohen et al. 1972), jedoch ist dies diagnostisch noch nicht ausnutzbar.

Die Therapie der Achalasie ist einerseits vor allem chirurgisch (mechanische Dilatation oder chirurgische Durchtrennung des Sphincters nach Heller u.a.), was recht gute Ergebnisse erzielt und andererseits medikamentös, etwa mit Amylnitrit (Inhalation) oder Glyceryl-Trinitrat (sublingual) zur Relaxation des Sphincter, was aber nur begrenzt wirksam ist. Die Dilatation und Aperistaltik des Oesophaguscorpus sind als solche unbeeinflußbar.

Beim *diffusen Oesophagospasmus* (Curling, spastische Pseudodivertikulose, Korkenzieheroesophagus) liegt wahrscheinlich ein ähnlicher Pathomechanismus in leichterer Form wie bei der Achalasie zugrunde. Die Kranken, die meist die zweite Lebenshälfte erreicht haben, klagen über intermittierende Dysphagien und/oder schubweise Brustschmerzen, die ebenfalls heftig und Angina-pectoris-ähnlich ablaufen können. Der Schmerz wird besonders durch psychische Belastungen und heiße oder kalte Getränke ausgelöst und verstärkt. Nach Craddock et al. 1966 u.a. wird hier die normale Peristaltik zeitweilig durch spontane, in verschiedenen Ebenen des Oesophagus simultane hochamplitudige, nicht propulsive Kontraktionen ersetzt, die wohl den Brustschmerz und die Dysphagie verursachen. Die Sphinctererschlaffung beim Schluckakt ist meist normal, kann aber wie bei der Achalasie gestört sein. Der Mecholyltest ist bei vielen Kranken ebenfalls positiv, was wiederum auf eine vagale Denervierung hinweist (Kramer et al. 1967). Die Diagnostik entspricht ansonsten der bei der Achalasie.

Die Schmerzanfälle reagieren ebenfalls positiv auf Nitroglycerin. Therapeutisch kommt sonst nur in schweren Fällen eine Heller'sche Kardiomyotomie oder eine pneumatische Dilatation des Sphincters in Betracht. Oft genügt aber einfache psychotherapeutische Beratung und Beruhigung. Man kann auch Tranquilizer oder anticholinerge Präparate (Propanthelin) verordnen. Anticholinergica sollen die Spasmusneigung lindern.

Die *Chagas-Krankheit* ist eine in Mittel- und Südamerika heimische Parasitenerkrankung (Trypanosoma cruzi), kann aber gelegentlich auch bei Reisenden oder Touristen in Europa beobachtet werden. Bei der chronischen Form kommt es oft zu einer Dilatation aller Hohlorgane, besonders des Herzens und des Gastrointestinaltraktes sowie der ableitenden Harnwege. Die Wände dieser Organe sind dann von den Parasiten befallen. Im Oesophagus fand man dabei eine Degeneration der intramuralen Ganglien als Ursache der Dilatation und Störung der Peristaltik. Vielleicht erzeugt der Erreger ein Neurotoxin, das diese Ganglienschädigung bewirkt (Körbele 1956 und 1958). Die Symptomatik ist dann ähnlich der Achalasie, oft jedoch kombiniert mit Oesophagitis und Oesophagusulcera und -blutungen sowie Divertikeln und Fisteln. Meist liegen auch schwere kardiale Symptome oder eben der Befall der Gallenblase und anderer Organe vor. Eine wirklich wirksame Therapie ist nicht bekannt. Am Oesophagus helfen gegebenenfalls ähnliche Maßnahmen wie bei der Achalasie.

Andere Oesophagusfunktionsstörungen sollen hier nur noch der Vollständigkeit halber hinzugefügt werden. Das Syndrom der *Insuffizienz des unteren Oesophagussphincters* ist charakterisiert durch das häufige Auftreten des gastro-oesophagealen Refluxes. Es liegt ein verminderter Sphincterdruck vor. Folgen sind Sodbrennen, Regurgitationen, Oesophagitis, Oesophagusgeschwüre usw. Die Ursache der nichtsymptomatischen Formen (also nach Ausschluß etwa einer Hiatushernie und anderes) ist unbekannt. Ausreichende Hinweise für eine Innervationsstörung fanden sich bisher nicht. Manchmal ist das Syndrom Vorläufer eines diffusen Oesophagusspasmus oder einer Achalasie.

Bei der *Sklerodermie*, dem Raynaud-Syndrom, der Dermatomyositis und verwandten Erkrankungen kommt es ebenfalls zu Motilitätsstörungen des Oesophagus, die aber ausschließlich oder überwiegend myogen entstehen. Sie lassen sich durch den negativen Mecholyltest und durch röntgenologische Kriterien meist leicht von den Innervationsstörungen des Oesophagus unterscheiden. Pathologisch-anatomisch findet man meist, bei der Sklerodermie regelmäßig, eine Atrophie der Oesophagusmuskulatur. Beim Raynaud-Syndrom und bei der Sklerodermie gibt es zwar auch einige Hinweise auf eine vegetative Innervationsstörung, jedoch steht der Nachweis noch aus (Cohen et al. 1972).

Selbstverständlich können auch konventionell-neurologische Erkrankungen zu Motilitätsstörungen des Oesophagus führen, insbesondere Krankheiten mit Läsionen im Bereich der Medulla oblongata, wobei auch der Vaguskern betroffen ist (Bulbärparalyse u. a.). Es kommt zu einer Verminderung der Peristaltik des Oesophagus und zu sogenannten tertiären, nicht propulsiven Kontraktionen dieses Organs.

Bei der sogenannten familiären Dysautonomie (Riley-Day-Syndrom) kommt es im Rahmen dieser Allgemeinerkrankung des vegetativen Nervensystems auch zu einer abnormen und gestörten Peristaltik und Dilatation des Oesophagus.

2.2.2 Magen- und Duodenum-Erkrankungen

Erkrankungen des *Magens* infolge von Innervationsstörungen, worunter man auch im weiteren Sinne die psychosomatischen Einflüsse rechnen kann, sind weit verbreitet und relativ gut untersucht. Es handelt sich vor allem um den Komplex der Ulcusbildung.

2.2.2.1 Ulcera des Magens

Es ist allgemein akzeptiert, daß Geschwürsbildungen im Magen und im Duodenum etwas mit der Produktion bzw. Überproduktion von Magensäure, Pepsinogen, Gastrin und anderen Substanzen sowie einer gestörten Magenmotilität zu tun haben, Vorgängen also, die von Vaguserregungen, also neurogen induziert werden. Außerdem spielt offensichtlich die Vasomotorik der Magenschleimhaut hierbei eine Rolle, die auch von sympathischen Efferenzen reguliert wird (Vasokonstriktion). Schon Rokitanski hatte 1842 die peptischen Geschwüre mit Gehirnläsionen in ursächliche Beziehung gesetzt (vagale Hyperaktivität). 1913 hatte dann von Bergmann dieses Konzept der neurogenen (spasmogenen) Verursachung der peptischen Geschwüre weiter ausgearbeitet und begründet. Er meinte, daß vor allem eine Vagusüberaktivität, aber auch sympathische Einflüsse über Sekretions- und Motilitätsstörungen sowie Vasospasmen zu Erosionen und Geschwüren führen könnten. Später war es besonders Cushing (1932), der als Neurochirurg diese Hypothese weiter untermauerte. Er hatte bei diversen zerebralen Erkrankungen, insbesondere Blutungen, Tumoren, Traumen und Hirnoperationen haemorrhagische Schleimhauterosionen, perforierende Ulcera oder auch ausgedehnte Oesophagus- und Magenmalazien beobachtet, die er auf diencephal induzierte Vagusirritationen zurückführte. Aufschlußreich sind dann die Untersuchungsbefunde von Dalgaard (1959). Er fand nach der Analyse großer Fallserien, daß beim akuten peptischen Geschwür in 32% der Erkrankten zerebrale Läsionen vorlagen.

Beim chronischen peptischen Geschwür waren es 16,6% (1960). Dabei sollen besonders zerebrale Gefäßprozesse (Blutungen) eine große Rolle spielen. Diese akuten neurogenen Geschwüre entstehen in der Regel im Laufe von wenigen Tagen nach der Hirnverletzung, manchmal schon nach 12 Stunden. Auch tierexperimentelle Untersuchungen bestätigen das. Läsionen des Thalamus (Schiff 1845), vor allem des trophotrop-parasympathischen Hypothalamusareals (Nucleus supraopticus und Tuber cinerium) führen sehr oft zu ausgedehnten Magen- und Duodenalulcera sowie zu Ulcerationen des übrigen Magen-Darm-Trakts, einschließlich Blutungen und Perforationen (Watts und Fulton 1935, Feldmann et al. 1961). Schleimhautblutungen und Erosionen wurden tierexperimentell auch durch Applikation von Parasympathikomimetika wie Azetylcholin oder Pilocarpin erzeugt. Durch destruktive Läsionen des hinteren Hypothalamusareals verursachte Magenulcera ließen sich im übrigen durch vorangegangene Vagotomie verhindern, Destruktionen des vorderen Hypothalamusgebietes verursachten haemorrhagische Schleimhautläsionen, die ausblieben, wenn vorher sympathektomiert worden war. Hirnstammläsionen nach Vagotomie führten im Tierversuch ebenfalls zu Schleimhautblutungen, so daß auch andere neuronale (sympathische) Impulswege eine Rolle spielen müssen.

Schließlich muß man festhalten, daß viele Kranke mit Hirntumoren und anderen zerebralen Erkrankungen keine Magenulcera erleiden, daß dies aber besonders bei Hirnoperationen und Hirntraumen, also akuten Läsionen des Zentralnervensystems, häufig ist (Cushing 1932). Es scheint also der Faktor „Streß" oder das komplexe Phänomen „Schock" eine besondere Rolle zu spielen. Damit wären wieder sympathikotone (Vasokonstriktion) und neuroendokrine (Adrenalinausschüttung usw.) Mechanismen im Spiel. Im Schock kommt es auch zu Motilitätsstörungen des Magen-Darm-Trakts, wobei Refluxmechanismen vom Duodenum in den Magen und vom Magen in den Oesophagus beobachtet werden, was infolge der deplacierten Einwirkung der jeweiligen Enzyme und ortsspezifischen Substanzen (Salzsäure usw.) die Ulcusbildung fördern kann. Allerdings scheinen zwischen sicher zerebral induzierten Geschwüren (Cushing-Ulcera) und eigentlichen Streßgeschwüren (ohne zerebrale Läsion) gewisse Unterschiede zu bestehen. Streßulcera sind oberflächlicher und bluten und perforieren seltener.

Die Einwirkungen des limbischen Systems und damit von affektiven und emotionalen Vorgängen auf den Magen-Darm-Trakt sind schon erwähnt worden. Auch zu diesem Problem gibt es diverse Tierversuche. Wichtig sind die von Ader (1965) inaugurierten Tests mit Immobilisationsstreß, wobei in einem sehr hohen Prozentsatz gastrische Ulcerationen ausgelöst werden. Der Streß kann auch mit und ohne Streßhemmung kombiniert werden. Schon nach vierstündiger Streßhemmung fanden sich bei 6% der Tiere akute Erosionen der Schleimhaut (Brodie und Hansen 1960, Ludwig und Lipkin 1969 u.a.). Die Säurekonzentration bei den Affen mit oder ohne Streßhemmung war nicht verschieden (Smith et al. 1966). Auch bei den Tieren, die Erosionen entwickelten, war die Säureproduktion nicht höher als bei denen ohne Erosionen. Oft ist unter Streßhemmung die Salzsäure- und Sekretproduktion sogar stark reduziert, trotzdem kommt es zu Erosionen und Ulcera. Die Salzsäureproduktion scheint für das Entstehen der akuten Streßulcera also keine sehr wesentliche Bedeutung zu haben. Vielleicht spielt die Ischaemie durch sympathikotone Vasokonstriktion hier eine wichtige Rolle. Beim chronischen Ulcus hat jedoch die Salzsäure- und Pepsinogen- und Gastrin-Produktion sowie die Wirkung der proteolytischen Fermente sicher einen bedeutenden Anteil an seiner Ausbildung. Wahrscheinlich werden vor allem die akuten Erosionen und Ulcera durch alternierende sympathisch-parasympathische Wechselschaltungen induziert, wobei sympathikotone Vasokonstriktion und somit Ischaemie den Boden bereitet für den Einfluß der parasympathisch gesteigerten Säure- und Enzymproduktion, die dann das ischaemisch vorgeschädigte Schleimhautgewebe affizieren (bei reduzierter Produktion des schützenden Magenschleims?). Dies würde auch dem Reaktionsmuster des limbischen Systems und des Hypothalamus entsprechen. Hier werden — wie auf Seite 7 erwähnt — ja eher reiz- und erfordernisgerechte Globalschaltungen induziert, bei denen jeweils zwar mehr parasympathische oder mehr sympathische Impulse in die Peripherie gesandt werden, aber eben meist gemischte oder auch rasch alternierende Impulsmuster entstehen. Diese sind dann auch mit entsprechenden Affekt-

und Verhaltensmustern gekoppelt. Wir kennen am Menschen alle die vegetativen Reaktionen bei ambivalenter (ängstlich-gehemmt-agressiver) Erregung, wobei es zu rasch wechselndem Rot- und Blaßwerden, Brady- und Tachykardie, abrupten Gänsehautschauern usw. kommt. Dies ist auch an der Magenschleimhaut vorstellbar in Form von sympathischer Vasokonstriktion (Ischaemie) und gegenregulatorischer parasympathischer Vasodilatation (Blutfülle), Sekretions- und Motilitätssteigerung oder -minderung usw., deren Ergebnis Erosionen und Ulcera sein können. Die Ratte im Immobilisationsstreß ist in einer hilflosen und auswegslosen Situation, hat keine Strategien, dem erwarteten Streß auszuweichen oder ihn zu verhindern und wird wohl auch angsthaft-gehemmt-aggressive Affekte erleben. Bei Untersuchungen von Lamprecht (1980) waren die Ulcerationen um so häufiger, je öfter die Ratte erfolglos war, den ausweglosen Zustand zu beenden.

Aus der menschlichen Pathophysiologie sei noch ein instruktives Beispiel hinzugefügt: Wolf und Wolf haben 1943 bis 1959 ihren temperamentvollen Patienten „Tom", der eine Magenfistel trug, in zeitweilig täglichen subtilen Untersuchungen studiert (und ihre Beobachtungen an vier anderen Magenfistel-Trägern ergänzt). Die Schleimhaut des Gastrostomas zeigte charakteristische Veränderungen je nach der psychischen Befindlichkeit des Kranken. In gespannten, bedenklich-ambivalenten Situationen, bei anhaltendem Unmut, Ärger oder bei Abneigung oder Widerwillen verdunkelte sich die Magenschleimhaut (Vasodilatation) und Sekretion und Peristaltik nahmen zu (gesteigerte Vagusaktivität). Sie war zum Teil oedematös geschwollen und leicht verletzlich. Es kam dabei zu spontanen Erosionen und kleinen, aber typischen Ulcera. Kurz vor seinem Tode 1959 erlitt der Kranke im Rahmen einer heftigen emotionalen Konfliktsituation ebenfalls wieder ein spontanes Magengeschwür. Bei Angst, Furcht und Depressivität wurde die Schleimhaut blaß (Vasokonstriktion) und Sekretion und Motilität verminderten sich deutlich. Die vagotone Schleimhautreaktion war bei einem anderen Magenfistelträger durch Vagotomie zu unterbinden.

Es kann also kaum einen Zweifel geben, daß zumindest bei den akuten Ulcera und Erosionen des Magens neuronale Funktionsabläufe im Gehirn, vor allem dem limbischen System mit seinen Regelkreisverbindungen zum Cortex und zum Hypothalamus, als Schrittmacher und Auslöser angeschuldigt werden müssen. Die dort entstehenden pathogenen Impulsmuster erreichen den Magen über den Vagus und die Sympathikusfasern. Diese gestörte sympathisch-parasympathische Balance, bei der auch neuroendokrine Einflüsse bedeutsam mitwirken (Hypothalamus — Hypophysen — Nebennierenrinden-Achse) kann verursacht sein durch vornehmlich akute Hirnläsionen, durch extracerebral entstandene Schocksyndrome und durch schwere Streßsituationen, aber auch durch psychosomatische Krisen bei neurotisch praedisponierten Persönlichkeiten. Der grundlegende Pathomechanismus beim Streßulcus ist wahrscheinlich der gleiche wie bei den unmittelbar zerebral induzierten Cushing-Geschwüren. Beim Schockulcus werden neben dem stets vorhandenen gesteigerten Sympathikotonus und der gegenregulatorischen Vagotonie auch die sekundären lokalen Schockfragmente (Koagulopathie, Stase, bei Verbrennungen auch toxische Substanzen usw.) eine wichtige Rolle spielen. Die in den Lehrbüchern stets aufgezählten Ulcusursachen, wie Verbrennung, Trauma, Blutungen, Operationen und schwere Infektionen sind allesamt eigentlich nur Anlässe für das Schocksyndrom.

Beim *chronischen Ulcus ventriculi* sind offensichtlich ähnliche, wohl überwiegend neurotisch-psychosomatische Faktoren wirksam, denn auch Neurose und Psychosomatik spielen sich im Gehirn ab und äußern sich ggfs. über Hypothalamus und vegetative periphere Nerven an den vegetativ innervierten Organen als Störung oder Krankheit. Der neurotische Mensch, der auf Grund seiner biographischen Entwicklung ständig krisenhaft oszillierend zwischen widerstrebenden Tendenzen hin und hergerissen wird, nicht weiß, ob er kämpfen oder fliehen, angreifen oder sich unterwerfen soll, der keine Streßvermeidungs- oder Streßlösungsstrategien gelernt hat, befindet sich in einer vergleichbaren Situation wie die gestreßte, immobilisierte, ausweglose Ratte, die dann ein Magengeschwür entwickelt. Zentrale Adaptationsmechanismen und Sollwertverstellungen der zentralen und peripheren vegetativen Regelkreise werden allmählich den Zustand fixieren und chronifizieren. Dafür spricht auch, daß psychische Entspannung, Ruhe und Streßvermeidung oder aber eben Psychotherapie das Ulcus zur Ausheilung bringen können. Es genügt auch nicht, wenn die Chirurgen und Gastroenterologen in den Lehrbüchern die „Ulcus-Persönlichkeit" in wenigen Sätzen als „vegetativ labile" Menschen beschreiben, die einen „mürrisch-verkniffenen Gesichtsausdruck" haben (der sogar „Facies gastrica" genannt wird) und unter „Hetze und Überforderung" leiden. Man sollte schon auch sagen, daß es sich im Grunde um eine psychosomatische Krankheit handele und psychotherapeutische Maßnahmen zu erwägen sind. Demgegenüber wird aber in Forschung und Lehre die Bedeutung der wohl sekundären Lokalfaktoren überbetont. Zweifellos sind Gastrin, Salzsäure, proteolytische Fermente und Enzyme sowie Hormone und Peptide wichtige pathogenetische Zwischen- und Endglieder der Kausalkette für die Entstehung chronischer Ulcera. Auch medikamentöse und toxische Einwirkungen sind wichtig (Salycylate, Corticoide u.a.). Der Satz: „proteolytisch aktiver Magensaft ist das Endglied aller ulcusbegünstigenden Faktoren" (Demling 1973) ist sicher richtig, aber er hilft nicht weiter, wenn wir den psychosomatischen oder zerebralen Schrittmachermechanismus nicht nennen und zu behandeln empfehlen. Auch der allgemein akzeptierte Leitsatz: „Ohne Säure kein Ulcus" ist nur die halbe Wahrheit (zumal beim Ulcus ventriculi selten eine Hypersekretion vorliegt) und verleitet schlimmstenfalls dazu, nicht mehr über größere Zusammenhänge nachzudenken. Genetische Faktoren, die ebenfalls oft erwähnt werden, sind zwar in manchen Statistiken signifikant sicher nachgewiesen, aber alles in allem wohl eher von sekundärer Bedeutung.

2.2.2.2 Gastritis

Für die *akute* erosive oder haemorrhagische Gastritis gilt sicherlich pathogenetisch das gleiche wie für das akute Ulcus. Es handelt sich hier wohl um mildere Formen oder Vorstufen des Ulcus im Sinne der „akuten Schleimhautschädigung" (ASS). Ähnliches betrifft den sogenannten „nervösen Reizmagen", dem nicht selten ein Ulcus duodeni folgt. Der *chronischen* Gastritis scheinen pathogenetisch zum Teil andere Mechanismen zugrunde zu liegen. Sie unterscheidet sich auch histologisch wesentlich von der akuten. Die akute Gastritis geht im übrigen nicht oder nur sehr selten in eine chronische über. Zur Zeit werden vor allem immunpathologische Prozesse für die Entstehung der chronischen Gastritis diskutiert.

2.2.2.3 Ulcus duodeni

Auch für das „peptische" Ulcus duodeni gilt im Prinzip, was zum Ulcus ventriculi gesagt wurde. Allerdings findet man hier überwiegend eine Hypersekretion von Salzsäure und Pepsinogen (Pepsin) im Magen. Es gibt allerdings auch akute Duodenalulcera (Streß) ohne oder gar mit reduzierter Säure- und Pepsinsekretion. Viele Untersucher haben aber immer wieder bestätigt, daß beim peptischen Ulcus duodeni der Säuregehalt des proximalen Duodenums abnorm hoch sei und auch die Gastrinproduktion deutlich vermehrt sei. Es ist nur die Frage, ob dies ein wesentlicher Kausalfaktor oder auch nur ein pathogenetisches Zwischenglied ist oder ob es sich gar um die Folgen des Duodenalulcus selbst handelt. Viele Befunde sprechen dafür, daß eine gesteigerte Vagusaktivität „Ursache" der Hypersekretion und der fast stets auch vorhandenen erhöhten Magenmotilität (beschleunigte Magenpassage) ist. Wir sind also wieder an demselben Punkt wie beim Ulcus ventriculi: Welcher Mechanismus ist für die erhöhte Vagusaktivität anzuschuldigen? Es gibt gute Gründe auch hier die gleichen zentral-nervösen, einschließlich psychosomatischen, Vorgänge zu unterstellen, die wir beim Magenulcus besprochen haben. Daran ändern auch die Ergebnisse und Befunde bei der Erforschung lokaler Teilfaktoren nichts (übermäßige Ansäuerung des oberen Duodenaltrakts, Erschöpfung der Säurepufferung im Duodenum, Wirkung von Gastrin, Hormonen, Peptiden usw.). Hier gilt es, noch umfassendere Forschungsarbeit zu leisten.

2.2.2.4 Zur Therapie

Nach den oben dargelegten Fakten ergeben sich therapeutisch folgende Ansätze:
1. Psychotherapeutische Verfahren, die am meisten kausal und umfassend wirken können. In leichteren Fällen können auch Tranquilizer und andere Psychopharmaka, vor allem als passagere „Krücken" in Krisensituationen, nützlich sein.
2. Anticholinergika zur symptomatischen Blockierung des gesteigerten Vagotonus. In ähnlicher Weise wirken Antihistaminika. In letzter Zeit sind vor allem die H_2-Antagonisten (Cimetidin) sehr erfolgreich eingesetzt worden, besonders beim Ulcus duode-

ni und der hyperaziden Gastritis. Sie drosseln anhaltend die Salzsäuresekretion, führen nicht zu einem Reboundeffekt, haben geringe Nebenwirkungen.

3. Neuerdings wird Somatostasin als Mittel und Prophylaktikum gegen blutende Streßulcera diskutiert und schon erfolgreich angewandt. Es wirkt inhibitorisch auf die Gastrin-, Pepsin- und HCl-Sekretion und reduziert vor allem auch die Durchblutung im „Splanchnikusgebiet".

4. Die üblichen chirurgisch-operativen Maßnahmen, die akuten Komplikationen (Blutungen, Perforationen usw.) und konservativ-therapeutisch resistenten Fällen vorbehalten sein sollten.

5. Die *Vagotomie:* Sie wird in letzter Zeit wieder zunehmend lebhaft diskutiert und ist vor allem für das Ulcus duodeni und das Ulcus pepticum jejuni oft sehr befriedigend wirksam. Sie wurde 1945 von Dragstedt eingeführt. Die komplette supragastrische Vagotomie des Nervenstammes hatte erwartungsgemäß zunächst viele unerwünschte Nebenwirkungen: Atonie des Magens und des Intestinums mit Inhibition von Peristaltik und Kontraktilität und damit Verzögerung des Transports. Außerdem war die dabei auftretende Gallenblasenatonie unerwünscht. Die Magensekretion, einschließlich Gastrinproduktion, wird deutlich vermindert. Klinisch kommt es zu passageren Diarrhoen und anderen Motilitätsstörungen des Darms. Deshalb wurde die trunkuläre Vagotomie verlassen zugunsten einer selektiven bzw. proximalen selektiven Vagotomie (s. Abb. 20). Für das unkomlizierte Ulcus duodeni wird heute die selektive proximale Vagotomie allgemein als Therapie der Wahl empfohlen, sie soll 90% der Fälle zur Ausheilung führen. Das Operationsrisiko ist besonders gering, allerdings kommt es in ca. 10 bis 12% der Fälle zu Rezidiven. Gallenblasenatonie und andere Komplikationen lassen sich damit vermeiden. Transportverzögerungen, Diarrhoen und ähnliche Beschwerden sind im übrigen leichter und stets passager, sie werden kompensiert durch das „Erwachen" der Tätigkeit des intramuralen Gangliensystems.

Bei der Vagotomie muß aber auch klar gesagt werden, daß sie keine kausale Therapie ist, sondern ein verstümmelnder Eingriff, der nur die „Stromleitung" für pathogene Impulse vom Gehirn zum Magen unterbricht.

3. Andere neurogene Störungen der Magen-Darm-Funktionen

Bei schweren basalen *Meningetiden* und *Meningiosen* (Carcinomatosen, Leukosen) mit Schädigung der Hirnnerven, einschließlich der Nervi vagi, kann es neben den üblichen neuro-

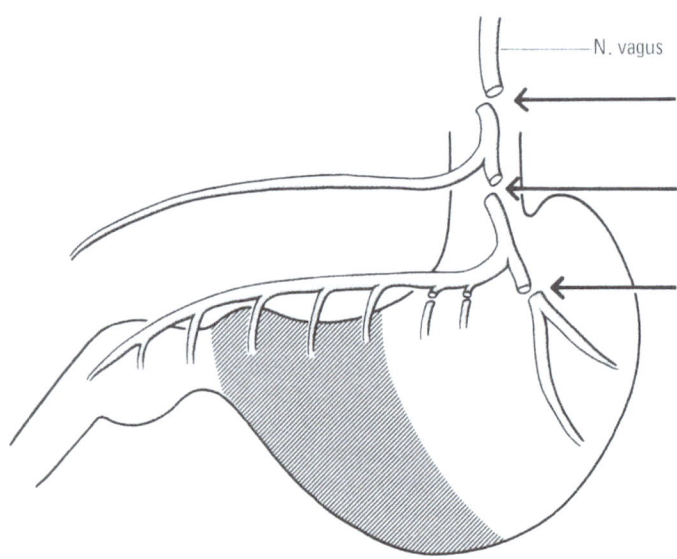

Abb. 20. Die Vagotomie. Der unterste Pfeil bezeichnet die Ebene der proximalen selektiven Vagotomie

logischen Symptomen, Schlucklähmungen und den Herz-Kreislaufkomplikationen auch zur Atonie des Oesophagus, des Magens und des Darms, einschließlich paralytischem Ileus, kommen. Der Mechanismus ist nach dem oben Gesagten unschwer ableitbar. Vielleicht sollte man auf den Intensivstationen bei solchen Syndromen öfter als bisher auch an unmittelbar neurogene Ursachen dieser Magen-Darm-Komplikationen denken (auch wenn dies zunächst keine unmittelbaren therapeutischen Konsequenzen hat).

Bei der *diabetischen Enteropathie* handelt es sich um eine *vegetative diabetische Polyneuropathie*. Die Kranken klagen über Erbrechen, Magenschmerzen und andere Oberbauchbeschwerden und über Attacken von nächtlichen und postprandialen Diarrhoen. Die Magenpassage ist verzögert, Oesophagus und Magen erscheinen röntgenologisch dilatiert und die Peristaltik ist reduziert (Gastroparese). Siehe hierzu auch folgende Kapitel; S. 268.

Die *gastrischen Krisen* bei Tabes dorsalis oder auch anderen Erkrankungen der Spinalganglien und ihrer Fasern sind heute sehr selten. Es kommt zu plötzlichen, oft anhaltenden kolikartigen Oberbauchschmerzen, unstillbarem Erbrechen, Schweißausbrüchen, Tachykardien und anderen vegetativen Symptomen. Diese Diagnose darf allerdings nur gestellt werden, wenn andere Magen-Darm-Erkrankungen (Ulcusperforation) ausgeschlossen und eine Lues bzw. Tabes dorsalis oder andere Spinalganglienerkrankungen nachgewiesen oder wahrscheinlich gemacht sind. Da hierbei Spasmen der Magenmuskulatur feststellbar sind, muß auch die Vagusirritation eine wesentliche Rolle spielen.

4. Die anderen Oberbauchorgane

Die vegetative Innervation von Leber, Gallenblase und Pankreas ist in der letzten Zeit zunehmend besser untersucht worden. Wenn hier auch neuroendokrine, hormonelle und humorale Mechanismen vielleicht bedeutsamer sind, so darf doch die rein neurogene Regulation, wie es oft geschieht, nicht völlig übersehen werden. Rein neurale Krankheitseinheiten sind zwar noch nicht klar definierbar, die bisher bekannten neuropathophysiologischen Mechanismen sollten aber in der weiteren klinischen Forschung Berücksichtigung finden.

4.1 Leber und endokrines Pankreas

Beide Organe werden nachweislich intensiv von sympathischen und parasympathischen Nervenfasern innerviert. Die neuronale Kontrolle von Leber- und Pankreasfunktion ist besonders in bezug auf die *Regulation des Blutzuckers* in letzter Zeit genauer untersucht worden: Die zentral-nervöse Blutzuckerregulation erfolgt bekanntlich einerseits rein neuroendokrin über das Hypothalamus-Hypophysen-Nebennierenrinden-System, wobei ACTH-Ausschüttung aus der Hypophyse auf dem Blutweg eine Glucocorticoid-Ausschüttung aus der Nebennierenrinde bewirkt, was den Blutglukosespiegel erhöht. Außerdem spielen andere hormonale Mechanismen (thyreotrope, somatotrope und andere Hormone) eine wichtige Rolle. Andererseits wird durch das sympathico-adrenerge System auch eine verstärkte Adrenalinausschüttung aus der Nebennierenrinde induziert (z.B. durch Streß), wobei der Stimulus vom Hypothalamus über die absteigende sympathische Bahn und die Nervus splanchnicus-Fasern zur Nebennierenrinde gelangt und hier rein neurogen diese Sekretion auslöst. Das Adrenalin wird ans zirkulierende Blut abgegeben und bewirkt unter anderem eine Glukosefreisetzung aus der Leber. Die Hyperglykämie beeinflußt dann jeweils wiederum auf humoralem Wege die Insulin- und Glucagon-Sekretion aus dem Pankreas. Gleichzeitig folgt jeweils eine inhibitorische Rückmeldung an den Hypothalamus bzw. das Hypothalamus-Hypophysen-System (Regelkreis). Diese vornehmlich neuroendokrinen Vorgänge sollen hier nur kurz genannt, aber nicht ausführlich dargestellt werden. Wir wollen vielmehr darauf hinweisen, daß inzwischen auch eine direkte neuronale Beeinflussung von Leberfunktion und Inselzellapparat des Pankreas nachgewiesen wurde (Literatur bei A. Niijama 1979 und P. H. Smith et al. 1979). Stimulation der distalen Nervussplanchnicusfasern führt rasch zur Erschöpfung der Glykogenreserven in der *Leber* und zur Erhöhung des Blutzuckers im zirkulierenden Blut, auch wenn beide Nebennieren entfernt worden sind. Dies ist offenbar eine direkte Wirkung der sympathischen Impulse auf die Leber. Andere Autoren fanden bei dem gleichen Testaufbau durch maximale Reizung der Splanchnicusfasern zur Leber eine deutliche Aktivierung der beiden glykogenolytischen Enzyme Phosphorylase und Glucose-6-Phosphatase. Elektrische Reizung des Vagus bei pankreatektomierten Ratten führte dagegen zu einem starken Anstieg der Aktivität der Leberglykogensynthetase. Vagusstimulation fördert also rein neurogen die Glykogenese in der Leber und führt zum Abfall des Blutzuckers.

Entsprechendes fand man am *Pankreas:* Vagusstimulation bewirkt Erhöhung der Insulin-Konzentration im Plasma, auch beim isoliertem perfundierten Pankreas. Dies ist auch auslösbar bei Applikation seines Transmitters Acetylcholin. Außerdem bewirkt Stimulation der efferenten Vagusfasern zum Pankreas (bzw. Acetylcholin-Applikation) auch eine verstärkte Glukagonfreisetzung aus dem Organ. Reizung der distalen Splanchnicusfasern bei adrenalektomierten Tieren führt dagegen zu einer massiven Hemmung der Insulinausschüttung aus der Bauchspeicheldrüse. Glukoseinfusionen erzeugen im übrigen eine Reduktion der Impulsaktivität („Feuer-Rate") der sympathischen Fasern zur Nebennierenrinde und zu einer Erhöhung der Impulsrate im Pankreasast des Vagus. Insulininfusion bewirkt das Gegenteil. Es scheint auch eine neuronale Rückmeldung von der Leber und vom Pankreas zum ZNS nachgewiesen worden zu sein.

Diese neuronale Regulation der beiden Organe, besonders des Pankreas, hat auch ein zentralnervöses Korrelat: Die Insulinfreisetzung aus dem Pankreas wird wie bei der Magensekretion ebenfalls schon in der „cephalen Phase" zu Beginn des Essens, etwa nach einer Minute, oder beim Essen von nicht nahrhaften Stoffen, jedenfalls schon bevor durch die Nahrungsaufnahme der Blutzuckerspiegel angestiegen sein kann, gesteigert. Dieser Effekt, der offenbar über den Hypothalamus in Gang gesetzt wird, bleibt nach Vagotomie aus, ist also sicher nur neurogen vermittelt. Reizung des ventrolateralen Hypothalamus bewirkt Anstieg der Insulinproduktion und somit Hypoglykaemie. Dies ist durch Vagotomie zu unterbinden. Bilaterale stereotaktische Zerstörung dieses Feldes vermindert die Insulinsekretion. Elektrische Reizung des ventromedialen Hypothalamus senkt die Insulinproduktion und steigert die Glukagonsekretion ähnlich wie eine Splanchnicusreizung.

4.2 Das exokrine Pankreas

Es unterliegt einer ähnlichen neuralen Regulation. Parasympathische (vagale) Reizung des Pankreas steigert Menge und Enzymgehalt des Pankreassaftes, sympathische Stimulation über die Nervi splanchnici führt zu Vasokonstriktion und läßt nur „spärliches enzymarmes Sekret" (Monnier) erscheinen. Der Vagus soll vor allem als tonischer Sekretionsstimulator wirken und ist sicher eine wesentliche Efferenz für alle zentralnervösen Einflüsse auf das exokrine Pankreas. Vagotomie reduziert aber nur die Sekretionsspitzen, nicht die basale Sekretion des Organs. Nach mehreren Wochen stellt sich wieder eine weitgehend physiologische Exkretion ein (relative Autonomie, Regulation durch das intramurale Gangliensystem und durch humorale und hormonale Mechanismen). Ähnlich wie eine Vagusreizung wirkt auch eine Stimulation des trophotropen Hypothalamusareals, dabei steigt zum Beispiel die Pankreasamylase an. Schließlich ist der Einfluß zentralnervöser Erregungen auf dieses Organ wieder daran erkennbar, daß in der cephalischen Phase der Verdauungstätigkeit die Pankreassekretion schon ansteigt. Bei Encephalitiden und Hirntraumen werden nicht selten begleitende (oder zentral induzierte?) Pankreatitiden beobachtet. Die Frage einer Neurogenese von „Pankreatitiden" ist wenig untersucht. Massive vagale Stimulation soll zur Hyperaemie, Oedem und zu Blutungen sowie zur Hypersekretion des Organs führen, alternierende sympathikotone Gefäßverengungen sollen in die Kausalkette eingebunden sein, am Ende stehe die fermentative Selbstverdauung des Organs. Man kann sich also einen vergleichbaren Mechanismus wie beim Magenulcus vorstellen und es wird auch auf diesem Wege der mögliche Einfluß psychosomatischer Faktoren bei der Entstehung von Pankreaserkrankungen verständlich. Bei der Mehrzahl der Pankreatitiden werden zwar die bekannten, mehr lokalen Ursachen die ausschlaggebende Rolle spielen, die nachgewiesenen neurogenen Einflüsse sollten jedoch nicht vergessen werden.

4.3 Die Gallenblase

Dieses einfache kontraktile Speicherorgan für die in der Leber kontinuierlich produzierte Galle wird zwar wieder wesentlich von den Reflexen der intramuralen Ganglien und von humoralen Faktoren reguliert, steht aber ebenfalls unter dem Einfluß von vagalen und sympathischen Nerven und ihrer übergeordneten Zentren. Vagusreize bewirken Kontraktion („Engstellung") von Gallenblase und Choledochussphincter bis hin zu ausgeprägten Spasmen. Vagotomie führt, wie erwähnt, zu meist passagerer Gallenblasenatonie. Sie wird als therapeutische Möglichkeit gegen hypertone Dyskinesien der Gallenblase im allgemeinen nicht mehr empfohlen. Splanchnicusreizungen zeigen weniger deutliche Effekte. Es kommt zur Vasokonstriktion und wohl auch zur Verlangsamung des Galleausflusses. Zentralnervöse Einflüsse, einschließlich Streß und psychosomatischer Faktoren, äußern sich als hypertone-hyperkinetische (vagotone) oder als hypotone-hypokinetische (sympathikotone) Dyskinesien. Sie können oft alternierend auftreten und so zu Koliken (Spasmen) und dumpfem Druck- und Völlegefühl im rechten Oberbauch (Atonie, Stauung) führen. Die alte Redewendung, daß einem vor Ärger „die Galle überläuft", ist also nicht zufällig entstanden. Die Diagnose einer neurogenen bzw. psychosomatischen Motilitätsstörung der Gallenblase darf allerdings stets nur nach sorgfältigem Ausschluß pathogener Lokalfaktoren gestellt werden. Die Therapie von *Dyskinesien* der Gallenwege ist üblicherweise symptomatisch-medikamentös je nach Art des vorliegenden Syndroms, also mit Parasympathikolytika, wie z. B. Propantheline oder mit Parasympathikomimetika, wie z. B. Prostigmin und ähnlichen Substanzen. Man sollte aber auch hier an die Möglichkeit psychotherapeutischer Verfahren denken, wenn sich nach entsprechender fachärztlicher Untersuchung auch ausreichende positive Anhaltspunkte für eine Psychogenese finden.

Ein anderes solchermaßen „neurogenes" Syndrom der Gallenblase kann das sogenannte *„Postcholecystektomie-Syndrom"* sein. Neben psychosomatischen Faktoren, die auch hierbei eine Rolle spielen können, sowie Narben- und Verwachsungsvorgängen, kommt es nach operativer Entfernung der Gallenblase nicht selten auch zu Neurombildungen an den Schnittflächen (Stockdorff 1981). Die reichlich vorhandenen sympathischen und parasympathischen Nerven, die durchtrennt werden mußten, können bei ihren Reinnervationsversuchen solche schmerzhaften Stumpfneurome bilden, wie es die somatischen Nerven etwa nach einer Beinamputation oft tun. Es werden dann häufig Reoperationen erforderlich, die gleichwohl weitere Rezidive nicht vermeiden können. Spasmolytika helfen hier nicht, weil ja Spasmen der nicht mehr vorhandenen Gallenblase nicht auftreten können. Gleichwohl muß man diese Möglichkeit bedenken, ehe man eine „psychogene Überlagerung" unterstellt. Unter Umständen muß dann der Kranke diese Beschwerden hinnehmen und sich allenfalls von Zeit zu Zeit mit Analgetika behelfen.

5. Erkrankungen des Dünndarms und des Dickdarms

Lähmungen der parasympathischen Innervation von Dünn- und Dickdarm führen, wie oben schon dargelegt, zumindest passager zur Lähmung dieses Organsystems mit Atonie, Peristaltik-Minderung und Sekretionsminderung. Bei Läsionen der sympathischen Efferenzen (Nervi splanchnici, Ganglion coeliacum) kommt es nicht selten zu ernsteren Komplikationen, weil eine allgemeine intestinale Vasoparalyse zur Hypovolaemie, also zum „Versacken des Blutes ins Splanchnicusgebiet" und damit zum Kreislaufkollaps mit seinen Folgen, einschließlich Bewußtlosigkeit, führen kann. Dies wird besonders schwerwiegend ausfallen, wenn das periphere sympathische Neuron, also z. B. das Ganglion coeliacum und seine distalen Äste betroffen sind. Durch Wegfall der sympathischen inhibitorischen Einflüsse kommt es dabei stets auch zu Hypertonus und Hypermotilität des Magen-Darm-Traktes. Die Unterbrechung der sympathischen oder parasympathischen „extrinsic inputs" unterbindet auch jegliche zentralnervöse Modulation der Magen-Darm-Tätigkeit.

5.1 Neurogene Diarrhoen

Neben den meist flüchtigen Diarrhoen nach Vagotomien sind klinisch-praktisch vor allem die Attacken von nächtlichen und postprandialen Diarrhoen bei der sogenannten diabetischen Enteropathie nochmals zu nennen. Diese *vegetative Polyneuropathie bei Diabetes mellitus* ist von Bischoff (1976) und anderen Untersuchern ausführlich beschrieben worden. Sie verursacht kardiovaskuläre Störungen sowie Funktionsstörungen des Urogenitaltrakts, vor allem aber auch Dysfunktionen des Magen-Darm-Kanals. Viscerale Störungen sollen nach Bischoff bei etwa einem Drittel aller Kranken mit diabetischer Polyneuropathie auftreten. Meist handelt es sich um jüngere erwachsene Diabetiker mit einem insulinpflichtigen Diabetes. Pathologisch-histologische Veränderungen an den Sympathikusfasern und am Nervus vagus sind inzwischen nachgewiesen worden. Nächtliche und postprandiale Diarrhoen mit wässerigen fettarmen Stühlen, die schubweise auftreten oder auch mit Phasen von Obstipation abwechseln, gelten als charakteristisch. Der Allgemeinzustand der Betroffenen bleibt dabei meist auffällig gut. Vor dem Einsetzen der Diarrhoen klagen die Kranken oft über „Bauchgrimmen" und Flatulenz. Koliken sind selten. Bei Kontrastmitteluntersuchungen des Magen-Darm-Kanals finden sich verlangsamte wie beschleunigte Magen-Darm-Passagen, manometrische Untersuchungen zeigten außerhalb der diarrhöischen Perioden auffällig schwache und spärliche peristaltische Druckwellen. Bischoff und andere halten diese Symptomatik vor allem für eine Folge einer Neuropathie und damit Lähmung des Vagus bzw. seiner Äste. Cholinergika sollen nur gering wirksam sein. Die Beteiligung des sympathischen Systems äußert sich manchmal in Form einer Denervierungshypersensitivität auf Noradrenalin. Fast immer ist das Syndrom kombiniert mit den Symptomen einer klassischen diabetischen Polyneuropathie.

Vegetative Polyneuropathien mit gastroenteralen Funktionsstörungen sind auch aus anderen Ursachen beschrieben oder zumindest vermutet worden. Bei der *akuten Porphyrie* kommt es neben einem Befall des Zentralnervensystems oder des somatischen peripheren Nervensystems nicht selten auch zu vegetativer Symptomatik. Die schmerzhaften abdominalen Koliken sind neben der oft vorhandenen arteriellen Hypertonie sogar relativ typisch für diese Erkrankung. Auch hier kann es sich um die Folgen einer Mitbeteiligung des vegetativen Nervensystems an diesem Krankheitsprozeß handeln. Ähnliches gilt für die chronische *Bleivergiftung*, bei der die bekannten Bleikoliken auf eine Beteiligung des Magen-Darm-Kanals hinweisen, wie auch die häufige hartnäckige Obstipation. Bei den hereditären *Amyloidosen* kommt es ebenfalls neben Mononeuropathien und Polyneuropathien nicht selten zu gastrointestinalen Funktionsstörungen und Blasen- und Mast-Darm-Störungen. Die *alkoholische Enteropathie* („Meteorismus", Diarrhoen u. a.) soll hier ebenso noch genannt sein wie verschiedene andere toxische Substanzen, die zu Polyneuropathien und Enteropathien führen können. Die Untersuchungen hierfür sind noch sehr unvollständig. Grundsätzlich ist aber zu erwägen und zum Teil nachgewiesen, daß hier parasympathische und sympathische Fasern, die den Magen-Darm-Kanal innervieren, am Krankheitsprozeß mitbeteiligt sind und daß es sich in diesen Fällen durchaus auch um vegetative Polyneuropathien handeln kann.

Schließlich sind die *„nervösen Diarrhoen"*, vor allem bei Angstsyndromen, Angstneurosen usw. zu nennen. Angst ist ein Affekt, der wie alle Affekte mit Erregungszuständen im limbischen System zu tun hat, die via Hypothalamus zu pathogenen Effekten in der vegetativen Peripherie, hier also im Darm, führen können. Man „macht sich vor Angst in die Hosen".

5.2 Der paralytische Ileus

Bei diesem internistischen und chirurgischen Problem handelt es sich, wie es die Bezeichnung schon ausdrückt, ebenfalls um eine Innervationsstörung des Darmkanals. Es kommt mehr oder weniger rasch zu einem Stillstand der Darmmotilität (Parese der Darmmuskulatur) mit den geläufigen klinischen Zeichen. Die Ursache ist nicht immer sicher zu klären, das Syndrom entsteht im Gefolge einer Fülle verschiedener schwererer Erkrankungen: Bei Peritonitis, schwerer Gastroenteritis oder ulzeröser Kolitis kommt es dabei möglicherweise zu einer toxischen Schädigung der intramuralen Plexus und damit der peripheren vegetativen Neurone. Auch Ganglienblocker können das Syndrom auslösen, ebenso wie hohe Dosen anticholinerger Medikamente.

Es gibt sicher auch zentralnervöse Ursachen für den paralytischen Ileus: Hirntraumen, cerebrale Blutungen, Hirnoperationen, aber auch akute Querschnittslähmungen und schließlich Polytraumen mit schweren Schocksyndromen können ihn auslösen. Bei schweren Polyneuropathien, etwa nach Art der Guillain-Barré-Polyneuropathie bzw. der Landry'schen Paralyse entsteht ebenfalls nicht selten ein paralytischer Ileus.

Die Therapie bleibt neben der Behandlung der Ursache gleichwohl meist symptomatisch und ist in den einschlägigen Lehrbüchern nachzulesen (Parasympathikomimetika wie Prostigmin usw.).

In letzter Zeit hat man allerdings zunehmend die Überzeugung gewonnen, daß der Ausdruck „paralytischer" Ileus insofern falsch ist, als nicht eine Paralyse der parasympathischen Efferenzen zum Darm vorliegt, sondern eine Überaktivität („Reizung") der inhibitorisch wirkenden sympathischen Efferenzen, also eine Hemmung der Darmmotilität (Grund und Mitarbeiter, 1982). Es wurde deshalb empfohlen, nicht (oder evtl. zusätzlich in niedrigen Dosen) mit Parasympathikomimetika, sondern mit Sympathikolytika zu behandeln. Die Ergebnisse von Grund und Mitarbeitern waren überraschend: Sie gaben bei klassischem paralytischem Ileus Chlorpromazin oder Dihydroergotamin oder mit besonderem Erfolg das Butyrophenonderivat Trifluperidol, also Alpha-Rezeptorenblocker, die am Auerbach'schen Plexus angreifen. Etwa 30–60 Min. nach Injektion waren bei 51 von 55 Kranken nach vorheriger Therapieresistenz die Darmgeräusche wieder hörbar, nach 24 Stunden war der Ileus behoben, Bei rein postoperativem Ileus betrug der Erfolg sogar 100%. Die „Sympathikolyse" bei „paralytischem Ileus" scheint eine besonders risikoarme, sehr erfolgreiche und neuropathophysiologisch besser begründete Therapie zu sein, die allenfalls noch durch Gabe niedrig dosierter Parasympathikomimetika komplettiert werden kann.

5.3 Das Megakolon

Beim Syndrom des Megakolon muß die kongenitale Hirschsprung'sche Erkrankung von erworbenen symptomatischen Formen unterschieden werden.

Morbus Hirschsprung

Diese 1887 von Hirschsprung beschriebene Erkrankung beginnt in der Regel schon beim Neugeborenen oder im frühen Kindesalter und äußert sich in hartnäckiger Obstipation, häufigem Erbrechen, schmerzhaften Koliken, zunehmender Auftreibung des Leibes und faulig-stinkenden Flatus. Bei der Palpation

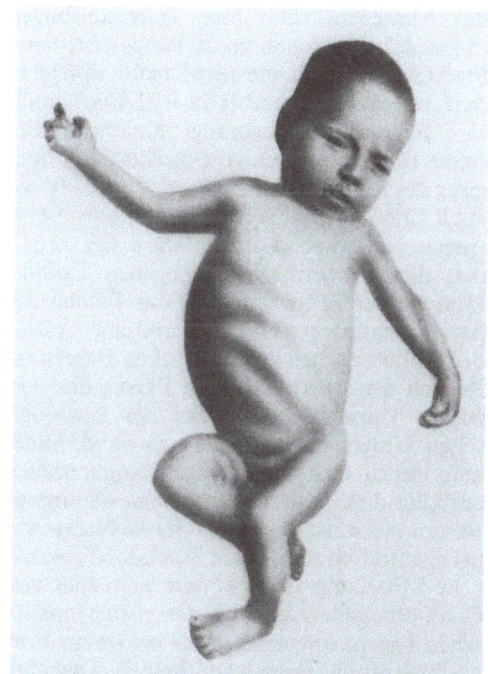

Abb. 21. Darmsteifungen (Sigmoid) bei Morbus Hirschsprung. (Aus Gohrbandt und von Redwitz 1956)

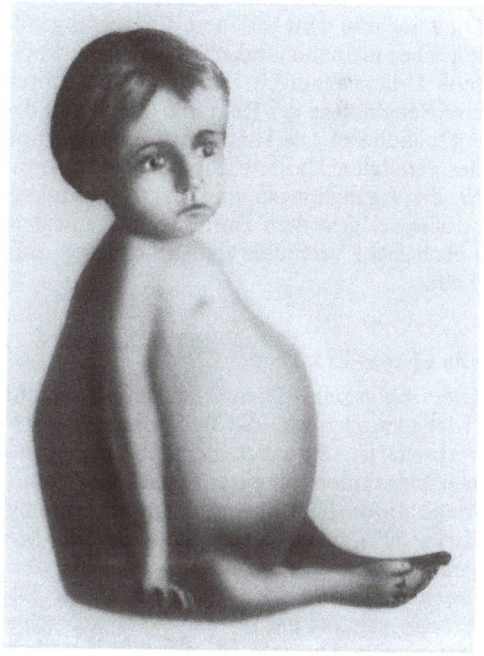

Abb. 22. Massive Auftreibung des Abdomens bei Morbus Hirschsprung. (Aus Gohrbandt und von Redwitz 1956)

des Abdomens fühlt man Darmsteifungen (Sigmoid). Ein schon recht fortgeschrittenes Stadium, wie es heute nicht mehr auftreten darf, zeigen die alten Abb. 21 + 22. Die hereditäre Erkrankung bevorzugt Knaben. Man findet röntgenologisch eine spastische Verengung des Rectums und des Rectosigmoids, wo auch keine Peristaltik stattfindet, sowie entsprechende erhebliche Dilatation des proximal dieser Obstruktion gelegenen Colons. Ursache der Erkrankung ist das Fehlen der parasympathischen Ganglien und eine Aplasie der inhibitorischen sympathischen Fasern im Bereich des Auerbach'schen Plexus des verengten Darmabschnitts. Bei der histologischen Untersuchung der Darmwand findet man neben dem Fehlen der Ganglienzellen auffällig dicke, wie aufgetriebene cholinerge Fasern, wo sonst besonders dünne Nervenkabel anzutreffen sind. Nach Stochdorff (mündliche Mitteilung 1981) könnte man hier von Quasi-Stumpfneuromen dieser parasympathischen Fasern sprechen, da sie bei ihrem Vorwachsen in die Darmwand keinen Anschluß an die ja fehlenden Ganglien finden. Das dilatierte Colon ist histologisch unauffällig und normal innerviert. Das Syndrom ist auch tierexperimentell erzeugt worden (Literatur bei Johnson und Spalding 1979).

Die Diagnose wird gesichert durch röntgenologische und manometrische sowie endoskopische Untersuchungen und vor allem durch eine Saugbiopsie des Rektums (Nachweis der Aganglionose). Die Therapie ist die Resektion des verengten Darmabschnitts. Eine Rarität ist die Aganglionose und damit komplette Atonie des gesamten Darms. Sie ist mit dem Leben nicht vereinbar und führt rasch zum Tode.

Die Chagas-Krankheit

Diese schon Seite 63 beschriebene Erkrankung (Megaoesophagus), die in Südmerika recht verbreitet ist, führt auch sehr oft zum erworbenen Megakolon mit einer ähnlichen Symptomatik wie die Hirschsprung'sche Erkrankung. Zirka 50% aller Chagas-Kranken mit Megaoesophagus leiden auch an einem Megakolon. Sie kommt in allen Altersklassen vor. Der Erreger zerstört hierbei den Auerbach'schen Plexus. Die Therapie ist ebenfalls wie beim Morbus Hirschsprung chirurgisch. In Brasilien ist die Chagas-Krankheit eine der häufigsten Ursachen für Colonoperationen.

Andere symptomatische Formen

Ein Megakolon bei Erwachsenen kann ohne Aganglionose auch bei Sklerodermie, bei Myotonia congenita Thompson, bei Amyloidose und bei akuten Porphyrien (vegetative Polyneuropathie?) und beim Myxoedem auftreten. Selbstverständlich muß man in all diesen Fällen ganz sorgfältig nach lokalen stenosierenden Darmerkrankungen, wie etwa Karzinomen, suchen.

Das „psychogene" Megakolon

Es kann in jedem Alter, auch schon im Kindesalter, vorkommen und stellt eine psychosomatische Störung dar. Anlaß ist die „habituelle", also psychosomatische Obstipation (s. S. 78), die sekundär zum Megakolon führt. Im Erwachsenenalter findet man es gelegentlich bei schweren chronischen Depressionen, bei denen anhaltende Obstipationen zu den Kardinalsymptomen gehören, aber auch bei schizophrenen Psychosen und anderen mit Obstipation einhergehenden chronischen psychiatrischen bzw. cerebralen Erkrankungen.

5.4 Das Reizkolon („Colon irritable")

Nach Ammann (1975) leiden 50% aller Kranken mit chronisch rezidivierenden Abdominalschmerzen an einem Reizkolon. Die Patienten sind meist jünger als 40 Jahre und leiden unter wechselnd lokalisierten abdominellen Beschwerden, die von einfachem Druck- und Blähgefühl bis zu heftigen Bauchkoliken reichen können und mit Diarrhoen oder Obstipationen oder alternierendem Wechsel von beiden einhergehen können sowie mit vermehrter Flatulenz oder auch Nausea und Erbrechen. Die Beschwerden treten vornehmlich sofort nach dem Essen oder morgens nüchtern auf, nie jedoch nachts oder bei Nahrungskarenz. Sie sind oft mit anderen vegetativen Regulationsstörungen kombiniert. Dem Syndrom liegt eine irreguläre Motilitäts- und Sekretionsstörung des Kolons zugrunde, für die eingehende gastroenterologische Untersuchungen kein Substrat aufdecken lassen. Nicht selten palpiert man hierbei auch im linken Unterbauch Steifungen des Colons. Die Differentialdiagnose gegenüber somatischen lokalen Darmerkrankungen kann schwierig sein und die Diagnose wird per exclusionem gestellt bzw. durch den Nachweis psychosomatischer auslösender Faktoren (psychotherapeutische Exploration). Überflüssige chirurgische Eingriffe sind häufig. Da es sich sehr wahrscheinlich ebenfalls um ein psychosomatisches Leiden handelt, sollte man zumindest in schwereren und chronischen Fällen einen Psychotherapeuten konsultieren.

6. Rektum und Stuhlentleerung

Da es sich hier durchaus um ein schwieriges und in Forschung und Praxis gelegentlich vernachlässigtes Kapitel handelt, soll es gesondert dargestellt werden.

6.1 Zur Anatomie und Physiologie

Auf die periphere vegetative Innervation des Rektums haben wir übersichtshaft schon auf S. 28 hingewiesen, zum Verständnis der Vorgänge bei der Regulierung der Stuhlentleerung sind aber weitere Einzelheiten erforderlich: Die *parasympathischen Neurone* für das Rektum haben ihren Ursprung im Nucleus intermediolateralis des Sakralmarks bei S 2 und S 3, ziehen durch die Vorderwurzeln, bilden die Nervi splanchnici pelvini (erigentes) und innervieren dann die Sigmoid- und Mastdarmmuskulatur. Stimulation dieser Neurone bewirkt peristaltische Kontraktionen des Rektums und Defäkation.

Die *sympathischen Efferenzen* entspringen in der sympathischen Seitensäule des Lumbalmarks bei L 2 (L 3), laufen ebenfalls über die Vorderwurzeln, durchziehen den Grenzstrang ohne Umschaltung und enden im Ganglion hypogastricus superior (mesentericum inferior). Von hier gelangen sie als „Nn. hypogastrici" zur Muskulatur von Rektum und Sphincter internus. Sie hemmen die Mastdarmperistaltik und fördern die Kontraktion des Musculus sphincter ani internus, was für das klinische Problem der Obstipation bedeutsam ist. Beide Faseranteile, parasympathische wie sympathische, enthalten wie immer auch afferente viscero-sensible Fasern zum Rückenmark (spinale Reflexschaltungen, Weiterleitung zum Gehirn).

Dehnung von Sigmoid und oberem Rektum durch ankommenden Darminhalt führt zum Gefühl des Stuhldrangs („call to stool") und setzt bei fehlender willkürlicher Hemmung reflektorisch die Defäkation in Gang (spinaler Reflex).

Schließlich ist noch die motorische Innervation des quergestreiften Musculus sphincter ani externus zu nennen. Sie erfolgt über den *Nervus pudendus,* der in den Vorderhornzellen von S 3 (und S 4?) seinen Ursprung hat und die willkürlichen Impulse zu diesem Muskel leitet (Rami anales). Der Nerv ist ebenfalls gemischt mit motorischen und sensiblen Faseranteilen. Äste der sensiblen Fasern versorgen unter anderem die anale und perianale Region und leiten sensible Impulse aus dieser Region zur sogenannten Mantelkante im Bereich der Postzentralregion des Großhirns. Auf diesem Wege werden die sensiblen Empfindungen beim Stuhlgang zum Bewußtsein gebracht. Das Schema auf Abb. 23 gibt einen Überblick über die Innervationsverhältnisse.

Alle drei Innervationswege unterliegen beim Menschen einer sehr weitgehenden übergeordneten Steuerung durch *zerebrale „Zentren",* deren Impulse über die Rückenmarksbahnen absteigen. Der parasympathischen bzw. sympathischen Innervation sind bestimmte *Hypothalamusareale* vorgeschaltet. Reizung seiner prae- und supraoptischen sowie der anterioren Region (trophotropes Areal) sowie auch des hinteren Septumrandes lösen Stuhlentleerung, einschließlich der dazugehörigen typischen Körperhaltung aus. In der gleichen Region ist auch die Harnentleerung auslösbar, die ja auf allen Repräsentationsebenen des Nervensystems eng mit der Stuhlentleerung gekoppelt ist. Wie immer sind auch hier die sensiblen Afferenzen aus der Peripherie für den Regelvorgang von wesentlicher Bedeutung.

Für die willkürliche Steuerung besteht ein *kortikales Areal* im oberen Abschnitt der Praezentralregion (Mantelkante), in der Nähe des Feldes, in dem auch die Pyramidenbahnfasern für das Bein entspringen. Die willkürmotorischen Impulse gelangen über die Pyramidenbahn und den Nervus pudendus zum Sphincter externus. Eine willkürliche Auslösung der Stuhlentleerung bei nicht vorhandenem spontanen Stuhldrang ist somit ebenfalls möglich und geschieht durch kräftiges Betätigen der Bauchpresse und wiederholtes Kontrahieren von Sphincter-externus- und Levator-ani-Muskulatur. Dadurch werden mechanisch die intramuralen Plexus im unteren Rektum zu Reflextätigkeit und damit die Peristaltik angeregt (Monnier).

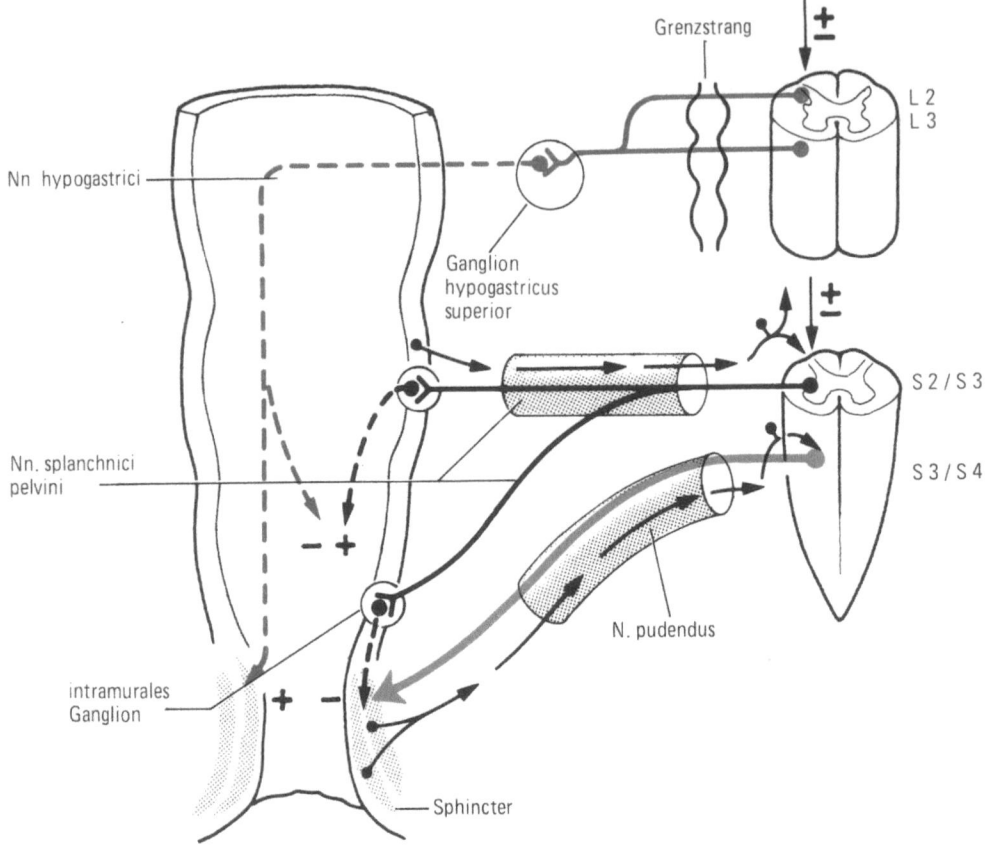

Abb. 23. Die Innervation des Mastdarms. (Modifiziert nach Duus 1980)

Die große Bedeutung der *intramuralen Plexus* für die reflektorischen Vorgänge bei der Darmentleerung läßt sich am besten erkennen, wenn Rückenmark oder die drei peripheren Innervationswege unterbrochen sind, denn selbst dann ist noch eine gewisse autonome Regulation der Stuhlentleerung möglich. Der adaequate Reiz für die Rektumkontraktionen ist der Dehnungsreiz der aus dem Colon schubweise eintreffenden Kotmasse. Zunächst bleibt der Sphincter internus noch reflektorisch geschlossen. Wird der Dehnungsreiz stark (volles Rektum), verstärken sich die peristaltischen Kontraktionen der Rektummuskulatur und der Sphincter internus erschlafft und öffnet sich zur Defäkation. Diese reflektorischen Vorgänge werden maßgeblich von den intramuralen Plexus bewerkstelligt.

Sie werden freilich moduliert, verstärkt oder gehemmt durch spinale Reflexe und schließlich durch die cerebralen Impulse, beim Menschen dabei ganz wesentlich durch willkürliche Einflußnahme. Die Reflexvorgänge am inneren Spincter funktionieren auch noch beim komplett querschnittsgelähmten Paraplegiker.

Bei Resektion des Sigmoids und des oberen Rektums und End-zu-End-Anastomose ist auch die Bedeutung der Intaktheit der longitudinalen Kontinuität der intramuralen Plexus zu erkennen. Führt man einen Ballon ein und dehnt dann den Darm oberhalb der Anastomose durch Aufblasen des Ballons, so erschlafft der Sphincter internus nicht, tut man das gleiche unterhalb dieser Ebene, dann funktioniert der Erschlaffungsreflex prompt.

6.2 Klinik

6.2.1 Untersuchungsmethoden

Bereits die einfache rektale Untersuchung erlaubt durch Palpation mit dem Finger einen schlaffen oder normalen oder erhöhten Tonus der Sphincter festzustellen. Außerdem sollte grundsätzlich der Analreflex geprüft werden: Man streicht dabei mit einem dünnen Spatel oder einer stumpfen Nadel zirkulär rechts und links über die perianale Haut und stellt dabei fest, ob sich der Sphincter externus kontrahiert oder nicht. Der Reflex kann auch einseitig gestört sein. Es handelt sich um einen Fremdreflex, bei dem afferenter wie efferenter Schenkel im N. pudendus verlaufen und die Reflexschaltung im Rückenmark erfolgt. Er ist erloschen bei Unterbrechung des Nervus pudendus sowie bei Schädigung seiner Spinalnervenwurzeln in S3 oder des entsprechenden sakralen Rückenmarksabschnittes. Fast stets findet man dann auch Sensibilitätsminderungen im perinalen Bereich, d.h. im Versorgungsgebiet des Nervus pudendus bzw. der Spinalnervenwurzeln S3/S4 oder mehrerer Wurzeln (Reithosensyndrom).

Weitere Untersuchungsmethoden sind die konventionellen Röntgenkontrastverfahren und manometrische Messungen, zum Beispiel mit dem Ballonkymographen.

6.2.2 Krankheitsbilder

Stuhlinkontinenz oder Stuhlverstopfung können überall auf dem langen Innervationsweg zwischen Großhirnrinde oder Hypothalamus und den drei peripheren Innervationswegen verursacht werden.

Bei beidseitiger Unterbrechung des *Nervus pudendus* kommt es zur schlaffen Parese des Musculus sphincter ani externus, was schon palpatorisch feststellbar ist. Die Folge ist Stuhlinkontinenz wegen der Unfähigkeit der willkürlichen Steuerung und der Empfindungslosigkeit für den Vorgang der Defäkation. Die „autonome" Stuhlentleerung ist aber ungestört. Dies kann versehentlich bei Operationen im perianalen Bereich passieren. Ausgedehnte, etwa karzinomatöse Infiltrationen der perirektalen Region und des Beckenbodens werden in der Regel aber außer dem Nervus pudendus auch die *parasympathischen und sympathischen Fasern* mit zerstören. Eine komplette parasympathische Denervierung wird dabei zunächst zur Obstipation führen, weil die Rektumperistaltik sistiert oder stark vermindert ist. Es wird sich aber bald wieder eine reflektorische Stuhlentleerung einstellen, weil die intramuralen Ganglien „erwachen", jedoch ist diese nicht mehr regulierend beeinflußbar. Der schubförmige unwillkürliche Abgang von Stuhl äußert sich dann wie eine Inkontinenz.

Bei der kompletten *Caudalähmung,* d.h. der Unterbrechung der Spinalnervenwurzeln im Bereich der Cauda equina, etwa durch einen medialen großen Bandscheibenvorfall oder durch ein Trauma oder durch einen Tumor, sind alle Verbindungen zwischen Sakralmark und Sigmoid und Rektum unterbrochen. Praktisch immer ist dabei auch die Harnentleerung gestört (s. S. 91). Es kommt zunächst zur Inkontinenz (Unterbrechung der willkürmotorischen Innervation), sehr bald aber zur Obstipation, weil die peristaltikstimulierende Wirkung der parasympathischen Impulse ausbleibt. Meist ist dann digitale Ausräumung des Rektums, die Applikation von Einläufen usw. erforderlich. Grundsätzlich sollte bei akuter Caudalähmung, etwa durch einen medialen Massenprolaps, innerhalb von wenigen Stunden operiert werden, damit sich die gequetschten Spinalnervenwurzeln noch erholen können. Verstreicht ein Zeitraum von 6 bis 8 Stunden, kann die schwere Störung der Stuhl- und Harnentleerung nicht mehr rückgängig gemacht werden. Es verbleibt dann eine hartnäckige Obstipation. Die willkürmotorische Kontrolle der Stuhlentleerung bleibt unmöglich. Es kann später mit dem Einsetzen der Reflextätigkeit der intramuralen Ganglien und mit Hilfe der Bauchpresse ein bestimmter schematischer Entleerungsrhythmus eintrainiert werden.

Schädigungen des *Conus* mit nur geringer Affektion der Cauda bieten ein anderes Bild. Hierbei sind oft die parasympathischen Verbindungen zum Rektum erhalten (S2), während die willkürmotorischen (S3/S4) zerstört sind. Während die willkürmotorische Kontrolle also erlischt, bleibt die Rektum- und Sigmoidperistaltik sowie die reflektorische Tätigkeit des Sphincter internus intakt, so daß wiederum eine gewisse Steuerung durch Antrainieren eines bestimmten Entleerungsrhythmus möglich wird.

Querschnittslähmungen des Rückenmarks: Bei Transversalunterbrechungen des Thorakal-

oder Zervikalmarks kann man nach Guttmann drei Stadien unterscheiden:

1. Initialstadium

Bei akuten Querschnittslähmungen ganz gleich welcher Ebene kommt es stets zunächst zum „spinalen Schock" mit Ausfall aller spinalen Funktionen unterhalb der Läsionsebene. Bei zervikaler und oberer thorakaler Querschnittslähmung sistiert die Peristaltik des Magen-Darm-Kanals und es kommt zur kompletten Obstipation und zum Erlöschen des Analreflexes. Die Darmgeräusche sind spärlich oder sistieren ganz. Es entsteht oft rasch ein erheblicher Meteorismus, vor allem bei Läsionen oberhalb Th 10. Bei Halsmarksschädigungen kommt nicht selten eine Gastroparese (Magendilatation ohne Peristaltik) hinzu. Erste therapeutische Maßnahmen sind hier Injektionen von Prostigmin (z. B. 0,3 bis 0,5 mg i. m. mehrfach täglich) und Einführung eines Darmrohres. Der Stuhl muß zunächst digital ausgeräumt werden.

2. Das Sekundärstadium

Die Rückkehr der Peristaltik des Darmes und somit der Darmgeräusche beginnt in der Regel 2 bis 3 Tage nach der akuten zervikalen oder oberen thorakalen Querschnittslähmung (unter der Prostigmin-Therapie). Der Analreflex wird wieder auslösbar, vorausgesetzt, daß das lumbosakrale Rückenmark intakt geblieben ist. Die reflektorische Stuhlentleerung kommt allmählich in Gang. Frühes Aufsetzen und regelmäßige körperliche Aktivität, auch im Bett, fördern diesen Vorgang, langes passives Liegen kann ihn verzögern und durch Überdehnung von Colon und Rektum zu plötzlichen Diarrhoen zwischen langen Phasen von Obstipation führen (Diarrhoea paradoxa, Diarrhoea ex obstipatione). Schlackenarme Kost ist ebenfalls zu empfehlen. Die im infraläsionellen Rückenmark sich bald entwickelnde Reflexaktivität führt neben den spastischen Extremitätenparesen auch zur spastischen Tonussteigerung der Bauchmuskeln (wenn die Läsion oberhalb von Th 6 gelegen ist), was die Bauchpresse behindert und außerdem auch zur Spastik des Musculus sphincter externus, was die Obstipation verstärkt. Hier können, besonders bei fühlbarer Tonussteigerung des äußeren Ringmuskels, therapeutisch spinal angreifende spastiklösende Medikamente wie das Gamma-Amino-Buttersäure-Präparat Lioresal erwogen werden.

3. Das Tertiärstadium

In diesem Rehabilitationsstadium von Querschnittsläsionen oberhalb Th 10 kommt es vor allem darauf an, ein kontinuierliches konsequentes Training der Darmentleerung zu einer festgelegten Tageszeit nach einem festen Plan einzuhalten. Guttmann empfiehlt täglich oder jeden zweiten Tag morgens nach dem Frühstück die durch die Nahrungsaufnahme in Gang gekommene Peristaltik auszunutzen. Wenn nötig nach einem Klysma (z. B. Glycerin) sollte der Betroffene in aufrecht sitzender Position, vornübergebeugt und wenn möglich mit aktiver Bauchpresse den Stuhlgang versuchen. Oft hilft ein gleichzeitig stereotyp und anhaltend gesetzter zusätzlicher Reiz, wie etwa die Massage der Bauchwand oder die digitale Stimulation des Anus, um die reflektorische Rektumperistaltik weiter anzuregen. Nützlich sind auch mineralische oder pflanzliche stuhlerweichende Mittel.

Bei *supraspinalen Läsionen* der für die Stuhlentleerung zuständigen Bahnen und Hirnabschnitte kommt es ganz überwiegend zur Obstipation. Da etwa bei Unterbrechungen der Pyramidenbahn bis hin zu der Rindenregion an der Mantelkante die willkürmotorische Innervation unterbrochen ist, wird bei der reflektorischen Stuhlentleerung eine willkürliche Hemmung durch Kontraktion des Sphincter externus nicht möglich sein, so daß er wie bei einer Inkontinenz unwillkürlich abgeht. Andererseits ist oft auch die sensible Zuleitung zur Hirnrinde unterbrochen, so daß keine Empfindung für den Entleerungsvorgang besteht. Ursachen für solche supraspinalen Läsionen sind Traumen, Blutungen, Tumoren und ischaemische Insulte im Bereich der Mantelkante. Bei den ischaemischen Insulten handelt es sich um Verschlüsse der Arteria cerebri anterior. Über Stuhlentleerungsstörungen bei Affektionen des Hypothalamus (z. B. bei suprasellären Tumoren mit Druck auf den Hypothalamus oder bei intrahypothalamischen Prozessen) ist wenig Verläßliches bekannt, zumal solche Erkrankungen sehr selten sind.

Obstipation ohne Läsion neuronaler Strukturen

Nach sorgfältiger internistischer und neurologischer Prüfung aller möglichen organischen Ursachen für Obstipationen verbleibt eine große Anzahl von Menschen, für deren „Verstopfung" sich kein körperliches Substrat finden läßt. Sie klagen anhaltend und oft vorwurfsvoll, daß ihr Stuhl „zu selten, zu wenig und zu hart" sei (Ammann 1975). Vor allem die chronischen „habituellen" oder „funktionellen" Obstipationen stellen ein schwieriges therapeutisches Problem dar. Offensichtlich handelt es sich hier wieder um ein psychosomatisches Syndrom als Folge einer neurotischen Fehlentwicklung oder um die Folgen einer schweren Depression oder anderer psychischer Störungen. Jedenfalls sollte man nicht kritiklos Laxantien verordnen, sondern sich durch gezielte lebensgeschichtliche und psychologisch-psychiatrische Exploration oder durch Überweisung zum Psychiater oder Psychotherapeuten Klarheit verschaffen und eine möglichst kausale Therapie (Psychotherapie, evtl. antidepressive Pharmaka) veranlassen. Selbstverständlich sind milde Laxantien trotzdem einzusetzen, man sollte jedoch darauf achten, daß es nicht zum chronischen Mißbrauch mit seinen Folgen kommt. Betrachtet man diese Funktionsstörung aus dem Blickwinkel der efferenten Nervenversorgung der anorektalen Region, so ist vorstellbar, daß hier ein zentralnervös induzierter anhaltend gesteigerter Sympathikotonus die Peristaltik von Sigmoid und Rektum hemmt und den Tonus und den Kontraktionszustand des Sphincter internus fördert. Außerdem kann wiederholte willkürliche oder halbbewußte Unterdrückung des Stuhldrangs über den Sphincter externus diesen Prozeß fördern, so daß schließlich der Ausgang unentwegt verstopft ist.

Literatur

Ader, R. (1965): Effects of early experience and differential housing on behavior and susceptibility to gastric erosions in the rat. J. Comp. Physiol. Psychol. 60:233.

Aihara Y., Nakamura, H., Sato, A., Simpson, A. (1979): Neural Control of Gastric Motility with Special Reference to Cutaneo-Gastric Reflexes. In: Brooks, Ch., Koizumi, K., Sato, A. (Hrsg.). Integrative Functions of the Autonomic Nervous System. Univers. of Tokyo Press and Elsevier North-Holland Biomedical Press Amsterdam.

Ammann, R. (1975): Schmerzen im Bereich des Abdomen (S. 489-534) und Obstipation (S. 555-556). In: Hegglin, R., Siegenthaler, W. (Hrsg). Differentialdiagnose innerer Krankheiten. Thieme, Stuttgart.

Bergmann (1913): Zitiert nach Gohrbandt, E., Redwitz, E. von (1956): Lehrbuch der Chirurgie, 11. Aufl., Fischer, Jena, S. 992.

Bischoff, A. (1976): Die autonome (viszerale) diabetische Neuropathie. Therap. Umschau/Rev. therap. 33 (Heft 9): 605-610.

Bódi, T. (1977): Klinische Pathologie des autonomen Nervensystems des oberen Darmtraktes. In: Sturm, A., Birkmayer, W. (Hrsg.). Klinische Pathologie des vegetativen Nervensystems. Fischer, Stuttgart, New York, S. 1609-1687.

Borison, H. L., Wang, S. C. (1949): Functional localisation of central coordinating mechanism for emesis in the cat. J. Neurophysiol. 12:305-313.

Brodie, D. A., Hansen, H. M. (1960): Gastroenterology 38:353. Zit. n. Bódi.

Brooks, Ch. McC., Koizumi, K., Sato, A. (1979): Integrative Functions of the Autonomic Nervous System. Univ. of Tokyo Press and Elsevier North Holland Biomedical Press. Amsterdam.

Burnstock, G. (1979): Interactions of Cholinergic, Adrenergic, Purinergic and Peptidergic Neurons in Gut. In: Brooks, C. H., Koizumi, K., Sato, A. (Hrsg.). Integrative Functions of the Autonomic Nervous System. Univ. of Tokyo Press and Elsevier North-Holland Biomedical Press, Amsterdam.

Casella, R. R., Brown, A. L., Sayre, G. P., Ellis, F. H. (1964): Annals of Surg. 160:474. Zit. nach Bódi.

Cohen, S., Fisher, W., Lipshuts, W., Turner, R., Myers, A., Schumacher, R.: J. Clin. Investig. 51:2663. Zit. n. Bódi.

Craddock, D. R., Cogan, A., Walbaum, P. R.: Thorax 21:511. Zit. n. Bódi.

Cushing, H. (1932): Peptic ulcers and the interbrain. Surg. Gyn. Obstet. (USA) 55:1-34.

Dalgaard, J. B. (1959): Acta Neurochir. (Wien) 7:1, Zit. n. Bódi.

Dalgaard, J. B. (1960): Amer. Med. Ass., Arch. of Pathol. 69:359. Zit. n. Bódi.

Demling, L. (1973): Klinische Gastroenterologie. Thieme, Stuttgart.

Dragstedt, L. R. (1945): Vagotomy for gastroduodenal ulcer. Ann. Surg. (USA) 122:973-989.

Feldman, S., Birnbaum, D., Behar, A. I. (1961): J. of Neurosurg. 23:661. Zit. n. Bódi.

Grund, K. E. und Mitarb. (1982): Ileustherapie. Referat in Ärztezeitung 26 (8. Nov.):6.

Guttmann, L. (1959): The regulation of rectal function in spinal paraplegia. Proc. Roy. Soc. Med. 52:86-89.

Hirschsprung, H. (1887): Stuhlträgheit Neugeborener in Folge von Dilatation und Hypertrophie des Colons. Jb. Kinderheilk. 27:1-7.

Johnson, R. H., Spalding, J. M. K. (1974): Disorders of the Automotic Nervous System. Blackwell Sci. Publ. Oxford, London, Edinburgh, Melbourne.

Kametani, H., Sato, A., Sato, Y., Simpson, A. (1979): Neural mechanisms of reflex excitation and inhibition of gastric motility due to stimulation of various skin areas in rats. J. Physiol. (Lond.).

Kametani, H., Sato, A., Sato, Y., Ueki, K. (1978): Reflex facilitation and inhibition of gastric motility from various skin areas in rats. In: Ito, M. (Hrsg.): Integrative control Functions of Brain. Vol. I Kodansha Sci., Tokyo, S. 336–338.

Körbele, F. (1956): Zur Frage der Entstehung sogenannter „idiopathischer Dilatationen" muskulärer Hohlorgane. Virchows Arch. path. Anat. 329: 337–363.

Körbele, F. (1958): Megaesophagus. Gastroenterology 34: 460–466.

Kramer, P., Fleshler, B., McNally, E., Harris, L. D. (1967): Gut 8: 120. Zit. n. Bódi.

Lamprecht, F. (1980): Unpubliziertes Manuskript.

Lamprecht, F., Oertel, W. (1980): Der Immobilisationsstreß und seine Bedeutung für die Psychosomatische Medizin. Zschr. psychosom. Med. 26: 329–335.

Ludwig, W. M., Lipkin, M. (1969): Gastroenterology 56: 895. Zit. n. Bódi.

Misiewicz, J. J., Waller, S. L., Anthony, P. P., Gummer, J. W. P. (1969): Quart. J. of Med. 38: 17. Zit. n. Bódi.

Monnier, M. (1963): Physiologie des vegetativen Nervensystems. Hippocrates, Stuttgart.

Niijima, A. (1979): Control of Liver Function and Neuroendocrine Regulation of Blood Glucose Levels. In: Brooks, C. H., Koizumi, K., Sato, A. (Hrsg.). Integrative Functions of the Autonomic Nervous System. Univers. of Tokyo Press and Elsevier North-Holland Biomedical Press, Amsterdam.

Penfield, W. G., Jasper, H. H. (1954): Epilepsy and the Functional Anatomy of the Human Brain. Little, Brown and Co. Boston.

Pawlow, J. P. (1954): Sämtliche Werke, Bd. 1–6. Akademie-Verlag, Berlin (DDR).

Rokitanski, C. (1842): Hb. spez. path. Anat., Vol. 2, Braumüller und Seidel, Wien, S. 195. Zit. n. Bódi.

Schiff, M. (1845): De va motoria baseos encephali inquisitiones experimentales. Bokkenheim, Frankfurt/M.

Smith, G. P., Mason, J. W., Jacobsen, E. D. (1966): Anner. J. Physiol 211: 629. Zit. n. Bódi.

Smith, P. H., Woods, S. C., Porte, D. (1979): Control of endocrine Pancreas by the Autonomic Nervous System and Related Neural Factors. In: Brooks, C. H., Koizumi, K., Sato, A. (Hrsg.). Integrative Functions of the Autonomic Nervous System. Univers. of Tokyo Press and Elsevier North-Holland Biomedical Press, Amsterdam, S. 84–97.

Stochdorff, O. (1981): Mündliche Mitteilung.

Watts, J. W., Fulton, J. F. (1935): Ann. of Surg. 101: 363. Zit. n. Bódi.

Willis, Th. (1679): Pharmaceutie Rationalis. Dring, Harper and Leigh, London.

Wolf, S., Wolf, H. G. (1943, 1947): An Experimental Study of Man and his Stomach. In: Wolf, S., Wolf, H. G. (Hrsg.). Human Gastric Function. 2. Ed. Oxford Univ. Press, London.

Wolf, W. (1959): The final Studys of Tom. Trans. Amer. Clin. Climat. ASS. 71: 159.

Wood, J. D. (1979): Neurophysiologie of the Enteric Nervous System. In: Brook, C. H., Koizumi, K., Sato, A. (Hrsg.). Intergrative Functions of the Autonomic Nervous System. Univ. of Tokyo Press and Elsevier North-Holland Biomedical Press. Amsterdam. S. 177–196.

Kapitel 5
Niere und Harnwege

1. Niere

Die Niere ist zweifelsfrei vegetativ innerviert, scheint aber, soweit erkennbar, auch unabhängig von nervalen Einflüssen voll funktionsfähig zu sein. Transplantierte Nieren, die ja sympathisch denerviert und parasympathisch von allen zentral-nervösen Efferenzen abgeschnitten sind (nur das periphere parasympathische Neuron, das im Ganglion des Nierenhilus entspringt, bleibt intakt), entwickeln, soweit das meßbar ist, eine normale Urinproduktion. Gleichwohl ist die Innervation der Nieren nicht bedeutungslos.

1.1 Zur Anatomie und Physiologie

Die praeganglionären *sympathischen* Fasern für die Nieren stammen vorwiegend aus den Rückenmarkssegmenten Th 10 bis L 2. Sie passieren den Grenzstrang und werden via mittlere und untere lumbale Nn. splanchnici zum Plexus coeliacus und zum Plexus renalis geführt, wo die Umschaltung auf das postganglionäre (periphere) Neuron erfolgt. Sie gelangen dann mit den Gefäßgeflechten zur Niere, wo sie bis zu den Vasa afferentia, efferentia und recta zu verfolgen sind. Sie dringen nicht in die Glomerula ein.

Elektrische Reizung dieser Fasern oder auch Noradrenalinapplikation führen zur Vasokonstriktion der größeren und kleineren intrarenalen Arterien. Die Vasokonstriktion betrifft im Nierenparenchym nur die äußere Rindenzone, während die Markgefäße relativ dilatiert erscheinen. Verbunden mit diesem Effekt ist ein Abfall der Diurese und der Natriumfiltration. Die sympathische Stimulation der Niere führt auch zu verstärkter Reninfreisetzung aus den epitheloiden Zellen des Vas afferenz (deren sympathische Innervation nachgewiesen ist). Dies geschieht wohl vorwiegend über Betarezeptoren. Allerdings vermindern sowohl Alpha-Rezeptorenblocker wie Phentolamin als auch Beta-Rezeptorenblocker wie Propranolol die Reninsekretion. Durchtrennung des Nierensympathicus bewirkt akut erhöhte Diurese und Natriurese. Bei transplantierten Nieren kommt es jedoch auf längere Sicht zu keinem wesentlichen Natriumverlust, so daß hier kompensatorisch nicht-neurogene Mechanismen wirksam sein müssen.

Die sympathischen Fasern zur Niere werden auch vom Baroreflex beeinflußt. Blutdruckanstieg vermindert die Impulsrate im Nierensympathicus. Der Effekt verschwindet nach zervikaler Vagotomie. Blutdruckabfall führt über eine Stimulation des sympathischen Baroreflexes zu sympathischer Erregung und damit zur Vasokonstriktion, auch in der Niere, was seinerseits wieder die Reninfreisetzung erhöht und so gleichfalls dem Blutdruckabfall entgegenwirkt. Bei pathologischer orthostatischer Hypotonieneigung ist dieser Vorgang gestört oder kommt nicht in Gang.

Auch starke Muskelarbeit führt auf reflektorischem Wege über den Sympathicus zur Vasokonstriktion in der Niere. Emotionaler Streß, Kampf- oder Fluchtstimmung und Angst schließlich bewirken über einen allgemein gesteigerten Sympathicotonus ebenfalls eine renale Vasokonstriktion mit ihren Folgen. Sie kann durch Alpha-Rezeptorenblocker (z.B. Dibenamin) verhindert werden.

Über zentral-nervöse Einflüsse auf den Nierensympathicus haben kürzlich Langhorst und Mitarbeiter (1980) berichtet. Sie fanden in einem Ast des Nierensympathicus konstante pulsrhythmische und EEG-rhythmische Impulsmuster, die mit Rhythmen der Formatio reticularis des unteren Hirnstammes identisch waren. Sie konnten nachweisen, daß die sympathische Innervation der Nieren von den retikulären Strukturen des unteren Hirnstammes beeinflußt wird.

Über die *parasympathische* Innervation der Niere ist weniger bekannt. Cholinerge, zum parasympathischen System gehörige Nerven, sind in der Niere aber sicher nachgewiesen. Sie stammen offensichtlich aus dem Vagus. Ihre Umschaltung auf das postganglionäre Neuron könnte in dem kleinen Ganglienzellhaufen in der Tiefe des Nierenhilus erfolgen. Intraarterielle Azetylcholinapplikation führt an der gesamten Niere zu Vasodilatation und erhöhter Diurese und Natriurese sowie Kaliumausscheidung. In der kontralateralen Niere vermindern sich dabei Durchblutung, Diurese und Natrium-Kalium-Ausscheidung. Dieser Effekt ist jedoch auslöschbar, wenn die infundierte oder die kontralaterale Niere denerviert werden, es muß sich also um einen renorenalen Reflex, d.h. um neuronale Mechanismen handeln.

Zentral-nervöse Einflüsse auf die Urinsekretion sind bei stereotaktischen Reizungen und Ausschaltungen im Gehirn gefunden worden. Reizung des medialen Nucleus principalis des Amygdalums führten zum Beispiel zu erniedrigter Urinsekretion. Dieser Effekt kommt wahrscheinlich über Verbindungsfasern zum Hypothalamus in Gang.

Die Nierendurchblutung unterliegt im übrigen ähnlich dem Gehirn einer *Autoregulation*. Sie wird zwischen den Blutdruckgrenzwerten von 90 bis 190 mmHg konstant gehalten, selbst nach chirurgischer Denervierung. Vielleicht sind intrarenale Ganglien dafür verantwortlich, denn an der isolierten und denervierten Niere wird die Autoregulation durch Alpha-Rezeptorenblocker aufgehoben.

1.2 Klinik

Die obengenannten Beziehungen der Nierenfunktion zum Baroreflex und zum Orthostasesyndrom haben offenkundig auch klinische Relevanz und sollten bedacht werden.

Besonders wichtig ist die *Schockniere* bei Blutungen und Hypovolaemie. Sie ist zumindest zum Teil auch durch sympathische Überaktivität induziert. An der Niere findet man dabei eine massive Vasokonstriktion mit Anurie. Dieses Syndrom läßt sich durch Nierendenervierung aufheben oder wenigstens deutlich mindern. Im Schock ist auch die Reninfreisetzung erhöht.

Bei der schweren *Herzinsuffizienz* findet sich ebenfalls eine Tendenz zur Vasokonstriktion in den Nierengefäßen, die durch sympathische Aktivität induziert ist und durch Alpha-Rezeptorenblocker vermindert oder aufgehoben werden kann. Auch hierbei sind die Plasma-Reninkonzentrationen erhöht.

Schließlich wird in der Anfangsphase der *essentiellen Hypertonie* regelmäßig eine verstärkte renale Vasokonstriktion gefunden, was mit den gesicherten Beobachtungen eines allgemein gesteigerten Sympathicotonus am Beginn dieser Volkskrankheit gut korreliert (s. auch S. 245). Eine Literaturübersicht über die Beziehung zwischen Nierenfunktion und vegetativer Innervation haben Brod und Liebau 1977 zusammengestellt, wo weitere Einzelheiten nachzulesen sind.

2. Nierenbecken und Ureter

Die neurale Regulation der Peristaltik der proximalen Harnwege, besonders der Ureteren, scheint ähnlich organisiert zu sein wie die der Darmperistaltik (s. S. 75). Die praeganglionären *parasympathischen* Fasern des abdominalen Ureterabschnittes stammen aus dem Vagus, die des pelvinen Teils aus den Rückenmarkssegmenten S 2 und S 3. Die praeganglionären *sympathischen* Efferenzen entspringen aus Th 10 bis L 2. Sympathische Umschaltstellen sind die Plexus renalis, hypogastricus superior und hypogastricus inferior. Im pyeloureteralen und im ureterovesikalen Übergangsabschnitt des Ureters wurden reichlich cholinerge Ganglienzellen gefunden, die wahrscheinlich die „intramurale" Umschaltstelle der parasympathischen Efferenzen auf das postganglionäre Neuron sind. Allerdings waren hier auch adrenerge Ganglien festzustellen. Cholinerge und adrenerge intramurale Nervenfasern sind in der Ureterwand ebenfalls zweifelsfrei bestätigt. Wie in der Darmwand findet man auch in der Ureterwand die Phänomene der „myogenen Autonomie" eines muskulären Synzytiums (s. S. 57). Denervierung des Ureters durch Tetrodotoxin hebt die spontane Ureterperistaltik nicht auf. Spezifische muskuläre Schrittmacherzellen sind im Nierenbeckenkelchsystem gefunden worden. Ihre andauernde Spontanaktivität wird wie im Darm vom vegetativen Nervensystem ständig moduliert und kann zu jeder Zeit auch neurogen gestoppt werden. Mechanische und elektrische Stimulation des Plexus renalis bzw. des Nierenstiels erhöht die Ureterperistaltik erheblich, sympathische Denervierung vermindert sie. Psychosomatische (sympathikotone?) Erregung steigert die Ureterkontraktionen, gezieltes autogenes Training kann sie hemmen. Blockierung der zuständigen Splanchnicusnervenfasern kann Nierenkoliken beseitigen.

Abschließende gesicherte Kenntnisse über die Wirkung sympathischer und parasympathischer Einflüsse auf den Ureter stehen noch aus. Die alte These, daß parasympathische Stimulation Tonus und Kontraktilität des Ureters steigert, wird heute bezweifelt. Azetylcholin verstärkt zwar kurzfristig die Ureterperistaltik, Cholinesterasehemmer oder Cholinester scheinen aber ebensowenig einen meßbaren Einfluß auf die Ureterperistaltik zu haben wie das parasympathicolytische Atropin oder seine Derivate (Melchior 1977).

Die sympathischen Impulse werden dem Ureter über Alpha- und Beta-Rezeptoren vermittelt. Sie scheinen die wesentlichen Wirkungen auf die Ureterperistaltik auszuüben. Sympathicomimetica wie Adrenalin, Noradrenalin und Phenylephedrin wirken stimulierend auf die Ureterperistaltik, was bis zum Ureterspasmus (ohne Urintransport) gehen kann. Dieser Effekt entsteht durch das Überwiegen der Alpha-Rezeptorenstimulation. Alpha-Rezeptorenstimulation wirkt also peristaltikfördernd. Werden bei Adrenalinapplikation die Alpha-Rezeptoren durch einen Blocker wie z. B. Phenoxybenzamin ausgeschaltet, so kommt die Betarezeptoren-stimulierende Wirkung des Adrenalins zum Tragen und der Effekt wird in eine hemmende, negativ-bathmotrope Wirkung umgewandelt. Direkte Beta-Rezeptorenstimulation mit Isoproterenol wirkt ebenfalls inhibitorisch auf die Ureterperistaltik.

Im konkreten Fall, etwa in der Ureterkolik durch einen Stein, wirken freilich weitere Faktoren wie Schmerz, Dehnung durch Harnstau usw. ebenfalls ein. Für die Therapie der *Ureterkolik* kann abschließend festgehalten werden: Parasympathikolytika sind wirkungslos und nicht indiziert, zumal sie ja auch Harnverhaltung und Darmatonie verursachen können. Man sollte besser Analgetika verabreichen sowie zur Lösung des Ureterspasmus Betaadrenergika und Diuretika einsetzen (z. B. Orcyprenalin 0,5 ml in 500 ml 10%iger Mannitlösung) und dabei die Nebenwirkungen (Tachykardien) im Auge behalten. Auch myotonolytische Sedativa wie Diazepam (z. B. Valium) haben sich bewährt (Melchior 1977).

3. Blase und Harnentleerung

Miktionsstörungen sind ein häufiges Symptom neurologischer Erkrankungen. Neuere Erkenntnisse der letzten Jahre über die Neurophysiologie der Harnblasenentleerung haben die neurologische Diagnostik und die Therapie wesentlich verbessert. Dies sollte auch den Neurologen in allen wesentlichen Details bekannt sein.

3.1 Zur Anatomie und Physiologie

Die Muskulatur der Harnblasenwand, des sogenannten *Detrusor*, stellt ein dreidimensionales Netzwerk dar, dessen Kontraktion die Harnaustreibung bewirkt. Der früher postulierte einfache Dreischichtenaufbau der Muskulatur in äußere und innere longitudinale und mittlere zirkuläre Schicht wird heute in dieser Vorstellung nicht mehr akzeptiert. Die netzartig verbundenen Detrusormuskelschichten strahlen schleifenförmig in die Urethra ein, bilden die sogenannte „Detrusorschleife" (s. Abb. 24a–c).

Das sogenannte *Trigonum* an der hinteren Blasenbasis ist ein fibromuskuläres Blatt zwischen Ureteren- und Urethraöffnungen, das dreiecksförmige Gestalt hat und dessen Spitze in die innere Urethramündung weist. Über dieses Blatt strahlen konvergierend die Muskelstränge der Ureteren von beiden Seiten in die innere Urethraöffnung ein und umgreifen diese ebenfalls schleifenförmig. Sie durchlaufen dann weiter bei der Frau die ganze Urethra bis zum äußeren Meatus und endigen beim Mann am Colliculus seminalis. Zusammen mit der Detrusorschleife bilden diese Muskelzüge am Blasengrund den sogenannten *Blasenhals*. Diese Region am inneren Meatus der Urethra gewährleistet den festen Verschluß der Blase in ihrer Füllungsphase. Die Muskulatur der *Urethra* besteht aus der obengenannten Trigonummuskulatur und den ebenfalls und in ähnlicher Weise hineinziehenden Fasern der Detrusormuskulatur. Blasenhals und proximale Urethramuskulatur fungieren praktisch als der sogenannte „innere Sphincter". Die glatte Muskulatur von Blase und innerem Sphincter wird vegetativ innerviert.

Der quergestreifte, willkürmotorisch innervierte *äußere Sphincter* (Rhabdosphincter) umgreift den membranösen Teil der Urethra und stellt einen Abschnitt des Diaphragma urogenitale dar. Er kann den unwillkürlich in Gang kommenden Harnentleerungsvorgang (Harndrang) stoppen, wobei die Beckenbodenmuskulatur synergistisch wirkt. Die kontinente Harnentleerung setzt also ein fein abgestimmtes Zusammenspiel zwischen Detrusor und Sphincteren voraus, wobei die Harnentleerung bedeutet, daß sich der Detrusor kontrahiert und unwillkürlicher wie willkürlicher Sphincter erschlaffen.

Die *Innervation* der Blase ist ähnlich der des Rektums viscero-sensibel (afferent) und dreifach motorisch (efferent) organisiert. Sie ist eng mit der Defäkation gekoppelt.

Die motorische Innervation

Sie erfolgt wie beim Rektum parasympathisch, sympathisch und somatomotorisch. Die *parasympathischen Efferenzen* stammen aus dem 2. bis 4. Sakralsegment und gelangen über die Vorderwurzeln und die Nervi splanchnici pelvinum (Nervi pelvici) zum Plexus hypogastricus inferior und von hier zur Blasenwand. Die Umschaltung auf das postganglionäre Neuron erfolgt allein (oder überwiegend?) in den intramuralen Ganglienzellen der Blasenwand. Elektrische Stimulation dieser Fasern oder Applikation cholinerger Pharmaka bewirken Kontraktion des Detrusor und damit Harnaustreibung. Parasympathikolytika führen zur Blasenatonie. Der Detrusor ist ganz überwiegend parasympathisch innerviert.

Die *sympathischen Efferenzen* entspringen im Rückenmark bei Th 12 bis L 2, durchlaufen die Vorderwurzeln und — ohne Umschaltung — den Grenzstrang und erreichen als Nervi splanchnici sacralis das Ganglion hypogastricus inferior, wo sie auf das postganglionäre Neuron umgeschaltet werden. Von hier ziehen sie als periadventitielle Geflechte zur Blase, besonders zum Trigonum und der Blasenhalsregion (innerer Sphincter). Ob eine Umschaltung zum Teil auch in den intramuralen Ganglien erfolgt, ist nicht sicher geklärt.

Im Bereich der intramuralen Ganglien kommt es offenbar zu engen Verflechtungen der parasympathischen und sympathischen Fasern und zu direkten synaptischen Verschaltungen oder zu Kontakten über Interneurone. Vielleicht liegen vergleichbare Verhältnisse vor wie in der Darmwand (s. S. 57).

Elektrische Reizung der sympathischen Efferenzen führt zur Kontraktion der inneren Sphinctermuskulatur am Blasenhals (bei Erschlaffung der Blasenwand) und damit zum Verschluß des Blasenausgangs, also zur Harnverhaltung. Dieser Mechanismus verhindert auch den Rückfluß des Ejakulats in die Blase während der Ejakulation.

Bei den sympathischen Efferenzen zur Blase und Urethra sind alpha- und beta-adrenerge Fasern zu unterscheiden. Der funktionelle Effekt einer elektrischen Stimulation der sympathischen Fasern, also der Verschluß des Blasenausgangs, ist offensichtlich Folge eines Überwiegens der alpha-adrenergen Wirkung. Jedenfalls verursacht Stimulation der alpha-adrenergen Neurone (z. B. mit Phenylephrin) eine Kontraktion der Muskulatur im Bereich des Blasenhalses und der proximalen Urethra. In dieser Region sind auch vorwiegend Alpha-Rezeptoren nachgewiesen worden. Im Corpus-fundus-Bereich der Blase (Detrusor) ließ sich hingegen ein Überwiegen der Beta-Rezeptoren feststellen.

Stimulation der beta-adrenergen Fasern (z. B. mit Isoproterenol) bewirkt eine schwache Erniedrigung des Blasenausgangswiderstandes und eine Tonusabnahme des Detrusors (Reduktion des Miktionsdruckes, Zunahme der Blasenkapazität), also einen tonus- und kontraktionshemmenden Effekt. Für die Therapie wichtig ist daraus zu schließen und praktisch nachgewiesen: Alpha-Rezeptorenblocker (Phentolamin, Phenoxybenzamin) führen zu einer Erniedrigung des Blasenauslaßwiderstandes und fördern so die Harnentleerung; Betarezeptorenblocker spielen demgegenüber therapeutisch noch eine untergeordnete Rolle.

Die *somatomotorischen Efferenzen* erreichen den Sphincter externus über den Nervus pudendus. Er stammt aus den Sakralsegmenten S 3/S 4. Der Nerv vermittelt die willkürlichen Kontraktionen des äußeren Sphincters (sowie der Damm-Muskulatur und des äußeren Sphincters am Rektum) und gibt damit die Möglichkeit, die Harnentleerung jederzeit zu verhindern oder zu unterbrechen.

Die sensible Innervation

Der Nervus pudendus innerviert auch sensibel die Dammregion, die äußeren Genitalien und die Urethra, einschließlich ihrer äußeren Öffnung. Er leitet zum Beispiel Schmerzen, aber auch das Strömungsgefühl in der Urethra beim Harnlassen zum Rückenmark.

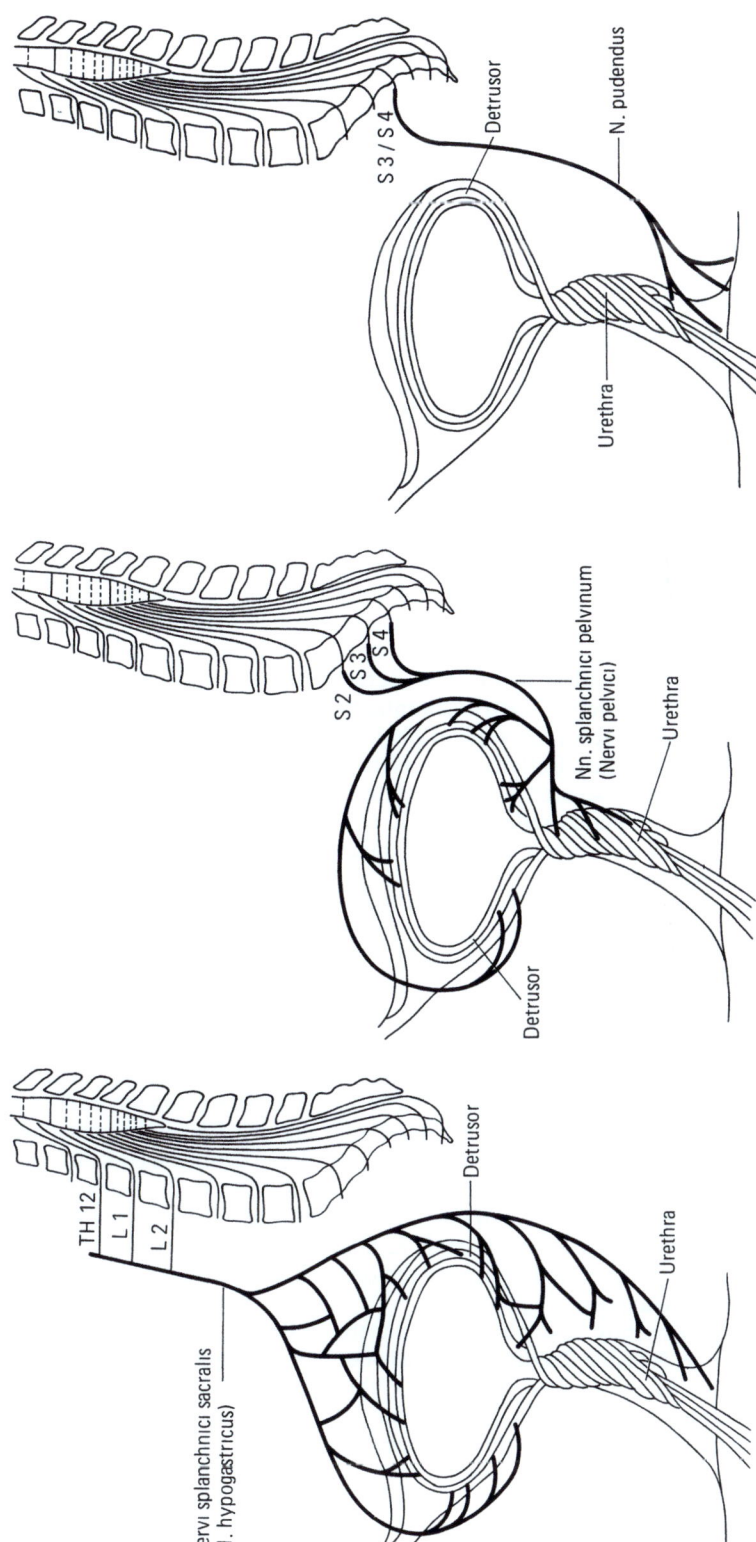

Abb. 24. a Die sympathische Innervation von Harnblase und Urethra, **b** Die parasympathische Innervation von Harnblase und Urethra, **c** Die somatische Innervation (N. pudendus) der Urethra. (Aus: Schecklisten der Urologie, Hauri, Mayor, Thieme-Verlag 1979)

Das Gefühl des *Harndrangs* entsteht durch die Füllung der Blase und den dabei entstehenden Dehnungsreiz sowie durch die mit dem Dehnungsreiz ausgelösten Kontraktionen des Detrusor. Es wird durch afferente, viscero-sensible Fasern der parasympathischen Nerven über die Hinterwurzeln zum Rückenmark geleitet und die Impulse erreichen im Verband des Tractus spinothalamicus das Gehirn. Sensible Empfindungen, insbesondere auch Schmerzen aus der Blase, werden außerdem über schmerzleitende C-Fasern in den sympathischen Nerven zum ZNS geleitet, das sie wie alle Schmerzfasern über die Hinterwurzeln (Th 12 bis L 2) erreichen, um im Vorderseitenstrang aufzusteigen. Innervationsschemata der Blase zeigen die Abb. 24a–c und 25.

Reflexmechanismen

Durchtrennung der hinteren sakralen Spinalnervenwurzeln bewirkt Blasenatonie und so auch Harnretention, weil der sogenannte *Detrusorreflex* durch Unterbrechung des afferenten Schenkels verhindert wird. Die durch Dehnungsreiz induzierten Detrusorkontraktionen sind also Ergebnis eines spinal geschalteten viscero-visceralen Reflexes. Der Detrusorreflex soll nach neueren Untersuchungen allerdings ein Hirnstammreflex sein, d. h. erst in der Formatio reticularis des Hirnstamms geschaltet werden.

Ausschaltung der parasympathischen Efferenzen im Rückenmark oder in den Nervi splanchnici pelvinum (Nervi pelvici) führen zur schlaffen Parese des Detrusor, also zur Harnretention. Nach einiger Zeit treten aber gleichwohl spontane kurze Kontraktionswellen des Detrusor auf, die durch den steigenden intravesikalen Druck ausgelöst sind. Sie werden allmählich stärker und führen schließlich zur schubweisen Entleerung kleiner Harnmengen bei Verbleiben von Restharn. Offenbar löst der Dehnungsreiz hierbei sowohl myogene Mechanismen aus (s. auch Ureter, S. 82 und Darm, S. 57) als auch Reflexvorgänge in den intramuralen Ganglien.

Diagnostisch wichtig sind noch zwei weitere Spinalreflexe: Sensible Reizung des Anus oder des Rektums (digitale rektale Palpation) führt beim Gesunden regelmäßig zur Hemmung jeder Blasenkontraktion. Dieser *recto-vesikale Reflex* verläuft über sensible Fasern der Pudendusnerven zum Sakralmark und hemmt hier den parasympathischen Impulsstrom zum Detrusor. Beim *Bulbo-Cavernosus-Reflex* handelt es sich um einen Reflexbogen, der allein im Nervus pudendus geleitet wird. Sensible Stimulation (Druck) von Glans penis oder Clitoris oder Zug am Harnröhrenkatheter löst Kontraktionen des Sphincter ani aus, die durch rektale Palpation leicht feststellbar sind. Er ist auch beim Gesunden nicht immer klinisch auslösbar, so daß im Zweifel der motorische Effekt am Sphincter ani elektromyographisch registriert werden muß.

Zentral-nervöse Beeinflussung der Miktion

Fördernde Einflüsse auf den Miktionsvorgang wurden im Großhirn an der Orbitalfläche des Stirnhirns und im (limbischen) Gyrus cinguli lokalisiert. Besonders wichtig ist aber zweifellos die Region der Praezentralregion, die als Ursprungsfeld der Pyramidenbahn wie bei allen willkürmotorischen Bewegungen auch für die willkürliche Kontraktion des Sphincter externus entscheidender Impulsgeber ist. Auch die kortikalen Felder 6 und 8 scheinen entscheidenden Einfluß auf die willkürliche Förderung oder Blockierung des Miktionsvorganges zu haben. Im allgemeinen wird der Ursprung dieser, wohl im Pyramidenbahnverband laufenden willkürmotorischen Impulse in den sogenannten Lobus paracentralis an der Mantelkante beider Hirnhemisphären in der Nähe der Ursprungsfelder für die Pyramidenbahn zu den Beinen lokalisiert. Regulatorische Einwirkungen auf die Miktion werden außerdem dem vorderen Temporalpol, der Insel, der Hippocampusregion, den Amygdala, dem vorderen Thalamuskern und dem Corpora mamillaria zugeschrieben. Stereotaktische Reizung der Hippocampusregion führt zu besonders starken Kontraktionen der Harnblase und zur Miktion. Auch Reizungen in der Formatio reticularis des Mittelhirns lösen deutliche Harnblasenkontraktionen aus. Miktion kann auch aus den extrapyramidalen Kernen wie dem Putamen durch Reizung ausgelöst werden. Im Hypothalamus schließlich, von dem die wesentlichen vital bedeutsamen parasympathischen und sympathischen efferenten Bahnen ausgehen, lassen sich durch Reizung der entsprechenden Felder inhibitorische wie fördernde Effekte auf die Blasenentleerung in Gang setzen. Sie sind praktisch immer mit gleichsinnigen Effekten auf die Stuhlentleerung kombiniert. Im Mittelhirn und in der Brücke sind ebenfalls diverse hemmende und fördernde Einflüsse auf die Miktion gefunden worden, jedoch sind die

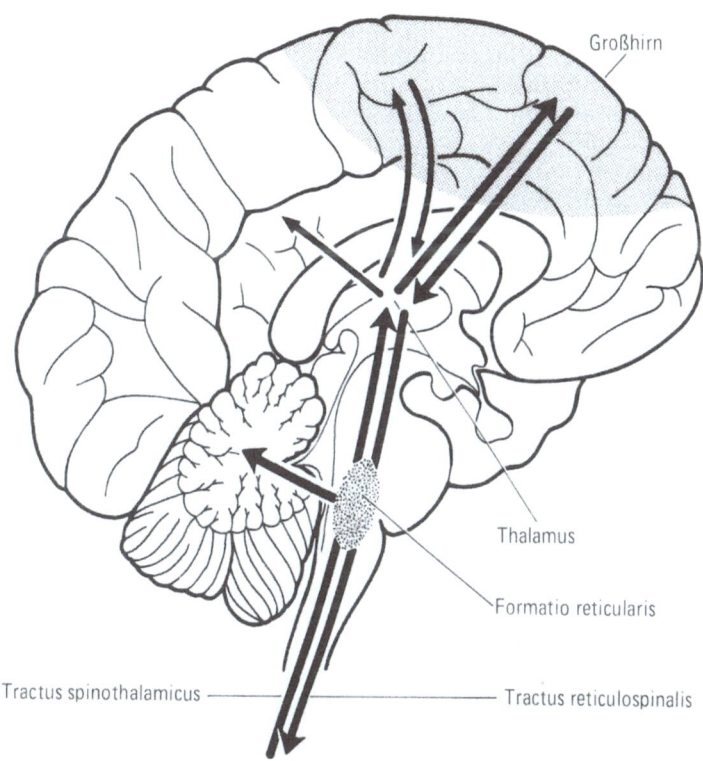

Abb. 25. Das zentral-nervöse Bahnensystem der Harnentleerung

Verhältnisse nicht sicher geklärt. In der Medulla oblongata steigt offenbar ventrolateral eine Bahn ab, deren Reizung den intravesikalen Druck steigert. Im Rückenmark laufen die willkürmotorischen Impulse zur Miktionshemmung (Sphincter externus) im Verband des Pyramidenseitenstranges. Die sympathischen Bahnen verlaufen wie auf S. 19 beschrieben, die parasympathischen Efferenzen sind in ihrem Verlauf zum Sakralmark nicht sicher geklärt. Die sensiblen Afferenzen im Rückenmark gehen, wie erwähnt, mit dem Tractus spinothalamicus zum Gehirn, zum Teil aber wohl auch im Verband der Hinterstränge.

Der *Miktionsvorgang* ist danach folgendermaßen übersichtshaft zu beschreiben: Die menschliche Harnblase hat eine Kapazität von ca. 200 bis 500 ml. Bei der allmählichen Füllung steigt der intravesikale Druck langsam von 4 bis 7 (Leerdruck) auf 10 bis 15 mlHg (gefüllt) an. Bei einer Füllung von etwa 250 bis 300 ml Harn tritt erstes Harndrangsgefühl auf, d. h. die Dehnungsrezeptoren der Blasenwand lösen über die viscero-sensiblen Afferenzen allmählich zunehmende Detrusorkontraktionen aus (Detrusorreflex). Damit steigt gleichzeitig weiter der intravesikale Druck an, was auch durch Kontraktionen der Bauchwandmuskulatur verstärkt wird, während die quergestreifte Beckenboden- und Sphincter-externus-Muskulatur erschlafft. Bei diesem Vorgang tritt die Blase tiefer und der vesicouretrale Winkel (normal 90 bis 100°) verstreicht. Durch Kontraktionen im Trigonumbereich sowie die des Detrusor erlangt der Blasenhals über die Wirkung der Detrusorschleife eine Trichterform. Die sympathischen Efferenzen sind bei diesem Vorgang insgesamt gehemmt. Schließlich öffnet sich der Blasenausgang vollständig und die Miktion kommt in Gang. Sie endet mit dem Abebben der Detrusorkontraktionen und mit Kontraktionen des äußeren Sphincters, wobei dies wiederum reflektorisch die Detrusoraktivität weiter hemmt. Bleibt der äußere Sphincter bei Harndrang willkürlich kontrahiert, kommt es nicht zur Miktion. Eine in Gang befindliche Miktion kann damit ebenfalls unterbrochen werden.

Myogene Mechanismen der Blasenwand und Reflexvorgänge in den intramuralen Ganglien einerseits und die zentralnervösen bewußten, emotional-affektiven und vegetativen Einflüsse (Hirnrinde, limbisches System, Hypothalamus, Hirnstamm) modulieren, fördern oder hemmen diesen Vorgang. Die cerebralen Einwirkungen sind dabei überwiegend hemmend wirksam über einen gesteigerten Sympathikotonus.

Säuglinge und Kleinkinder haben eine „ungehemmte neurogene Blase" (s. S. 90), weil zunächst Pyramidenbahn und kortikale Steuerungsfelder noch nicht ausgereift sind und danach die willkürliche Steuerung erst erlernt werden muß.

3.2 Klinik

3.2.1 Untersuchungsmethoden:

Jede neurologische bzw. neurourologische Untersuchung beginnt mit einer präzisen und gezielten Befragung des Kranken: Vermehrter häufiger Harndrang? Nachträufeln nach der Miktion? Erschwerte Miktion? (Pressen?), häufiges Einnässen? Besteht überhaupt ein Harndrangsgefühl? Defäkationsstörungen oder Störungen der Sexualfunktion? usw. Schon hierbei werden wesentliche Erkenntnisse über die Natur der Blasenstörung gewonnen. Wir werden bei den Krankheitsbildern genauer darauf eingehen.

Nach der konventionellen neurologischen Untersuchung, insbesondere der Prüfung der Sensibilität der lumbosakralen Dermatome („Reithosenregion"), des Tonus des äußeren Analsphinkters (rektale Untersuchung), der Prüfung von Cremaster-, Anal- und Bulbo-Cavernosus-Reflex und wenn nötig des rectovesikalen Reflexes und der einfachen urologischen Untersuchung (Restharnmessung, Urinstatus, Prostatapalpation, Cystoskopie und i.v.-Urogramm) ist im Falle von Blasenentleerungsstörungen ggfs. eine differenzierte Palette radiologisch-urodynamischer Untersuchungsverfahren durchzuführen. Es sind dies:
1. die intravenöse *Urodynamographie:* Hierbei wird über das einfache i.v.-Urogramm hinaus ein Miktions- und ein Postmiktionsurogramm angefertigt, so daß Aussagen über die Morphologie, aber auch über die Blasenentleerungsdynamik und -effizienz gemacht werden können.
2. Die *Uroflowmetrie:* (Harnflußmessung): Sie mißt entweder einfach mit Stoppuhr und Meßgefäß den maximalen Harnfluß und die Miktionszeit oder stellt mit standardisierten Meßgeräten (Uroflowmeter) darüber hinaus den Miktionsvorgang graphisch als Kurve dar, die eine genauere Auswertung erlaubt. Fallen einfache urologische Untersuchung, einschließlich Restharnmessung und die beiden obengenannten Untersuchungsverfahren normal aus, ist eine neurogene Blasenstörung schon recht unwahrscheinlich.
3. Die *Zystomanometrie:*
Bei dieser Blasendruckmessung wird über einen Harnröhrenkatheter die Blase mit Wasser oder CO_2 gefüllt und dabei kontinuierlich der Blasendruck gemessen und eine Volumen-Druckkurve aufgezeichnet. Gleichzeitig wird über einen Katheter im Rektum der intrarektale Druck fortlaufend mitgeschrieben. Damit kann unter anderem auch die Wirkung der Bauchpresse (Erhöhung des intrarektalen Drucks) auf den Blasendruck beurteilt werden. Der Meßvorgang kann auch noch ausgeweitet werden auf eine Messung des sogenannten Urethra-Druckprofils, wobei dann Blasendruck und Urethradruck isoliert gemessen und zueinander in Beziehung gesetzt werden können. Dies kann zum Beispiel bei Spastik des äußeren Sphincters oder bei Streßinkontinenz weitere wichtige Aufschlüsse geben.
4. Das *Miktionszysturethrogramm:*
Dabei wird die Blase mit Kontrastmittel gefüllt, bis Harndrang oder Blasenvöllegefühl auftritt. Die Füllungsphase und die anschließende Miktion werden dann radiologisch (Bildverstärker-Fernsehkontrolle) kontrolliert und mit Röntgenaufnahmen dokumentiert. Die Funktionsabläufe und deren Störungen lassen sich direkt beobachten. Diese Untersuchung kann noch erweitert werden zu einem komplexen und simultanen neurourologischen Untersuchungsgang, in dem ein suprapubischer Katheter zur Blasendruckmessung, ein intrarektaler Druckaufnehmer zur Registrierung des intraabdominellen Druckes, ein Uroflowmeter und eine EMG-Nadelableitung aus den Beckenbodenmuskeln bzw. dem Spincter urethrae externus und dem Sphincter ani externus hinzugefügt werden. Die entsprechenden Kurven und Daten ermöglichen dann eine sehr präzise Analyse und Zuordnung der Funktionsstörung zu bestimmten Typen der neurogenen Blasenstörung.
5. Die *Pharmako-Cysto-Sphinctometrie:*
Diese Methode schließlich erlaubt mit den oben beschriebenen Verfahren die Wirkung bestimmter Pharmaka auf die Funktionsab-

läufe zu prüfen und damit weitere Aussagen über Ort und Art der neurogenen Blasenfunktionsstörung zu gewinnen. Bei Querschnittslähmungen des Rückenmarks oberhalb des Lumbo-Sakralmarks kommt es zum Beispiel zu ungehemmten Detrusorkontraktionen (s. S. 91). Verschwinden sie auf Gabe eines Parasympathikolytikums (z. B. Buscopan), so ist der Tatbestand damit bewiesen. Ein anderes Beispiel beruht auf der Denervierungshypersensitivität vegetativ innervierter Organe nach Schädigung ihres peripheren Neurons. Gibt man bei einer Blasenlähmung nach Auffüllung der Blase mit 100 ml Wasser die niedrige Dosis von 2,5 mg des Parasympathikomimetikums Betanecholchlorid (z. B. Urocholine) subkutan, so kommt es beim Gesunden zystomanometrisch kaum zu einem Druckanstieg in der Blase (unter 15 cm Wasser). Steigt der intravesikale Druck aber über 15 cm Wasser, so spricht dies für eine periphere parasympathische Denervierung des Detrusors (distal vom Sakralmark) und gegen eine zentrale Lähmung.

6. *Reflexzeitmessung des Nervus pudendus:*
Die Reflexzeit des Nervus pudendus ist elektromyographisch meßbar, in dem der sensible Nervus dorsalis penis gereizt und der motorische Effekt durch Nadelableitung aus der Beckenbodenmuskulatur registriert wird. Eine Verlängerung der Reflexzeit bzw. ein Ausbleiben der EMG-Potentiale in der Beckenbodenmuskulatur belegt eine Schädigung des Nerven oder seiner Umschaltstellen im Sakralmark. Man kann auch mit einem Spezialkatheter die hintere Harnröhre reizen und die Reflexzeit bis zur Kontraktion der Beckenbodenmuskeln messen. Damit bekommt man eine Aussage darüber, ob zusätzlich die sensible Zuleitung von der Urethra zum Rückenmark gestört ist.

3.2.2 Die Typen neurogener Blasenstörungen

Für den Neurologen ist die Einteilung der neurogenen Blasenentleerungsstörungen nach Bors und Comarr (1971) nach wie vor besonders interessant und vor allem diagnostisch hilfreich. Die Autoren unterscheiden wie in der übrigen Neurologie nach motorischen und sensiblen Läsionen, wobei vor allem die motorischen in solche des oberen supranukleären motorischen Neurons („upper Motor Neuron Lesion"), das sind Läsionen in Gehirn oder Rückenmark oberhalb Th 10 und solche des unteren, infranukleären, „peripheren" motorischen Neurons („Lower Motor Neuron Lesion") in der Rückenmarksebene unterhalb Th 10 oder distalwärts davon eingeteilt werden. Dabei sind noch die visceromotorischen (parasympathischen oder sympathischen) von den somatomotorischen (Pyramidenbahn, Nervus pudendus) zu trennen. Die Läsionen können schließlich noch komplett oder inkomplett, akut oder chronisch sein. Die gestörte Miktion kann außerdem noch koordiniert (restharnfrei durch intakte Detrusor-Sphincter-Koordination) oder unkoordiniert mit Restharn sein. Mischbilder dieser verschiedenen Läsionsformen sind häufig.

Für komplette Läsionen des oberen, zentralen motorischen Neurons ist die automatische oder Reflexblase charakteristisch, für die des unteren peripheren motorischen Neurons die sog. autonome Blase. Dies ist besonders bei Rückenmarks- und Caudalähmungen (Querschnittslähmungen) bedeutsam. Die präzise Lokalisation der die Blasenstörung verursachenden nervalen Läsion wird man allerdings nicht allein durch neurourologische Untersuchungen anstreben, sondern stets unter Zuhilfenahme des übrigen neurologischen Befundes sowie der neuroradiologischen und klinisch-neurophysiologischen Untersuchungsergebnisse.

Eine andere neuere Einteilung ist vom Standardisierungskomitee der International Continence Society (ICS) vorgeschlagen worden. Sie orientiert sich nach dem „Blasentyp" und damit mehr nach den symptomatisch-therapeutischen Möglichkeiten als nach dem Läsionsort im Nervensystem. Hierbei werden sowohl die Detrusor- als auch die Sphincterfunktionen als normal, hyperaktiv oder hypoaktiv klassifiziert. Die sicher neurogene Detrusorhyperaktivität wird auch Detrusorhyperreflexie (z. B. Reflexblase), die neurogene Detrusorhypo- oder Inaktivität entsprechend Detrusorareflexie (z. B. autonome Blase) genannt. Bei hyperaktiven Sphinctern unterbleibt während der Detrusorkontraktion die Erschlaffung des Harnröhrenverschlusses (Detrusor-Sphincter-Dyssynergie). Innerer wie äußerer Sphincter können isoliert oder kombiniert betroffen sein. Der hypoaktive Harnröhrenverschluß bedeutet Harninkontinenz. Er kann neurogen oder auch myogen sein.

Die Sensibilität für Harndrang und Schmerz und Berührung im unteren Harntrakt wird durch Befragung des Patienten in normal, hyper- und hyposensitiv unterteilt. Die wichtigsten Typen neurogener Blasenstörungen sind:

1. Die „Urge"- oder Dranginkontinenz

Hier handelt es sich um einen starken „imperativen", oft plötzlich einsetzenden Harndrang, der nicht ausreichend willkürlich unterdrückt werden kann und so zu ungewolltem Harnabgang führt. Die willkürliche, also zerebrale Inhibition der Detrusorkontraktionen ist ungenügend. Man hat ein „Sensory urge" mit besonders intensiver sensibler Afferenz aus der Blase (z. B. bei Entzündungen, Steinen, Tumoren, fraglich auch Oestrogenmangel bei Frauen) von einem „Motor urge", bei dem die Blase schon bei geringer Füllung Dehnungsreize zum ZNS schickt (z. B. bei infravesikalen Obstruktionen wie Prostatahypertrophie mit ungenügender cerebraler Inhibition des vesiko-spinalen Reflexbogens) zu unterscheiden versucht. Wichtig ist, daß Dranginkontinenz ein häufiges Zeichen einer beginnenden spinalen oder cerebralen (oberen supranukleären) Erkrankung ist.

2. Die neurogen enthemmte Blase

Charakteristisch sind Pollakisurie und imperativer Harndrang bis zur Dranginkontinenz, aber auch intermittierende Harnverhaltung. Die willkürliche Steuerung ist gestört oder aufgehoben. Die Läsion liegt „supranukleär" im oberen motorischen Neuron und ist inkomplett. Der Detrusor ist hyperaktiv, weil reflektorisch enthemmt. Liegt die Läsion unterhalb der Formatio reticularis der Brücke, etwa im Rückenmark, dann ist die Detrusor-Sphincter-Koordination gestört (Detrusor-Sphincter-Dyssynergie) und die jeweilige Entleerung bleibt unvollständig (Restharn). Demnach wäre also auch der Sphincter hyperaktiv (enthemmt), was bis zur Harnverhaltung gehen kann. Man könnte auch von einer „spinal enthemmten Blase" sprechen.

Bei Schädigungen des Gehirns oberhalb der Brücke, wie z. B. durch allgemeine Hirnarteriosklerose, hirnatrophische Prozesse, Encephalitis u. a., ist die Miktion als solche koordiniert, also restharnfrei, aber willkürlich nicht gesteuert („cerebral enthemmte Blase").

3. Die Reflexblase

Die automatische oder Reflexblase entsteht bei konsolidierten Querschnittslähmungen oberhalb des Lumbosakralmarks. Detrusor und Sphincter sind enthemmt, es besteht komplette Detrusor-Sphincter-Dyssynergie. Die Detrusorkontraktionen erfolgen über den sakralen Reflexbogen jeweils bei einer bestimmten Blasenfüllung, Harndrang und Harnabgangsempfindung fehlen, willkürliche Steuerung ist nicht möglich. Mit regelmäßigen sensiblen Reizungen am Unterbauch (Klopfen, Reiben) kann eine Reflexmiktion eingespielt werden (s. S. 92). Durch die Blasenausflußbeginderung kann es zur Detrusorhypertrophie (Trabekelblase) und schließlich zur sekundären Detrusorareflexie durch chronische Überdehnung und zu rezidivierenden Blaseninfekten kommen.

4. Die Detrusorareflexie

Sie ist typisch für die untere, „periphere" Denervierung der Blase. Der Reflexbogen zum Sakralmark ist sensibel und motorisch unterbrochen. Es besteht Harnverhaltung, die nur durch kurze spontane Detrusorkontraktionen (myogene Mechanismen und Reflexe der intramuralen Ganglien) mit Entleerung kleiner Harnmengen unterbrochen wird („autonome Blase"). Sensible Empfindungen und willkürliche Motorik sind ausgefallen. Die Blasenentleerung kann bei den meist ebenfalls schlaff gelähmten Beckenboden-Sphincter-externus-Muskeln mittels Bauchpresse und Credé'schem Handgriff vorgenommen werden. Bei intakter oder spastisch gesteigerter Innervation des Sphincter externus gelingt dies jedoch nicht, es muß dann intermittierend katheterisiert werden.

5. Die rein sensibel gelähmte Blase

Hier fehlt durch Unterbrechung der peripheren sensiblen Nerven oder der zentralen sensiblen Bahnen allein das Harndrangsgefühl. Die Blase wird zunehmend überdehnt, was wiederum zur sekundären Detrusorschwäche bzw. Detrusorareflexie führen kann. Es kommt zu größer werdenden Restharnmengen und zur Überlaufblase mit Überlaufinkontinenz. Der Kranke behilft sich mit der Bauchpresse und Credé'schem Handgriff. Klinische Beispiele dafür sind die Tabes dorsalis und die diabetische Polyneuropathie sowie andere vorwiegend sensible Polyneuropathien.

6. Die rein motorisch gelähmte Blase

Für sie ist die schmerzhafte Harnverhaltung

mit Überlaufblase typisch. Der Detrusor ist schlaff gelähmt. Man findet sie gelegentlich bei isolierter Läsion allein der motorischen Efferenzen, z. B. bei Vorderhorn- und Vorderwurzelerkrankungen (Poliomyelitis, Polyradikulitis), bei denen die parasympathischen Efferenzen mitgeschädigt sind.

Diese wichtigsten Kardinaltypen der Blasenentleerungsstörungen kommen selten isoliert vor. Man muß stets durch gezieltes Befragen des Kranken, genaue Analyse des neurologischen und urologischen Befundes und vor allem durch exakte und ausführliche apparative neurologische bzw. urodynamische Untersuchungen in jedem Einzelfall klären, welche Einzelfunktionen in welchem Ausmaß gestört sind und dann entscheiden, welcher „Blasentyp" bzw. welche Kombination von Funktionsstörungen das Bild beherrschen. Dies ist sowohl diagnostisch, besonders aber therapeutisch sehr wichtig (s. S. 97).

Als grobe Orientierungshilfe bei Kranken mit neurogener Harninkontinenz kann gelten: Fehlender Restharn spricht für cerebral enthemmte Blase, mittlere Restharnmengen bei Dranginkontinenz sind typisch für die spinal enthemmte Blase, große Restharnmengen bei Harnverhaltung mit Überlaufblase charakterisieren die peripher denervierte Blase.

3.2.3 Symptomatik der Blasenentleerungsstörungen bei neurologischen Erkrankungen

3.2.3.1 Cerebrale Erkrankungen

Akute cerebrale Läsionen

Hier sind vor allem akute ischaemische Insulte, cerebrale Massenblutungen und Hirntraumen zu nennen. Wichtig ist stets, ob die Pyramidenbahn mitgeschädigt ist, vor allem deren Fasern zu den unteren Extremitäten (Hemiparese, Paraparese). Dies ist bei Schädigungen an der „Mantelkante", im Hemisphärenmark und in der Capsula interna besonders häufig der Fall. Nach Abklingen der initial möglichen Bewußtlosigkeit, während der wegen der meist vorhandenen Harnverhaltung ein Dauerkatheter erforderlich ist, kommt es zu Pollakisurie, imperativem Harndrang und Dranginkontinenz. Man findet die Zeichen der cerebral enthemmten Blase mit hyperaktivem Detrusor. Das Detrusor-Sphincter-Zusammenspiel ist aber koordiniert (kein Restharn). Bei einseitiger Großhirnläsion ist willkürliche Steuerung, also Hemmung des hyperaktiven Detrusors, möglich. Bei beidseitigen Schädigungen ist das oft nicht der Fall, es resultiert die ungehemmte Blase mit restharnfreier, also koordinierter reflektorischer Miktion. Ähnliche Symptome treten bei bilateraler Stirnhirnschädigung (Trauma, Aneurysmablutung) auf. Hierbei kann jedoch, falls der Kranke es tut, die Miktion willkürlich gesteuert werden. Das psychopathologische Stirnhirnsyndrom verhindert dies jedoch meist. Während des großen epileptischen Anfalles kommt es bekanntlich ebenfalls häufig zum Einnässen.

Chronische cerebrale Läsionen

Sie sind Folge von Hirntumoren (Meningiome, Metastasen, Gliome usw.) oder tumorähnlichen Prozessen (Abszesse, Angiome u.a.) oder von Encephalopathien, Hirnatrophien, diffuser Hirnarteriosklerose und sogenannten degenerativen cerebralen Systemerkrankungen. Die Blasenentleerungsstörungen sind unübersichtlich und wohl auch nicht gut systematisch untersucht. Meist handelt es sich um eine cerebral enthemmte Blase. Wichtig ist, daß oft auch ein organisches Psychosyndrom vorliegt, wobei mangelnde Aufmerksamkeit, Verlangsamung der psychischen Abläufe, Antriebs- und Interesseverlust, Gedächtnis- und Konzentrations- und Denkstörungen die willkürliche Steuerung der Blase (und des Mastdarms) behindern. Bei Stirnhirnerkrankungen ist dem Kranken das häufige Einnässen oft gleichgültig, es stört ihn nicht, obwohl er es willkürlich unterdrücken und steuern könnte.

3.2.3.2 Spinale Erkrankungen

Akute Rückenmarksläsionen

Die akute Querschnittslähmung

Als Ursachen sind hier die traumatischen Wirbelsäulen-Rückenmarksschädigungen von besonderer Bedeutung (Wirbelkörperfraktur mit Dislokation und Blutung, Quetschung, Abscherung, Zerreißung des Rückenmarks). Etwas seltener sind spontane Blutungen (bei Marcumar-Therapie, Angiomblutungen), ischaemische Insulte (Infarkte im Versorgungsgebiet der Arteria spinalis anterior) und die akute Querschnittsmyelitis sowie pathologische Spontanfrakturen von Wirbelkörpern bei Metastasen und anderen Tumoren.

Hierbei werden im Falle kompletter Läsionen alle sensiblen, willkürmotorischen und vegetativen Bahnen unterbrochen. Wesentlich ist dabei die Höhe der Querschnittslähmung. Liegt sie oberhalb der BWK 10, so resultiert das Syndrom der supranukleären oberen zentralen Läsion, liegt sie darunter, entsteht die infranukleäre untere periphere Lähmung (Läsionen im Bereich des Conus medullare bzw. der Cauda). Wir wollen uns zunächst mit der supranukleären Läsion beschäftigen, also mit den thorakalen und zervikalen Querschnittslähmungen. Man kann sie, wie auch schon bei den Darmstörungen beschrieben, in drei Stadien einteilen:

1. Das Primärstadium: Es kommt zunächst zum Syndrom des *spinalen Schocks* mit Tetraplegie bei zervikalen bzw. Paraplegie bei thorakalen Schädigungen, Areflexie und schlaffem Muskeltonus der quergestreiften Muskulatur. Auch die Blase (ebenso wie Darm und Mastdarm) verharrt zunächst im Zustand der Areflexie (s. auch S. 77). Das Erlöschen aller Miktionsreflexe führt zur kompletten Harnverhaltung mit Überlaufinkontinenz. Es muß katheterisiert werden. Die spinale Schockphase dauert 4 bis 6 bis 8 Wochen oder manchmal auch länger.

2. Das *Sekundärstadium:* Mit der allmählichen Entwicklung der Spastik in der Extremitätenmuskulatur kehrt auch die Reflextätigkeit der Blase zurück. Es persistiert aber oft noch lange ein Zustand der Blasenhyporeflexie. Man findet cystometrisch ungehemmte Detrusorkontraktionen, jedoch keinen koordinierten und effektiven Miktionsreflex. Bei Applikation von Sympathikolytika, z. B. Guanethidin, einem Alpha- und Beta-Rezeptorenblocker oder Phenoxybenzamin, einem Alpha-Rezeptorenblocker, ließ sich übrigens die spinale Schockphase verkürzen oder beenden, was dafür spricht, daß dabei ein gesteigerter Sympathikotonus eine pathogenetisch wesentliche Rolle spielen muß.

3. Das Tertiärstadium: Hierbei ist schließlich die spinale Reflextätigkeit der Blase voll in Gang gekommen, so daß das Syndrom der automatischen Reflexblase entsteht. Dies setzt voraus, daß die lumbosakralen Schaltstellen der Reflexe infraläsionell intakt geblieben sind. Jetzt kann die Reflexmiktion eingeübt werden, wie es auf Seite 90 beschrieben wurde (s. auch Mastdarmfunktion S. 78). Durch suprapubisches Klopfen oder Reiben oder sensible Stimulation am Anus oder der Dammregion läßt sich ein Entleerungsrhythmus einspielen. Ist die sympathische Leitung über den Grenzstrang intakt geblieben, was vor allem bei Querschnittslähmungen oberhalb Th 6 typisch ist, kommt es bei voller Blase über spinale Reflexe des intakten infraläsionellen Rückenmarks nicht selten auch zu Schwitzen, Piloarrektion, Blutdrucksteigerung (Kopfdruck) und anderen sympathikotonen Phänomenen oder auch zu einem ungenauen Völlegefühl im Unterbauch, was beides als Signal für die Entleerungsmanipulation sehr geeignet ist. Dabei ist dann nicht selten eine restharnfreie Entleerung möglich. In anderen Fällen ist aber Restharn oft zu beobachten, so daß rezidivierende Infekte, Steinbildungen und schließlich chronische Pyelonephritis eine ständige Gefahr sind. Dies ist vor allem dann der Fall, wenn sich eine Spastik des Sphincter externus und des Beckenbodens voll entwickelt hat. Hier sind dann auch spastik-lösende Medikamente (das Gamma-Aminobuttersäure-Präparat Lioresal oder das an der Muskulatur angreifende Dantamacrin) oft sehr hilfreich.

Diese Ausführungen betreffen grundsätzlich alle akuten Querschnittslähmungen, gleichgültig welcher Ursache, aber nur für den Fall, daß sie zu einer bleibenden irreparablen Kontinuitätsunterbrechung geführt haben (schweres Rückenmarkstrauma, Infarkt im Gebiet der Arteria spinalis anterior, schwere Myelitis). In anderen Fällen ist durch rasche chirurgische Maßnahmen (bei Blutungen, Tumoren, Frakturen usw.) oder durch medikamentöse Maßnahmen (Corticoide, Antibiotika) auch eine Erholung oder gar Heilung des erkrankten Rückenmarks möglich und damit auch eine Restitution der Blasenfunktion.

Chronische Rückenmarksläsionen
Bei dieser Gruppe von Blasenentleerungsstörungen handelt es sich in der Regel um progrediente und inkomplette Läsionen des oberen motorischen Neurons mit der spinalen neurogen enthemmten Blase. Dies ist gewiß immer dann der Fall, wenn die Schädigung im zervikalen oder thorakalen Rückenmark gelegen ist. Typische Ursachen sind die Encephalomyelitis disseminata (Multiple Sklerose), die langsam das Rückenmark komprimierenden Tumoren und raumfordernden Prozesse und die sogenannte zervikale Myelopathie. Recht gut untersucht sind die Blasenentleerungsstörungen bei der *Multiplen Sklerose*: Pollakisu-

rie, imperativer Harndrang bis zur Dranginkontinenz oder intermittierende Harnverhaltung (der Kranke muß „pressen") sind nicht selten die ersten Symptome dieser zentralnervösen Erkrankung (nach Miller und Mitarbeitern bei 12% der Fälle). Im Verlaufe der chronisch rezidivierenden Krankheit kommt es sogar in 70 bis 80% aller Fälle zu solchen Blasenentleerungsstörungen. Sie sind also ein Kardinalsymptom der Krankheit. Pollakisurie und Dranginkontinenz sind ca. doppelt so häufig wie erschwerte Miktion oder Harnretention. Die Behinderung der Harnentleerung ist oft oder überwiegend Folge einer Spastik des quergestreiften Musculus sphincter externus, die meist mit einer Paraspastik der Beine kombiniert ist. Auch die häufige Unfähigkeit zur Unterdrückung oder Unterbrechung der Miktion spricht für eine solche Schädigung der Pyramidenbahn. Verlust der Harndranggefühls kommt selten vor. Bulbocavernosus- und Analreflexe sind meist intakt. Die Störungen der Harnentleerung können bei der MS sehr wechselhaft sein und sich wie die übrigen Symptome schubweise verschlimmern oder im Intervall verschwinden. Bei der chronischen Form oder auch im Anschluß an einen Schub mit bleibendem neurologischen Defekt können sie auch dauernd persistieren.

3.2.3.3 Rein motorische Blasenstörungen

Akute Läsionen des peripheren motorischen Neurons

Sie sind selten und kommen zum Beispiel bei der Poliomyelitis, beim Zoster oder bei vornehmlich motorischer Polyradikulitis vor durch Mitschädigung der parasympathischen Kerne im Sakralmark oder ihrer Fasern in den Vorderwurzeln. Sie führen zur Paralyse des Detrusors mit schmerzhafter Harnretention und Überlaufblase, da das Harndranggefühl wie die übrige Sensibilität ja erhalten geblieben sind. Die Detrusorparalyse kann auch einseitig sein.

Chronische Läsionen des motorischen Neurons

Prototyp dieser Gruppe ist das *Parkinson-Syndrom*. Hierbei findet man neben anderen vegetativen Symptomen wie Schweißausbrüchen, Hyperthermie, verstärkter Talgproduktion und auch neuroendokrinen Störungen oft, nach Angaben mancher Autoren in bis zu 70% auch Blasenentleerungsstörungen. Dabei werden zwei Varianten beschrieben:

1. Einen hyperaktiven (enthemmten) Detrusor mit Pollakisurie, imperativem Harndrang und Dranginkontinenz mit Restharn wie bei der spinal enthemmten Blase bzw. der inkompletten Läsion des oberen motorischen Neurons. Dieser Typ soll besonders beim akinetischen Parkinson-Syndrom in etwa 2/3 der Fälle auftreten.
2. Einen hypoaktiven Detrusor mit vergrößerter Blasenkapazität, größeren Restharnmengen und reduziertem Harndrang. Dies soll in etwa 1/3 der Fälle bei Parkinson-Kranken mit Tremor auftreten. Sicherlich spielen hier zentrale (hypothalamische?) Regulationsmechanismen eine Rolle sowie auch die mögliche Akinese und Rigidität des externen Sphincters. Die Blasenstörungen lassen sich oft mit einer therapeutisch bedingten Besserung der Gesamterkrankung zurückbilden. Das Harndrangsgefühl und die Blasen- und Harnröhrensensibilität bleiben bei dieser Erkrankung ungestört.

3.2.3.4 Rein sensible Blasenstörungen

Akute Läsionen des sensiblen Neurons

Hierüber gibt es keine verläßlichen Untersuchungen. Vorstellbar wären entsprechende Syndrome bei Zoster mehrerer lumbosakraler Segmente (Schädigung der Spinalganglien ohne Mitbeteiligung der motorischen Neurone).

Chronische Läsionen des sensiblen Neurons

Sie sind typisch für die Tabes dorsalis und die diabetische Polyneuropathie sowie für die selteneren anderen vegetativen bzw. vorwiegend sensiblen Polyneuropathien. Kardinalsymptom ist der Verlust des Harndranggefühls (oft auch des Stuhldranggefühls) und der Blasen-Urethra-Sensibilität. Bei der Tabes dorsalis ist die Ursache der allmähliche Untergang von Spinalganglien und Hintersträngen, bei der diabetischen Polyneuropathie die Schädigung der peripheren sensiblen Neurone in Nerven und Hinterwurzeln. Dies muß auch zur Störung der spinalen Reflexe führen. Folgerichtig ist der Blasentonus schlaff, die Blasenkapazität erhöht, es entstehen größere Restharnmengen. Es kommt zur Überlaufblase. Nicht selten entsteht hierbei das Syndrom der Megalocystis (große Blase) und es kann sich eine sekundäre Detrusorschwäche durch chronische Überdehnung einstellen.

3.2.3.5 Affektionen der Cauda equina

Akute Läsionen

Häufigste Ursache der Conus-Cauda-Läsionen sind der akute mediale Bandscheibenprolaps im Lumbosakralbereich („medialer Massenprolaps") und die Traumen der Lendenwirbelsäule bzw. vor allem des BWK 12 und des LWK 1 mit Wirbelkörperfrakturen und Blutungen, die zur Kompression, Quetschung oder Abscherung des Conus medullare bzw. der Caudawurzeln führen. Hierbei werden die visceromotorischen parasympathischen und die willkürmotorischen Fasern in den Spinalnervenwurzeln oder aber die spinalen Ursprungs- und Schaltzellen bei S 2 bis S 4 zerstört bzw. unterbrochen. Liegt die Schädigung in Höhe des Wirbelkörpers BWK 10/11, dann werden auch die lumbalen Ursprungszellen und Nervenfasern für die sympathische Innervation der Blase zerstört. Bei kompletter Caudalähmung folgt also eine schlaffe Lähmung mit Areflexie des Detrusors und somit Harnverhaltung mit Überlaufinkontinenz (Restharn). Da die Blasensensibilität ebenfalls unterbrochen ist, fehlt das Harndrangsgefühl. Schließlich werden die somatomotorischen und sensiblen Pudendusfasern oder ihre Ursprungszellen in S 3/S 4 meist ebenfalls zerstört, was zur schlaffen Lähmung des externen Sphincters führen muß. Damit ist die willkürliche Verhinderung oder Unterbrechung der Miktion unmöglich. Es besteht dann eine „passive" Inkontinenz bei inaktivem Detrusor. Nach der Akutphase, in der katheterisiert werden muß, entsteht oft die sogenannte autonome Blase. Die Blasenentleerung muß mit der Bauchpresse oder dem Credé'schen Handgriff bewerkstelligt werden.

Die Läsion kann freilich je nach Ausmaß und Ort der Schädigung auch inkomplett oder dissoziiert sein. Zum Beispiel können gelegentlich die Pudendusnerven erhalten bleiben und damit eine gewisse willkürliche Steuerung ermöglichen, andererseits können auch die lumbalen sympathischen Fasern erhalten bleiben, so daß es zur Überaktivität des Blasenhalses und damit zur Harnverhaltung kommt.

Chronische Läsionen

Langsam wachsende Tumoren im Conus-Cauda-Bereich (Neurinome, Ependymome, Meningeome, Lymphome, Metastasen u. a.) können ebenso wie chronisch entzündliche Prozesse (Arachnitis, granulomatöse Prozesse) lange Zeit vor Auftreten deutlicher anderer neurologischer Symptome zu Blasenentleerungsstörungen führen mit Detrusorhyporeflexie (Blasenhypotonie) und entsprechend erschwerter und unvollständiger Harnentleerung mit Restharn oder auch nur in Form von Pollakisurie. Hier muß neben der sorgfältigen klinischen, urologischen und neurologischen Untersuchung rasch eine differenzierte apparative urodynamische Klärung angestrebt werden.

In der klinischen Neurologie hat man ein Conussyndrom vom Caudasyndrom abgegrenzt. Das reine *Syndrom des Conus medullare* ist sehr selten. Es wird charakterisiert durch die beschriebene Blasenentleerungsstörung und eine gleichzeitige Mastdarmlähmung (s. S. 77) und die perianogenitale sogenannte Reithosenanaesthesie durch Schädigung der unteren Sakralsegmente (S 3 bis S 5). Beim *Caudasyndrom* kommen noch radikuläre sensomotorische Lähmungen der oberen sakralen oder auch der lumbalen Segmente hinzu mit schlaffen Paresen und Sensibilitätsstörungen der Füße bzw. der Beine und entsprechender Areflexie.

Schließlich gehören noch die angeborenen Dysplasien des unteren Wirbelsäulenabschnitts in dieses Kapitel, also die *Spina bifida* (in leichteren Fällen „occulta") und die *Meningocelen* und *Meningomyelocelen*. Diese Syndrome gehen in über 85% mit Blasenentleerungsstörungen einher, die mit unterschiedlichem Schweregrad dem oben beschriebenen Typ entsprechen. Überwiegend handelt es sich um eine Überlaufinkontinenz. In seltenen Fällen kann die Zele auch sehr hoch (thorakal) gelegen sein, so daß auch das Syndrom des oberen motorischen Neurons mit spastischem Sphincter externus entstehen kann.

3.2.3.6 Läsionen der Blaseninnervation im distalen Abschnitt des peripheren Neurons

Ausgedehnte tumoröse Infiltrationen oder radikale Operationen im kleinen Becken führen recht oft zu Unterbrechungen der vegetativen oder somatischen sensiblen und motorischen Nerven, die Blase, Urethra und Mastdarm innervieren. Bei der *radikalen Hysterektomie* nach Wertheim sind sie durch Verfeinerung der Operationstechnik in den letzten Jahren seltener geworden, d. h. von bis zu 80% im Jahre 1954 auf ca. 3% abgesunken. Meist liegt ein Verlust des Harndranggefühls mit erschwerter Miktion und Restharnbildung vor (hypoaktiver Detrusor bei Blasenhalsobstruktion). Schwere Schäden mit Harnretention und Überlaufinkontinenz sollten heute nicht mehr vorkommen. Ähnliches gilt für die abdomino-sakrale Rektumamputation.

Bei den vegetativen Polyneuropathien, vor allem durch Diabetes mellitus, ist eine mehr oder weniger schwere Blasenentleerungsstörung vom Typ der peripheren Denervierung häufig. Es sind vor allem die parasympathischen Efferenzen betroffen. Die Störung beginnt langsam zunehmend. Die Harnentleerungen werden seltener, morgens werden abnorm große Harnmengen entleert, dabei ist der Harnstrahl schwach. Harnwegsinfekte häufen sich. Schließlich entsteht eine „Überlaufblase". Es finden sich Restharnmengen von mehr als 90 ml. Urodynamische Messungen beweisen eine Detrusorschwäche und Blasenatonie mit sehr großer Blasenkapazität, mangelnder Entleerungsreaktion und cystomanometrischer Niederdruckkurve. Die überfüllte Blase schmerzt nicht (sensible Innervationsstörung). Die Therapie ist symptomatisch, vor allem mit Parasympathikomimetika.

3.2.3.7 Medikamentös verursachte Blasenentleerungsstörungen

Sie entstehen vor allem dann, wenn schon eine, auch geringfügige, infravesikale Obstruktion vorliegt, z.B. beim Prostataadenom, oder wenn eine latente neurogene Blasenentleerungsstörung im Rahmen eines Parkinsonsyndroms, einer Multiplen Sklerose oder einer anderen neurologischen Erkrankung besteht. Parasympathikolytische Präparate wie Atropin und seine Abkömmlinge bzw. Anticholinergika wie z.B. Buscopan oder Banthin (Vagantin) oder Probanthin (Ercoril) können zur Miktionserschwerung durch Hypoaktivität des Detrusors mit Restharnbildung führen. Sympathikomimetika wie Sympathol, Ephedrin u.ä. Substanzen und die verwandten, ebenfalls sympathikomimetisch wirkenden Amphetanine (Benzedrin-Pervitin-Gruppe) können durch Tonisierung des Blasenausgangs ebenfalls eine latente Harnverhaltung klinisch manifest machen. Tranquilizer wie Benzodiazepine (Valium, Librium) oder gegen Spastik angewandte Myotonolytika wie Lioresal oder Dantamacrin vermindern den Tonus der quergestreiften Muskulatur, also auch den des Sphincter externus und können so

latente Harninkontinenzen verstärken. Schließlich führen Antidepressiva vom Imipramintyp (Tofranil, Anafranil) über ihre alpha-adrenerg-stimulierende Wirkung auf den Blasenhals (mit Detrusorinhibition) unter Umständen zur Harnverhaltung. Bei Gabe von Präparaten der Reserpin-Gruppe zum Zwecke der Blutdrucksenkung bei Hypertonie kann es zur Erschlaffung des Blasenhalses und somit zu einer Streßinkontinenz kommen. Die Substanzen blockieren die Speicherung der für die sympathische Erregungsübertragung erforderlichen Noradrenalin und Adrenalin. Ähnlich wirkt Guanethidin. Auch das Alphamethyl-Dopa (z.B. Presinol), das ebenfalls beim Hypertonus therapeutisch eingesetzt wird, kann zur Erschlaffung des Blasenbodens und damit zur Streßinkontinenz führen. Es hat einen hemmenden Effekt auf die sympathischen Funktionen.

3.2.3.8 „Psychogene" Blasenentleerungsstörungen

Enuresis nocturna

Das Problem des „Bettnässens", das vor allem die Kinderärzte beschäftigt, ist vielschichtig und noch immer nicht in allen Einzelheiten sicher geklärt. In der Regel hat das Kleinkind im Verlauf des zweiten Lebensjahres die Beherrschung der Blasenfunktion erlernt. Im 3. bis 4. Lebensjahr folgt eine labile Phase, Einnässen jenseits des 4. Lebensjahres wird als pathologisch angesehen. Immerhin sollen noch 20% der Schulkinder und sogar 2,5% der amerikanischen Wehrpflichtigen Enuretiker sein.

Grundsätzlich muß eine ganze Palette ursächlicher Möglichkeiten erwogen werden. Zunächst müssen urologische Ursachen und substantielle Läsionen des Nervensystems (Spina bifida occulta, andere spinale und cerebrale Erkrankungen und Defekte, einschließlich geringfügiger perinataler Hirnschäden) ausgeschlossen werden. Hierbei ist zu bedenken, daß auch minimale cerebrale Vorschädigungen in Phasen psychischer Belastung oder in Konfliktsituationen mit einer Enuresie dekompensieren können, so daß hier nicht ohne sorgfältige neurologische Diagnostik eine neurotische oder psychosomatische Genese unterstellt werden darf. In der neurologischen Diagnostik spielt das EEG eine wichtige Rolle, denn in einem großen Prozentsatz der Fälle (bis zu 50%) findet man bei Enuresis die

Zeichen erhöhter Krampfbereitschaft, auch wenn epileptische Anfälle nicht oder noch nicht beobachtet worden sind. Es kann sich im Falle einer Enuresis nocturna zum Beispiel um schlafgebundene große und kleine epileptische Anfälle handeln, die der Beobachtung entgangen sind, besonders wenn die Kinder nicht im Zimmer der Eltern schlafen. Die Krampfanfälle und das an sie gebundene Einnässen ereignen sich in der Regel außerhalb der Traumphasen, also zum Beispiel in der ersten Stunde nach dem Einschlafen oder am frühen Morgen. Der Schlaf ist dabei meist flach und unruhig. Die Therapie ist dann entsprechend antiepileptisch, kann aber ggfs. bei unbefriedigendem Behandlungserfolg auch mit Imipramin kombiniert werden. Sind alle diese Möglichkeiten als Ursachen ausgeschlossen, so kann mit dem Schlaf-EEG, einschließlich elektrookulographischer Registrierung der REM-Phasen, eine weitere Gruppe von Enuretikern abgegrenzt werden. Diese Kinder, Jugendlichen oder selten Erwachsenen haben eine abnorme Schlaftiefe und besonders lange Traumphasen. Das Einnässen erfolgt im Tiefschlaf (z. B. eine Stunde nach dem Schlafengehen) und wird nicht bemerkt. Die Ursache dieses Mechanismus ist unklar. Zentral-nervöse Reifungsstörungen werden diskutiert. Zystomanometrisch scheint eine ungehemmte Detrusoraktivität vorzuliegen. Als Therapie hat sich hierbei Imipramin (Tofranil, Anafranil) in steigender Dosis von 25 bis 75 mg pro Tag bewährt, wobei nach Erreichen des Therapieziels noch eine zeitlang mit der mite-Form (Tofranil mite 10 mg) in Dosen von 0,5 bis 3 mg pro kg Körpergewicht weiterbehandelt werden sollte. Das antriebssteigernde Imipramin vermindert die Schlaftiefe und hemmt die Blasenentleerung durch seine alpha-adrenerg-stimulierende Wirkung auf den Blasenausgang und die Inhibition des Detrusors.

Schließlich bleibt noch eine größere Gruppe von Enuretikern, bei denen neurotische Störungen den wesentlichen Pathomechanismus darstellen. Die Analyse des Schlafverhaltens ergibt keine Besonderheiten im EEG oder bei den REM-Phasen, der Schlaf ist jedoch oberflächlich-unruhig und von häufigem Aufwachen gestört. Regelmäßig findet man nachhaltig gestörte Familienverhältnisse, Verhaltensstörungen, Neurotizismen oder gar Verwahrlosungstendenzen bei den betroffenen Kindern oder Jugendlichen und aktuelle Konfliktsituationen, die das Ganze jeweils zuspitzen. Die Betroffenen nässen in fast jedem Schlafstadium ein, aber ebenfalls selten in den Traumphasen. Die Behandlung muß hier psychotherapeutisch und familientherapeutisch sein, versuchsweise kann in schwierigen Fällen aber auch Imipramin gegeben werden. Oft wird auch mit einem elektronisch gesteuerten Konditionierungsmechanismus (ein Wecker im Bett, der bei Nässe klingelt) versucht, die Störung zu beseitigen. Auch hiervon werden gute Erfolge berichtet.

Andere Formen

Pollakisurie soll besonders bei Frauen in etwa 10% der Fälle psychosomatischen Ursprungs sein. Sie tritt nur am Tage auf, es lassen sich fast immer auslösende, psychisch relevante Anlässe explorieren und es finden sich darüber hinaus weitere neurotische Verhaltens- und Befindensstörungen, besonders psychosomatische Beschwerden im Bereich des Unterbauchs und der Genitalregion. Die urologischen und neurologischen Untersuchungen decken keinen krankhaften Befund auf. Die Abhängigkeit der Blasenfunktion von emotionalen und affektiven Zuständen (also Funktionszuständen des limbischen Systems) ist auch zystometrisch untersucht worden: Depressivität soll zur Hypoaktivität, Angst und Aggressivität zur Hyperaktivität der Blase führen. Ängstliche Ratlosigkeit, Scham oder ambivalente Unsicherheit können die willkürliche Blasenentleerung aber auch hemmen.

Die „unstable bladder" ist wahrscheinlich ebenfalls ein psychosomatisches Syndrom, bei dem eine ungehemmte Detrusoraktivität vorliegt und bei Husten, anhaltendem Lachen und anderen Erschütterungen und psychischen Erregungen, besonders im Stehen, geringe Urinmengen ungebremst abgehen, weil dabei einerseits die Bauchpresse betätigt wird, andererseits psychische Faktoren eine prompte und suffiziente Kontraktion des externen Sphincters stören. Schließlich kann man sich vor Angst oder auch in lustvoller Begeisterung „in die Hose machen", was keineswegs krankhaft sein muß. Enthusiastisch faszinierten weiblichen Teenagern soll dies bei den Auftritten der „Beatles" gelegentlich passiert sein.

3.2.4 Zur symptomatischen Therapie der Blasenentleerungsstörungen

3.2.4.1 Pharmakotherapie

Grundsätzlich soll wie überall in der Medizin eine kausale Therapie angestrebt werden, d. h. die zugrunde liegende urologische oder neurologische Krankheit ist als solche soweit als möglich kausal zu behandeln. Mit Heilung der Erkrankung verschwindet dann in der Regel auch die Blasenentleerungsstörung. Es bleibt aber eine relativ große Gruppe von Kranken, bei denen sich die Ursache der Blasenentleerungsstörung nicht oder noch nicht beseitigen läßt, also symptomatisch behandelt werden muß. Hierbei sind in den letzten Jahren beträchtliche Fortschritte erzielt worden, die einen differenzierten und auch effektiven Einsatz diverser Medikamente erlauben. Diese Therapie muß stets nach gründlicher urologischer und neurologischer Untersuchung und insbesondere entsprechend den urodynamischen apparativen Befunden und in Absprache mit dem Urologen erfolgen.

Der hyperaktive Detrusor

Ungehemmte Detrusorkontraktionen werden entsprechend der Innervation seit langem mit *Parasympathikolytika* behandelt. Atropin selbst ist in klinisch verwendbaren, also wegen der Nebenwirkungen zu niedrigen Dosen, auf die Blase praktisch wirkungslos. Bewährt haben sich Banthine bzw. Methanthelinbromid (z. B. Vagantin), Probanthine (Ercoril) und Emebromiumbromid (z. B. Ripirin), aber auch Trospiumchlorid (z. B. Spasmex) oder N-Butyl-Skopolamin (z. B. Buscopan). Auf die glatte Muskulatur selbst wirken effektiv erschlaffend auch die Flavoxate wie z. B. Spasuret. Zu beachten ist bei diesen Pharmaka, daß sie die Blasenkapazität erhöhen und einen Restharn vermehren können. Anwendbar sind sie bei der Dranginkontinenz der neurogen enthemmten Blase und bei der Reflexblase. Flavoxate werden vor allem bei der cerebral enthemmten Blase empfohlen. Vorsicht ist geboten bei Detrusor-Sphincter-Dyssynergie, hier muß die Behandlung mit Pharmaka kombiniert werden, die den Blasenauslaßwiderstand senken, wie z. B. dem Alpha-Rezeptorenblocker Dibenzyran (siehe unten). Bei größeren Restharnmengen muß intermittierend katherisiert werden. Die Parasympathikolytika können atropinähnliche Nebenwirkungen haben und es ist zu bedenken, daß intravenöse Applikation eine vielfach stärkere Wirkung entfaltet als orale Gabe.

Der hypoaktive Detrusor

Zur Stimulierung des erschlafften hypotonen Detrusors (neurogen bzw. auch nach Operationen) werden direkte *Parasympathikomimetika* wie Carbachol (z. B. Doryl) und Betanechol (z. B. Urecholine oder Myocholine) oder Cholinesterasehemmer wie Distigminbromid (z. B. Ubretid) und Neostigmin (z. B. Prostigmin) eingesetzt. Sie bewirken eine Verstärkung der Detrusorkontraktionen. Sie sollten, besonders bei chronischen neurogenen Blasenatonien, stets in Kombination mit einem Alpha-Rezeptorenblocker gegeben werden, um den Blasenauslaßwiderstand zu senken und Überdehnungen des Detrusor und Balkenblasen (mit Harnreflux in den oberen Harntrakt) zu vermeiden. Entsprechend sind sie auch bei infravesikalen Obstruktionen (Prostatahypertrophie, Tumoren, Stenosen, Steine) kontraindiziert. Bewährt hat sich zum Beispiel die Kombination von Ubretid und Dibenzyran.

Der hyperaktive innere Sphincter

Eine Entspannung und Weitstellung des Blasenhalses und damit Erniedrigung des Blasenauslaßwiderstandes durch Hemmung des Sympathikotonus gelingt am besten mit Sympathikolytika vom Typ der Alpha-Rezeptorenblocker. Hier hat sich Phenoxybenzamin (z. B. Dibenzyran) besonders bewährt. Phentolamin (z. B. Regitin) wirkt ähnlich, hat aber stärkere Nebenwirkungen (Blutdruckabfall). Dibenzyran wird von Kindern (z. B. mit Myelomeningocele) und jüngeren Erwachsenen gut vertragen, kann aber bei älteren Menschen ebenfalls zum Orthostasesyndrom führen. Bei Männern kommt es darunter nicht selten zur retrograden Ejakulation des Samens in die Blase. Es wird ansonsten eingesetzt bei neurogener Harnverhaltung mit Restharn wie z. B. durch Rückenmarkserkrankungen, einschließlich den Querschnittslähmungen, gemeinsam mit Parasympathikolytika bei Detrusor-Sphincter-Dyssynergie oder mit Parasympathikomimetika bei Blasenatonie. Auch werden Bauchpresse und Credé'scher Handgriff zur Blasenentleerung bei entsprechenden Erkrankungen erleichtert, wenn Dibenzran gegeben wird. Es ist allerdings zu bedenken, daß bei neurogener Harnverhaltung durch eine Läsion des oberen motorischen Neurons

98 Kapitel 5: Niere und Harnwege

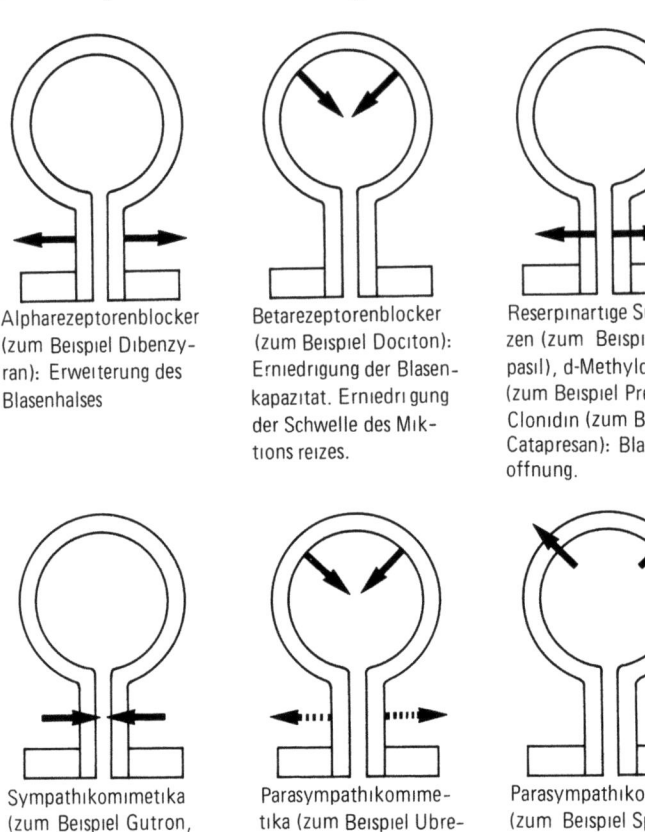

Alpharezeptorenblocker (zum Beispiel Dibenzyran): Erweiterung des Blasenhalses

Betarezeptorenblocker (zum Beispiel Dociton): Erniedrigung der Blasenkapazität. Erniedrigung der Schwelle des Miktionsreizes.

Reserpinartige Substanzen (zum Beispiel Serpasil), d-Methyldopa- (zum Beispiel Presinol). Clonidin (zum Beispiel Catapresan): Blasenhalsöffnung.

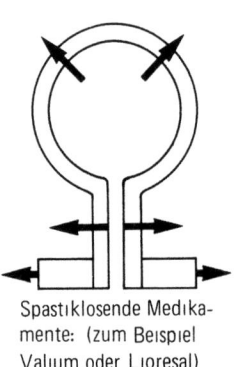

Sympathikomimetika (zum Beispiel Gutron, Ephedrin): Erhöhung des Blasenauslaßwiderstandes.

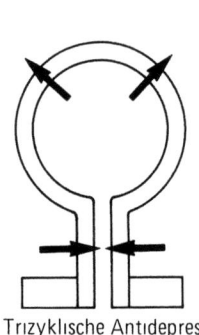

Parasympathikomimetika (zum Beispiel Ubretid, Doryl, Urecholine, Myocholine): Verstärkung der Detrusorkontraktionen

Parasympathikolytika (zum Beispiel Spasmex oder Buscopan). Erhöhung der Blasenkapazität, Abschwächung von Detrusorkontraktionen.

Spastiklösende Medikamente: (zum Beispiel Valium oder Lioresal)

Trizyklische Antidepressiva: (zum Beispiel Tofranil, Nuran, Gammonil)

Abb. 26. Schematische Übersicht über die Wirksamkeit einiger wichtiger Medikamente auf die Harnentleerung. (Nach Wolters und Mitarbeiter 1980)

auch eine Spastik des äußeren willkürlichen Sphincters vorliegen kann, die durch andere Medikamente zu beeinflussen ist (s. unten).

Der hypoaktive innere Sphincter

Ungenügende Aktivität des sympathisch innervierten inneren Sphincters kann Ursache von Inkontinenz, z. B. der sogenannten Streßinkontinenz sein. Hier können Sympathikomimetika wie z. B. Ephedrin oder Midodrinhydrochlorid (z. B Gutron), die die Alpha-Rezeptoren stimulieren, nützlich sein. Sie haben sich besonders bei leichteren Formen von Streßinkontinenz als wirksam erwiesen. Quasi sympathikomimetisch wirkt auch L-Dopa, das bei Parkinson-Kranken gegeben wird und zur Harnverhaltung führen kann. Über die Therapie der Enuresis nocturna s. S. 96.

Der äußere Sphincter

Bei kompletten schlaffen, also peripheren Lähmungen des äußeren willkürmotorischen Sphinctermuskels ist keine wirksame Pharmakotherapie bekannt.
Spastik dieses Muskels, die zu Harnverhaltung und Restharn führt (bei Läsionen des oberen motorischen Neurons) kann wie die Spastik der übrigen quergestreiften Körpermuskulatur gut mit dem Gamma-Aminobuttersäurederivat Lioresal gelöst werden, das entsprechende spinale Interneuronen hemmt, aber auch mit Benzodiazepinen (z. B. Valium) oder dem direkt an der Muskulatur angreifenden Dantrolennatrium (Dantamacrin).
Grundsätzlich ist bei Blasenentleerungsstörungen jeglicher Genese nach Infekten zu suchen. Oft genügt allein die Beseitigung des Blaseninfektes, um die Entleerungsstörung zu bessern oder gar zu beheben. Die dauernde sensible Stimulation der Blasen- und Urethraschleimhaut durch den Entzündungsvorgang führt bekanntlich allein schon zur Pollakisurie und verstärkt auch jede leichtere neurogene Blasenstörung. Eine schematische Übersicht über Pharmakawirkungen auf die Blasenmotilität zeigt Abb. 26.

3.2.4.2 Nichtmedikamentöse Therapien

Ist eine medikamentöse Therapie nicht möglich oder wirkungslos, so gibt es immer noch eine Reihe wirksamer Behandlungsmöglichkeiten:

Der intermittierende Kathederismus bzw. Selbstkathederismus

Er ist inzwischen auch langfristig meist die Methode der Wahl bei medikamentös unbeeinflußbarer Inaktivität bzw. Areflexie des Detrusors mit normaler oder spastischer Beckenbodenmuskulatur, wobei ja die passive Blasenentleerung verhindert wird und große Restharnmengen mit ihren Folgen (Infekte, Überlauf- und Streßkontinenz, Reflux in die oberen Harnwege) auftreten. Es sollte 3- bis 4mal täglich unter entsprechenden hygienischen Kautelen eine komplette Blasenentleerung angestrebt werden und die Blase nicht bis auf eine Füllung von über 400 ml Harn belassen bleiben (Gefahr der Überdehnung). So läßt sich meist der ungünstigere Dauerkatheter vermeiden. In letzter Zeit wird auch die suprapubische Punktion und Harnableitung empfohlen.

Elektrostimulation und Neurotomie

Bei konservativ erfolglos behandelter Blasenatonie durch einen hypoaktiven oder inaktiven Detrusor, vor allem wenn sie Folge einer Läsion des unteren motorischen Neurons ist (z. B. bei Caudalähmung), kann eine direkte elektrische Stimulation des Detrusors mit implantierbaren Elektroden (z. B. Mentor-Blasenstimulationselektrode) erwogen werden. Es gibt erste erfolgreiche Versuche und ermutigende Berichte, jedoch auch Mißerfolge und Komplikationen. Hier ist offensichtlich noch Entwicklungsarbeit zu leisten. Ähnliches gilt in vielleicht noch stärkerem Maße für die Elektrostimulation des Rückenmarks (Sakralmarks), die eher für Schädigungen des oberen motorischen Neurons in Frage kommt und bei der das untere motorische Neuron intakt sein sollte oder allenfalls nur inkomplett geschädigt sein darf.
Schließlich ist auch die elektrische Stimulation des Beckenbodens bei Inkontinenz durch schlaffe Parese des willkür-motorischen äußeren Sphincters versucht worden. Die Ergebnisse waren bei definitiven neurogenen Paresen mit ca. 50% guten Resultaten etwas schlechter als bei einfacher Streßinkontinenz, bei der 60 bis 70% erfolgreich gewesen sein sollen (Glen 1975).
Medikamentös unbeeinflußbare Hyperaktivität des Detrusors kann in Ausnahmefällen auch mit partieller oder totaler Durchtrennung der parasympathischen Blasennerven

oder besser der zuständigen sakralen Spinalnervenwurzeln beseitigt werden (Vorderwurzeldurchtrennung ist dabei effektiver als die der Hinterwurzeln). Vorher sollte der Effekt durch passagere Leitungsblockade mit Lokalanaesthetika getestet werden. Oft resultiert danach eine bleibende Detrusorareflexie, die dann mit intermittierendem Kathederismus behandelt werden muß, was aber für den Kranken unter Umständen die bessere Lösung sein kann. Eine solche ultima ratio wird freilich nur sehr selten, etwa bei oberen Querschnittslähmungen, erwogen werden. Bevor man dies tut, sollte man auch eine ganz simple andere Methode versucht haben: Der spinal enthemmte Detrusorreflex kann auch gedämpft werden, wenn man seine sensiblen Afferenzen reduziert, etwa durch intermittierende Anaesthesie der Schleimhaut von Blase, Urethra und Rektum durch Lokalanaesthetika.

Bei unbeeinflußbarer Spastik („Dyssynergie") des externen Sphincters ist gelegentlich eine passagere Leitungsanaesthesie oder gar definitive Durchtrennung des Nervus pudendus durchgeführt worden. Man erzeugt damit freilich auch eine bleibende schlaffe Lähmung und Atrophie dieses Muskels mit den entsprechenden Folgen. Bei Männern entsteht außerdem dabei stets ein Verlust der Erektionsfähigkeit. Inzwischen liegen erste positive Ergebnisse bei querschnittsgelähmten Menschen vor, denen ein elektrischer Schrittmacher ins Sakralmark (S_1/S_2) implantiert worden ist (Nashold 1981).

Literatur

Bors, E., Comarr, A. E. (1971): Neurological Urology. Karger, Basel, München, Paris, New York.

Brod, J., Liebau, H. (1977): Vegetatives Nervensystem und die Niere. In: Sturm, A., Birkmayer, W. (Hrsg.). Klinische Pathologie des vegetativen Nervensystems. Bd. 2. Fischer, Stuttgart, New York, S. 1371–1397.

Glen, E. (1975): Control of incontinence by elektrical devices. In: Caldwell, K. P. S. (Ed.). Urinary Incontinence. Sector Publ. lin., London.

Langhorst, P., Schulz, G., Lambertz, M., Krienke, B. (1980): Funktionelle Organisation eines gemeinsamen Hirnstammsystems für Kreislauf, Atmung und allgemeine Aktivitätssteuerung. In: Schiffter, R. (Hrsg.). Zentral-vegetative Regulationen und Syndrome. Springer, Berlin, Heidelberg, New York. S. 39–55.

Melchior, H. (1977): Steuerung der Nierenbecken- und Ureterperistaltik. In: Sturm, A., Birkmayer, W. (Hrsg.). Klinische Pathologie des vegetativen Nervensystems. Fischer, Stuttgart, New York.

Miller, H., Simpson, C. A., Yeates, W. K.: Bladder dysfunction in multiple sclerosis. Brit. Med. J. 1: 1265.

Nashold, B. (1981): Blasenschrittmacher statt Dauer-Katheter. Hosp. Tribune 22 (19. Nov.): 32.

Weitere Literatur (Übersichtsarbeiten):

Grossmann, W. (1981): Klinik und Therapie der Blasenstörungen bei Multiple-Sklerose-Kranken. Pharmakotherapie 4 (Nr. 2): 76–80.

Palmtag, H. (1981): Neurophysiologie und Pharmakologie der Blaseninnervation. Pharmakotherapie 4 (Nr. 2): 52–57.

Schütz, W., Kuntz, R. M. (1981): Urodynamische Untersuchungsmethoden. Pharmakotherapie 4 (Nr. 2): 58–63.

Stöhrer, M., Schöffner, W., Mandalka, B.: Die Behandlung der Blasenentleerungsstörungen bei Rückenmarksverletzten. Pharmakotherapie 4 (Nr. 2): 70–75.

Madersbacher, M. (1981): Blasenentleerungsstörung bei neurologischen Erkrankungen: Diagnostik und Therapie. Akt. Neurol. 8: 22–33.

Kapitel 6
Die Sexualorgane

Störungen der Sexualfunktionen spielen im klinischen Alltagsdenken der Neurologen oft eine untergeordnete Rolle. Treten sie isoliert auf, dann werden sie ungenügend geprüft für psychosomatisch erklärt, sind sie Teil eines komplexen neurologischen Syndroms, dann werden sie nicht erfragt oder berücksichtigt. In den Lehrbüchern der Neurologie werden sie meist nur beiläufig gestreift und allenfalls bei den Querschnittslähmungen kurz genannt. Dies trifft selbst für vielbändige Handbücher der klinischen Neurologie zu. Gewiß sind die Mehrzahl der sexuellen Funktionsstörungen, die den Betroffenen zum Arzt führen, neurotischer oder psychosomatischer Genese (man schätzt diesen Anteil auf etwa 80%), bei einer weiteren großen Gruppe liegen endokrine Ursachen vor, aber es gibt doch eine Fülle von neurologischen Syndromen, bei denen sie, wie etwa die Blasen- und Mastdarmentleerungsstörungen, wesentliches oder charakteristisches Teilsymptom sind. Diese sollen hier dargestellt werden. Sehr wichtig ist, daß der Arzt gezielt nach solchen Störungen fragt, denn viele Kranke verschweigen auch heute im Zeitalter der sexuellen Emanzipation nach wie vor diesen Teilaspekt ihres Krankheitsbildes.

1. Das männliche Sexualsystem

1.1 Zur Anatomie und Physiologie

Die Innervation der Sexualorgane ist wie bei Blase und Mastdarm sympathisch, parasympathisch, somatomotorisch und somatosensibel organisiert. Die *parasympathischen* Efferenzen entspringen wie bei der Harnblase aus den Rückenmarkssegmenten S_2 bis S_4 und ziehen als Nn. splanchnici pelvini (Nn. erigentes) zu den Schwellkörpern. Ihre Stimulierung bewirkt Vasodilatation und damit die Erektion.

Die *sympathischen* Efferenzen stammen vornehmlich aus den Rückenmarkssegmenten L_1 und L_2 und gelangen auf etwa dem gleichen Wege wie die zur Blase (s. S. 83) über das Ganglion hypogastricus inferior (Umschaltung auf das periphere Neuron) zu den Erfolgsorganen, also zu den Testes, den Samentubuli, dem Ductus deferens, den Samenbläschen und der Prostata. Reizung dieser Fasern bewirkt Kontraktion der glatten Muskulatur in den genannten Organen und damit die Ejakulation der Samenflüssigkeit in die Urethra. Die sympathischen Fasern enthalten auch die vasokonstriktorischen Efferenzen und schließlich sensible Afferenzen zum Rückenmark (Schmerzleitung, Reflexe).

Die *somatomotorische* Innervation des äußeren Genitale erfolgt über den N. pudendus. Seine Reizung löst Kontraktionen des äußeren Blasensphinkters sowie des M. ischiocavernosus und des M. bulbocavernosus aus und damit beim Ejakulationsvorgang die Expulsion der Samenflüssigkeit aus der Urethra nach außen.

Die *somatosensiblen* Fasern des N. pudendus versorgen Haut und Schleimhäute des äußeren Genitale.

Die *spinalen „Sexualzentren"* sind nur Schaltstationen in den schon beschriebenen Kernansammlungen des lumbalen (L_1-L_2) und sacralen (S_2-S_4) Rückenmarks zur Schaltung von spinalen Reflexen. Für die (parasympathische) Erektion und den somatischen Anteil des Ejakulationsvorganges (N. pudendus) sind die sakralen, für den sympathischen Anteil des Ejakulationsreflexes die oberen lumbalen Rückenmarkszellen zuständig. Eine schematische Darstellung gibt Abb. 27.

Die sympathischen und parasympathischen *Bahnen im Rückenmark*, die vom Gehirn absteigen und in den lumbalen und sakralen „Sexualzentren" umgeschaltet werden, verlaufen vermutlich wie auf Seite 19 beschrieben. Allerdings hat man einen Fasciculus paraependymalis nachgewiesen, der die Fortsetzung

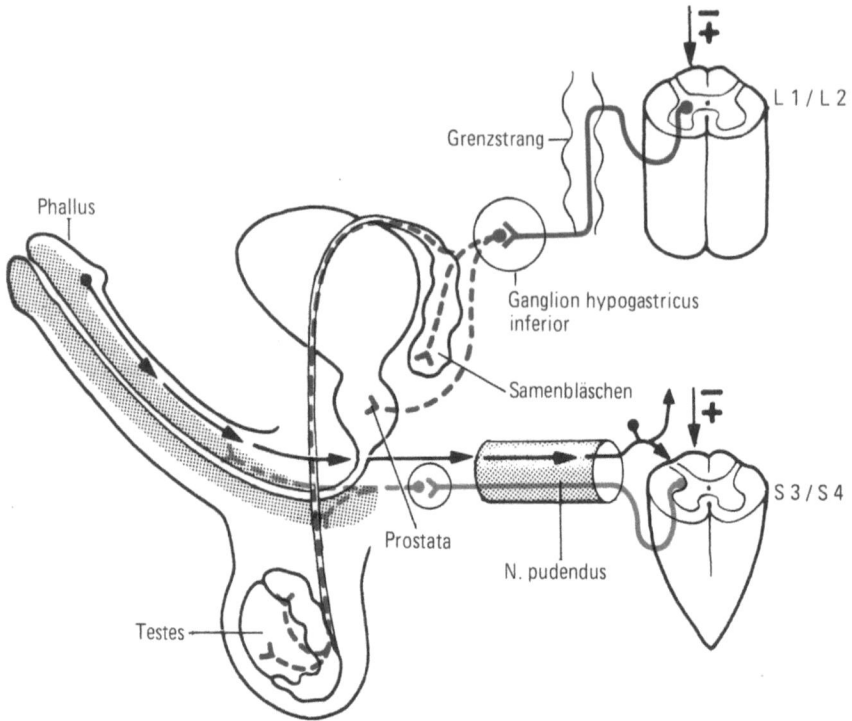

Abb. 27. Die Innervation des männlichen Genitale. (Modifiziert nach Duus 1980)

des Fasciculus longitudinalis dorsalis darstellt und neben dem Zentralkanal abwärts zieht. Er soll eine Verbindung der diencephalen mit den lumbosacralen „Sexualzentren" sein.

Die sensiblen Afferenzen zum Gehirn steigen wieder vorrangig im Tractus spinothalamicus, zum Teil wohl aber auch in den Hintersträngen auf.

Der *Hypothalamus* ist sowohl für die neuroendokrinen Regulationen als auch für das Sexualverhalten das wichtigste zentral-nervöse System. Neurale und endokrine Funktionen liegen zwar eng zusammen und beeinflussen einander, sind aber zumindest im Tierexperiment und zum Teil auch beim Menschen isoliert reizbar und störbar. Bei männlichen Individuen scheinen neurale Mechanismen eine größere Bedeutung zu haben als bei weiblichen. In der präoptischen Hypothalamusregion lassen sich im Tierversuch, zum Beispiel auch an Affen, durch elektrische Reizung Erektion, Ejakulation und das ganze Muster des männlichen Paarungsverhaltens (Aufspringverhalten usw.) konstant auslösen. Beim Opossum ist das entsprechende sogar bei weiblichen Tieren provozierbar. Läsionen dieses vorderen hypothalamischen Areals führen in der Regel zur Verminderung oder zum Aufhören dieses Sexualverhaltens. Hintere hypothalamische Läsionen scheinen die sexuelle Aktivität zum Teil zu erhöhen. Der Nc. ventromedialis des Hypothalamus (s. Abb. 5) wird auch als „Sex-Behaviour-Center" bezeichnet.

Das *limbische System* hat wiederum einen modulierenden Einfluß auf diese hypothalamischen Regionen, wobei hier Affekte, Gefühle usw. in das Verhaltensschema integriert werden. Dabei spielen die sensorischen Afferenzen (olfaktorische, visuelle, auditorische und taktile), die zum Teil auch direkt auf den Hypothalamus wirken, eine wichtige Rolle. Läsionen des piriformen Cortex unterhalb der Amygdala führen bei Katern zu erheblicher Verstärkung und Ausweitung ihrer sexuellen Aktivität, so daß sie z. B. wahllos auf männliche oder weibliche Hunde, Affen und andere ungeeignete „Partner" aufspringen und Kopulationsversuche unternehmen (Klüver und Bucy 1939, Abb. 28).

Isolierte Amygdalaläsionen beeinflussen das sexuelle Verhalten nicht oder nur flüchtig.

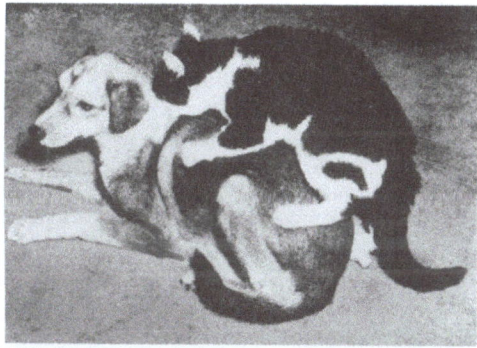

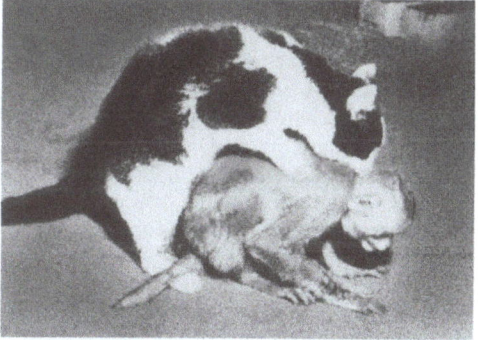

Abb. 28. Wahllos auf ungeeigneten Partnern kopulierender Kater nach Destruktion in der Umgebung des Mandelkerns. (Aus Akert und Hummel 1963)

Fokale Schädigungen bestimmter Hippokampusareale führen offenbar nur zur Minderung von Latenz und Häufigkeit der männlichen Paarungsaktivität. Die anderen limbischen Rindenstrukturen wie der G. cinguli scheinen mehr die sexuelle Initiative der männlichen Individuen differenzierend zu beeinflussen. Kürzlich wurde bei einem Knaben wegen eines Tumors im rechten Zingulum eine Zingulektomie durchgeführt (Angelini et al. 1981). Postoperativ entwickelten sich Verhaltensstörungen in Form von Aggressivität, sozialer Hemmungslosigkeit, Heißhunger und gesteigerter Sexualität. Gedächtnisleistungen und höhere cognitive Funktionen blieben unbeeinflußt. Es handelt sich wohl um den ersten gut untersuchten Fall einer isolierten einseitigen Zingulumläsion.

Die Forschungsergebnisse sind in diesem Bereich noch recht lückenhaft. Die koordinierende und modulierende Wirkung des limbischen Systems auf das männliche Sexualverhalten erfolgt offensichtlich vornehmlich über den Hypothalamus. Das Paarungsverhalten selbst ist aber auch ohne limbisches System bei intaktem Hypothalamus möglich.

Das *Großhirn* schließlich hat vor allem bei Primaten einschließlich des Menschen große Bedeutung für das Sexualverhalten. Ausgedehnte Rindenabtragungen schwächen beim männlichen Tier die sexuelle Aktivität ab, wobei freilich die motorischen, sensiblen und sensorischen Defizite, die dabei unvermeidlich auftreten, eine wesentliche Rolle spielen. Dekortizierte Tiere können aber noch Paarungsaktivitäten zeigen. Beim männlichen Tier spielen Geruchsreize, beim Menschen mehr visuelle, taktile und akustische Reize zur sexuellen Aktivierung die wichtigste Rolle. Sie werden beim Menschen überwiegend im Großhirn verarbeitet und führen zu allgemeiner erotischer Erregung, wobei wieder das limbische System und der Hypothalamus über die verschiedenen komplexen Bahnverbindungen integriert sind (Empfindungen, Gefühle, Affekte, Verhaltensmuster). Auch das Lesen von entsprechenden Texten, das Auftauchen von Vorstellungen, Gedanken und Erinnerungen allein können diesen Effekt bewirken, der beim Mann zur Erektion und sogar bis zur Ejakulation führen kann. Dies ist ja auch die Erwerbsgrundlage der „Pornoindustrie". Andererseits ist aber auch jeder gesunde Mann in der Lage eine solche Erregung, zumindest aber die psychomotorische Verhaltensschablone, „kortikal" zu hemmen, also wenigstens nicht „tätig zu werden".

Neuroendokrine Beziehungen

Die wichtigen endokrinen Regulationen bei den sexuellen Funktionsabläufen können hier nicht detailliert dargestellt werden, wir wollen uns vornehmlich auf die kurze Beschreibung einiger wichtiger neuroendokriner Beziehungen beschränken. Generell kann man sagen, je niedriger ein Tier in der evolutionären Stufenleiter steht, um so abhängiger ist sein Fortpflanzungsverhalten vom Vorhandensein optimaler Sexualhormonspiegel. Außerdem: Männliche Individuen sind weniger von hormonellen Faktoren abhängig als weibliche. Es kommt zwar bei Mangel oder Verlust der Sexualhormone allgemein zu einer Reduktion, bei niederen Nagetieren auch zum Sistieren der sexuellen Aktivität, aber männliche Hunde und Primaten einschließlich des Menschen können trotz kompletter Kastration ein zumindest qualitativ normales Sexualverhalten zeigen. Bei Menschen ist die regelmäßig zu beobachtende Reduktion der Libido sicher zusätzlich auch ein psychisches Phänomen, das mit dem Schlagwort „Minderwertigkeitsgefühle" durch Verlust der „Manneskraft" pauschal umschrieben werden kann.

Wahrscheinlich wird mit zunehmender Zerebration in der Tierreihe bis hin zum Menschen das Sexualverhalten auch zunehmend vom Großhirn dominiert.

Die Bedeutung der Sexualhormone für die cerebrale Organisation des Sexualverhaltens ist in diversen Versuchen bei Tieren in der prä- und postnatalen Entwicklungsphase untersucht worden. Die Ergebnisse lassen darauf schließen, daß unabhängig von der genetischen Geschlechtsdifferenzierung das in der Embryogenese befindliche Säugetier sozusagen weiblich organisiert ist. In bestimmten Entwicklungsphasen ist das Gehirn mit seinen nachgewiesenen Sexualhormonrezeptoren für das Vorhandensein oder das Fehlen von Androgenen (Testosteron) spezifisch empfindlich. Ist zu dem kritischen Zeitpunkt Testosteron vorhanden, dann folgt eine Verhaltensorganisation in Richtung männlich, fehlt es zu diesem Zeitpunkt, so persistiert das weibliche Verhaltensmuster, egal ob es sich um ein genetisch weibliches oder männliches Individuum handelt. Diese gut abgesicherten Befunde sind inzwischen auch ausführlich im Zusammenhang mit dem Problem der Homosexualität diskutiert worden. Es spricht vieles dafür, daß die männliche Homosexualität solche biologischen Gründe hat und nicht eine reine Sexualneurose ist.

Beim erwachsenen, schon entsprechend determinierten Gehirn bewirken die „passenden" Sexualhormone jeweils nur noch eine Sensitivierung und Aktivierung des entsprechenden Sexualverhaltens. Offensichtlich gibt es vor allem im vorderen Hypothalamusbereich sexualhormonempfindliche Neurone. Die Sexualhormone haben also, soweit uns das bisher bekannt ist, zwei Hauptwirkungen auf das Gehirn:

1. Beim sich im Uterus entwickelnden Individuum bewirken die Sexualhormone bzw. das Vorhandensein oder Fehlen von Testosteron im Gehirn eine Organisierung und Differenzierung des geschlechtsspezifischen Verhaltensmusters.
2. Beim erwachsenen Tier (und Menschen) lösen die geschlechtsspezifischen Sexualhormone in dem nunmehr spezifisch „geprägten" Gehirn nur noch eine Sensitivierung und Aktivierung des geschlechtstypischen Verhaltens aus.

Reflexe – Reaktionen – Verhalten

Auf der niedrigsten neuralen Organisationsstufe sind die beiden Hauptkomponenten des männlichen Sexualverhaltens, nämlich Erektion und Ejakulation, zunächst einmal spinale Reflexe. Taktile Stimulation der Glans penis führt über die sensiblen Fasern des N. pudendus zu einer Erregung der parasympathischen Kernareale im Sakralmark bei S_2 bis S_4, deren Impulse über die parasympathischen Nervi planchnici pelvini (erigentis) zur Vasodilatation der Schwellkörper und damit zur Erektion führen. Bei sukzessiver Zunahme der Reizung kommt es zur Ausbreitung der Erregung einerseits auf die lumbalen sympathischen Kerne (L_1 bis L_2), die die Erregung auf die sympathischen Efferenzen und mit ihnen zu den glattmuskulären Organen des inneren männlichen Genitales weiterleiten und hier die Emission des Samens in die Urethra bewirken. Andererseits kommt es zur Miterregung der somatomotorischen Kerne des N. pudendus in den genannten Sakralmarksegmenten, die reflektorisch die Kontraktion der Beckenbodenmuskeln und damit die Ejakulation der Samenflüssigkeit nach außen bewerkstelligen. Unterbrechungen dieser Reflexbögen führen entweder zur totalen oder erektiven oder ejakulatorischen Impotenz. Die sensiblen Erregungen aus dem äußeren Genitale werden aber auch über die Tractus spinothalamici (und die Hinterstränge) zum Gehirn weitergeleitet. Sie projizieren zur aufsteigenden aktivierenden Formatio reticularis, zum Hypothalamus, zum limbischen System und zum Großhirn. Die Miterregung der Formatio reticularis des Hirnstamms führt zu sympathischen Effekten wie Puls-, Blutdruck- und Atemfrequenzsteigerung sowie Schweißausbruch, außerdem zu einer allgemeinen Weckwirkung; die Projektion zum limbischen System löst die entsprechenden Affekte, Gefühle und psychomotorischen Verhaltensschablonen aus und die Weiterleitung zum Großhirn kann schließlich das Bewußtwerden dieser Vorgänge ermöglichen sowie ihre willkürliche Hemmung oder Förderung. Gemeinsam mit den genannten absteigenden vegetativen und motorischen Bahnen aus dem Gehirn werden schließlich hierarchisch gestufte Regelkreise verknüpft, in die auch die genannten sensorischen Eingänge wie Sehen, Hören, Tasten usw. integriert sind. Selbstverständlich können die auf spinaler oder auch hypothalamischer Ebene ausgelösten Reflexe und Reaktionen moduliert, gehemmt oder gefördert werden durch rein intrapsychische Abläufe wie Gedanken, Erinnerungen, Aversionen usw. Sensorische oder intrapsychische Abläufe sind meist sogar die „Initialzündung" zu sexueller Aktivität beim Menschen, jedoch ist in der Regel für Ejakulation und Orgasmus auch die genitale Stimulation erforderlich. Bei der Erektion kann man auch von einer spinalen reflexogenen und einer cerebralen psychogenen Auslösung sprechen. Eine „psychogene" Erektion ist auch im Schlaf im Zusammenhang mit entsprechenden Träumen relativ häufig. Nach Jovanovic (1972) kommt es pro Nacht regelmäßig und periodisch zu 3 bis 6 Erektionen, also alle 80 bis 90 Minuten, die exakt mit den Traumphasen korrelieren. Sexuelle Trauminhalte verstärken sie, sind aber offenbar nicht Bedingung. Diese Erektionen werden nur von 30 bis 50% der gesunden Männer erlebt bzw. bemerkt. Eine ebenfalls physiologische, rein spinal-reflexogene Erektion soll nachts durch eine überfüllte Blase (Dehnungsreiz) entstehen. Die dabei auftretende morgendliche Erektion verläuft dann ohne entsprechende erotische Empfindungen. Jovanovic bestreitet diesen Mechanismus und ordnet auch die morgendlichen Erektionen den anderen periodisch auftretenden zu.

Orgasmus schließlich ist ein psychisches Phänomen, das als intensives Lusterlebnis die Ejakulation begleitet. Er ist an die Intaktheit des Vorderseitenstranges (sensible Afferenzen) und des limbischen Systems einschließlich Hypothalamus gebunden. Den Orgasmus können also auch psychische Faktoren wie Appetenz oder Abneigung maßgeblich fördern, hemmen oder verhindern.

Das drängende Bedürfnis nach sexueller Betätigung, die sexuelle Appetenz oder der „Geschlechtstrieb", der dem Sexualakt vorausgeht und ihn durch Partnersuche, Appetenzverhalten, Werbungsgebahren usw. zu realisieren sucht, wird *Libido* genannt. Sie ist ebenfalls eine Funktion der komplizierten Regelkreissysteme zwischen Großhirn, limbischem System und Hypothalamus, wobei die Sexualhormone sozusagen als Schrittmacher fungieren. Die seit Freud in der Psychoanalyse und Psychologie übliche Ausweitung des Libidobegriffs soll hier unberücksichtigt bleiben.

1.2 Klinik

1.2.1 Untersuchungsmethoden

Eine sorgfältige und detaillierte Anamneseerhebung ist auch hier wieder die erste und wichtigste Informationsquelle der Diagnostik. Ganz überwiegend führen Störungen im Sinne der Potenzminderung den Kranken zum Arzt, krankhafte Hypersexualität ist gewiß sehr selten. Da bis zu 80% aller Potenzstörungen psychogener Natur sind, ist eine ausführliche, behutsame, aber offene Befragung und Exploration in jedem Falle erforderlich, auch wenn der Pat. gegebenenfalls später noch zum Psychotherapeuten oder Psychiater überwiesen wird. Dabei sollte die Entwicklung der sexuellen Betätigung von der Kindheit bis zum Zeitpunkt der aktuellen Problematik exploriert werden. Modifiziert nach Alken und Hutschenreuter (1981) kann man fragen: Worin besteht die Störung? Seit wann? Waren die sexuellen Funktionen früher normal? Sind Libido, Erektion, Ejakulation oder Orgasmus gestört, vermindert oder erloschen? kommt es zur Erektion beim Coitus oder nur bei Masturbation? Morgendliche Erektionen? Ist die Störung partner-, situations- oder milieuabhängig (Ehefrau–Freundin; Urlaub–Alltag; Bett–Wiese–Auto usw.). Vorzeitige, verspätete oder fehlende Ejakulation? Ist Orgasmus überhaupt möglich? Wenn ja, beim Coitus oder nur bei Masturbation? Kommt es beim Coitus zu Schmerzen oder bestehen Sensibilitätsstörungen im Bereich des Genitale (Taubheitsgefühl, Kribbelparästhesien)? Ist das Versagen einmalig oder generell? Bestehen Schuldgefühle wegen Onanie oder wegen zu geringer oder zu seltener „Leistung" (Reklame der Pornoindustrie)? Selbstverständlich gehört dazu auch die Exploration neurologischer, internistischer, dermatologischer, urologischer und psychiatrischer Erkrankungen, die Frage nach Traumen, Operationen usw. sowie des Gebrauchs von Pharmaka (s. S. 111).

Die körperliche Untersuchung ist einerseits Aufgabe des Urologen oder Andrologen (Dermatologen), die nach anatomischen Veränderungen und lokalen Erkrankungen wie Phimose, Hypospadie, Prostatahypertrophie, Induratio penis plastica, Balanitis und andere Erkrankungen fahnden oder die Frage möglicher endokriner Störungen prüfen (Schambehaarung, Hodenatrophie usw.). Gegebenenfalls sind Ejakulatanalysen, Hodenbiopsien,

Testosteron-Spiegelbestimmungen und andere Spezialuntersuchungen erforderlich. Andererseits sollte aber auch stets eine komplette und sorgfältige neurologische Untersuchung erfolgen, bei der auch „Mikrosymptome" ernstgenommen werden müssen und diagnostisch wegweisend sein können (von geringen Pupillenfunktionsstörungen über diskrete Rückenmarkssymptome bis hin zu Sensibilitätsstörungen im Versorgungsgebiet des N. pudendus).

Von den neurologisch relevanten funktionellen Untersuchungsmethoden ist neben der Blutdruckmessung des Penis und der Penisplethysmographie vor allem die *Phallographie* zu erwähnen. Sie wurde im deutschen Sprachraum vor allem durch Jovanovic (1972) ausgearbeitet und bekannt gemacht. Die kleine Apparatur besteht aus einem 2,5 g schweren elektromechanischen Druckaufnehmer, der ringförmig um den Penis gelegt wird und einem „Zwischenkästchen" mit angeschlossener Transistorbatterie, Widerstandsbrücke und Reglern und einem EEG- oder EKG-Gerät, auf dem Arterien-Puls und Peniszuckungen bzw. Penisdehnungen graphisch dargestellt werden können. So lassen sich Auftreten, Ausmaß und Verlauf der Peniserektionen kontinuierlich registrieren. Jovanovic hat damit vor allem Schlafableitungen bei gesunden und psychisch kranken Männern durchgeführt.

1.2.2 Krankheitsbilder

Potenzstörungen durch körperliche Erkrankungen im Bereich des Nervensystems sind relativ häufig. Dies ist allein deshalb wahrscheinlich, weil sich das für die sexuellen Funktionsabläufe erforderliche komplexe Neuronensystem praktisch über das gesamte Nervensystem vom N. pudendus bis zur Hirnrinde erstreckt. Eine Fülle von neurologischen Erkrankungen muß bedacht werden, bei denen die Potenzstörung isoliert als erstes Symptom (selten) oder als Teilsymptome eines Syndroms (häufig) auftreten kann. Oft sind Potenzstörungen mit Blasen- und Mastdarmentleerungsstörungen gekoppelt (siehe Anatomie und Physiologie).

Großhirnerkrankungen: Wie auf S. 103 erwähnt, wird beim männlichen Tier und auch beim Mann das sexuelle Verhalten stark vom Großhirn beeinflußt. Dazu gehören freilich ganz wesentlich auch die sensorischen Systeme (Sehen, Hören, Tasten) mit ihren Analysatoren im Großhirn. Das Großhirn scheint bei männlichen Primaten und beim Mann den sexuellen Erregungszustand maßgeblich zu induzieren und zu unterhalten. Dem entspricht die allgemeine medizinische Erfahrung, die auch tierexperimentell untermauert ist, daß diffuse und größere lokale Großhirnerkrankungen wie z. B. Hirnatrophien, die multifokale ischämische Encephalopathie und andere Encephalopathien oder große cerebrale ischämische Insulte, vor allem der linken Seite mit Aphasie, in der Regel zu einer Minderung der sexuellen Aktivitäten führen. Bei *Stirnhirnerkrankungen* (Traumen, Tumoren, progressive Paralyse) lassen sich zwei typische Syndrome abgrenzen:

1. Die Prozesse der Stirnhirnkonvexität führen vor allem zu allgemeiner Antriebsminderung einschließlich Reduktion auch des sexuellen Antriebs.
2. Orbito-frontale (basale) Läsionen bewirken eher Persönlichkeitsveränderungen mit Affektverflachung, Taktlosigkeit, Kritiklosigkeit, sogenannter Witzelsucht und selten eben auch Triebenthemmung mit sexueller Enthemmung.

Besonders wichtig sind auch die Affektionen des **limbischen Systems**. Auf eine mögliche Hypersexualität nach Abtragung allein des Gyrus cinguli hatten wir schon auf S. 103 hingewiesen. Das *Klüver-Bucy-Syndrom* ist definiert als eine anhaltend gesteigerte allgemeine Triebenthemmung mit gierigem, enthemmtem Essen und Trinken und besonders auch gesteigerter sexueller Erregbarkeit und Aktivität. Es entsteht durch bilaterale Läsionen im medialen Temporallappenbereich, wobei auch die piriformen Cortexanteile unterhalb der Amygdala geschädigt sind. Nach Bekanntwerden der ersten Tierversuche ist das Syndrom auch mehrfach beim Menschen beobachtet worden, z. B. als Folge von beidseitigen temporalen Contusionen (Coup und Contre coup). Bei anderen bilateralen, temporalbetonten Großhirnerkrankungen wie vaskulären Läsionen und Encephalitiden dürfte es sehr selten sein. Gelegentlich wurde von Neurochirurgen bei therapieresistenten Epilepsien auch eine beidseitige Temporallappenexzision durchgeführt. Dabei ist ebenfalls neben anderen Symptomen eine allgemeine sexuelle Enthemmung mit unentwegtem Masturbieren und exhibitionistischen Handlungen beobachtet worden. Es wurde auch eine Klüver-Bucy-Symptomatik bei 5 Kranken mit

Morbus Pick beobachtet und beschrieben (Cummings und Duchen 1981).
Manchmal werden sexuelle Empfindungen und Erregungen auch von Kranken im Rahmen sogenannter *Temporallappenanfälle* (psychomotorische Anfälle) berichtet. Hierbei sind ja Irritationssymptome von seiten praktisch aller vegetativen Partialfunktionen geläufig und typisch wegen der Miterregung des limbischen Systems über die limbischen mediobasalen Temporallappenanteile. Im Anfall kommt es zuweilen dabei auch zu gesteigerter sexueller Erregung mit Erektion und Samenerguß. Féré hat schon 1890 einen „Priapisme epileptique" beschrieben. Selten wird auch im Anfall masturbiert. Etwas häufiger sind solche sexuellen Erregungszustände in der Aura oder im postparoxysmalen Dämmerzustand. Auch suchthafte Selbstreizung fotosensibler Epileptiker, die im Anfall angenehme, eventuell auch erotische Empfindungen spüren, sind beschrieben worden. Temporallappen-Epileptiker haben ansonsten außerhalb von Anfällen fast regelmäßig eine verminderte Libido (bei bis zu 72% der Kranken von Helmchen 1958).
Wichtige Erkenntnisse stammen von *stereotaktischen Reizungen und Koagulationen* am Menschen. Reizungen im Amygdalumkomplex (auch im Pallidum) führten gelegentlich für die Dauer des Reizes zu erotischer Erregung (Schaltenbrand 1973). Koagulationen im Fornix, Amygdalum oder medialen Thalamusgebieten bei Kranken mit Temporallappen-Epilepsie lösten eine mäßige Verstärkung der vorher verminderten Libido aus (Umbach 1977).
Erkrankungen des **Hypothalamus,** insbesondere Tumoren (Craniopharyngeome, suprasselläre Meningeome, Granulome, Aneurysmen und anderes), seltener Entzündungen (Meningoencephalitiden) verursachen neben vielen anderen Symptomen regelmäßig auch Störungen bzw. eine Minderung oder ein Erlöschen von Potenz und Libido. Diese sind oft ein Frühzeichen. Sie werden jedoch meist von den bald nachfolgenden bedrohlichen Hypothalamussymptomen überdeckt und dann nicht mehr registriert. Bei diesen Syndromen liegt allerdings fast nie eine rein neurogene Symptomatik vor, sondern in aller Regel eine Kombination aus neurogenen und endokrinen Störungen (Insuffizienz des hypothalamo-hypophysären Systems). Bekannt ist seit langem die *Dystrophia adiposo-genitalis*. Dieses Syndrom besteht aus Stammfettsucht, Zwergwuchs und hypogonadotropem Hypogonadismus. Es besteht also bei ausgeprägtem Krankheitsbild eine Impotenz mit Hodenatrophie. Das Syndrom kann durch die oben genannten hypothalamusnahen Tumoren ausgelöst werden. Andererseits tritt bei Kindern durch Hypothalamusläsionen gelegentlich auch eine *Pubertas praecox* auf mit vorzeitiger Entwicklung der primären und sekundären Geschlechtsmerkmale, beschleunigtem Körperwachstum, manchmal Krampfanfällen, häufig Intelligenzminderung und Antriebsminderung oder auch sexuellem Erethimus. Ursache sind oft Dysplasien oder Tumoren im Hypothalamusgebiet oder auch ein obstruktiver Hydrocephalus (Druck vom 3. Ventrikel auf den Hypothalamus) oder ein Zustand nach Encephalitis. Etwas geläufiger ist ein solches Syndrom als Folge von Tumoren des Corpus pineale. Beim Erwachsenen bewirken jedoch Hypothalamusprozesse in der Regel einen Verlust von Libido und Potenz, wobei freilich die spinalen Reflexe für Erektion und Ejakulation erhalten bleiben können. Grundsätzlich muß hier neben der neurologischen Diagnostik auch das ganze diagnostische Rüstzeug der Neuroendokrinologie eingesetzt werden.
In letzter Zeit sind, auch in der Laienpresse, *stereotaktische Eingriffe am Hypothalamus* gegen sexuelle Aberrationen heftig und kontrovers diskutiert worden. Solche Eingriffe wurden vor allem gegen pathologische aggressive Hypersexualität, Pädophilie und auch gegen Homosexualität vorgenommen. Dabei wird vornehmlich der Ventromedialkern des Hypothalamus, das sogenannte „Sex Behavouir-Center" koaguliert. Dies führt, auch bei einseitiger Koagulation, zur deutlichen Minderung von Libido und sexueller Aktivität und Potenz, ohne daß andere hypothalamische Störungen auftreten und ohne daß die Sexualfunktion als Ganzes oder gar die Spermiogenese erlöschen. Umbach schreibt 1977: „Postoperativ war der Patient unfähig erotischen und erregenden Phantasien nachzuhängen. Insgesamt ließen seine homosexuelle Libido, Phantastereien und die impulsiven Zwänge permanent nach ... verzögerte Ejakulation und verringerte Orgasmusempfindungen waren ... vorhanden." Für einige wenige, sonst unbehandelbare Kranke mit aggressiv-gesteigerter Hypersexualität mögen die Operationen als Ultima ratio einmal gebo-

ten sein, für Homosexuelle sind sie aus ethisch-moralischen Gründen und auch aus dem biologischen Blickwinkel heraus sicher nicht vertretbar.

Über Potenzstörungen bei Affektionen des **übrigen Hirnstammes** findet man kaum Literatur. Sie spielen klinisch auch eine untergeordnete Rolle, weil jeweils die anderen, unter Umständen vital-bedrohlichen Symptome, das Krankheitsbild beherrschen. Grundsätzlich sind dabei ähnliche Syndrome bezüglich der Sexualfunktionen zu erwarten, wie etwa bei Halsmarkerkrankungen (Unterbrechung der auf- und absteigenden Bahnen).

Rückenmarkserkrankungen sind bezüglich der durch sie verursachten Potenzstörungen recht gut untersucht, wobei wieder, wie bei Blase und Mastdarm, Sir Ludwig Guttmann besondere Verdienste erworben hat. Dies betrifft vor allem die *traumatischen Querschnittslähmungen*. Guttmann hat auch hier unabhängig von der Läsionsebene 3 Stadien unterschieden: Der spinale Schock, die Phase des Erwachens der spinalen Reflexe und das Stadium der Rehabilitation („reconditioning"). In der Phase des *spinalen Schocks* sind Erektion und Ejakulation erloschen. Gleichwohl kann dabei der Penis geschwollen und etwas erigiert sein. Dies wird oft als Priapismus verkannt. *Priapismus* ist eine pathologische Enthemmung der spinalen Reflexschaltungen, die zu einer kompletten und anhaltenden, oft schmerzhaften Erektion führt. Bei den meisten akuten Querschnittslähmungen handelt es sich aber um einen *Pseudopriapismus* durch eine Vasoparalyse und damit Stase und Gefäßerweiterung im Penis in Folge der Unterbrechung der vasokonstriktorischen sympathischen Efferenzen. Gleichwohl wurde aber auch immer wieder echter Priapismus bei hochsitzenden Querschnittslähmungen beschrieben, sowie bei der multiplen Sklerose, bei Tabes dorsalis, bei Encephalitiden. Es handelt sich dabei aber um seltene Ereignisse. Am häufigsten ist Priapismus bzw. Pseudopriapismus nicht neurogen, sondern durch eine Thrombose von Venen und Schwellkörpern im Penis verursacht. Das Syndrom ist im übrigen nach dem griechischen Gott der Zeugung Priapos benannt.

Beim *zweiten Stadium,* nach Abklingen des spinalen Schocks, was in der Regel nach 4 bis 8 Wochen der Fall ist, muß vor allem bedacht werden, in welcher Höhe die Querschnittslähmung erfolgt ist und ob sie komplett oder inkomplett ist. Bei kompletter Unterbrechung im cervicalen bis mittleren und unteren thorakalen Rückenmark („upper motor neuron") kommt der spinale Erektionsreflex wieder in Gang, wenn das infraläsionelle Rückenmark mit den Reflexzentren intakt geblieben ist und äußere und innere Reizung (taktil an der Glans penis oder durch Blasenüberfüllung oder Einführung eines Blasenkatheters) ihn stimulieren. Gelegentlich kann dabei reflektorisch auch eine regelrechte und komplette Ejakulation ausgelöst werden, vorausgesetzt, daß auch der interne Blasensphinkter funktioniert und so die Ejakulation in die Blase verhindert wird.

Bei Rückenmarksläsionen sind auch dissoziierte Störungen möglich: Zerstörung des Sakralmarks führt zum Erlöschen der durch sensible Stimulation ausgelösten reflexogenen Erektion und auch der Ejakulation, denn sowohl die sensiblen (N. pudendus) als auch die motorischen und parasympathischen Bahnen und Reflexzentren sind ja zerstört. Dabei ist aber sowohl im Tierversuch als auch zum Teil beim Menschen oft noch eine psychogene (cerebrale) Erektion möglich. Sie scheint über den lumbalen sympathischen Reflexbogen zu erfolgen. Dies muß wohl damit erklärt werden, daß der cerebrale Stimulus, der sonst im Sakralmark die parasympathischen Impulse zur Vasodilatation in Gang setzt, gleichzeitig auch immer eine Hemmung der sympathischen Vasokonstriktion über das Lumbalmark bewirkt, und in diesem Falle die sympathische Hemmung allein auch ausreicht, um eine Vasodilatation und damit Erektion zu ermöglichen. Erektion ist jedenfalls bei kompletter sympathischer Denervierung des Penis ohne Störung möglich (Kuntz 1946). Sind das Sakralmark und das thoracolumbale Mark zerstört, so können im Tierversuch wie auch in menschlichen Krankheitsfällen zwar psychogen sexuelle Erregung, aber weder Erektion noch Ejakulation ausgelöst werden. Bei allen kompletten Querschnittslähmungen gehen die gegebenenfalls noch möglichen Reflexvorgänge freilich ohne sensible Empfindung und damit auch ohne Lustgefühl, d. h. ohne Orgasmus einher, denn die sensible Afferenz zum Gehirn ist ja unterbrochen. Aus dem gleichen Grunde ist auch die cerebro-spinale Efferenz unterbrochen und somit ist mit Ausnahme der oben geschilderten besonderen Einzelfälle psychogene Stimultaion der Erektion trotz erhaltener Libido nicht möglich.

Bei *kompletter* Zerstörung der Wurzelfasern

der Cauda equina sind selbstverständlich ebenfalls alle spinalen Reflexe sowohl für Erektion wie für Ejakulation entsprechend den anatomisch-physiologischen Gegebenheiten bleibend erloschen.

Bei *inkompletten* Rückenmarksläsionen, gleichgültig welcher Höhe, sind grundsätzlich alle Variationen von erhaltener Potenz über dissoziierte Störungen (z.B. psychogene und reflektorische Erektion erhalten, aber Ejakulation erloschen oder sensible Empfindungen partiell erhalten und ungenügende Erektion und seltene Ejakulation auslösbar) bis hin zu vollständig erloschener Potenz möglich. Das Ergebnis richtet sich allein danach, welche der diversen beteiligten Bahnen und Reflexbogen unterbrochen oder erhalten sind. Reine Halbseitenläsionen des Rückenmarks, wie etwa das Brown-Sequard-Syndrom, führen nur selten zu Potenzstörungen.

In der dritten, der *rehabilitativen Phase* der Querschnittslähmung, kann die Sexualfunktion auch mittels des Guttmann'schen *Prostigmintestes* genauer geprüft werden: Die intrathekale Instillation von 0,3 bis 1,0 mg des Cholinesterasehemmers Prostigmin führt sehr zuverlässig zu Erektion und Ejakulation. Dies setzt aber freilich die Intaktheit von Lumbosakralmark, Cauda equina und den betreffenden peripheren Nerven voraus. Der Test ist also positiv bei kompletten und inkompletten zervikalen oder thorakalen Querschnittslähmungen. Er kann aber auch bei inkompletten lumbosakralen und Caudaverletzungen positiv ausfallen. Die Erektion beginnt in der Regel 1 bis 2 Stunden nach der Instillation in den lumbalen Spinalkanal. Etwa zu diesem Zeitpunkt ist auch die Wirkung des Prostigmins auf die spastische Beckenboden- und Beinmuskulatur voll ausgeprägt in Form von Muskelerschlaffung und Areflexie. Bald danach setzt die Ejakulation ein, die sich auch bis zu 6mal innerhalb von 2 bis 4 Stunden wiederholen kann.

Das *Sperma* ist oft normal funktionsfähig, in einem größeren Prozentsatz findet man aber Azoospermie, Oligospermie, unbewegliche oder unreife Spermien, Anomalien der Leydig'schen Zwischenzellen oder tubuläre Atrophien. Entsprechend können die Testosteronspiegel niedrig sein. Manchmal kommt es nach Testosteron-Applikation zur Verbesserung des Befundes. Gleichwohl kann ein Querschnittsgelähmter mit Hilfe der Prostigmininstillation und wenn nötig durch Testosteronbehandlung ohne weiteres zeugungsfähig sein. Wahrscheinlich ist die Funktionsfähigkeit des Hodenepithels von zentralen (sympathischen?) Efferenzen abhängig. Nebenwirkungen des Prostigmins können sein: Blutdruckanstieg mit Kopfschmerzen und Brechreiz sowie Stimulation von Blasen- und Mastdarmreflexen.

Für alle *anderen monolokulären Rückenmarkserkrankungen* und Cauda equina-Läsionen wie Tumoren, Infarkte, Blutungen, Querschnittsmyelitiden und lumbale mediale Bandscheibenprolapse gilt im Prinzip das gleiche. Modifiziert werden Symptome und Verlauf nur durch das Entwicklungstempo des Prozesses (langsam wachsender Tumor oder plötzlicher Infarkt), seine Ausdehnung und seine Lokalisation. Wichtig ist dabei vor allem, ob die Tractus spinothalamici oder die sympathischen und parasympathischen Bahnen im Rückenmark beidseits lädiert sind oder nicht. Bei der gegen unbehandelbare chronische Schmerzen nicht selten notwendigen *Chordotomie*, also der Durchtrennung des Tractus spinothalamicus, kommt es selbstverständlich, wenn der Eingriff bds. durchgeführt wird, ebenfalls zur Aufhebung der Orgasmusfähigkeit und zu der entsprechenden Potenzstörung. Bei *multilokulären und systemischen Erkrankungen* des zentralen Nervensystems sind ebenfalls Potenzstörungen häufiger als in den Lehrbüchern beschrieben und von den Ärzten berücksichtigt werden. Hier ist zunächst die *Multiple Sklerose* zu besprechen: Ihre Neigung zur Ausbildung vieler kleiner demyelinisierender Herde im Gehirn und Rückenmark führt dazu, daß Potenzstörungen offenbar ebenso häufig wie Harnentleerungsstörungen zu beobachten sind. Sie werden aber oft verschwiegen oder auch vom Arzt nicht erfragt. Auch in den gängigen Lehrbüchern der Neurologie findet man darüber meist keine Angaben oder allenfalls beiläufig kurze Bemerkungen. Cartlidge hat 1972 zwanzig Männer auf vegetative Störungen hin untersucht, die an einer multiplen Sklerose erkrankt waren. Er fand bei 7 Patienten Potenzstörungen, wobei 5 eine „partielle Impotenz" und 2 eine „totale Impotenz" boten. Nähere Angaben über die Art der Potenzstörungen machte er nicht. Alle Patienten mit Potenzstörungen hatten gleichzeitig auch eine Störung oder Aufhebung des thermoregulatorischen Schwitzens am Unterkörper und in den Beinen. Nach dem Schweißtest hatten sie also

Unterbrechungen der absteigenden sympathischen Bahnen. Möglicherweise war auf diesem Wege auch vor allem die Ejakulation gestört. Ähnliche Befunde erhob Vas 1969: Knapp die Hälfte seiner 37 männlichen MS-Kranken hatten Potenzstörungen und Schweißsekretionsstörungen an der unteren Körperhälfte. Eine Fragebogenaktion bei 200 MS-Kranken der MS-Gesellschaft Helsinki von Lilius und Mitarbeitern (1976) ergab sogar, daß über 90% der Männer über Potenzstörungen klagten, am häufigsten über unvollständige oder fehlende Erektion (in 62%). Grundsätzlich muß bei der multiplen Sklerose vor allem auch mit dissoziierten Störungen der Potenzfunktion gerechnet werden, jenachdem ob die kleinherdigen Bahnunterbrechungen etwa den Tractus spinothalamicus (reduzierte Empfindungen und Orgasmusfähigkeit), die sympathische Bahn (Ejakulationsstörung) oder parasympathische Efferenzen (Erektionsstörung) betreffen oder mehrere der Bahnen komplett oder inkomplett lädiert sind.

Priapismus scheint bei der multiplen Sklerose eher selten zu sein, Smith hat es z.B. trotz langjähriger Erfahrung auf diesem Gebiet nie beobachtet (1976), mir selbst ist es ebenfalls nie von MS-Kranken berichtet worden. Bei vielen ist die Erektion unvollständig oder nicht lange genug aufrecht zu erhalten, andere haben vorzeitige oder verzögerte Ejakulationen. Selbstverständlich spielen auch hier psychologische Faktoren oft eine große Rolle oder auch die Behinderung durch andere neurologische Symptome (z. B. Spastik der Beine und der Beckenmuskulatur). Nach Smith (1976) ist auch ein Taubheitsgefühl im Genitalbereich bei MS-Kranken nicht selten, so daß trotz intakter Erektion z.B. die Einführung des Penis in die Vagina nicht gespürt wird. Bei MS-Kranken ist auch eine Hodenatrophie vielfach beobachtet worden (Vas 1966, 1969). Vas sah 1969 sogar in 66% der totalimpotenten MS-kranken Männer ein Defizit an zirkulierendem Testosteron. Wahrscheinlich ist die normale Funktion der Leydig'schen Zwischenzellen von stimulatorischen Einflüssen des lumbalen Sympathikus abhängig, zumal die betreffenden Männer stets auch Schweißsekretionsstörungen an den unteren Körperabschnitten hatten. Hier ist also, wie auch bei anderen Rückenmarkserkrankungen, gegebenenfalls eine Substitutionstherapie mit Testosteron zu erwägen.

Systemische ZNS-Erkrankungen mit „degenerativem" Untergang bestimmter Bahnen führen nur dann zu Potenzstörungen, wenn die sympathischen oder parasympathischen Bahnsysteme oder der Tractus spinothalamicus betroffen sind, was insgesamt selten ist. Bei der *Tabes dorsalis,* bei der schwerpunktmäßig das Hinterstrangsystem untergeht, kommen Potenzstörungen bis zur kompletten Impotenz relativ oft vor. Dies bedarf einer Deutung, da ja Hinterstrangläsionen allein keine solchen Symptome auslösen dürften. Wie auf Seite 22 dargestellt, sind die Hinterstränge nichts anderes als die Neuriten der Spinalganglienzellen (afferentes Gangliensystem von Stochdorph). Bei der Tabes dorsalis sind diese aber praktisch immer miterkrankt, wenn nicht gar zuerst befallen, so daß ihr Untergang erst die Hinterstrangdegeneration auslöst. Die Läsion der Spinalganglien, die sich in der Areflexie und den radikulären „lanzinierenden" Schmerzen äußerst muß nun aber auch zu einer Unterbrechung aller anderen spinalen Reflexbögen und auch zur Störung des gesamten sensiblen Einstroms zum Rückenmark in den betroffenen Segmenten führen, so daß auf diese Weise die Impotenz sowohl durch Ausfall der spinalen Reflexe als auch durch Unterbrechung der sensiblen Impulse zum Rückenmark, quasi als peripher-neurogene Störung, erklärbar ist. Sie kann je nach Befall der Spinalganglien zunächst nur die Erektion oder die Ejakulation oder die Orgasmusfähigkeit oder bald alle Partialfunktionen betreffen.

Grundsätzlich kann auch die *funikuläre Myelose* zu Potenzstörungen führen, jedoch findet man in der Literatur darüber kaum verläßliche Angaben.

Bei der *„idiopathischen-orthostatischen Hypotension",* dem „Shy-Drager-Syndrom", geht als System vornehmlich die intermediolaterale sympathische Zellsäule im Rückenmark zugrunde. Neben der orthostatischen Kreislaufregulationsstörung (Ausfall der vasokonstriktorischen Reflexe) und anderen sympathischen Defektsymptomen kommt es hierbei regelmäßig auch allmählich zur Impotenz, wobei vor allem die Ejakulation gestört oder erloschen ist.

Bei Erkrankungen des *peripheren Nervensystems* sind, wenn die lumbosakralen Nerven und/oder Wurzeln betroffen sind, Störungen der Sexualfunktion besonders häufig, da sensible Afferenzen und motorische und vegetative Efferenzen im Verband der Nervenkabel eng beieinander liegen und grundsätzlich alle frühzeitig miterkranken können. Dabei werden dann auch die spinalen Reflexe unterbrochen. Bei der *Polyradikulitis,* unabhängig von ihren auslösenden Ursachen, muß in der Akut-Phase sowie auch bei nicht selten resultierenden schweren Defektsyndromen damit gerechnet werden. Hierbei sind alle denkbaren Formen von leichten Potenzstörungen bis zur kompletten erektiven und ejakulatorischen Impotenz möglich.

Unter den vielen verschieden verursachten *Polyneuropathien* ist die *diabetische* hinsichtlich der Mitbeteiligung der vegetativen Nerven relativ gut untersucht. Hierbei sind, besonders beim jugendlichen Diabetiker, Erektions- und Ejakulationsstörungen bis hin zur kompletten Impotentia coeundi sehr häufig, fast pathognomonisch. Nach Rubin und Babbott (1958) ist bei den 30jährigen Diabetikern in 25% der Fälle und bei den 50jährigen Diabetikern in etwa 54% der Fälle mit einer Impotenz zu rechnen. Die Potenzstörungen entwickeln sich in der Regel allmählich und äußern sich besonders als erektive Impotenz bei erhaltener Libido. Vermutlich ist die parasympathische periphere Innervation besonders betroffen. Retrograde Ejakulation in die Blase ist relativ häufig (Befall der sympathischen Fasern zum inneren Blasensphinkter bei noch erhaltenem Ejakulationsreflex).

Auch bei den vielen anders verursachten Polyneuropathien sollte mehr als bisher nach Störungen der Sexualfunktion gefahndet werden. Die vegetativen Funktionsstörungen bei Polyneuropathien („vegetative Polyneuropathie") werden noch viel zu wenig berücksichtigt. Als Ursachen dieser Krankheitsgruppe müssen vor allem bedacht werden: Alkoholismus, Autoimmunerkrankungen, Porphyrie, Intoxikationen mit Thallium, Blei und anderen Schwermetallen, mit Kohlenwasserstoffen und organischen Phosphatverbindungen sowie chronische Medikamentenintoxikationen. Auch bei der Niereninsuffizienz und beim Botulismus sollte man daran denken.

Schließlich müssen noch *Verletzungen* und Unterbrechungen der *distalen vegetativen Nerven* und des *N. pudendus* genannt werden. Als Ursachen sind vornehmlich zu erwägen: Operationen im Retroperitonealraum (Läsion des lumbalen Grenzstranges und seiner Nervenfasern) und im Beckenbereich (Unterbrechung der sympathischen Nerven und des N. pudendus) sowie ausgedehnte Blutungen und Tumorinfiltrationen in diesen Regionen. Nicht

selten beobachtet man dabei trotz kompletter Impotenz noch ein Abtröpfeln von Samenflüssigkeit ohne Ejakulation.

Erektions- und besonders Ejakulationsstörungen sind noch relativ häufig bei therapeutischen *lumbalen Sympathektomien,* vor allem wenn sie beidseitig mit Einschluß der ersten lumbalen Ganglien durchgeführt und mit einem aortofemoralen Bypass (Läsion der distalen sympathischen Nerven) kombiniert werden. Nach einer Untersuchung von Whitelaw und Smithwick (1951) erleiden ca. 60% der beidseitig Sympathektomierten Erektions- und Ejakulationsstörungen, wenn auch die obersten Lumbalganglien mitentfernt wurden. Seitdem diese verschont werden, überwiegen die Ejakulationsstörungen. Nach Befunden von Quayle (1980) kommt es bei bilateralen unteren lumbalen Sympathektomien in 24% zu Potenzstörungen, vornehmlich zu ejakulatorischer Insuffizienz. Ist sie mit einem aortofemoralen Bypass kombiniert, treten postoperativ in 40 % sexuelle Funktionsstörungen auf, wobei Erektions- und Ejakulationsstörungen in gleicher Häufigkeit nachweisbar sind.

Toxisch und medikamentös verursachte Potenzstörungen

Bei toxischen Substanzen ist oft nicht sicher zu entscheiden, ob sie direkt die Erfolgsorgane affizieren oder die sie versorgenden Nerven bzw. ihre Synapsen. Häufig ist beides der Fall. Außer weiblichen Sexualhormonen, die endokrin wirken, Zytostatika, Morphinen, Kokain, Blei, Arsen, Mangan und Thallium, die wohl direkt die Spermiogenese schädigen, sind als über das Nervensystem wirksame Stoffe vor allem zu nennen: Chronische Einnahme von Barbituraten, Antidepressiva, Neuroleptika, Antihypertensiva und Ganglienblocker. Neuroleptika verursachen besonders Ejakulationsstörungen. Alpha-1-Blocker (z. B. Indoramin) sollen nach Pentland (1981) in der Hälfte der Fälle zum Ausbleiben der Ejakulation bei erhaltener Erektion und ungestörtem Orgasmus geführt haben. Nach Absetzen des Präparates verschwand die Störung wieder (eine „Pille" für den Mann?).

1.2.3 Therapie

Die Therapie der Potenzstörungen hat sich zunächst der Beseitigung seiner Ursachen zu-

zuwenden. Sie ist wie bereits erwähnt in 80% der Fälle psychischer Natur und somit Aufgabe des Psychotherapeuten. (Psychosomatische Potenzstörungen). Bei den verbleibenden 20% organisch verursachten Störungen gilt der Satz von der ursächlichen Behandlung mit gleichem Gewicht. Ist die organische Grunderkrankung nicht kausal zu heilen und sind alle toxischen Noxen ausgeschaltet, bleiben nur wenig Möglichkeiten der Behandlung: Eine pathologische Hypersexualität ist unter Umständen mit Antiandrogenen oder in seltenen Ausnahmefällen mit stereotaktischen Hypothalamotomien zu dämpfen. Die sehr viel häufigeren Potenzminderungen sind, wenn sie durch inkomplette Denervierung verursacht sind, manchmal mit Testosteron (cerebrale Stimulierung der sexuellen Appetenz) oder auch mit Präparaten wie Yohimbin etwas anzuregen. Man sollte hier aber auch anstreben, die Testosteron-Spiegel präzise zu messen und danach zu handeln. Durch komplette periphere Denervierung verursachte Impotenzen sind praktisch unbeeinflußbar. Bei kompletten oberen Querschnittslähmungen oder inkompletten unteren Rückenmarks- und Caudaläsionen, ist, wenn Kinderwunsch vorhanden ist, die intrathekale Prostigmininstillation zu erwägen (s. S. 109). Die meisten „Aphrodisiaka" helfen vor allem der Herstellerfirma und dem Apotheker.

2. Das weibliche Sexualsystem

Das weibliche Sexualsystem wird zwar in stärkerem Maße als das des Mannes endokrin gesteuert, unterliegt aber gleichfalls der übergeordneten Regelung durch das Nervensystem. Psychogene bzw. psychosomatische Sexualfunktionsstörungen sind bei Frauen sehr verbreitet, was allein schon auf ein komplexes neuronales System hinweist. Die primär neurogenen (somatischen) Störungen der weiblichen Sexualität sind allerdings noch weniger untersucht und geklärt als die des Mannes. Die Ursachen dafür sind vielleicht, daß sich weibliche sexuelle Reaktionen weniger leicht messen und apparativ/technisch prüfen lassen und daß wohl noch immer tradierte Hemmungen bestehen, sich dieser Problematik naturwissenschaftlich zu nähern.

2.1 Zur Anatomie und Physiologie

Trotz aller offenkundigen Unterschiede von Anatomie und Reaktionsweisen des weiblichen Sexualsystems gegenüber dem männlichen, gibt es ein einheitliches Grundmuster in der embryonalen Anlage der Organe, welche sich erst in der späteren Embryonalentwicklung als Analoga ausdifferenzieren. So kommt es vor allem zu einer praktisch identischen Innervation dieser analogen Organe bei Frau und Mann.

In der frühen Embryonalphase findet der Morphologe keinen Unterschied zwischen weiblichen und männlichen Sexualorgananlagen. Unterschiede bilden sich erst beim Keimling von 15 bis 17 mm Scheitel-Steißlänge heraus, also im Embryonalalter von ca. 45 bis 50 Tagen. Am Ende haben sich analoge Organe entwickelt, die jeweils aus der gleichen Anlage stammen und deshalb auch entsprechend analog innerviert sind. Diese analogen Organe und Organabschnitte sind in Tabelle 1 zusammengestellt.

Tabelle 1

Männlich	Weiblich
Hoden	Ovar
Nebenhoden, Ductus deferens	Ep- und Paroophoron Gartnerscher Gang (Rudiment)
Ultriculus prostaticus (Rudiment)	Tube, Uterus, Vagina
Corpus cavernosum penis	Klitoris
Corpus spongiosum penis und Glans penis, Skrotum	Labia minora, Labia majora

(Nach D. Starck 1975).

Die *periphere Innervation* der weiblichen Genitalorgane ist zwar analog der der männlichen organisiert, sie ist im einzelnen aber weniger gut untersucht. Die *sympathischen Efferenzen* zu Uterus und Tuben stammen aus den Rückenmarkssegmenten Th 6 bis L 1, die zu Cervix, Vagina, Klitoris und Labia minora wahrscheinlich aus L 1 und L 2. Ihre Stimulation bewirkt Vasokonstriktion und an der glatten Uterus- und Scheidenmuskulatur Kontraktion, was besonders beim Geburtsvorgang und beim Orgasmus der Fall zu sein scheint. Nach Bonica (1968) soll die sympathische Stimulation außerhalb der Geburt aber die Kontraktion des Uterus auch inhibieren. Menstruation und Geburtsvorgänge funktionieren allerdings auch bei kompletter sympathischer Denervierung weitgehend normal, die Kontraktionen im Orgasmus sind aber wahrscheinlich gestört.

Sensible Afferenzen, die im Verband der sympathischen Nerven verlaufen, erreichen das Rückenmark vornehmlich über die Hinterwurzeln von Th 10 und Th 11 (Schmerzen und Empfindungen bei Kontraktionen, spinale Reflexe usw.).

Die *parasympathischen Efferenzen* für Uterus, Vagina, Klitoris und äußere weibliche Genitale entspringen ebenfalls aus den Segmenten S 2 bis S 4 und gelangen wieder über die Nn. splanchnici pelvini (Nn. erigentis) zu den Erfolgsorganen, wo sie bei Stimulation eine Vasodilatation (Füllung der Schwellkörper, besonders von Klitoris, Scheideneingang und Labis minora, Erektion der Klitoris) und, ausgeprägter als beim Mann, die Sekretion der mukösen Drüsen in Gang setzen.

Die *somatonotorische* Innervation der Beckenbodenmuskulatur und die *somatosensible* Innervation der Haut- und Schleimhäute des äußeren weiblichen Genitales erfolgen wie beim Mann über den *Nervus pudendus*.

Die efferente und afferente Impulsleitung im *Rückenmark* ist identisch mit der des Mannes. Der *Hypothalamus* spielt neben seinen endokrinen Funktionen auch im weiblichen neuronalen Sexualsystem eine bedeutsame Rolle. Punktuelle Stimulationen und Läsionen in verschiedenen Kerngebieten haben im Tierversuch hemmende und fördernde neuronale Effekte auf das weibliche Sexualverhalten bewirkt. Beim weiblichen und männlichen Opossum löste z.B. eine Reizung im medialen präoptischen Gebiet männliches (!) Paarungsverhalten aus. Läsionen im zentralen Hypothalamus weiblicher Ratten in der Brunst reduzierten oder blockierten ihr weibliches Paarungsverhalten, hintere hypothalamische Läsionen schienen das weibliche Paarungsverhalten der brünstigen Tiere zu fördern (Lit. bei Schwartz 1980). Der Hypothalamus scheint wie beim männlichen Individuum globale sexuelle Verhaltensschablonen, Ausdrucksmechanismen und die sexuelle Appetenz steuernd, also hemmend und fördernd zu beeinflussen.

Das *limbische System* muß nach unseren allgemeinen Vorstellungen von seinen Funktionen ebenfalls einen modulierenden Einfluß auf das sexuelle Verhalten von weiblichen Tieren und Menschen haben. Dies geschieht wahrscheinlich über den Hypothalamus. Allerdings gibt es hier relativ wenige und widersprüchliche Untersuchungsergebnisse. Meist wurden bei diversen Läsionen im limbischen System im Tierversuch keinerlei sexuelle Verhaltensänderungen bei weiblichen Versuchstieren beobachtet, selbst bei bilateralen Läsionen der piriformen Rinde. Dem widerspricht eine Beobachtung des Autors, der bei einer Frau mit bitemporaler Hirnkontusion alle Kriterien eines Klüver-Bucy-Syndroms feststellen mußte mit besonders eindrucksvoller Symptomatik einer sexuellen Enthemmung und Überaktivität (unentwegtes Masturbieren, verbale Äußerungen und Verhalten).

Die *Großhirnrinde* schließlich scheint bei weiblichen Individuen eine vorwiegend hemmende Wirkung auf das Sexualverhalten auszuüben. Funktionsstörungen des Cortex (chirurgische oder chemische Dekortikation) scheinen bei Tieren die sexuelle Empfänglichkeit in Form der typischen Lordosereaktion mit entsprechenden Beckenbewegungen zu verstärken. Insgesamt sprechen die vorliegenden Untersuchungsergebnisse dafür, daß das weibliche Sexualverhalten stärker von hormonellen als von neuronalen Mechanismen abhängig ist und reguliert wird als das männliche.

Reflexe – Reaktionen – Verhalten

Auf spinaler Ebene werden bei cerebraler Bereitschaft (libidinöser Appetenz) durch lokale sensible Stimulation der „erogenen Zonen" über den N. pudendus zunächst parasympathische Reflexe geschaltet (s. S. 104), die zum Auffüllen der Schwellkörper (Vasodilatation) von Klitoris und Introitus vaginae führen, was zur Vorwölbung und Öffnung des

Scheideneingangs führt, und die auch die muköse Schleimhautsekretion bewirken (Lubrikation). Auch die Erweiterung (Erschlaffung) der tieferen Scheidenabschnitte mit Aufwärtsbewegung des Uterus gehört zu diesem Reflexvorgang (sympathische Hemmung?). Die Zuleitung der sensiblen Impulse durch das Rückenmark zum Gehirn bewirkt auf Zwischenhirnebene dann die Ausbildung unbewußter motorischer Reaktionsmuster (rhythmischer Bewegungen und Kontraktionen von Bauch-, Oberschenkel- und Gesäßmuskulatur) und eine globale sympathische Mitreaktion in Form eines erheblichen Anstiegs von Atem- und Herzfrequenz, Blutdruckanstieg, Schweißsekretion usw. Im Orgasmus schließlich erfolgt der allgemeine Umschlag in sympathische Erregung mit rhythmischen Kontraktionen von Vagina, Cervix und Uterus sowie auch der Beckenbodenmuskeln. Das letztere sind wieder spinale Reflexe, die über die sympathischen Fasern der oberen Lumbalsegmente (Uterus und Vagina) bzw. über N. pudendus und die zweiten bis vierten Sakralwurzeln (Beckenbodenmuskulatur) geschaltet sind.

Masters und Johnson (1966) haben vier Phasen des Erregungsablaufs unterschieden: Mit dem „Vorspiel", also dem Annähern, Blickkontakten, Streicheln, Küssen usw. und der zunehmenden manuellen Stimulierung der erogenen Zonen durch den Partner beginnt die erste oder Erregungsphase mit den beschriebenen parasympathischen Reflexen und globalen Reaktionen. Zu dieser gehört neben dem Auffüllen der Schwellkörper auch die Erektion der Mamillen und eine allgemeine Hautrötung (Vasodilatation). Die zunehmende Erregung führt dann zur zweiten oder Plateau-Phase, in der zunächst maximale parasympathische Erregung besteht, die dann in zunehmende sympathische Dominanz (vegetativ wie motorisch) übergeht und dann abrupt in die dritte oder Orgasmusphase mit maximaler sympathischer Dominanz und intensivem Lustgefühl umschlägt. Ihr folgt schließlich die vierte oder Rückbildungsphase, die wieder parasympathisch dominiert ist.

Bei der Frau ist ein längeres, intensiveres Vorspiel mit ausgedehnterem Hautkontakt weitaus wichtiger als beim Mann. Die Frau ist im Gegensatz zum Mann, der unmittelbar nach dem Orgasmus refraktär ist, zu mehreren nacheinander ablaufenden Orgasmen fähig, die auch länger an- und abklingen. Psychisch-emotionelle Faktoren (Großhirn, limbisches System) spielen wie beim Mann eine besonders wichtige Rolle (Frigidität, Anorgasmie). Psychogene Aversionen und Hemmungen sind vielleicht sogar schwerer zu überwinden als beim Mann, jedoch ist die dadurch bedingte Frigidität meist weniger „spektakulär", weil der Geschlechtsverkehr gleichwohl möglich ist und Ehefrauen ja ohnehin per Gesetz „gehalten sind, ihren ehelichen Verpflichtungen nachzukommen". Das „Versagen" des Mannes hat vor allem auch sozial eine viel höhere negative Bedeutung als die „Gefühlskälte" der Frau.

Die „typisch weiblichen" Verhaltensweisen, wie z. B. ihr eher abwartend-lockendes Verhalten gegenüber dem männlichen Partner, ihr „Brutpflegeverhalten" zum Kind (das übrigens zweifelsfrei auch beim Vater vorhanden ist) und andere weibliche Verhaltensbesonderheiten sind sicher komplexer Natur und haben genetische, hormonelle, kulturell-soziale (gesellschaftliche Stellung und Rolle der Frau) und individualpsychologische Wurzeln (Erziehung). Zweifellos gibt es prinzipielle Unterschiede in den Grundmustern des weiblichen bzw. männlichen Verhaltens, im Tierreich ist das ganz evident, jedoch spielen beim Menschen die sozialkulturellen Einflüsse eine erhebliche modifizierende Rolle, wobei die natürlichen Grundmuster auch oft bis zur schweren Neurose deformiert werden können.

Sexuelle Reaktionen im Schlaf sind bei der Frau ebenfalls registriert worden (Jovanovic 1972 u.a.): Man hat mittels Klitorographie und Kolpographie ähnliche periodische Klitoriserektionen (lokaler Temperaturanstieg und -abfall) und, weniger konstant, Scheidenkontraktionen registrieren können wie das Entsprechende beim Mann. Die Klitoriserektionen sind gleichfalls streng an die Traumphasen gebunden. Sie korrelieren auch mit einem jeweiligen Anstieg von Herz- und Atemfrequenz und entsprechenden Änderungen des galvanischen Hautwiderstandes (Vasomotorik und Schweißsekretion der Haut).

2.2 Klinik

2.2.1 Untersuchungsmethoden

Bei der Frau ist man bezüglich der Aufklärung von Sexualfunktionsstörungen in eher noch stärkerem Maße auf Anamnese und Exploration angewiesen als beim Mann. Neben der gynäkologischen Untersuchung einschließlich radiologischer Darstellungen des Organsystems und endokrinologischen Tests gibt es praktisch kaum Untersuchungsverfahren, die klinisch routinemäßig angewandt werden, um etwas über die Funktionsabläufe der beteiligten Muskeln, Drüsen und Nerven auszusagen. Allenfalls können verwertbare Untersuchungsergebnisse von der Klitorographie und Kolpographie erwartet werden (Jovanovic, 1972 u. a.). Bei der Klitorographie werden mit einer entsprechenden Apparatur die Temperaturänderungen der Klitoris registriert. In den Erektionsphasen steigt diese um 0,1 bis 0,8 °C an und kann so als Indikator für den Erregungszustand ausgewertet werden. Zusätzlich kann man auch noch polygraphisch Herz- und Atemfrequenz, die Hauttemperatur, die Rektumtemperatur und andere Parameter messen. Die Kolpographie registriert die vaginalen Kontraktionen. Ein länglicher intravaginal eingeführter Gummiballon wirkt dabei als Druckaufnehmer, ein angeschlossenes Druckmeßsystem registriert die Druckschwankungen und stellt sie graphisch dar. Beide Methoden werden bisher jedoch nur in einigen wenigen Speziallabors angewandt (z. B. Jovanovic, Würzburg). Es bleibt also für die praktische Routinediagnostik vor allem die Befragung, die detaillierte neurologische Untersuchung und in den meisten Fällen auch die ausführliche psychiatrische und psychotherapeutisch-psychologische Exploration. Die weitaus häufigsten Ursachen weiblicher Libido- und Sexualfunktionsstörungen sind sicher ebenfalls psychogener bzw. neurotischer Natur (Elternhaus, Partner, soziale, kulturelle, religiöse und andere Probleme).

Bezüglich der möglichen neurogenen Ursachen einer weiblichen Sexualfunktionsstörung könnte man ähnlich wie für den Mann auf S. 105 dargestellt fragen: Worin genau besteht die Störung und seit wann? Läßt sie sich aus der Kindheit oder Jugend herleiten oder bestehen spezielle aktuelle Partnerprobleme oder situative Konflikte? Bestehen Regelstörungen oder gibt es Anhaltspunkte für lokale gynäkologische Erkrankungen? Bestehen Schmerzen, Mißempfindungen, Parästhesien oder Taubheitsgefühl im Genitalbereich oder im Unterkörper und in den Beinen? Sind diese dauernd vorhanden oder nur beim Geschlechtsverkehr? Gibt es Hinweise für motorische Störungen in den Beinen und im Unterbauchbereich? Liegen Blasen- oder Mastdarmentleerungsstörungen vor? Ist Orgasmus möglich? (Bei Masturbation oder mit dem ständigen Partner oder nur mit neuen Partnern oder situationsabhängig oder ortsabhängig?). Bestehen Hinweise für Vaginismus (Trockenheit und/oder Verkrampfung des Introitus vaginae mit Unmöglichkeit zur Immissio penis)?

2.2.2 Krankheitsbilder

Bei den neurologischen Krankheitsbildern, die sicher oder möglicherweise weibliche Sexualfunktionsstörungen verursachen, verweisen wir zunächst wieder auf das entsprechende Kapitel über die Erkrankungen des Mannes (s. S. 106). Bei der Frau müssen bei den gleichen Krankheiten die analogen Sexualfunktionsstörungen auftreten, nur gibt es darüber wiederum wenig verläßliche Untersuchungen.

Großhirnerkrankungen: Hier sind wieder Stirn- und Schläfenhirnläsionen von besonderer Bedeutung. Epileptische Herde in der Umgebung der Zentralfurche (Prä- und Postzentralregion) können Parästhesien in der Genitalregion auslösen, die erotische Empfindungen bewirken können. *Stirnhirnläsionen*, vor allem bilaterale, werden sich bei der Frau ähnlich auswirken wie sie für den Mann beschrieben wurden (s. S. 106). Das gleiche gilt für *Temporallappenerkrankungen* und Temporallappenepilepsien, wobei Mitverletzungen und pathologische Mitreaktionen des *limbischen Systems* eine wichtige Rolle spielen.

Bei der *Temporallappenepilepsie* können in der Aura wie im Anfall gelegentlich sexuelle Erregungszustände beobachtet werden („Hypersexuelles" Verhalten, Masturbation usw.). Diese Symptomatik kann dazu führen, daß die Anfälle für hysterisch gehalten werden. Andererseits kann der Orgasmus selbst auch typische epileptische Anfälle auslösen.

Ähnliche hypersexuelle Verhaltensweisen sieht man manchmal auch im postiktalen Dämmerzustand. Ramilliard (1982) beschrieb 12 Frauen mit Temporallappenepilepsie, bei denen in der Aura Lustgefühle wie beim Orgasmus auftraten. Bei 2 Frauen ließ sich das gleiche einschließlich vaginaler und analer Kontraktionen, Lubrikation und angenehmem Wärmegefühl in der Abdominalregion auch durch stereotaktische Stimulation tiefer Temporalanteile auslösen. Vergleichbares konnte er bei Männern nicht feststellen, woraus er schloß, daß sich die neuronalen Strukturen dieser Region bei Männern und Frauen unterschiedlich verhalten müßten.

Unilaterale und vor allem bilaterale *temporale Läsionen* führen überwiegend zur Hyposexualität, gelegentlich aber auch zum Klüver-Bucy-Syndrom (s. S. 113). Dies gilt auch für temporale Lobektomien wegen Temporalepilepsie. Eine sichere Seitendominanz ließ sich bisher nicht feststellen.

Läsionen und Reizungen *anderer limbischer Strukturen* mit ihrer Wirkung auf die weibliche Sexualität sind bisher selten beschrieben worden. Eine Frau, die Poeck und Pilleri beschrieben haben (1965) zeigte periodisch auftretende Zustände von Agressivität und Hypersexualität einschließlich häufigen Masturbierens. Bei der Sektion fand man eine Enzephalitis mit besonders ausgeprägtem Betroffensein mittelliniennaher limbischer Strukturen.

Für *hypothalamische Erkrankungen* gilt Analoges wie beim Mann beschrieben, aber auch hierüber findet man wenig verläßliche Literaturangaben. Frühsymptom derartig lokalisierter Erkrankungen (Tumoren, Infarkte, Blutungen) ist meist ein Ausbleiben der Menstruation. Libidostörungen werden häufig sein. Auch hier sind wieder endokrine und neurologische Funktionsstörungen meist gleichzeitig vorhanden und schwer voneinander zu trennen.

Rückenmarkserkrankungen: Von den Rückenmarkserkrankungen sind die *Querschnittslähmungen* relativ gut untersucht (s. auch S. 108). Man hat allerdings bei den Untersuchungen der querschnittsgelähmten Frauen den Schwerpunkt vor allem auf mögliche Störungen von Menstruation, Konzeptions- und Gebärfähigkeit gelegt. Die Menstruation kann bei Querschnittslähmungen regelmäßig weitergehen, irregulär werden oder aussetzen und nach einigen Monaten (in der Regel 6 Monaten) mit normalem Rhythmus wiederkehren. Dies betrifft komplette wie inkomplette Querschnittslähmungen. Schwangerschaften und Geburten von gesunden Kindern bei querschnittsgelähmten Frauen sind inzwischen in großer Zahl beobachtet und beschrieben worden. Aborte sind nicht häufiger als bei gesunden Frauen, unreife Neugeborene unter 2500 Gramm kommen etwas öfter vor.

Die Entbindung selbst kann Probleme bereiten: Die Wehen und die Entbindung sind oft schmerzlos, je nachdem, ob die Querschnittslähmung komplett oder inkomplett ist und je nach Höhe der spinalen Läsion. Die typischen Schmerzen fehlen immer, wenn beide Vorderseitenstränge bzw. alle zuständigen spinalen Wurzeln (Kaudalähmung) unterbrochen sind. Unbemerkt abgelaufene Geburten während des Nachtschlafs sind gelegentlich beschrieben worden. Wichtig ist die nicht selten auftretende „autonome Hyperreflexie" (Guttmann) im Rahmen des Entbindungsvorgangs bei querschnittsgelähmten Frauen. Sie kann die schmerzlosen Wehen und die Austreibung des Kindes mit erheblichen vegetativen Symptomen anzeigen und begleiten. Konstant korreliert mit den Uteruskontraktionen kann es zu Schweißausbrüchen, besonders oberhalb der Querschnittsebene, zu Myadriasis, zur Vasokonstriktion der Haut (Blässe) oder auch Vasodilatation (Röte), zu Erbrechen, Bradykardie und erheblichen Blutdruckanstieg über 200 mm/Hg systolisch mit Kopfschmerzen und schließlich auch zu EKG-Anomalien (Arrythmien, Extrasystolen) kommen. Sie sollten den Geburtshelfer bei deutlicher Ausprägung der Symptome zur sofortigen Beendigung der Geburt veranlassen. Sie verschwinden nach der Entbindung unmittelbar.

Die Libido ist bei querschnittsgelähmten Frauen in der Regel unverändert oder manchmal sogar gesteigert. Der Orgasmus ist bei kompletten Querschnittslähmungen mit Unterbrechung beider Vorderseitenstränge bzw. bei kompletten Kaudaläsionen bleibend erloschen (Anorgasmie).

Sind Sakralmark und Kaudawurzeln erhalten, kann die vaginale reflektorische Sekretion (Lubrikation) intakt bleiben. Über die spinalen motorischen Reflexe (Kontraktionen) beim Geschlechtsverkehr ist nichts bekannt. Die stimulierenden sensiblen Sensationen werden nicht gespürt. Bei inkompletten Läsionen können Reflexe wie sensible Sensationen ganz oder partiell erhalten sein.

Für Rückenmarkstumoren, Entzündungen, Infarkte und andere spinale Läsionen gilt Entsprechendes.

Multifokale und systemische Rückenmarkserkrankungen: Bei einer Untersuchungsserie von Lilius und Mitarbeitern (1976) an Kranken mit *multipler Sklerose* im eher fortgeschrittenen Stadium ergab sich, daß 39% der befragten Frauen Sexualfunktionsstörungen angaben, ein Prozentsatz, der bei dieser vielherdigen Erkrankung mit Schwerpunkt im Rückenmark und Hirnstamm eher noch niedrig erscheint. Lundberg fand 1978 bei 13 von 25 Frauen (52%) sexuelle Funktionsstörungen in Form von verminderter Libido, Orgasmus-

schwierigkeiten, Schmerzen beim Geschlechtsverkehr bzw. Verlust der vaginalen Lubrikation.
Bei der *Tabes dorsalis*, die ja selten geworden ist, wird es ähnliche Störungen geben, vor allem auch einen Verlust der sensiblen Empfindungen beim Geschlechtsverkehr mit ihren Folgen für den Orgasmus. Entsprechendes gilt auch für die *funikuläre Myelose*.
Literatur über die Auswirkungen der *Ideopathischen orthostatischen Hypotension* (Shy-Drager-Syndrom) auf die Sexualität der Frau liegt nicht vor. Aus der Kenntnis der pathologisch anatomischen Vorgänge (Untergang der sympathischen Seitensäule und der sympathischen Bahnen im Rückenmark) läßt sich aber die entsprechende Symptomatik erschließen. Es könnte z. B. zu einer kontraktilen Anorgasmie bei intakter Sensibilität kommen.
Im Bereich des *peripheren Nervensystems* sind wieder die Polyneuropathien von besonderer Bedeutung. Sie müssen auch bei der Frau zu analogen Störungen wie die beim Mann führen. Kolodny hat 1971 125 Frauen mit *Diabetes mellitus* mit 100 nichtdiabetischen Frauen verglichen, die gleichen Alters und etwa gleicher sexueller Aktivität waren. Er konnte feststellen, daß 44 (32,5%) der Diabetikerinnen eine komplette Anorgasmie angaben, was nur bei 6% der nicht diabetischen Frauen der Fall war. Die Schwere des Diabetes mellitus spielte dabei keine Rolle. Es handelt sich hier offensichtlich um die Folgen einer durch den Diabetes bedingten vegetativen Neuropathie.
Bei Polyneuropathien durch *Niereninsuffizienz* sollen nach Stauffer und Mitarbeitern (1980) in 11% Orgasmusstörungen und in 25% eine ungenügende oder fehlende Lubrikation zu erwarten sein. Ähnliches ist auch von den übrigen Polyneuropathien, insbesondere den häufigen alkoholisch verursachten, anzunehmen, jedoch gibt es hierfür kaum Literatur.
Auch bei den *Operationen im Beckenbereich* mit den dabei nicht seltenen Verletzungen der vegetativen Nerven und des N. pudendus ist mit entsprechenden Störungen zu rechnen (Sensibilitätsstörungen im Genitalbereich, Anorgasmie, mangelnde Lubrikation usw.). Vergleichbares gilt für die lumbalen Sympathektomien (s. S. 111), aber auch darüber konnten bezüglich der Frau keine Literaturangaben gefunden werden.
Medikamentös-toxische Einflüsse schließlich sind bezüglich der weiblichen Sexualität ebenfalls ohne jeden Zweifel bedeutsam, jedoch ließen sich auch darüber keine verläßlichen Literaturangaben auffinden. Man wird hier von den bekannten Befunden beim Mann vorsichtig auf die analogen Störungen bei der Frau schließen müssen (s. S. 111).

Literatur

Adler, M. (1979): Physiologische Psychologie Teil II. Enke, Stuttgart.
Alken, C. E., Hutschenreuter, G. (1981): Die Impotenz des Mannes. Dtsch. Ärztebl. 16 (16. Apr.): 767–776.
Angelini, L., Mazzuchi, A., Picciotto, F. (1981): J. Neurol. Neurosurg. Psychiatry 44/4: 355–357.
Bonica, J. J. (1968): Autonomic innervation of the viscera in relation to nerve block. Anesthesiology 29: 793–813.
Cartlidge, N. E. F. (1972): Autonomic Function in Multiple Sclerosis. Brain 95: 661–664.
Cummings, J. L., Buchen, L. W. (1981): Klüver-Bucy syndrome in Pick disease: clinical and pathologic correlations. Neurology 31 (11): 1415–1422.
Féré, C. H. (1890): Les Epilepsies et le Epileptiques. Alcan, Paris.
Guttmann, L. (1971): Prinzipien und Methoden in der Behandlung und Rehabilitation von Rückenmarksverletzten. In: Kessel, F. K., Guttmann, L., Maurer, G., Neurotraumatologie Bd. 2. Urban und Schwarzenberg, münchen, Berlin, Wien, S. 76–163.
Helmchen, H. (1958): Beitrag zur konstitutionellen Differenzierung im Bereich genuiner Epilepsien. Dtsch. Zeitschr. Nervenheilk. 178: 541–582.
Jovanović, U. J. (1972): Sexuelle Reaktionen und Schlafperiodik bei Menschen. Enke, Stuttgart.
Klüver, H., Bucy, P. C. (1939): Preliminary Analysis of Functions of the Temporal Lobes in Monkeys. Arch. Neurol. Psychiat. (USA) 42: 979.
Kuntz, A., Morris, R. E. (1946): Components and distributions of the spermatic nerves and the nerves of the vas deferens. J. comp. Neurol. 85: 33–44.
Kolodny, R. C. (1971): Sexual dysfunction in diabetic females. Diabetes 20: 557.
Lilius, H. G., Valtonen, E. J., Wikström, J.: Sexual Problems in Patients suffering from Multiple Sclerosis. J. Chron. Dis. 29: 643–647.
Lundberg, P. O. (1978): Sexual dysfunction in patients with multiple Sclerosis. Sex. Disabil. 173: 218–229.
Masters, W. H., Johnson, V. E. (1966): Human Sexual Response. Little, Brown and Co., Boston.
Poeck, K., Pilleri, G. (1965): Release of hypersexual behaviour due to lesion in the limbic system. Acta Neurol. Scand. 41: 233–244.
Pentland, J. (1981): Brit. Med. J. 282: 1433–1434. Zit. n. Praxis-Kurier 40 (7. Okt.) 1981.

Quayle, J. B. (1980): Sexual function after bilateral lumbar sympathectomy and aorto-iliac by-pass surgery. J. Cardiovas. Surg. 21:215–218.

Ramilliard, G. (1982): Vortrag auf der Jahresversammlung der American Epilepsie Society 1982.

Rubin, A., Babbott, D. (1958): Impotence in diabetes mellitus. J. Amer. Med. Ass. 168:498–500.

Schaltenbrand, G., Spuler, H., Wahren, W., Wilhelmi, A. (1973): Z. Neurol. 205:91. Zit. nach Umbach.

Schwartz, M. (1980): Physiologische Psychologie. Beltz, Weinheim und Basel, S. 296–331.

Smith, B. H. (1976): Multiple Sclerosis and sexual dysfunction. Med. Asp. Hum. Sex. (Jan. 1976):103–104.

Stark, D. (1975): Embryologie. Thieme, Stuttgart.

Umbach, W. (1977): Vegetative Phänomene bei stereotaktischen Hirneingriffen. In: Sturm, A., Birkmayer, W. (Hrsg.): Klinische Pathologie des vegetativen Nervensystems. Fischer, Stuttgart, New York, S. 1078–1128.

Vas, C. J. (1969): Sexual impotence and some autonomic disturbances in men with multiple sclerosis. Act. Neurol. Scand. 45:166–182.

Kapitel 7
Die Pupillomotorik

Die Pupille ist ein Spiegel der Seele und der Lichtverhältnisse. An keinem anderen Organ ist bei einfacher Betrachtung das empfindliche Spiel neuronaler Reglersysteme so eindrucksvoll zu beobachten. Die Pupillenweite wird dabei vor allem von zwei variablen Größen beeinflußt: dem einfallenden Licht (der retinalen Leuchtdichte) und der Reaktionslage des psychovegetativen Systems mit seinen auch die Pupillenmuskeln innervierenden sympathischen und parasympathischen Efferenzen. Beide Einflußgrößen, der ständig wechselnde Lichteinfall und der ebenfalls undulierende seelische bzw. affektive Zustand des Menschen konkurrieren dabei in ihren Einwirkungen auf die Pupille miteinander. Als dritter Modulator kommt dann schließlich noch die Akkomodation auf die Nähe oder Ferne hinzu.

Die Pupillenweite ist außerdem abhängig von der Reifung und damit Stabilisierung der komplexen Reglersysteme. Neugeborene und junge Säuglinge haben enge Pupillen, mit Eintritt der Pubertät sind sie auffällig weit und rasch veränderlich, im Alter werden sie wieder enger und träger in ihrer Reagibilität.

1. Zur Anatomie und Physiologie

Die Muskulatur der Pupille ist ausschließlich sympathisch bzw. parasympathisch innerviert. Die sympathischen Efferenzen erreichen über den Halsgrenzstrang den radiär zum Pupillenaußenrand strahlenden Musculus dilatator pupillae, die parasympathischen Efferenzen ziehen über den Nervus oculomotorius und das Ganglion ciliare zu dem innen gelegenen Ringmuskel der Pupille, dem Musculus sphincter pupillae. Beide „Zügel" halten in fein abgestimmter Wechselbeziehung einen statischen und einen dynamischen Gleichgewichtszustand. Lichteinfall, also Erhöhung der Leuchtdichte, führt zur Miosis, Dunkelheit bewirkt Mydriasis. Reizung des parasympathischen Zügels löst ebenfall Miosis aus, seine Hemmung oder Unterbrechung führt zur Mydriasis. Reizung des sympathischen Schenkels verursacht die sog. Reizmydriasis, seine Hemmung oder Unterbrechung führt also zur Miosis (Horner-Syndrom). Beide Efferenzen werden maßgeblich vom Hypothalamus zentral gesteuert und vom limbischen System und dem Großhirn moduliert.

Bei Dominanz parasympathischer Einflüsse, d.h. in Ruhe, bei Schläfrigkeit und im Schlaf sind die Pupillen eng, bei erhöhtem Sympathicotonus, also am Tage, bei Aktivität bzw. Erregung sind sie eher weit. Affekte, also Erregungen vornehmlich limbischer Regelkreise, sind gut an der Pupillenweite ablesbar. Ein plötzlicher Schreck, akuter Streß oder ein heftiger Schmerz führen zur Reizmydriasis („schreckgeweitete Augen"), aber auch bei freudiger Überraschung und lustbetonter leidenschaftlicher Erregung sind Pupillen und Lidspalten weit („glänzende große Augen"). Unlustbetonte, eklige und andere unangenehme aktuelle Erlebnisse sowie mühsam beherrschte Wut machen Pupillen und Lidspalten eng (der „stechende Blick"). Ein parasympathisch-sympathischer Funktionswechsel ist z.B. auch beim Geschlechtsverkehr feststellbar: im parasympathischen „Vorspiel" bis kurz vor dem Orgasmus sind die Pupillen eng, mit dem Orgasmus schlägt die vegetative Reaktionslage in sympathische Erregung um und die Pupillen werden schlagartig weit.

1.1 Miosis — parasympathisches System

1.1.1 Die Lichtreaktion

Die Lichtreaktion „startet" in den Fotorezeptoren der Netzhaut (s. Abb. 29). Deren Erregung wird auf die bipolaren und retinalen Ganglienzellen übertragen und dann über den Sehnerven und den Tractus opticus zum Zwi-

Kapitel 7: Die Pupillomotorik

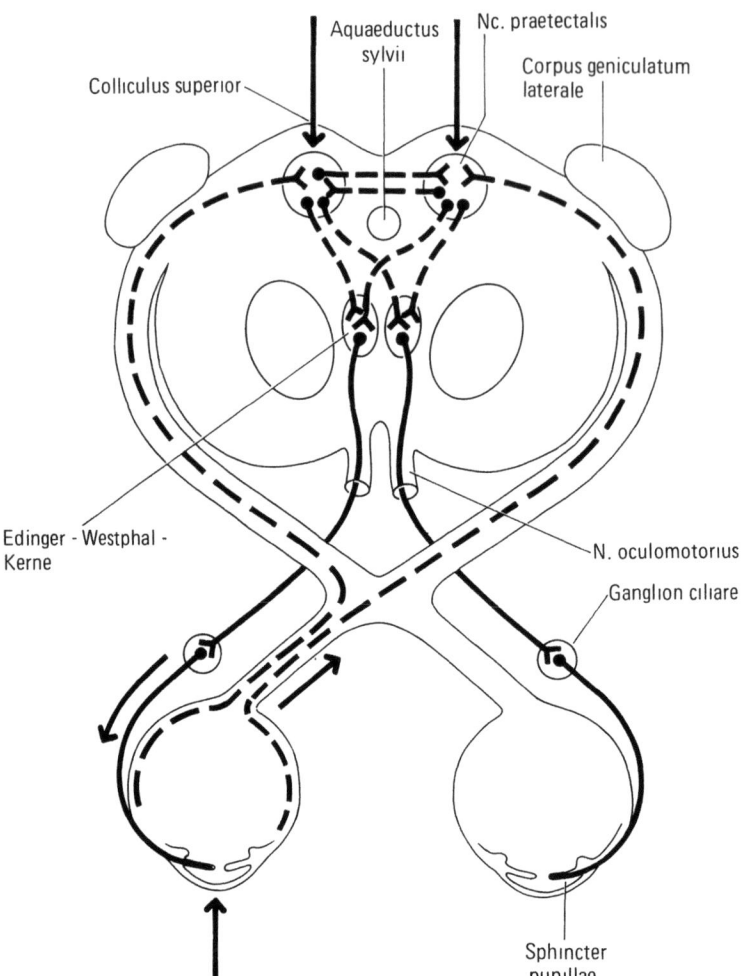

Abb. 29. Die parasympathische Innervation des Auges

schenhirn geleitet. Während der größere Teil der Fasern zum Corpus geniculatum laterale des Thalamus und von dort weiter zur Sehrinde verläuft, gelangt das kleinere pupillomotorische Faserbündel ohne Umschaltung am seitlichen Kniehöcker vorbei und durch das Brachium colliculi superior zum Prätectum des Mittelhirns. Die Weiterleitung geht nach Umschaltung gekreuzt und ungekreuzt um den Aquädukt herum zum Edinger-Westphal-Kern. Von dort wird nach erneuter Umschaltung über den Nervus oculomotorius das Ganglion ciliare in der Augenhöhle erreicht, von wo nach erneuter Schaltung die Impulse zum Musculus constrictor pupillae (Miosis) geleitet werden. Bei Rindenblindheit bleibt somit die Lichtreaktion erhalten. Läsionen der pupillomotorischen Bahn im Nervus opticus verhindern nur die Lichtreaktion bei direktem Lichteinfall, Läsionen im Mittelhirn oder im Nervus oculomotorius führen hingegen zum Erlöschen jeglicher, auch konsensueller Lichtreaktion. Eine beidseitige Zerstörung der prätectalen Kerne hebt sie ebenfalls auf. Corticale, besonders occipitale Reizungen können zwar ebenfalls Miosis oder Mydriasis auslösen, jedoch spielen diese Befunde für die klinisch-neurologische Diagnostik keine praktisch wichtige Rolle.

Vom Ganglion ciliare gehen nur 3% der Fasern zum Constrictor pupillae, über 90% dieser parasympathischen Fasern ziehen zum Ciliarmuskel (Warwick 1954).

1.1.2 Konvergenzreaktion und Akkomodation

Die Konvergenzbewegung, Pupillenverengung und Akkomodation sind zwar normalerweise eine assoziierte Bewegungsfolge, jedoch laufen ihre Impulse offenbar in dicht aneinanderliegenden aber getrennten Faserbündeln (Walsh und Hoyt 1969). Jampel u. a. (1959) konnten alle drei Reaktionen assoziiert durch unilaterale Reizung in der präoccipitalen Rinde beidseits auslösen. Der komplexe Vorgang des Nahsehens wird danach auf corticaler Ebene organisiert. Der Eingangsstimulus zur Akkomodation ist die Inkongruenz des abzubildenden Nahobjekts in den Foveae beider Retinae. Dies zwingt zur Konvergenzbewegung, um den Fixationspunkt binocular in beiden Foviae abzubilden. Der Konvergenzbewegung folgt unmittelbar die Pupillenverengung (Tiefenschärfe) und danach die Akkomodation (Bildschärfe), also die Kontraktion des Ciliarmuskels (dadurch Erhöhung der Brechkraft durch Verkleinerung des Radius der vorderen Linsenfläche). Der Vorgang wird durch willkürliche Zuwendung gefördert. Der Weg bei der Nahreaktion geht also offenbar mit der Sehleitung zur Occipitalrinde und von dort mit den anderen optomotorischen Bahnen zum Prätectum. Im Edinger-Westphal-Kern werden schließlich alle parasympathischen, also Miosis provozierenden Impulse umgeschaltet und gehen dann mit dem Nervus oculomotorius zum Musculus ciliaris. Im Edinger-Westphal-Kern sind nach Warwick (1954) ebenfalls über 90% der Neurone dem Akkomodationsvorgang zuzuordnen und weniger als 10% dem Ringmuskel der Pupille. Hier wie im Nervus oculomotorius selbst sind auch durch punktuelle Reizung Miosis bzw. Akkomodation isoliert voneinander auslösbar (Lowenstein 1956, Jampel und Mindel 1967), also auch isoliert störbar.

Nach Umschaltung im Ganglion ciliare ziehen die parasympathischen Fasern zum Ciliarmuskel und innervieren wohl nur den zirkulär angeordneten Teil des Muskels.

1.1.3 Übergeordnete inhibitorische Einflüsse

Der Edinger-Westphal-Kern unterliegt dem inhibitorischen Einfluß corticaler und limbischer Systeme. Im Schlaf sind die Pupillen eng, obwohl es dunkel ist, weil diese hemmenden Einflüsse gemindert sind. Hemmende Einflüsse stammen vor allem auch aus dem Hypothalamus.

1.1.4 Übergeordnete exzitatorische Einflüsse

Übergeordnetes „Zentrum" der parasympathischen Efferenzen zur Pupille ist der Hypothalamus (siehe Karplus und Kreidel 1909, 1910 und 1911, Hess 1948 u.1949). Im oralen Hypothalamusabschnitt (Nucleus supraopticus und Nucleus praeopticus) löst Reizung neben anderen parasympathischen Reaktionen konstant eine Miosis aus. Die Impulse gelangen ebenfalls über den Edinger-Westphal-Kern zur Pupille. Ähnliche Reizeffekte sind auch aus dem limbischen System und aus diversen Rindenfeldern auslösbar (siehe Einfluß von Affekten). Die Projektion aus dem limbischen System und der Großhirnrinde zur Peripherie am Auge erfolgt über den Hypothalamus.

Es ist noch festzuhalten, daß auch Kleinhirneinflüsse und Impulse aus dem Vestibularapparat wichtig sind. Ein akuter vestikulärer Schwindel bewirkt stets auch eine Miosis.

1.1 Mydriasis — sympathisches System

Bei der Besprechung der sympathischen, also Mydriasis auslösenden Bahnsysteme beginnt man am besten mit der zentralen „Schaltstelle", dem Hypothalamus. Von seinen hinteren (ergotropen) Abschnitten und lateralen Anteilen (Nucleus posterior und Nucleus paraventricularis) steigt die hypothalamo-reticulo-spinale Sympathicusbahn ab. Reizung dieser Kerne bewirkt neben den anderen sympathikotonen Reaktionen auch die Reizmydriasis. Der Verlauf der Bahn ist in Abbildung 30 schematisch dargestellt. Die Bahn durchzieht nach Verlassen des Hypothalamus die Zona incerta des Subthalamus (Schiffter und Pohl 1972), das praerubrale Feld und die Kapsel des roten Kerns (Carmel 1968), ventrolateral die Brücke und die Medulla oblongata und verläuft dann im Rückenmark ventrolateral zwischen Pyramidenseitenstrang und Tractus spinothalamicus zum Centrum ciliospinale in den Rückenmarkssegmenten C8 bis Th2. Die Bahn kreuzt nicht zur Gegenseite, sondern steigt ipsilateral ab (Schiffter und Pohl 1972, Carmel 1968). Im Zentrum ciliospinale erfolgt die erste Umschaltung. Von hier verlassen die

Fasern das Rückenmark durch die Vorderwurzeln C8, Th1 und Th2 und gehen in der bekannten Weise zum Grenzstrang, wo sie vorerst im Ganglion cervicale superior enden. Hier beginnt das dritte und letzte sympathische Neuron für das Auge, dessen Fasern mit dem sympathischen Geflecht der Arteria carotis interna in den Schädelraum ziehen, sich kurz nach dem Ganglion Gasseri dem 1. Trigeminusast anlegen, um mit dem Nervus nasociliaris den Musculus dilatator pupillae zu erreichen. Auf diesem Wege gelangen auch die sympathischen Fasern zum glatten Lidhebermuskel, zu den Gefäßen der Bindehaut, den Chromatophoren der Iris (Pigmentierung) und anderen intraorbitalen Gewebsstrukturen. Das Ganglion ciliare wird dabei ohne synaptischen Kontakt durchlaufen (s. Abb. 30).

Da auch die sympathischen Fasern für die Innervation der Schweißdrüsen, der Piloarrektoren und der Vasomotoren für den Kopf und das Gesicht auf ihrem Weg zur Haut vom Grenzstrang aufsteigend den gleichen Weg nehmen, wird eine Reizung etwa des Halsgrenzstanges außer der Reizmydriasis und der Lidspaltenerweiterung auch eine vermehrte Schweißsekretion, eine Piloarrektion und eine Vasokonstriktion der Hautgefäße dieser Kopfseite bewirken. Die Unterbrechung der Bahn verursacht die Horner-Syndrome.

1.2.1 Übergeordnete exzitatorische Einflüsse

Oberhalb des Hypothalamus sind von diversen Strukturen der Rinde und des limbischen Systems vor allem kontralaterale sympathi-

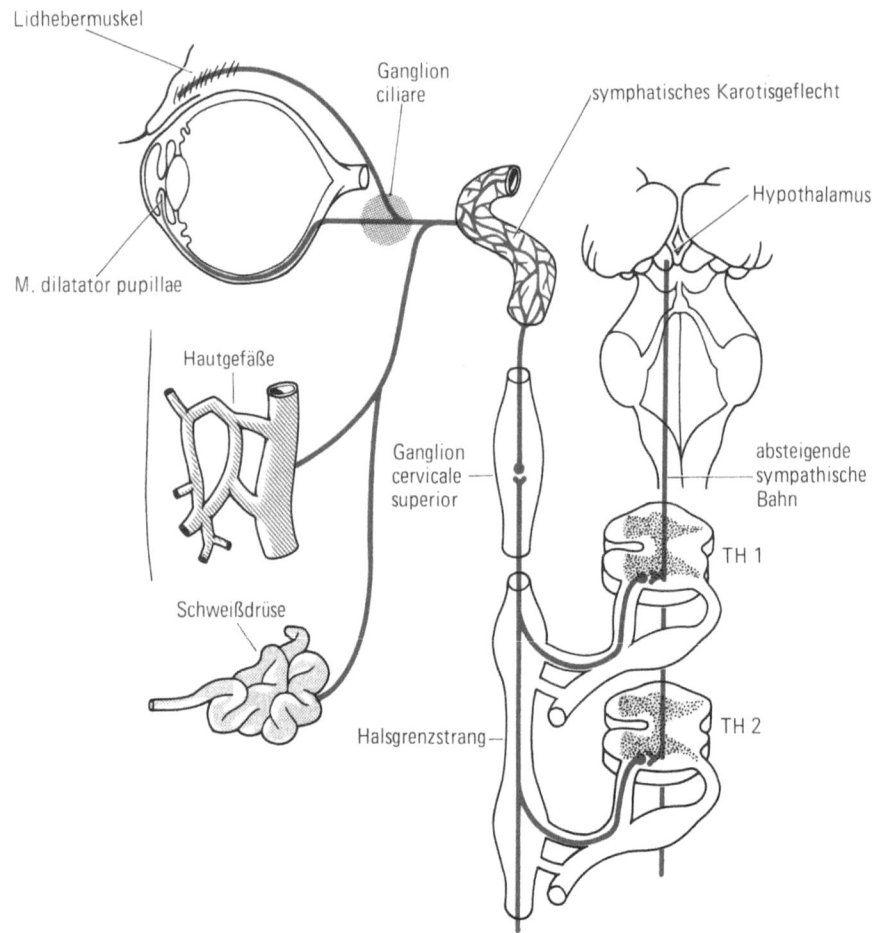

Abb. 30. Die sympathische Innervation des Auges

sche Reizeffekte mit kontralateraler Mydriasis (und Hyperhidrosis, Piloarrektion usw.) auslösbar. Bei Reizung vor sterotaktischen Operationen war dies vor allem im Thalamus (Nucleus ventrooralis internus), vom Fornix, dem Amygdalum, dem Hippocampus und dem Gyrus cinguli zu provozieren (Umbach 1961, 1966). Sie waren meist auch von affektiven und emotionalen Reaktionen begleitet, wie z. B. von Angst- oder Glücksgefühlen. Schließlich sind auch besonders von den somatomotorischen Rindenfeldern und der Rinde von Temporal- und Frontalhirn solche Effekte auszulösen. Die corticalen und limbischen Erregungen erreichen die absteigenden sympathischen Bahnen vornehmlich über den Hypothalamus.

2. Klinik

Bei der klinisch-diagnostischen Analyse von Pupillenstörungen sind zu beachten und zu prüfen: abnorme Enge oder Weite beider Pupillen, Entrundungen, Deformierungen der Pupillen, vor allem aber Anisokorien (seitendifferente Weiten). Dabei ist stets zu klären, welche Seite die pathologische ist.

Grundsätzlich erlaubt stets erst die Synopsis aller ophthalmologischen und neurologischen Einzelbefunde unter Berücksichtigung von Krankheitsvorgeschichte und aktuellen Umständen (Lichtverhältnisse), der psychischen Befindlichkeit des Kranken (Erregung oder Schläfrigkeit), der Möglichkeit, daß der Patient pupillomotorisch wirksame Medikamente eingenommen hat sowie der Frage, ob Augen- oder Iriserkrankungen vorausgegangen waren, eine topische und evtl. auch pathogenetische Diagnose.

2.1 Einfache Untersuchungsmethoden

Nach der einfachen Betrachtung der Pupillen unter diffusem Tageslicht (Anisokorie?, Entrundungen?) beginnt man die Untersuchung am besten mit der Prüfung der pupillomotorischen Efferenz (Meienberg und Kommerell 1978), zunächst mit der *Lichtreaktion:* Mit einer lichtstarken Taschenlampe werden beide Augen gleichmäßig und gleichzeitig mehrfach hintereinander abrupt beleuchtet. Dabei beobachtet man beiderseits die Pupillenkonstriktionen. Die pathologische, effektorisch gestörte Pupille zeigt dann geringere Weitenänderungen als die gesunde, also eine kleinere Amplitude. Reagieren die anisokoren Pupillen gleichgut auf Lichtreiz, so liegt meist ein Horner-Syndrom oder eine physiologische Variante vor. Zeigen beide Pupillen eine „schwache" Lichtreaktion bei normaler Afferenz (Visus), so kann beiderseits die efferente Bahn gestört sein oder es liegt eine Schädigung im Mittelhirn vor (s. z. B. reflektorische Pupillenstarre, S. 126). Bei der Prüfung der *Konvergenzreaktion* läßt man den Finger des Untersuchers in mindestens 1 m Abstand vor den Augen des Kranken fixieren und bewegt ihn dann rasch bis dicht vor die Nasenwurzel desselben. Man kann auch in die Ferne schauen lassen und dann abrupt den vor die Nase gehaltenen Finger fixieren lassen. In beiden Fällen registriert man die Konvergenzbewegung der Bulbi und die Pupillenverengung beiderseits auf Ausgiebigkeit und auf Seitendifferenzen.

Bei Störungen der pupillomotorischen Afferenz, d. h. der optischen Reizleitung, tritt keine Anisokorie auf, weil die gekreuzten und ungekreuzten Bahnverschaltungen zwischen Prätectalregion und Edinger-Westphal-Kernen dies nicht zulassen (konsensuelle Lichtreaktion). Während die einseitige Totalunterbrechung der optischen Afferenz (etwa im Nervus opticus) neben der Blindheit dieses Auges eine auf die direkte Lichteinwirkung lichtstarre Pupille verursachen muß, ist die pupillomotorische Störung bei leichten Läsionen (z. B. retrobulbäre Neuritis) schwerer festzustellen. Hier hilft oft der sogenannte *„Swinging Flashlight-Test"* (Levatin 1959, Thompson 1976): Man geht dazu in einen abgedunkelten Raum (weite Pupillen), der Kranke schaut in die Ferne und der Untersucher beleuchtet mit der Taschenlampe von schräg unten die Augen desselben derart, daß der Lichtstrahl fast tangential die Bulbi trifft. Hierdurch wird infolge der Streuung des Lichtes eine gleichmäßig diffuse Belichtung der ganzen Retina erzielt. Nun wird mehrfach rasch abwechselnd jedes Auge ca. 5 Sekunden isoliert belichtet. Dieser schnelle Wechsel verhindert, daß die Pupillen bei der Dunkelheit wieder weit werden könnten. Man kontrolliert jeweils nur das belichtete Auge. Beim Gesunden bewirkt Lichteinfall in ein Auge stets prompt die Miosis des beleuchteten wie des unbeleuchteten Auges, beide Pupillen werden gleich eng.

Durch die Adaptation der Retina der belichteten Seite tritt sofort danach wieder beidseits eine leichte Erweiterung auf, bis das dynamische Gleichgewicht hergestellt ist. Bei dem raschen Seitenwechsel der Belichtung in diesem Test trifft das Licht dann auf die nicht adaptierte Retina, was erneut eine leichte beiderseitige Pupillenkontraktion bewirkt, an die sich wieder die geringe isokore Dilatation anschließt. Bei partiellen Läsionen der optischen Afferenz einer Seite bleibt die jeweils initiale Pupillenverengung bei Belichtung der kranken Seite aus, beide Pupillen erweitern sich sofort, so daß sie jetzt beide weiter bleiben als bei Belichtung der gesunden Seite.

2.2 Pharmakologische Tests

Der Transmitter für den parasympathisch innervierten Sphincter pupillae ist das Acetylcholin, beim sympathisch versorgten Dilatator pupillae das Noradrenalin. „Zentrale" Läsionen, solche also, die zentralwärts der letzten synaptischen Umschaltstelle liegen, lassen das periphere Neuron mit seiner neuromuskulären Synapse am Muskel intakt und es bleibt somit normal oder sogar leicht gesteigert ansprechbar auf exzitatorisch wirkende Pharmaka. Periphere Denervierung der Irismuskeln führt nach einer gewissen Degenerationszeit von wenigen Wochen zur Atrophie des Neurons und seiner Transmitterspeicher. Pharmaka, die die Transmitterentleerung aus den Vesikeln stimulieren, bleiben wirkungslos, solche, die direkt am glatten Muskel wirken und dort appliziert werden, wirken überschießend heftig („Denervierungshypersensitivität").

Das periphere parasympathische Neuron beginnt im Ganglion ciliare, das periphere sympathische Neuron im Ganglion cervicale craniale des Grenzstranges. Gibt man zum Beispiel einige Tropfen von dem schwach parasympathikomimetisch wirkenden 0,5%igen Carbachol (das die Acetylcholin-Freisetzung aus den Vesikeln stimuliert, oder entsprechend 0,1%iges Pilocarpin oder 2,5%iges Mecholyl) in die Augen eines Gesunden oder etwa eines Menschen mit einer Nervus oculomotorius-Lähmung, so kommt es zu keiner oder nur zu einer minimalen Miosis (peripheres Neuron intakt). Bei peripherer parasympathischer Denervierung des Auges wird sich aber das betroffene mydriatische Auge wesentlich stärker verengen als das gesunde (Denervierungshypersensitivität). Am besten geeignet erscheint dazu das 2,5%ige Mecholyl, das wie Acetylcholin direkt auf den Ringmuskel wirkt.

Gut geeignet zur Differenzierung der Horner-Syndrome ist das OH-Amphetamin (Paredrine). Es stimuliert die Freisetzung des sympathischen Transmitters Noradrenalin (falls vorhanden). Bei Gesunden oder Kranken mit Läsionen des präganglionären („zentralen") sympathischen Neurons führt die Träufelung der Augen zur Pupillenerweiterung. Ist das periphere (postganglionäre) sympathische Neuron komplett unterbrochen und die Degenerationszeit verstrichen (Atrophie des Dilatators und seiner Synapse, leere Noradrenalinspeicher), so bleibt es wirkungslos. Bei frischer kompletter peripherer Läsion wird noch eine Zeitlang Noradrenalin in den Speichern sein und der Muskel ist noch nicht atrophiert, deshalb kommt es noch zur Mydriasis. Ähnliches bewirkt Kokain in einer Konzentration von 2 bis 5%, das die Noradrenalinwirkung am Rezeptor steigert. Es soll bei zentralem Horner-Syndrom sogar stärker mydriatisch wirken durch Enthemmung des peripheren Neurons im Gegensatz zur gesunden Seite. Adrenalin wirkt auf die Dilatatormuskulatur selbst wie der Transmitter. Am Gesunden oder bei zentralen Läsionen der Bahn bewirkt es keine oder eine geringe Mydriasis, bei peripherem Horner-Syndrom wirkt es stark dilatierend (Denervierungshypersensitivität).

3. Klinische Syndrome und Krankheitsbilder

3.1 Pupillenstörungen bei Läsionen des optischen Systems

Bei ausgedehnten Erkrankungen der Retina und der Sehnervenpapille sowie bei Unterbrechungen des Nervus opticus kommt es zur Erblindung des betroffenen Auges mit der amaurotischen Pupillenstarre. Bei direktem Lichteinfall in das betroffene Auge kommt es nicht zur Miosis. Die konsensuelle Lichtreaktion bei Beleuchtung des gesunden Auges ist ungestört. Die Pupillen sind deshalb gleichweit. Die Konvergenzreaktion ist normal. Inkomplette Affektionen des Nervus opticus, z. B. die retrobulbäre Neuritis des Opticusnerven, bewirken nur diskrete Störungen der

direkten Lichtreaktionen. Man kann sie mit dem Swinging Flashlight-Test sichern (s. S. 123).
Chiasmaläsionen (z. B. beim Hypophysentumor) verursachen keine klinisch-diagnostisch sicher zu verwertenden pupillomotorischen Störungen.
Schädigungen des Tractus opticus mit kontralateraler homonymer Hemianopsie führen nicht zu Anisokorien. Die Lichtreaktion ist im wesentlichen seitengleich. Isolierte Läsionen des Corpus geniculatum laterale, der Sehstrahlung oder der Sehrinde stören die Lichtreaktion der Pupille ebenfalls nicht. Selbst bei Rindenblindheit bleibt sie erhalten.

3.2 Pupillenstörungen bei Läsionen des parasympathischen Systems

3.2.1 Peripheres Neuron

Läsionen des Ganglion ciliare führen zur isolierten Ophthalmoplegia interna, d. h. zur gestörten oder aufgehobenen Fähigkeit zur Verengung der Pupillen auf Licht- oder Konvergenzreiz sowie zur Akkomodationslähmung. Die Pupille ist auf der betroffenen Seite weiter als auf der gesunden. Die Reaktion auf lokal applizierte cholinerge Pharmaka zeigt meist eine Denervierungsüberempfindlichkeit (s. S. 124).
Als Ursachen kommen in Frage: Lokale Bulbus- oder Orbitatraumen, die das Ganglion ciliare und seine Fasern isoliert schädigen können durch direkte Kontusionierung oder kleinere Blutungen. Wir sahen dies z. B. einmal bei einer jungen Frau nach einem Verkehrsunfall als einziges neurologisches Symptom auf der rechten Seite. Es bildete sich spontan zurück. Bei einem jungen Mann, der nach einem Arbeitsunfall untersucht wurde, fanden wir sogar beidseits eine extrem mydriatische und lichtstarre Pupille mit fehlender Konvergenzreaktion und kompletter Akkomodationslähmung. Ihm war als Bauarbeiter ein schwerer Hammer aus großer Höhe auf den mit einem Sturzhelm gesicherten Schädel gefallen. Er war dabei nicht bewußtlos und auch sonst neurologisch unauffällig. Wahrscheinlich hatte sich die Aufprallenergie über den starren Schutzhelm vornehmlich auf die Orbitae projiziert und eine Kontusionierung beider Ciliarganglien verursacht.
Grundsätzlich muß jedoch bei Mydriasis nach Schädeltraumen zuerst das gefährliche Syndrom der Hirnstammeinklemmung durch Hirndruck in Erwägung gezogen werden. Hierbei handelt es sich ja bekanntlich um eine Kompression des Nervus oculomotorius (meist zunächst einseitig) bzw. der Oculomotoriuskerne im Hirnstamm. Die einseitige Mydriasis ist bei halbseitigen raumfordernden intracraniellen Prozessen neben der kontralateralen Hemiparese und der Bewußtseinstrübung das wichtigste Signal der beginnenden „Einklemmung".
Eine akute Ophthalmoplegia interna wurde vielfach auch als Folge von entzündlichen und toxischen Allgemeinerkrankungen beschrieben. Man spricht in diesem Zusammenhang von „Ganglionitis ciliaris". Dabei wird angenommen, daß es sich um eine entzündliche Affektion des Ganglion ciliare handelt. Die Zusammenhänge sind aber noch nicht völlig aufgeklärt. Die Tests mit schwach konzentriertem Carbachol oder Mecholyl zeigen die beschriebene Denervierungshypersensitivität.
Im Rahmen solcher Läsionen kann es aber auch zu isolierten Akkomodationslähmungen kommen. Hierbei ist nur die Akkomodation gestört (Verschwommensehen beim Nahsehen), Licht- und Konvergenzreaktion bleiben erhalten. Das Syndrom ist meist passager.
Besser bekannt ist das Syndrom der *Pupillotonie* bzw. das Adie-Syndrom: Die relativ häufige Pupillotonie beginnt meist einseitig, in ca. 20% der Fälle wird sie später doppelseitig. Die erkrankte Pupille ist bei Tageslicht und bei heller Belichtung meist weiter (Abb. 31) und im Dämmerlicht oder bei Dunkelheit enger als die gesunde. Bei direktem Lichteinfall reagiert die kranke Pupille kaum oder sehr verzögert (tonisch) mit Miosis und zeigt auch beim

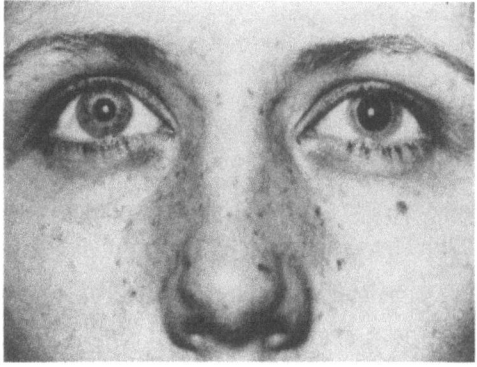

Abb. 31. Pupillotonie. (Nach Spillane, J. D., Atlas der klinischen Neurologie, Thieme-Verlag 1981)

Swinging-Flashlight-Test geringere Bewegungsamplituden. Bei der Konvergenzreaktion wird die betroffene Pupille verzögert enger, bei anschließendem Blick in die Ferne ebenfalls tonisch verlangsamt weiter. Bei Träufelung mit 2,5%igem Mecholyl wird sie rasch eng (Denervierungsüberempfindlichkeit), während die gesunde Seite unverändert bleibt. In 2/3 der Fälle ist auch die Akkomodation des betroffenen Auges gestört (Bell und Thompson 1978). Etwa die Hälfte der Pupillotoniekranken hat fehlende oder abgeschwächte Muskeldehnungsreflexe, vor allem an den Beinen. Dies wird dann auch Adie-Syndrom genannt (Adie 1931, Lowenstein und Loewenfeld 1965). Das Syndrom ist übrigens schon 1906, also lange vor Adie, von Markus beschrieben worden. Die Pupillotonie bzw. das Adie-Syndrom sind nicht behandlungsfähig und auch harmlos. Die Pupillotonie bewirkt allenfalls eine gewisse Überempfindlichkeit auf helles Licht (Blendungsgefühl). Das Syndrom gibt es in allen Altersgruppen und bei beiden Geschlechtern, es ist aber bei jungen Mädchen besonders häufig. Klinisch experimentelle Befunde und die Denervierungsüberempfindlichkeit sprechen für eine Läsion des Ganglion ciliare. Die Areflexie des Adie-Syndroms ist pathogenetisch ungeklärt.

Pupillenveränderungen bei *Paresen des Nervus oculomotorius:* Die Diagnose einer Nervusoculomotorius-Parese ist unproblematisch wegen des unverkennbaren Lähmungsmusters der äußeren Augenmuskeln. Die meist vorhandene Mydriasis kann aber auch fehlen, z. B. bei der nicht seltenen diabetischen Neuropathie dieses Nerven. Hinzuzufügen wäre noch die nicht so seltene Fehlinnervation der Sphinctermuskulatur der Pupille nach Lähmungen des Nervus oculomotorius: In der Regenerationsphase können offenbar motorische Fasern für die äußeren Augenmuskeln fälschlich in den Ringmuskel einwachsen. Bulbusbewegungen in die jeweils entsprechende Richtung führen dann konstant zur Miosis der ansonsten meist noch weiten und lichtstarren Pupille. Man sollte in solchen Fällen deshalb stets nach vorangegangenen Oculomotoriuslähmungen fahnden.

3.2.2 Mittelhirn und Großhirn

Wie oben erwähnt, unterliegt der Edinger-Westphal-Kern inhibitorischen Einflüssen aus corticalen und subcorticalen Hirngebieten. Lassen diese Einwirkungen nach, wie bei Ermüdung oder Schlaf, aber auch in der Narkose oder im Koma, so kommt es, wenn keine Mittelhirnläsion vorliegt, zur Miosis. Sind diese inhibitorischen Systeme geschädigt, dann entsteht die sogenannte *spastische Miosis*. Sie ist meist Folge diffuser Großhirnschädigungen durch Hirngefäßveränderungen, Alkoholismus oder degenerative Erkrankungen. Die Pupillen sind oft anisokor und reagieren nicht oder nur gering auf Lichtreiz. Sie erweitern sich in der Dunkelheit kaum oder nicht und reagieren auch kaum auf Pharmaka.

Beim *Parinaud-Syndrom* handelt es sich um eine Schädigung der rostralen Mittelhirnhaube in der Nähe der hinteren Kommissur. Es kommt dabei neben der vertikalen Blickparese, vor allem nach oben, sehr oft auch zu typischen Pupillenstörungen. Die Pupillen sind meist weit, oft anisokor und reagieren nicht oder kaum auf Licht, aber gut auf Nahesehen. Es kommt dabei offenbar zu einer Schädigung von Interneuronen im Lichtreflexbogen. Meist steckt ein Tumor der Pinealis dahinter.

3.2.2.1 Das Argyll Robertson-Syndrom

Dieses berühmte, inzwischen recht selten gewordene Pupillen-Syndrom hat Douglas Argyll Robertson 1869 erstmals beschrieben. Er sprach noch von „Spinal Miosis", weil er das Syndrom vergesellschaftet fand mit einer Rückenmarkserkrankung, nämlich der Tabes dorsalis. Nach seiner Originalbeschreibung sind die Pupillen eng, reagieren nicht auf Licht, aber sehr lebhaft auf Nahesehen (Konvergenzreaktion). Sie kontrahieren sich auf Physiostigmin und andere Miotika und erweitern sich gut oder oft auch nur verzögert auf Atropin oder Cocain. Dem ist nur noch hinzuzufügen, daß die Pupillen meist anisokor und oft entrundet sind. Die Lichtreaktion muß auch nicht vollständig aufgehoben sein, das Syndrom ist nicht selten asymmetrisch und kann gelegentlich sogar einseitig auftreten. Auf emotionelle und affektive, also sympathikotone Reize zeigt es oft eine auffällig ausgiebige Dilatationsneigung. Das Syndrom wird auch „reflektorische Pupillenstarre" genannt. Es entwickelt sich klinisch meist allmählich über Monate bis Jahre. Ursächlich liegt offensichtlich eine kleinherdige Schädigung periaquäduktal in der Mittelhirnhaube vor, wobei sowohl Bahnen des optischen Regelkreises als auch „supranukleäre", auf den Edinger-Westphal-Kern hemmend wirkende Bahnen betroffen sind (spastische Miosis). Das Bahnsystem der Konvergenzreaktion bleibt intakt oder ist sogar enthemmt. Das Syndrom ist pathognomonisch für metaluische Erkrankungen des Zentralnervensystems, besonders für die Tabes dorsalis oder die Taboparalyse. Andere Ursachen wie alkoholische Wernicke-Encephalopathien, Encephalitiden oder die Multiple Sklerose sind selten.

3.3 Pupillenstörungen bei Läsionen des sympathischen Systems

Das klassische Syndrom einer sympathischen Denervierung des Auges, das von Horner 1869 beschrieben wurde, ist weithin bekannt, wird aber in seinen lokalisationsdiagnostischen Aussagemöglichkeiten oft nicht differenziert genug genutzt. Es ist schon 1727 von Pourfouir de Petit an Hunden nachgewiesen und 1852 auch von Claude Bernard gefunden worden. Horner hat es jedoch als klinische Entität vollständig herausgearbeitet und auch schon die dazugehörige Störung der Schweißsekretion beschrieben. Man sollte grundsätzlich ein peripheres und ein zentrales Horner-Syndrom unterscheiden.

3.3.1 Das periphere Horner-Syndrom

Horner selbst hat nur das komplette periphere Horner-Syndrom beschrieben, das durch Läsionen des Ganglion stellatum, des Halsgrenzstranges und der distalwärts davon zur Pupille ziehenden Fasern entsteht. Es ist charakterisiert durch Miosis, Ptosis und Enophthalmus des Auges sowie Anhidrosis der gleichseitigen Gesichtshälfte. Dazu kommen ein erniedrigter Augeninnendruck, eine verminderte Amplitude der Akkomodation sowie eine auffällige Wärme der Gesichtshaut und eine Erweiterung der Bindehautgefäße auf der kranken Seite. Bei frühkindlicher Halsgrenzstrangläsion findet man gelegentlich auch einen Pigmentmangel der betroffenen Iris (Heterochromie, d.h. blaue Iris der lädierten Seite bei möglicherweise brauner Iris des gesunden Auges). Dieser Befund entsteht dadurch, daß auch die Pigmentierung nur bei intakter sympathischer Innervation zustandekommen kann. Sie erfordert eine normale sympathische Innervation. Die Reaktion auf Licht- und Konvergenzreiz ist beim Horner-Syndrom ungestört. Die Miosis (Lähmung des Dilatators) und die Ptosis (Lähmung des glatten Lidhebermuskels) erklären sich zwanglos aus dem Schema von Abb. 30. Die Dilatation der Gefäße der Bindehaut (rotes Auge) und der Gesichtshaut (Wärme) ist daraus ebenfalls leicht verständlich, da im Halsgrenzstrang auch die vasomotorischen Fasern verlaufen und mitgeschädigt werden (Vasoparalyse).

Ein wichtiger lokalisationsdiagnostischer Zusatzbefund beim Horner-Syndrom ist die regional unterbrochene Schweißsekretion, die Anhidrose (Schliack und Schiffter 1979). (Siehe auch Kapitel 8.) Die sympathischen Fasern für die Innervation der Schweißdrüsen von Gesicht und Oberkörper, die bei Th 3 bis Th 7 das Rückenmark verlassen, durchziehen ebenfalls das Ganglion stellatum und den Halsgrenzstrang und gelangen mit den sensiblen peripheren Nerven und den Ästen des Trigeminus zur Haut. Sie werden also bei derartigen Läsionen ebenfalls unterbrochen und man findet dann im Schweißtest nach Minor eine Anhidrose von Gesicht und/oder Oberkörper, je nachdem, in welcher Höhe der

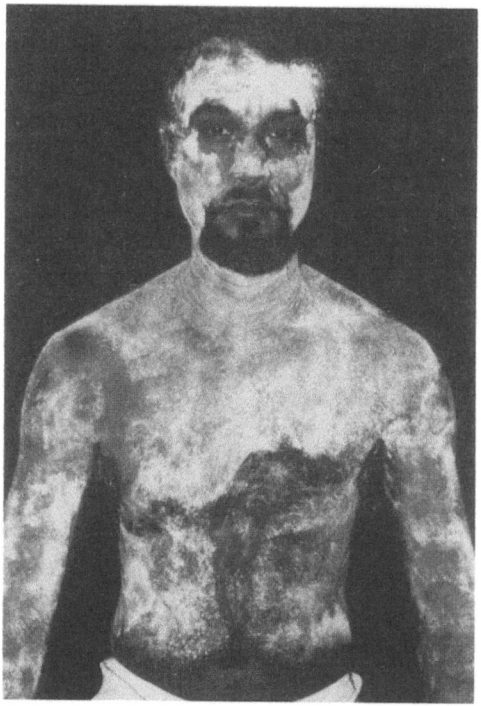

Abb. 32. Minor'scher Schweißtest nach therapeutischer thorakaler Sympathektomie. Links: nach Resektion des 3. Thorakalganglions. Rechts: nach Sympathikotomie unterhalb des 2. Thorakalganglions. Beiderseitige Hypo- bis Anhidrose ohne Horner-Syndrom am Auge

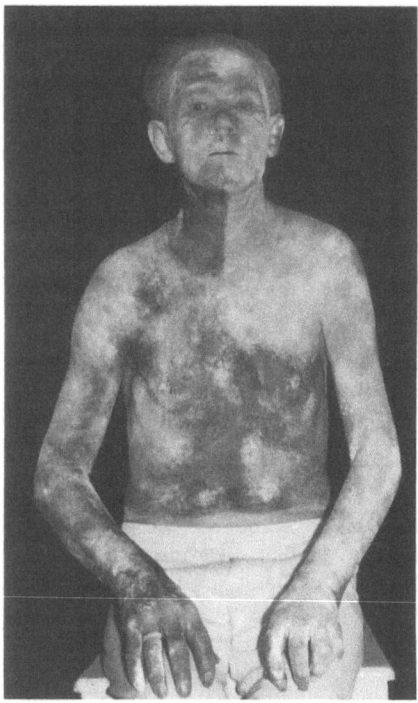 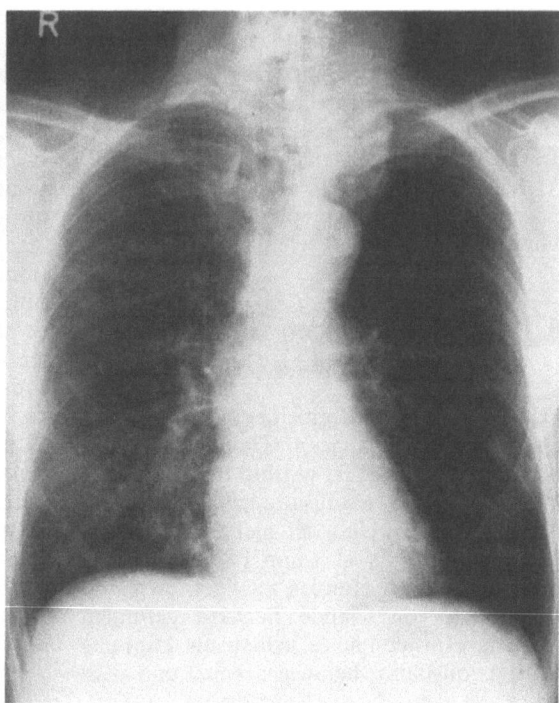

Abb. 33. a Minor'scher Schweißtest nach Zerstörung des Ganglion stellatum links durch ein Pancoast-Carcinom. Obere Quadrantenanhidrose links mit peripherem Horner-Syndrom am Auge,
b Rö.-Bild zu Abb. 33a. Tumor der linken Lungenspitze

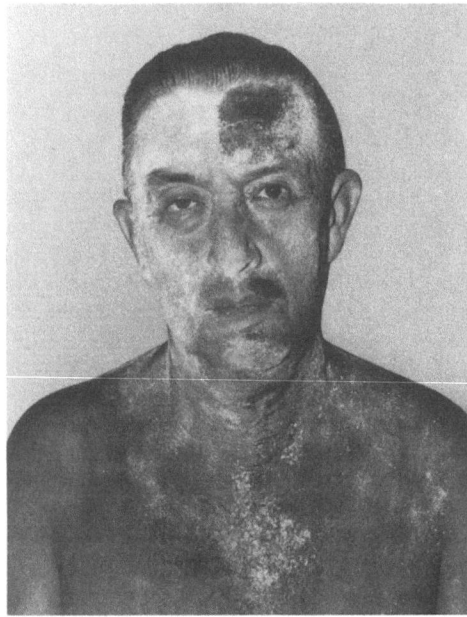

Abb. 34. Anhidrose der rechten Kopf- und Halsseite mit peripherem Horner-Syndrom am Auge nach Halsgrenzstrangresektion rechts (Minor-Test)

Grenzstrang unterbrochen wurde. Bei Unterbrechung in Höhe von Th 3 ist die gleichseitige Gesichts- und Oberkörperhälfte einschließlich Arm und Hand anhidrotisch, aber es besteht kein Horner-Syndrom am Auge (die sympathischen Fasern zum Auge entspringen ja bei C8 bis Th2, vor allem bei Th1 und Th2), s. Abb. 32. Ist das Ganglion stellatum zerstört, dann ist der gleiche Hautbezirk am Oberkörper anhidrotisch, aber man findet jetzt die Symptome des Horner-Syndroms am Auge, denn die C8- bis Th2-Fasern sind ja mitgeschädigt (s. Abb. 33). Bei Läsionen des Ganglion cervicale mediale liegt neben dem Horner-Syndrom am Auge auch eine Anhidrose der gleichen Gesichts- und Halsseite, sowie der Schulter etwa bis zum Dermatom C5 vor (s. Abb. 34). Zerstörung des Ganglion cervicale superior führt neben den Augensymptomen nur noch zur Anhidrose der gleichen Gesichtsseite. Bei Schädigung der sympathischen Fasern im Carotisgeflecht verkürzt sich der anhidrotische Bezirk weiter nach oben. Sind die Fasern im retroorbitalen bzw. retrobulbären Raum lädiert, findet man ein Horner-Syndrom ohne Schweißsekretionsstörung oder mit Anhidrose nur der seitengleichen Stirn, dann aber vergesellschaftet mit einer Sensibilitätsminderung im Bereich des 1. Trigeminusastes (s. Abb. 35).

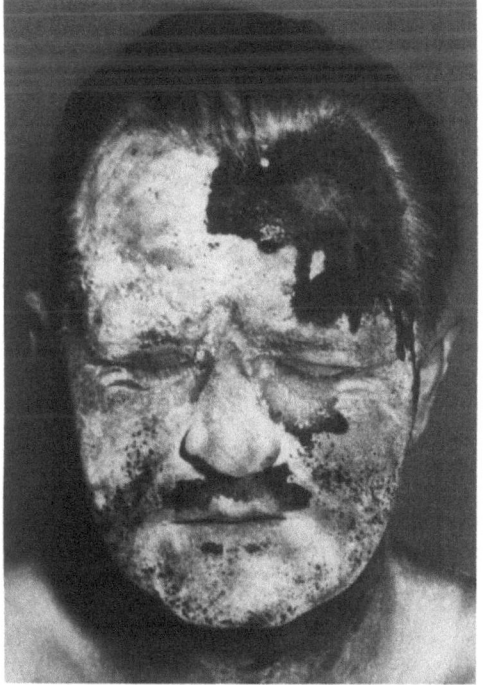

Abb. 35. Anhidrose im jetzt anästhetischen sensiblen Territorium des 1. Trigeminusastes rechts nach Exhairese des Nerven

Unterbrechungen der Vorderwurzeln Th 1 und Th 2 führen zum Horner-Syndrom ohne Schweißsekretionsstörungen, weil diese Wurzeln keine sudorisekretorischen Fasern führen (s. Abb. 36a und b). Bei isolierten C8-Wurzelläsungen sieht man eher selten Horner-Syndrome, ein Umstand, der vielleicht dafür spricht, daß die pupillomotorischen Fasern vor allem aus Th 1 und Th 2 stammen. Beim peripheren Horner-Syndrom kann eine akute affektive Erregung, eine Streßsituation oder ähnliches scheinbar paradoxerweise auch zu stärkerer Dilatation der kranken Pupille führen. Dies wird durch den streßbedingten erhöhten Blutspiegel von Adrenalin bzw. Noradrenalin bewirkt, wobei die Denervierungsüberempfindlichkeit wieder wirksam wird. Pharmakologische Tests beim Horner-Syndrom s. S. 124.

Grundsätzlich sind bei der Analyse von Horner-Syndromen immer auch die anderen, die Pupillenweite modifizierenden Faktoren zu bedenken: Sehr helles Licht kann beide Pupillen so eng machen, daß keine Anisokorie mehr sichtbar ist, desgleichen extreme Schläfrigkeit oder miotisch wirksame Medikamente (Glaukom-Patienten!).

Als Ursachen peripherer Horner-Syndrome kommen in Betracht: 1. Traumen: Verletzungen im Schulter-Halsbereich, vor allem durch Motorradunfälle, führen oft zu einer Armplexuslähmung mit einem gleichseitigen peripheren Horner-Syndrom. Gehen sie mit einer Schweißsekretionsstörung im oberen Körper-

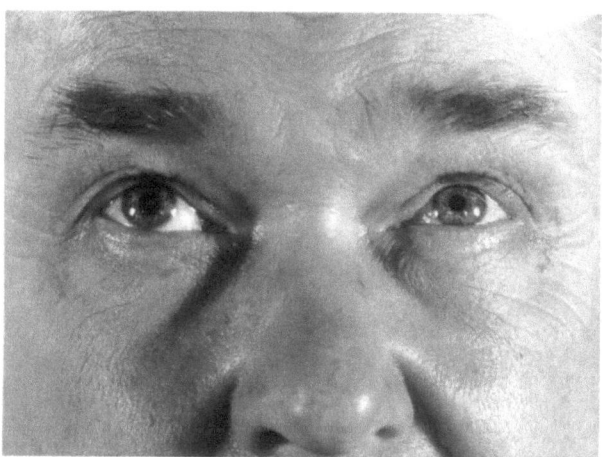 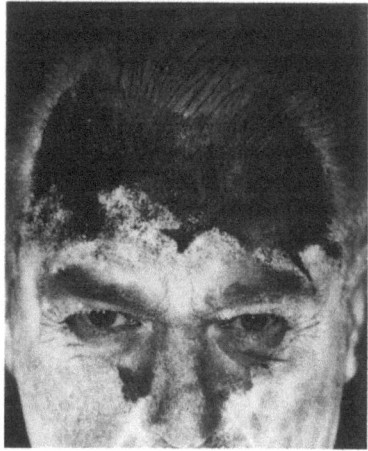

Abb. 36. a „Radikuläres" Horner-Syndrom links durch tumoröse Zerstörung der Nervenwurzeln C 8 bis Th 2, **b** Schweißtest zu Abb. 36 a. Keine Schweißsekretionsstörung

quadranten einher, so müssen Ganglion stellatum und/oder seine zu- oder weiterleitenden Grenzstrangfasern mitverletzt sein. Findet sich dabei keine Schweißsekretionsstörung, so kann es sich nur um einen Ausriß der zervikalen Spinalnervenwurzeln handeln. Diese Wurzeln führen ja keine Schweißsekretionsfasern, wohl aber in C8 bis Th2 die sympathischen Fasern zum Auge. Bei Verletzungen der seitlichen Halspartie, etwa durch Stiche, Quetschung oder Blutung oder durch Operationen (Lymphknoten, Zysten, Fisteln, Tumoren) tritt gelegentlich durch Mitschädigung des Halsgrenzstranges oder des sympathischen Geflechtes der Arteria carotis ebenfalls ein peripheres Horner-Syndrom, jetzt mit Anhidrose der gleichseitigen Gesichtshälfte, auf. Schädelbasistraumen können ebenfalls Horner-Syndrome verursachen und führen nur dann auch zu Anhidrosen im Gesicht, wenn Trigeminusäste, die die sympathischen Fasern zur Gesichtshaut führen, mitverletzt sind. Bei intraorbitalen Blutungen können Horner-Syndrome wiederum ohne Schweißsekretionsstörungen entstehen. Hierbei ist aber oft das Ganglion ciliare mitverletzt und deshalb ist das Horner-Syndrom durch Akkomodationsstörungen oder Pupillenstörungen anderer Art kompliziert. Die Schweißsekretion bleibt dabei freilich intakt.

2. Entzündliche Prozesse im Bereich der Pleurakuppel bzw. der Lungenspitze, der seitlichen Halsloge (Abszesse, Lymphknoten-Eiterungen) und der retromandibulären und schädelbasisnahen Region einschließlich des Mittelohres (schwere Otitis media) sowie der Ohrspeicheldrüse und des Sinus cavernosus können ähnliche Syndrome wie bei den Traumen (oben beschrieben) auslösen. Das gleiche gilt für Tumoren. Genannt seien nur die paravertebral gelegenen Tumoren, die Karzinome der Parotis und der Schilddrüse, die Tumoren im Kieferwinkel und an der Schädelbasis, Lymphknotenmetastasen, Aneurysmen usw.

Hervorgehoben werden muß allerdings das sogenannte *Pancoast-Karzinom* der Lungenspitze. Neben den Schulter-Armschmerzen der beginnenden Plexusparese (besonders der C8-Wurzel bzw. des Nervus ulnaris) ist das Horner-Syndrom oft das erste und wichtigste Zeichen. Es entsteht durch Zerstörung des Ganglion stellatum durch den nach cranial

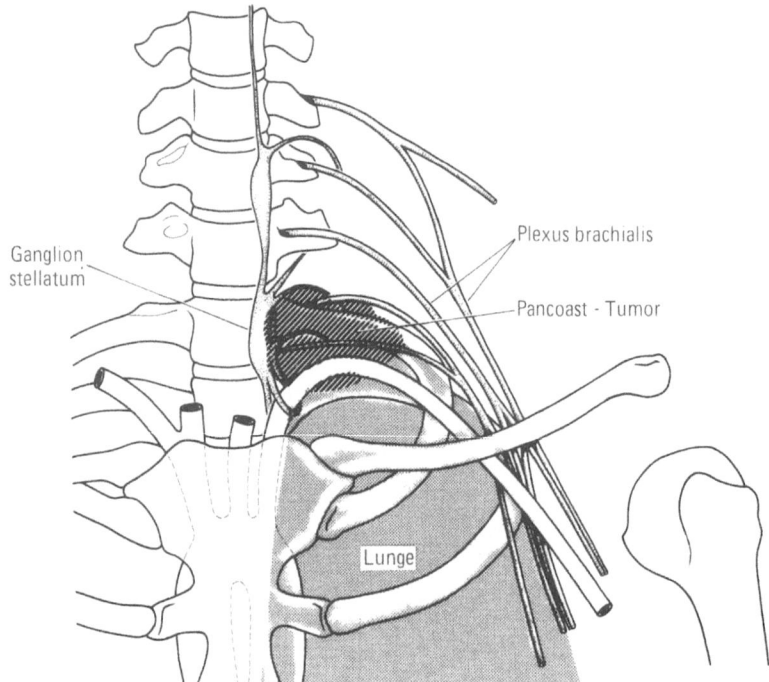

Abb. 37. Schematische Darstellung des Pancoast-Syndroms bei Carcinom der Lungenspitze. Man erkennt die besondere Gefährdung des Ganglion stellatum und des unteren Armplexusanteils

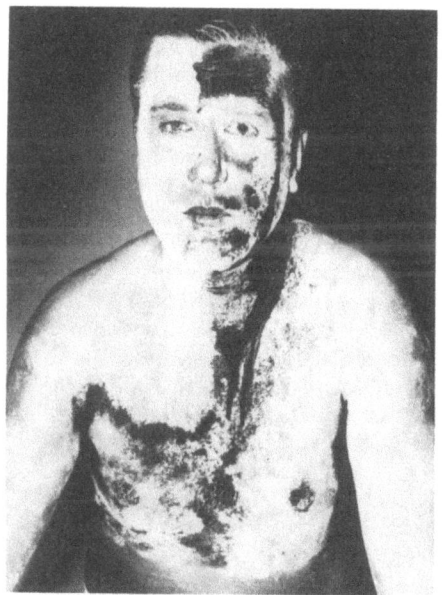
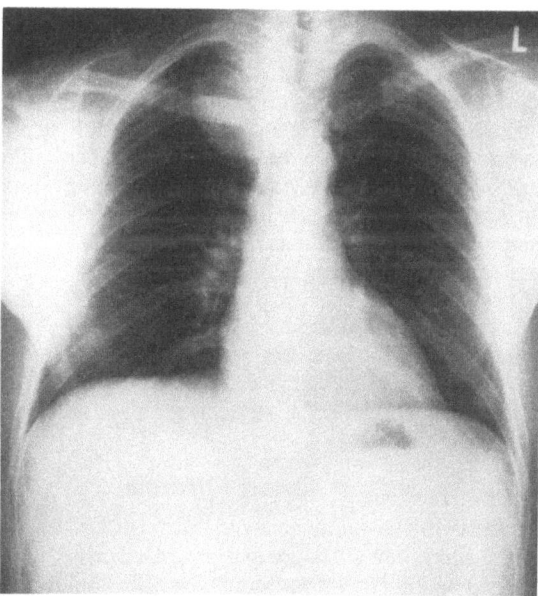

Abb. 38. a Anhidrose im rechten oberen Körperquadranten mit peripherem Horner-Syndrom am Auge infolge Kompression des oberen Brustgrenzstrangs einschließlich des Ganglions stellatum durch ein großes Neurinom der spinalen Nervenwurzel Th 2 (Minor-Test), **b** Rö.-Bild zu Abb. 38a mit Darstellung des Neurinoms im rechten oberen Thoraxbereich

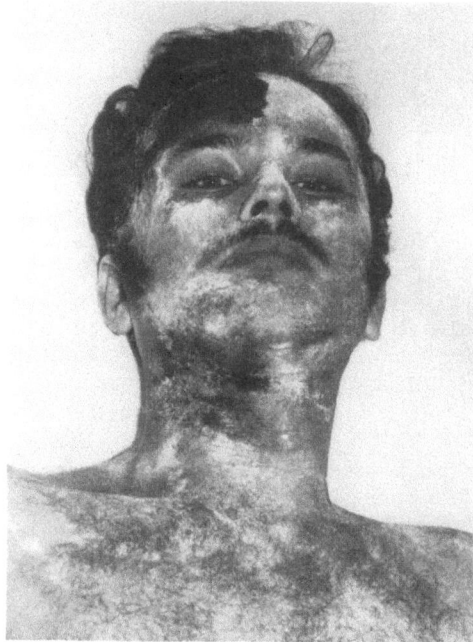
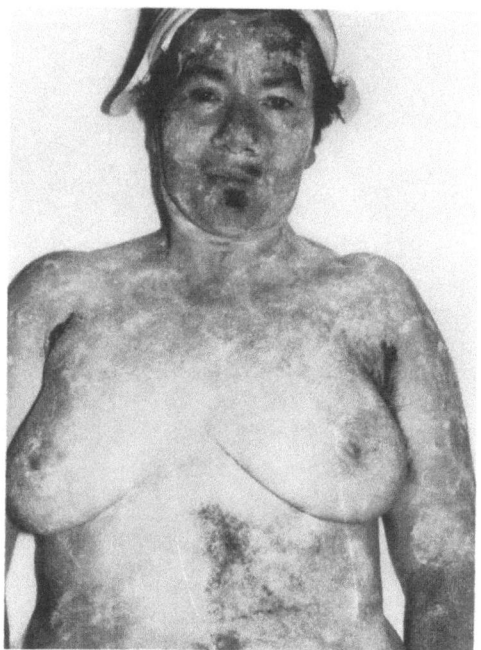

Abb. 39. Thermoregulatorische Hemianhidrose links mit zentralem Horner-Syndrom am linken Auge nach stereotaktischer Koagulation der linken Zona incerta (Minor-Test). Der Oberlippenbart täuscht symmetrisches Schwitzen der Oberlippen vor

Abb. 40. Thermoregulatorische Hemianhidrose rechts mit zentralem Horner-Syndrom am rechten Auge unmittelbar nach stereotaktischer Koagulation der rechten Zona incerta (Minor-Test). Beachte die halbseitige Anhidrose am Abdomen!

auswachsenden bösartigen Tumor (s. Abb. 33 und 37). Als Frühzeichen kann auch einmal eine Reizmydriasis vorausgehen. In jedem Verdachtsfalle müssen unbedingt Röntgenaufnahmen des Thorax und evtl. Schichtaufnahmen, ein Computertomogramm der oberen Thoraxregion und wenn möglich eine chirurgische Exploration durchgeführt werden, um den Tumor frühzeitig zu erfassen und evtl. durch Bestrahlung behandeln zu können. Wir sahen auch einmal ein peripheres Horner-Syndrom mit Anhidrose im oberen Körperquadranten, das durch ein großes Neurinom der Th 2-Wurzel, das auch das Ganglion stellatum komprimiert hatte, verursacht wurde (s. Abb. 38a und b).

3.3.2 Das zentrale Horner-Syndrom

Zentrale Horner-Syndrome entstehen bei Unterbrechung der absteigenden hypothalamo-reticulo-spinalen Sympathikusbahn. Die Unterbrechung kann im Hypothalamus selbst, im Subthalamus (Abb. 39 u. 40), im lateralen Hirnstamm (besonders beim Wallenberg-Syndrom, s. Abb. 41) oder im lateralen Halsmark bis in Höhe des Centrum ciliospinale bei C 8 gelegen sein. Es ist am Auge mit dem peripheren Horner-Syndrom identisch, jedoch stets viel diskreter ausgeprägt. Die geringere Ausprägung ist offenbar dadurch verursacht, daß das intakte periphere sympathische Neuron noch einen guten Ruhetonus des Dilatatormuskels aufrecht erhalten kann. Das entscheidende differential-diagnostische Kriterium gegenüber dem peripheren Horner-Syndrom ist die stets gleichzeitig auftretende Hemianhidrose der gesamten gleichseitigen Körperhälfte. Es werden praktisch immer auch die absteigenden sudorisekretorischen Fasern für die gesamte gleichseitige Körperhälfte mit unterbrochen. Bezüglich der pharmakologischen Tests s. S. 124.

Die Ursachen sind vielfältig. Das bekannteste Krankheitsbild, bei dem das zentrale Horner-Syndrom auftritt, ist das Wallenberg-Syndrom, also der Infarkt der lateralen Medulla oblongata (s. Abb. 41). Selbstverständlich verursachen auch alle anderen lateralen Hirnstammschädigungen wie kleinere Tumoren, MS-Herde, kleine Blutungen, bis hinauf zum Hypothalamus das gleiche Syndrom. Die Höhe der Unterbrechung läßt sich meist präzise an den anderen, fast stets vorhandenen Hirnstammsymptomen ablesen. Bekannt sind auch die „Pinpoint-Pupillen", die bei intrapontinen Blutungen beobachtet werden. Hierbei handelt es sich offensichtlich um ein beidseitiges zentrales Horner-Syndrom.

Wir selbst haben zentrale Horner-Syndrome mit thermoregulatorischer Hemianhidrose oft auch bei ischämischen Insulten bzw. Infarkten im Stromgebiet der Arteria carotis interna bzw. Arteria cerebri media gesehen und konnten nachweisen, daß dabei der Infarkt bis zum Subthalamus ausgedehnt war und dort die absteigende sympathische Bahn unterbrochen hat. Es ließ sich ein charakteristisches Syndrom konstatieren, das wir „telodiencephales Ischaemie-Syndrom" nannten, weil es aus den bekannten („telencephalen") Großhirnsymptomen einer Ischaemie in der Arteria cerebri media mit kontralateraler brachiofazialer Hemiparese und den Folgen einer Unterbrechung der ungekreuzt durch das Diencephalon bzw. den Subthalamus herabziehenden sympathischen Bahn (ipsilaterales zentrales Horner-Syndrom) besteht (Schiffter und Schliack 1974, Schiffter und Reinhart 1980). Beispiel s. Abb. 42a–c und 43.

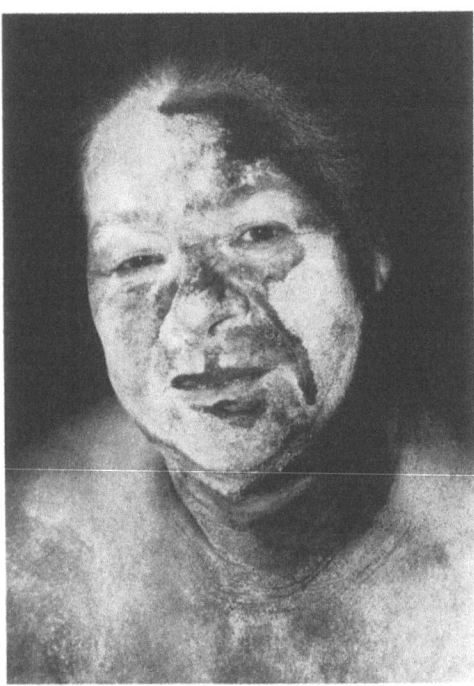

Abb. 41. Hemianhidrose rechts mit zentralem Horner-Syndrom am Auge durch Infarkt der lateralen Medulla oblongata rechts (Wallenberg-Syndrom). Minor-Schweißtest

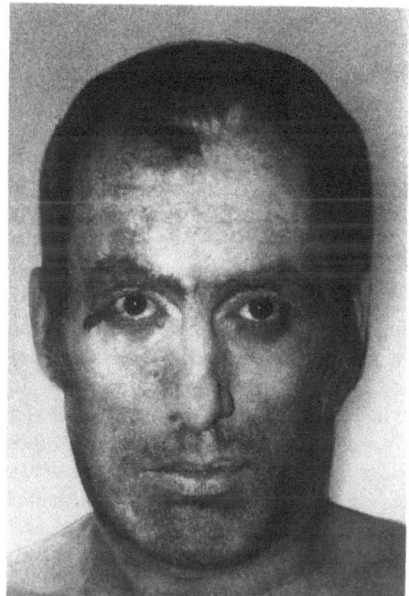
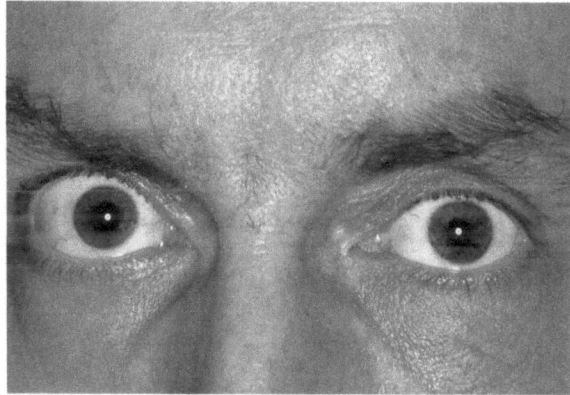
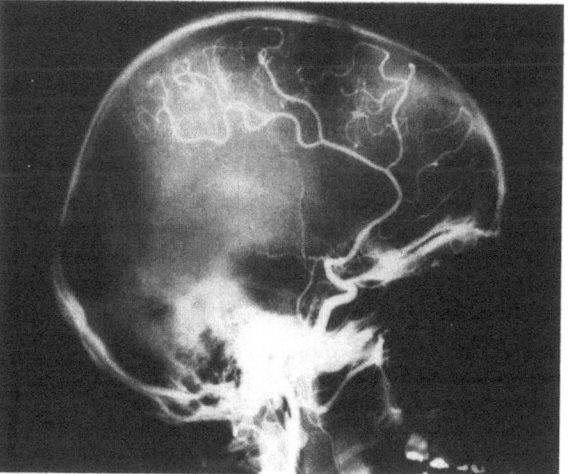

Abb. 42. a Hypohidrose der linken Körperhälfte (thermoregulatorisch) mit diskretem zentralem Horner-Syndrom am linken Auge nach Hirninfarkt durch proximalen Verschluß der linken A. cerebri media (Minor-Test), b Detail zu Abb. 42a. Zentrales Horner-Syndrom links, c Carotisangiogramm zu Abb. 42a. Proximaler Verschluß der A. cerebri media links

3.3.3 Die Reizmydriasis

Jede Irritation des zentralen oder peripheren sympathischen Neurons zur Pupille löst eine ipsilaterale bzw. ipsilateral betonte Reizmydriasis aus. Sie kann das Vorstadium einer Unterbrechung der Bahn oder der peripheren Fasern, also des Horner-Syndroms sein. Bei diversen internistischen Erkrankungen im Brust- und Bauchraum, die den Grenzstrang und seine Faserverzweigungen irritieren, kann die Reizmydriasis nicht selten als Seitenhinweis gewertet werden, was bei den differentialdiagnostisch manchmal schwierigen Oberbaucherkrankungen nützlich ist. So findet man z. B. eine rechtsseitige Mydriasis oft bei Gallenkoliken oder bei Hepatitis, eine linksseitige Reizmydriasis bei Angina pectoris-Anfällen bzw. beim Herzinfarkt oder bei Erkrankungen der Bauchspeicheldrüse, der Milz oder des Magens. Das gleiche gilt für einseitige Pneumonien oder andere intrathorakale Erkrankungen (Hansen und Schliack 1962). Siehe Seite 174–177.

3.4 Nicht-neurogene Pupillenanomalien

Nicht-neurogene Störungen der Pupillen sind grundsätzlich bei der Differentialdiagnose zu

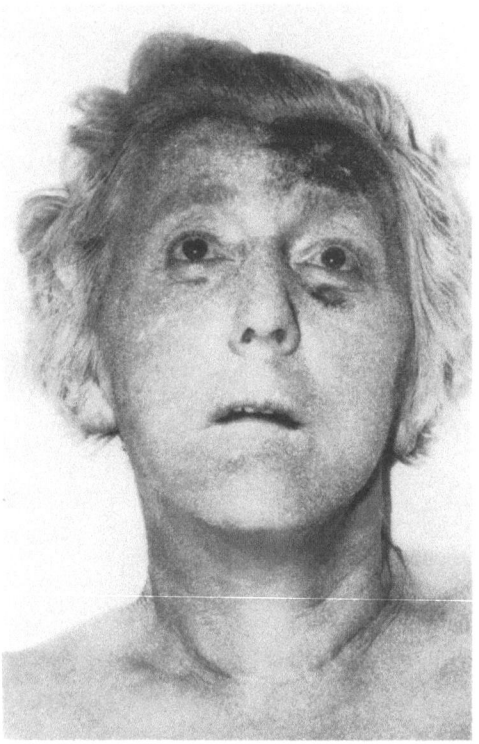

Abb. 43. Minor'scher Schweißtest nach Hirninfarkt rechts durch Stenose der A. carotis interna. Hemihypohidrose rechts ohne Horner-Syndrom am Auge

Aniridie, also das Fehlen einer Iris, die Iris-Kolobome, die ektopischen Pupillen, die meist mit anderen Fehlbildungen kombiniert sind, der Buphthalmus, ein angeborenes oder frühkindlich erworbenes Glaukom mit Hydrophthalmus, vergrößertem Bulbus, gedehnter Kornea und oft atrophischer Iris, was zu Anisokorie führen kann. Erwähnenswert ist auch der sogenannte „Hippus", eine auffällige hochamplitudige Verstärkung der physiologischen Oscillationen der Pupillenweite bei gleichbleibender Belichtung. Das Syndrom ist harmlos, seine Ursache unklar. Von den erworbenen Erkrankungen sind zu nennen: frische Verletzungen, Zustände nach zurückliegenden Verletzungen der Iris und des Auges, akute oder chronische Entzündungen und Tumoren im Bereich der Iris und ähnliches. Wichtig ist für den Neurologen, daß er grundsätzlich nach solchen vorangegangenen, oft weit zurückliegenden Erkrankungen fragt. Häufig sind narbige Verziehungen oder Atrophien der Iris nach Entzündungsprozessen, Zoster, Traumen und ähnlichem.

bedenken und ggf. durch den Augenarzt zu prüfen und zu interpretieren. Es gilt dabei zu unterscheiden zwischen angeborenen Pupillenanomalien und den Folgen von lokalen Erkrankungen. Von den angeborenen Anomalien sollen nur genannt werden: die seltene

3.5 Medikamentöse Veränderungen der Pupillen

Medikamentöse oder toxische Pupillenveränderungen sind in aller Regel beidseitig. Wichtig ist, daß man daran denkt und diese Ursachenmöglichkeiten erfragt. Die wichtigsten Pharmaka, die Pupillenstörungen verursachen können, sind in der folgenden Übersicht zusammengestellt (nach Vale und Cox 1978).

Tabelle 2. Pupillomotorische Wirkungen einiger Pharmaka bei systemischer Verabreichung. (Nach Vale und Cox 1978)

Akkomodationsstörungen bewirken:
Antikoagulantien, Digoxin, einige Sulfonamide (Sulphamethizol, Sulphametoxazol), Benzodiazepine (Librium, Valium), Antikonvulsiva (Phenytoin), Antidiabetica (Tolbutamide, Chlorpropamide), das Malariamittel Chloroquin sowie einige Saluretica (Thiazide).

Akkomodationslähmung und Mydriasis bewirken:
Einige atropiähnliche Parkinsonmittel (Cogentin, Artane), Spasmolytica (Buscopan), Antiallergica (Tavegil u. a.), die Phenothiazine (akut), viele Antidepressiva wie Amitryptiline (Tryptizol, Saroten, Laroxyl u. a.) und Imipramine (z. B. Tofranil).

Miosis und Ptosis bewirken:
Antihypertensiva wie Guanethidin (Ismelin), Reserpin und Rauwolfia-Alkaloide, Alpha-Methyl-DOPA, sowie Barbiturate und andere Sedativa.

Literatur

Adie, W. (1931): Pseudo-Argyll Robertson pupils with absent tendon reflexes. Benign disorder simulating tabes dorsalis. Brit. Med. J. 1:928–930.
Bell, R. A. and Thompson, H. St. (1978): Ciliary muscle dysfunction in Adie's syndrome. Arch. Ophthal. 96:638–642.
Bernard, C. (1852): Expériences sur les functions de la portion cephalique du grand sympathique. C. R. Soc. Biol. (Paris) 4:168–170.
Carmel, P. W. (1968): Sympathetic deficits following thalamotomy. Arch. Neurol. 18:378–387.
Hansen, K. und Schliack, H. (1962): Segmentale Innervation. Ihre Bedeutung für Klinik und Praxis. Thieme, Stuttgart.
Hess, W. R. (1948): Die funktionelle Organisation des vegetativen Nervensystems. Benno Schwabe u. Co., Basel.
Hess, W. R. (1949): Das Zwischenhirn. Syndrome, Lokalisationen, Funktionen. Benno Schwabe u. Co., Basel.
Horner, F. (1869): Über eine Form von Ptosis. Klin. Mbl. Augenheilk. 7:193–198.
Jampel, R. S. (1959): Representation of the near response on the cerebral cortex of the macaque. Amer. J. Ophthal. 48:573–582.
Jampel, R. S. and Mindel, J. (1967): The nucleus for accomodation in the midbrain of the macaque. Invest. Ophthal. 6:40–50.
Karplus, J. P. und Kreidel, A. (1913): Über die Bahn des Pupillarreflexes. Pflügers Arch. Ges. Physiol. 149:115–155.
Levatin, P. (1959): Pupillary escape in disease of the retine or optic nerve. Arch. Ophthal. 62:768–779.
Lowenstein, O. (1956): The Argyll Robertson-pupillary syndrome: mechanism and localisation. Amer. J. Ophthal. 42:1+5–121.
Lowenstein, O. and Loewenfeld J. E. (1965): Pupillotonic pseudo-tabes (syndrome of Markus-Weill and Rey-Holmes-Adie). A cortical review of the literature. Survey Ophthal. 10:129–185.
Markus, C. (1906): Note on a peculiar pupil phenomenon in cases of partial iridoplegia. Trans. ophthal. Soc. U.K.: 50–56.
Meienberg, O. und Kommerell, G. (1978): Störungen der Pupillomotorik. Akt. neurol. 5:245–252.
Pourfour de Petit, F. (1727): Mèmoire dans lequel il est demonstre que les nerfe intercosteux fournissent des ramaux qui portent des esprits dans les yeux. Hist. Acad. roy. Sci. (Mém.) 1:1–19 (Paris).
Ranson, S. W. and Magoun, H. W. (1933): The central path of the pupilloconstrictor reflex in response to light. Arch. Neurol. Psychiat. (Chic.) 30:1193–1204.
Robertson, D. A. (1869): Four cases of spinal miosis: with remarks on the action of light on the pupil. Edinb. Med. J. 15:487–493.
Schiffter, R. und Pohl, P. (1972): Zum Verlauf der absteigenden zentralen Sympathicusbahn. Arch. Psychiat. Nervenkr. 216:379–392.
Schiffter, R. und Reinhard, K. (1978): Ipsilaterale Hemihypohidrose mit zentralem Horner-Syndrom nach Ischämien in der Carotis-interna-Strombahn. (Das telodiencephale Ischämie-Syndrom). Vortrag Jahrestagung Dtsch. Ges. f. Neurologie (4.–6. Okt.) Berlin.
Schiffter, R. und Schliack, H. (1974): Über ein charakteristisches neurologisches Syndrom bei Ischämien in der A. carotis-interna-/cerebri-media-Strombahn. Fortschr. Neurol. Psychiat. 42:555–562.
Schliack, H. und Schiffter, R. (1979): Neurophysiologie und -pathophysiologie der Schweißsekretion. In: Schwarz, E., Spier, H. W., Stüttgen, G. (Hrsg.): Normale und pathologische Physiologie der Haut. Hdb. d. Haut- und Geschl. Krh., Bed. I/4, Springer, Berlin, Heidelberg, New York, S. 349–458.
Thompson, H. St. (1976): Pupillary sign in the diagnosis of optic nerve desease. Trans. Ophthal. Soc. U.K. 96:377–381.
Umbach, W. (1966): Elektrophysiologische und vegetative Phänomene bei stereotaktischen Hirnoperationen. Springer, Berlin, Heidelberg, New York.
Umbach, W. (1961): Vegetative Reaktionen bei elektrischer Reizung und Ausschaltung in subcorticalen Hirnstrukturen des Menschen. Acta neuroveg. (Wien), 23:255–245.
Vale, J., Cox, B. (1978): Drugs and the Eye. Butterworth, London.
Walsh, F. B. and Hoyt, W. F. (1969): Clinical Neuro-Ophthalmology. 3. Edition. Vol. I. The Williams and Wilkin Comp., Baltimore.
Warwick, R. (1954): The ocular parasympathetic nerve supply and its mesencephalic sources. J. Anat. 88:71–93.

Kapitel 8
Das System der Schweißdrüsen

Die Schweißsekretion des Menschen ist von lebenswichtiger Bedeutung, vor allem für die Regulation der Körpertemperatur. Sie kann bei entsprechenden Erkrankungen gestört sein und sich dann als lokale oder generalisierte Hyperhidrose äußern oder als allgemeine oder territorial begrenzte Hypo- oder Anhidrose in Erscheinung treten. Die meist scharf abgrenzbaren regionalen Anhidrosen haben einen hohen lokalisationsdiagnostischen Wert, der noch zu wenig beachtet wird. Sie sollten wie andere neurologische Defektsyndrome zum Standardprogramm der neurologischen Untersuchung gehören.

Das emotional-affektiv ausgelöste Schwitzen spielt auch bei der Deutung psychosomatischer Erkrankungen und Störungen eine wichtige Rolle, ein Umstand, der unseren Verfahren offenbar seit Jahrtausenden bekannt ist. Alte Redewendungen bezeugen dies: In ängstlicher Erwartung bekommt man „feuchte Hände", ein schwer lösbares Problem bringt einen „ganz schön ins Schwitzen", so daß die „Schweißperlen auf der Stirn stehen".

1. Zur Anatomie und Physiologie

Die ekkrinen Schweißdrüsen des menschlichen Körpers werden ausschließlich vom Sympathikus innerviert. Ihre sekretorische Tätigkeit ist also abhängig von der Aktivität des sympathischen Systems. Peripher denervierte Schweißdrüsen atrophieren. Als Besonderheit ist festzuhalten, daß die neuroglanduläre synaptische Impulsübertragungsstelle cholinerg ist, als Transmitter also Acetylcholin benutzt. Dieser Umstand hat in der früheren Forschung viel Verwirrung gestiftet und muß bei der Diagnostik und vor allem auch der Therapie bedacht werden.

Je nach Auslösungsreiz kann man sieben verschiedene Arten des Schwitzens unterscheiden: 1. das thermoregulatorische Schwitzen, 2. das emotional-affektiv ausgelöste Schwitzen, 3. das gustatorische Schwitzen („Geschmacksschwitzen"), 4. das Reflexschwitzen, 5. das pharmakologisch (cholinerg) provozierte Schwitzen, 6. das ubiquitäre spontane Schwitzen und 7. die Perspiratio insensibilis.

Diese prinzipiell unterscheidbaren Auslösungsweisen von Schwitzen sind jedoch nicht gänzlich unabhängig voneinander. So kommt ein durch Geschmacksreize oder durch affektive Auslöser verursachter Schweißausbruch um so eher und stärker in Gang, je wärmer die Umgebung ist. Durch Überwärmung wird eine Verstärkung der Sekretionsbereitschaft der Drüsen auch für andere Reize in Gang gesetzt, in kalter Umgebung sind diese Zusatzreize weniger wirksam. Auch Luftdruck, Luftfeuchtigkeit und andere Umweltfaktoren modifizieren neben der Außentemperatur die Schweißabsonderung.

1.1 Das thermoregulatorische Schwitzen

Die Regulation der Körpertemperatur ist die wichtigste Funktion des Schwitzens. Das thermoregulatorische Schwitzen kommt spätestens bei Hauttemperaturen um 35 °C in Gang. Bei einer Hauttemperatur von 30° oder weniger sistiert die Schweißsekretion vollständig. Die thermoregulatorische Schweißsekretion wird induziert durch Reizung der Wärmerezeptoren der Haut. Ihre maximale Entladungsfrequenz haben diese Rezeptoren zwischen 40 und 47 °C. Von diesen Rezeptoren werden die entsprechenden Impulse über C-Fasern der peripheren Nerven über die Hinterwurzeln zum Rückenmark geleitet, auf den Tractus spinothalamicus umgeschaltet und mit ihm zum Hypothalamus geleitet. In den temperaturempfindlichen Arealen des Hypothalamus (s. S. 16) werden dann Impulse ausgelöst, die über das zentrale und periphere sympathische System die Schweißdrüsen der Haut erreichen und ihre Sekretion in Gang setzen. Durch die Verdunstungskälte des produzierten Schweißes wird dann anschließend die Körpertemperatur reduziert. Nach älteren Anschauungen scheint auch eine geringfügige Erhöhung der Bluttemperatur einen entsprechenden Reiz für den Hypothalamus darzustellen und das Schwitzen in Gang zu setzen. Lokale Erwärmung der temperaturempfindlichen Hypothalamusareale löst jedenfalls regelmäßig Schwitzen aus. Entsprechendes gilt für Kältereize, die über Kälterezeptoren ebenfalls dem Hypothalamus vermittelt werden. Für ein normales Funktionieren des thermoregulatorischen Schwitzens ist eine intakte sensorische Zuleitung zum Hypothalamus, ein intakter Hypothalamus und die ungestörte sympathische Efferenz vom Hypothalamus zur Haut erforderlich. Neben der Schweißsekretion werden bei allen Temperaturreizen auch entsprechende vasomotorische Reaktionen in Gang gesetzt, bei Wärmereiz eine Vasodilatation und bei Kältereiz eine Vasokonstriktion. Termperaturrezeptoren sind auch an den inneren Organen festgestellt worden.

Ein zweiter wichtiger Auslösereiz für thermoregulatorisches Schwitzen stellt jede Art von angestrengter Muskelarbeit dar.

1.2 Das emotional-affektiv ausgelöste Schwitzen

Diese Art der Schweißsekretion ist oben schon kurz erwähnt worden. Sie stellt sich ein bei ängstlich erregter Erwartungsspannung und anderen emotionalen und affektiven Erregungszuständen. Dieses psychosomatische Schwitzen betrifft fast ausschließlich die Hand- und Fußflächen, das Gesicht und die Achselhöhlen. Es ist offenbar eine Funktion von Erregungen im Bereich des limbischen Systems mit seinen Regelkreisverbindungen zum Großhirn und seinen Projektionen zum Hypothalamus. Man kann es gemeinsam mit dem thermoregulatorischen Schwitzen auch als zentrogene Schweißsekretion bezeichnen. Die relative funktionelle und lokalisatorische Eigenständigkeit des emotional-affektiven Schwitzens läßt sich daran erkennen, daß thermoregulatorisches Schwitzen im Bereich der Hand- und Fußflächen, Bereichen also, wo sich das emotionale Schwitzen abspielt, nicht stattfindet. Nimmt man ein heißes Wannenbad, so kommt es regelmäßig zu profusen Schweißausbrüchen thermoregulatorischer Art im Bereich des Oberkörpers, dabei kann jeder jedoch leicht feststellen, daß die Handflächen trocken bleiben.

Für die beiden cerebral ausgelösten Schwitzarten, also das thermoregulatorische und das psychosomatische Schwitzen ist ein reifes und intaktes Gehirn erforderlich. Reife Neugeborene schwitzen thermoregulatorisch normal, spätestens nach Ablauf der ersten Lebenswoche. Psychosomatisches Schwitzen setzt erst nach dem 1. bis 3. Lebensmonat ein. Frühgeborene mit einem Konzeptionsalter von weniger als 210 Tagen (statt normal 268 Tagen) schwitzen thermoregulatorisch nicht. Wiederholte Acetylcholininjektionen in die Haut lösen aber lokales Schwitzen aus. Metabolische Wärmeproduktion und vasomotorische Temperaturreaktionen sind bei diesen Frühchen schon möglich, letzteres reicht aber niemals aus, die fehlende Schweißsekretion zu kompensieren. Deshalb sind diese Kinder nicht nur bei Kälte, sondern ausdrücklich auch bei Überwärmung gefährdet. Vieles spricht dafür, daß die noch unvollständige Hirnentwicklung der Frühgeborenen Ursache dieser unzureichenden Regulationsfähigkeit ist. Die Tatsache, daß die Myelinisierung des Gehirns erst unmittelbar vor der Geburt beginnt, und die des Rückenmarks noch immer nicht ganz abgeschlossen ist, mag ein weiteres Indiz für diese Deutung sein. Da die phylogenetisch alten vegetativen Fasern früher myelinisiert werden als andere, etwa die Pyramidenbahnfasern, kann bei konstanter Außentemperatur von 31 °C das Frühgeborene allerdings eine Körpertemperatur von 36 °C konstant halten.

1.3 Das gustatorische oder „Geschmacks-Schwitzen"

Bei Genuß von scharfen Speisen (Pfeffer, Paprika u.a.), besonders wenn sie heiß gegessen werden, tritt häufig eine Schweißsekretion im Bereich von Stirn, Gesicht und Hinterkopf auf. Dies ist ein physiologischer Vorgang, der unterschiedlich stark ausgeprägt sein kann. Starkes Geschmacksschwitzen scheint auch familiär gehäuft aufzutreten. Einzelheiten dazu und zum pathologischen Geschmacksschwitzen s. S. 159.

Die vegetative Efferenz zu den Schweißdrüsen ist auch hier das sympathische System. Es muß sich dabei um einen physiologischen Reflex handeln.

1.4 Das Reflexschwitzen

Unter diesem Begriff kann man zwei verschiedenartige Phänomene zusammenfassen: a) das Reflexschwitzen bei Querschnittslähmungen des Rückenmarks (s. S. 149), b) das engbegrenzte Reflexschwitzen ohne Allgemeinreaktion, das auftritt, wenn man einen begrenzten Haut-Bezirk mit lokaler Wärme oder mit Schmerzreizen (Nadelstichen) oder elektrisch reizt. Es kommt dann zu einem lokal begrenzten Schwitzen, das mit dem Mechanismus des „Axon-Reflexes" erklärt wird. Es setzt ein intaktes peripheres sympathisches Neuron voraus.

1.5 Das pharmakologisch provozierte Schwitzen

Cholinerge Substanzen wie Acetylcholin, Pilocarpin und andere Parasympathikomimetika lösen regelmäßig über die neuroglanduläre Synapse Schweißsekretion aus. Entsprechend ist jede Schweißsekretion durch Atropin und andere cholinergisch-parasympatholytisch wirkende Pharmaka zu blockieren. Auch diese Auslösungsart ist an die Intaktheit des distalen peripheren sudorisekretorischen Neurons gebunden. Ist dies unterbrochen, so kommt es zur Atrophie der Schweißdrüse mit Reaktionslosigkeit auf Pharmaka. Die apokrinen Schweißdrüsen des Menschen, etwa in der Achselhöhle, sind im übrigen ebenfalls durch cholinerge sympathische Fasern innerviert. Sie sind entsprechend in gleicher Weise durch periphere Denervierung zur Atrophie und Funktionslosigkeit zu bringen und reagieren in gleicher Weise wie die ekkrinen Schweißdrüsen auf Pharmaka.

1.6 Das ubiquitäre spontane Schwitzen

Hierbei handelt es sich um eine geringfügige ständige Schweißsekretion, gleichsam als Ausdruck eines ständig aufrechterhaltenen „Tonus" der Schweißsekretion, vergleichbar etwa dem Ruhetonus der Muskulatur. Dieses spontane geringe Schwitzen sistiert ebenfalls bei Unterbrechung des peripheren sympathischen Neurons.

1.7 Die Perspiratio insensibilis

Dabei handelt es sich um die spontane Diffusion und Verdunstung von Schweiß durch die Ausführungsgänge der Schweißdrüsen ohne neurogene oder pharmakogene Stimulation. Auch sie setzt eine intakte peripher-sympathische Innervation voraus, d. h. die zuständigen Grenzstrangganglien und die sympathischen Fasern in den peripheren Nerven müssen intakt sein.

Eine weitere, im weiteren Sinne neurogene Auslöseweise von Schwitzen ist das *adrenerge Schwitzen:* dem „geschockten", aber unverletzt davongekommenen Unfallopfer oder dem naiven Beschauer eines guten Horrorfilmes stehen nicht nur „die Haare zu Berge" (Piloarrektion), sondern ihnen bricht auch „der kalte Schweiß aus". Hierbei handelt es sich nicht um eine direkte sympathische Stimulation der Schweißdrüsen, sondern es kommt infolge der schockartigen Erregung zu einer massiven Ausschüttung von Adrenalin aus der Nebennierenrinde. Das anflutende Adrenalin preßt nun in den Drüsenausführungsgängen vorhandenen klebrigen Schweiß durch Kontraktion der dort vorhandenen Myoepithelien einmalig und explosionsartig aus und gleichzeitig kommt es aus den gleichen Ursachen zu einer Vasokonstriktion der Haut, die blaß und kalt wird. Dieses Schwitzen stellt also eine Sonderform des emotional-affektiven Schwitzens dar, jedoch benutzt sie nicht den sympathischen Innervationsweg zu den Schweißdrüsen, sondern die Schweißsekretion wird humoral über die massive Adrenalinausschüttung in Gang gesetzt.

Die Anatomie und Neurophysiologie der Schweißdrüseninnervation ist weitgehend erforscht. Eine Übersicht über das sudorisekretorische Bahnsystem gibt Abb. 9 S. 20.

Die einzelnen neuronalen Ebenen, von denen her die Schweißdrüseninnervation stimuliert bzw. beeinflußt werden kann, sollen im folgenden abschnittsweise dargestellt werden.

1.8 Gehirn

Die cerebrale Repräsentation des sympathischen Systems ist sehr ausgedehnt und vielfältig. Sympathische Reizeffekte sind sowohl vom Großhirn, vom limbischen System, vom Thalamus, von diversen extrapyramidalen Kernen sowie vom Hypothalamus, dem Hirnstamm aber auch den absteigenden sympathischen Bahnen her auslösbar. Für das thermoregulatorische Schwitzen sind die ergotropen Hypothalamusareale das wichtigste Schaltzentrum. Von hier werden die sudorisekretorischen Impulse, die im Dienste der Thermoregulation stehen, zur Peripherie hin gestartet (vor allem Nucleus paraventricularis und Nucleus posterior). Reizung des sympathischen Hypothalamusareals, der sogenannten dynamogenen Zone von Hess, bewirkt Reizmydriasis, Blutdrucksteigerung und Atemfrequenzsteigerung, allgemeine Vasokonstriktion, generalisierte Piloarrektion und einen generalisierten Schweißausbruch. Eine stereotaktische Koagulation dieser Hypothalamusregion führt beim Menschen zur thermoregulatorischen Anhidrose der gleichen Körperseite. Die häufig beim Morbus Parkinson aus therapeutischen Gründen durchgeführten stereotaktischen Koagulationen in der Zona incerta des Subthalamus führen ebenfalls zu einer gleichseitigen thermoregulatorischen Hemianhidrose und zu einem ipsilateralen zentralen Horner-Syndrom (Schiffer und Pohl 1972). Der gleiche Effekt ist durch stereotaktische Koagulationen in der Umgebung des Nucleus ruber zu erzeugen (Carmel 1968). Nach diesen Untersuchungen war sicher, daß die sympathische, vom hinteren Hypothalamus absteigende Bahn, die in der Peripherie Schweißsekretion und Pupillomotorik (Reizmydriasis) stimuliert, ungekreuzt durch Hirnstamm und Rückenmark absteigt (s. Abb. 9 und 44 sowie Kap. 7, S. 121).

Oberhalb des Hypothalamus, in Arealen des limbischen Systems, läßt sich durch stereotaktische Reize ebenfalls halbseitiges Schwitzen auslösen. Diese halbseitigen Schweißausbrüche, die oft mit Reizmydriasis und halbseitiger Piloarrektion einhergehen, treten jedoch kontralateral auf (Umbach 1966, 1977). Hochfrequente stereotaktische Reizungen im ventrooralen Thalamuskerngebiet, häufiger und konstanter im Fornix, im Amygdalum, im Hippocampus und im Gyrus cinguli führten zu solchen Effekten. Regelkreiserregungen zwischen diesen Strukturen könnten das Substrat für das psychosomatische Schwitzen sein. Die Schwitzeffekte werden wahrscheinlich durch Projektion aus dem limbischen System über den Hypothalamus in der Peripherie ausgelöst. Da aber die emotionalen und affektiven Erregungen etwa in Form von

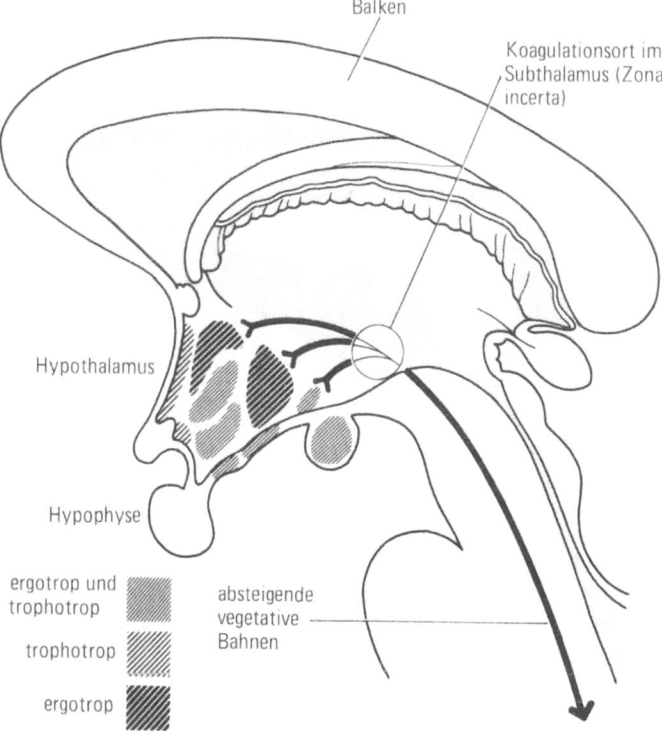

Abb. 44. Der Koagulationsort in der Zona incerta bei stereotaktischen Eingriffen

Ängsten oder Lust- und Unlustgefühlen meist auch von konkreten Denkinhalten und Erlebnissen angestoßen und modifiziert werden, muß auch die Großhirnrinde bei diesen Vorgängen eine Rolle spielen. In der Tat führten Reizungen der Area 6 und des vorderen Temporalpols in der kontralateralen Körperhälfte zu Schweißausbruch und Gänsehaut. Dieser sympathische Effekt war auch nach Zerstörung des Hypothalamus noch auslösbar und erst verschwunden, wenn auch gewisse „extrapyramidale" Bahnen mitunterbrochen waren. Monnier (1963) sprach deshalb von hypothalamus-unabhängigen sympathischen fronto- und temporo-pontinen absteigenden Bahnen. Gleichwohl ließ sich bei vielen experimentellen Untersuchungen nachweisen, daß auch verschiedene Hirnrindenareale direkt und offensichtlich kreuzend ihre Impulse auf den Hypothalamus projizieren: so wurde von der Präzentralregion, von mehreren anderen, besonders basalen Stirnhirnfeldern, von dem Occipitallappen und anderen Regionen derartiges angenommen. Nach Monnier (1963) sind wohl von allen sensomotorischen Rindenfeldern sympathische Reizeffekte auslösbar. Eine Fülle klinischer Beobachtungen paßt gut zu dieser Konzeption. So wurde nach Rindenverletzungen und im Rahmen von fokalen und kortikalen Krampfanfällen häufig kontralaterales Schwitzen ausgelöst. Für Willkürhandlungen, etwa der rechten Hand, sind von der Hirnrinde, dem Kleinhirn und dem extrapyramidalen System geordnete motorische Impulsmuster erforderlich, aber auch eine geeignete vegetative Grundeinstellung, je nach intentierter Leistung. Die Hand muß optimal durchblutet sein, darf nicht zu stark schwitzen usw. Unsere derzeitigen Vorstellungen über die Wege der cerebralen sudorisekretorischen Efferenzen lassen sich somit in Form von drei Bahnsystemen beschreiben: 1. die thermoregulatorische hypothalamo-spinale Bahn, die ungekreuzt vom Hypothalamus absteigt. 2. die vom limbischen System und dem Großhirn auf den Hypothalamus projizierenden Bahnen, die wahrscheinlich zur Gegenseite kreuzen. 3. die unabhängig vom Hypothalamus von der Hirnrinde absteigenden, stets kreuzenden sympathischen bzw. sudorisekretorischen Bahnen. Spätestens im Bereich des Hirnstammes vereinigen sich alle drei Bahnsysteme zu einem einheitlichen absteigenden Bündel, das dann im Rückenmark in der Seitensäule herabzieht (s. Abb. 9 und 10 S. 20).

1.9 Rückenmark

Die ungekreuzt vom Hypothalamus absteigende sudorisekretorische Bahn, die sich ganz offensichtlich im oberen Hirnstamm mit den anderen vom Gehirn absteigenden oben geschilderten Bahnen vereinigt, durchläuft die laterale Medulla oblongata (beim Infarkt der lateralen Medulla oblongata, dem sogenannten Wallenberg-Syndrom, kommt es ebenfalls zu ipsilateraler thermoregulatorischer Hemianhidrose mit zentralem Horner-Syndrom (s. Abb. 41) und zieht dann im Rückenmark als schmales Bündel zwischen Pyramidenbahn und Vorderseitenstrang abwärts (s. Abb. 10). Sie enthält neben den sudorisekretorischen Fasern auch die anderen sympathischen Fasern für Vasomotorik, Pupillomotorik usw. Ihre halbseitige Unterbrechung im Rückenmark löst deshalb ebenfalls entsprechende ipsilaterale sympathische Halbseitendefektsyndrome aus. Eine halbseitige Hemihypohidrose wurde schon von Guttmann und List (1928) bei einseitiger Chordotomie im Cervicalsegment C3/4 festgestellt. Die Neuronen dieser Bahn enden in den vegetativen Nervenzellen des Seitenhorns, der sogenannten Stilling'schen Säule. Diese sympathischen Zellen bilden den Ursprung des vorletzten sudorisekretorischen Neurons. Sie sind nicht über die ganze Länge des Rückenmarks verteilt, sondern man findet sie lediglich zwischen den Rückenmarksegmenten TH 3 bis L 2 (C 8 und Th 2 sind der Pupillomotorik vorbehalten). Die sympathischen Efferenzen verlassen dann gemeinsam mit den motorischen Efferenzen das Rückenmark über die Vorderwurzeln, um zum Grenzstrang des Sympathikus zu ziehen. Dieses Innervationsmuster betrifft alle Wirbeltiere (Clara 1953).

1.10 Die Beziehungen der sympathischen Efferenzen zu der segmentalen Gliederung des Körpers

Aus der Tatsache, daß die sympathische Seitensäule des Rückenmarks nur in dem Abschnitt zwischen C8/Th2 (Pupillomotorik) bzw. Th 3 und L 2 gelegen ist, ergibt sich, daß die „Dermatome" der sympathischen Efferenzen und somit auch der Sudorisekretion nicht mit den bekannten Dermatomen der Sensibilität übereinstimmen. Nach klinischen Beobachtungen von Foerster (1936) und späteren

Untersuchern (Literatur bei Schliack und Schiffter 1979) ergibt sich, daß die Schweißsekretion in ihrer segmentalen Zuordnung, wie in der nachfolgenden Tabelle 3 dargestellt, einzuordnen ist.

Tabelle 3. Topik und Einflußareale sudorisekretrosicher Fasern in der Haut

Vordere Spinalnervenwurzel	Dermatome der sudorisekretorischen Einflußzonen
Th 3/4	Gesichtsbereich (Trigeminusareal) und C2–C4
Th 5/7	C5–Th 9
Th 8	Th 5–Th 11
Th 9	Th 6–L 1
Th 10	Th 7–L 5
Th 11	Th 9–S 5
Th 12	Th 10–S 5
L 1	Th 11–S 5
L 2	Th 12–S 5

Es gibt nach dieser Übersicht also keine sudorisekretorischen Efferenzen in den Vorderwurzeln oberhalb von Th 3 und unterhalb von L 2. Dies entspricht auch den Beobachtungen bei Querschnittslähmungen.

1.11 Spinalnervenwurzeln

Läsionen der Spinalnervenwurzeln C1 bis Th 2 und L 3 bis S 5 können, selbst wenn mehrere benachbarte Wurzeln betroffen sind, keine Störungen der Schweißdrüsensekretion bewirken, weil diese Wurzeln keine sudorisekretorischen Efferenzen enthalten.

Isolierte Läsionen einzelner Spinalnervenwurzeln innerhalb des Bereichs von Th 3 bis L 2 verursachen ebenfalls keine klinisch erkennbaren Störungen des zentrogenen, also thermoregulatorisch oder emotional ausgelösten Schwitzens. Die spontane und die pharmakologisch ausgelöste Tätigkeit der Schweißdrüsen kann in jedem Falle auch erhalten bleiben, weil ja der distal gelegene Grenzstrang mit den Ursprungszellen der distalsten sudorisekretorischen Neurone intakt ist. Nur bei Unterbrechung von etwa 5 benachbarten Wurzeln entsteht im Zentrum des abhängigen Areals eine Verminderung des thermoregulatorischen Schwitzens. Die pharmakologisch provozierte und die lokal reflektorisch ausgelöste Schweißsekretion ist in diesen Fällen häufig sogar vermehrt, sozusagen „spastisch" gesteigert. Über die Verteilerfunktion des Grenzstrangs siehe im nächsten Abschnitt.

1.12 Der Grenzstrang

Der Grenzstrang (Truncus sympathicus) ist der Beginn der „gemeinsamen Endstrecke" aller sudorisekretorischen Efferenzen. Die sympathischen Fasern der vorletzten sudorisekretorischen Neurone erreichen den Grenzstrang über die Vorderwurzeln und die Rami communicantes albi. In den Grenzstrangganglien werden sie auf das letzte sympathische Neuron umgeschaltet, das nun über die Rami communicantes grisei zu den Spinalnerven zieht, um mit ihnen im gleichen Verband zu den Schweißdrüsen der Haut zu gelangen. Dabei versorgen die sympathischen Fasern für die Schweißdrüsen exakt dasselbe Areal der Haut, das von den sensiblen spinalen Nervenfasern innerviert wird. Allerdings sind hierbei noch einige Besonderheiten zu beachten: zunächst einmal ist Bereich der distalen sympathischen Fasern häufig das Vorkommen von einzelnen Nervenzellen oder Zellgruppen zu beobachten, die ebenfalls noch Umschaltstellen vom prä- auf das postganglionäre Neuron sein können. Zweitens ist von praktischer Wichtigkeit vor allem die Tatsache, daß die über die vorderen Wurzeln laufenden vorletzten sudireskretorischen Neurone nicht nur in den Zellen eines einzigen sympathischen Ganglions umgeschaltet werden, sondern über Kollateralen jeweils von einer einzigen präganglionären Faser zahlreiche postganglionäre Neurone erreicht werden. Jedes präganglionäre sympathische Neuron findet Anschluß an etwa 6–10 postganglionäre Neurone, die im Grenzstrang ihren Ursprung haben. Man spricht von der „Verteilerfunktion" des Grenzstranges (s. Abb. 14). Die sympathischen Kollateralen der im oberen Thorakalabschnitt von etwa Th 3/4 bis zu Th 7 entspringenden Fasern sind dabei vorwiegend nach cranial hin orientiert, die im unteren Thorakal- und Lumbalmark gelegenen vorwiegend nach caudal hin gerichtet. Dies hat für die klinische Diagnostik zur Folge, daß Defekte einzelner präganglionärer Faserbündel, also etwa isolierter vorderer Spinalnervenwurzeln, keine klinisch faßbaren Schweißsekretionsausfälle bewirken können. Dagegen können von hier ausgehende Reizerscheinungen (z. B.

Wurzelirritationen durch Wirbelsäulenerkrankungen oder durch reflektorische Erregungen bei Erkrankungen innerer Organe) viel breiter ausgedehnt werden, als es dem Ort der Läsion entsprechen würde. Die elektrischen Reizversuche von Foerster (1918) am Menschen bestätigten diese Verteilerfunktion des Grenzstranges: nach Reizung einer einzigen vorderen Spinalnervenwurzel war stets eine breit ausgedehnte Schweißsekretion innerhalb von fünf bis acht sensiblen Hautdermatomen zu erkennen, wobei von einer zentralen Maximalzone die Intensität der Schweißsekretion zur Peripherie des Gebietes hin ganz allmählich abnahm. Nur postganglionäre, d. h. distal vom Grenzstrang an den Spinalnerven selbst ansetzende Reizungen oder Unterbrechungen führen stets zu streng umschriebenen Irritationen bzw. anhidrotischen Defekten, weil distal vom Grenzstrang keine wirksame Verteilerfunktion mehr gegeben ist. Anhidrosen durch irreparable Grenzstrangunterbrechungen sind nicht kompensierbar. Alle Formen von zentrogenem Schwitzen müssen sistieren. Bei Zerstörung der sympathischen Ganglien oder ihren distalen Fortsätzen sistiert definitiv jegliche Schweißsekretion. Ein Wiedererscheinen der Schweißsekretion in den denervierten Gebieten kann in entsprechenden Fällen nur mit inkompletten Läsionen oder den vielen variablen Kollateralen der Grenzstrangfasern erklärt werden. Vielleicht spielen bei solchen Fällen auch die in den distalen Faserbereichen beobachteten Zellhaufen sympathischer Natur noch eine gewisse Rolle. Bei Unterbrechung des distalen sudorisekretorischen Neurons im Grenzstrang oder seinen distal davon gelegenen Efferenzen kommt es zur Atrophie der Fasern und damit auch zur Atrophie der Schweißdrüse. Sie ist dann nach einer bestimmten, nicht sicher gemessenen Degenerationszeit, selbst für Pharmaka wie Pilocarpin nicht mehr erregbar, so daß auch die pharmakologisch induzierte Schweißsekretion ausfällt. Die Degenerationszeit scheint etwa drei Wochen zu betragen, wenn die Unterbrechung der distalen Fasern komplett war. Man kann hier auch von einer Anhidrose vom peripheren Typ sprechen.

Für die klinische Diagnostik lassen sich relativ präzise Ausfallmuster der Sudorisekretion konstatieren: alle Läsionen des Grenzstranges führen zu Schweißsekretionsminderungen bzw. Anhidrosen vom peripheren Typ. Unterbrechungen des Halsgrenzstranges in den verschiedenen Ebenen mit den jeweils typischen Anhidrosebezirken sind schon im Rahmen der Besprechung des Horner-Syndroms auf Seite 127 beschrieben worden. Es sei noch einmal kurz zusammengefaßt: Unterbrechungen am Ganglion stellatum führen zu Anhidrose (und Horner-Syndrom) des ganzen oberen Körperquadranten einschließlich Arm, Schulter, Hals und Kopfseite. Läsionen des Halsgrenzstranges oberhalb davon verursachen Anhidrosen oberhalb des Armes. So ist z. B. eine Zerstörung des Ganglion cervicale superius gefolgt von einer Anhidrose der gleichseitigen Gesichts- und Halsseite, evtl. noch der Schulterhöhe (und einem Horner-Syndrom).

Im oberen Thorakalbereich führen Grenzstrangunterbrechungen, z. B. nach Kux, wenn sie in Höhe Th 3 erfolgen, ebenfalls zur Anhidrose des oberen Körperquadranten wie bei Zerstörung des Ganglion stellatum, jedoch ohne Horner-Syndrom am Auge (s. Abb. 32, 45). In gleicher Weise vorgenommene Grenzstrangunterbrechungen bei Th 4/5 bewirken allein eine Anhidrose des Arms und der Schulter, nicht jedoch des Gesichts. Dieser Eingriff ist wichtig für die operative Behandlung schwerer Hyperhidrosen der Hände, bei denen

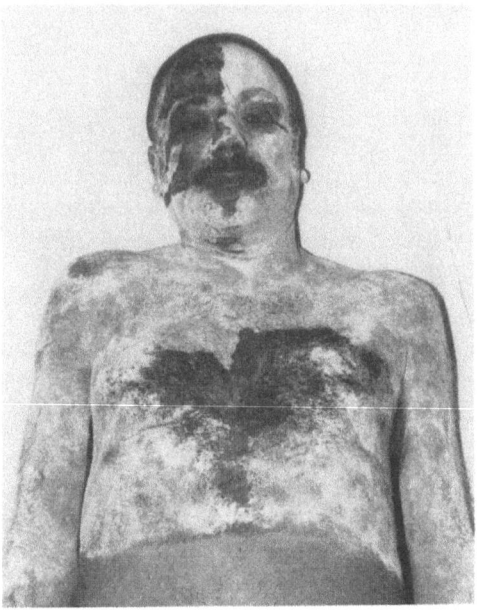

Abb. 45. Minor'scher Schweißtest nach therapeutischer thorakaler Sympathektomie. Rechts: Sympathektomie bei Th 5. Links: Sympathektomie bei Th 3/2. Kein Horner-Syndrom an den Augen

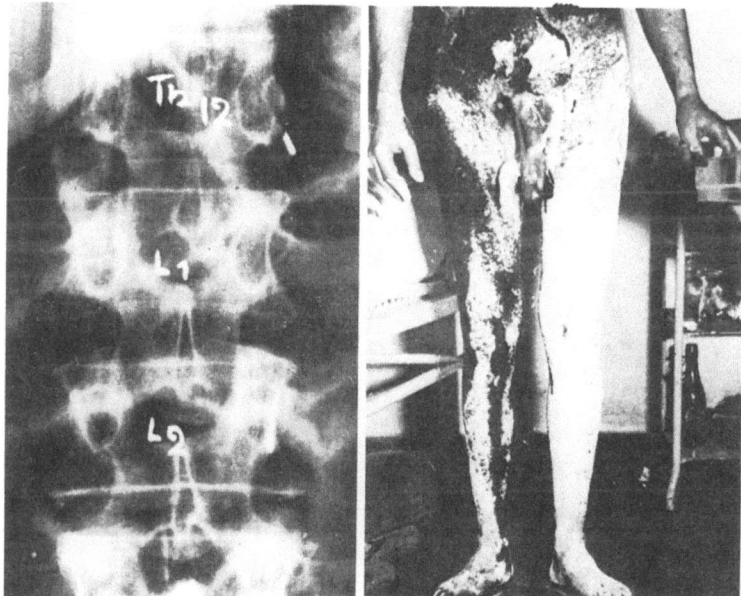

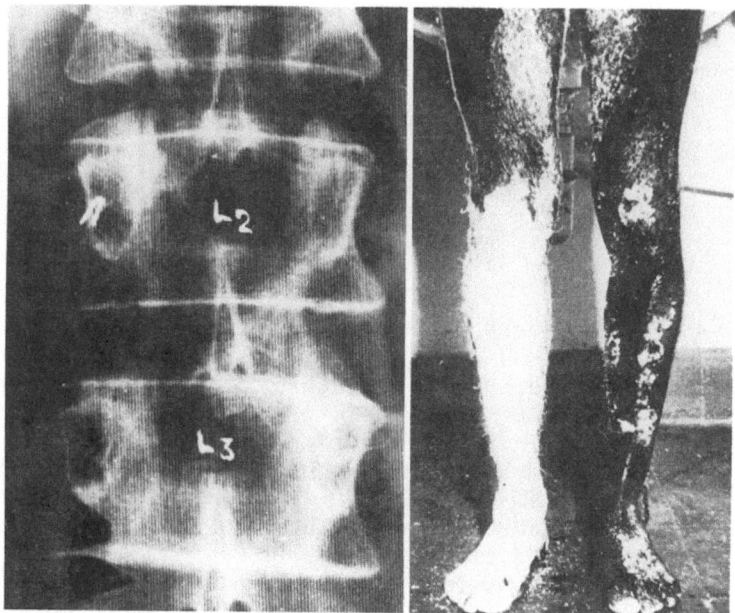

Abb. 46. a Anhidrose des ganzen linken Beines nach therapeutischer Sympathikotomie in Höhe von BWK 12 links (siehe Clip auf dem Rö.-Bild). Minor-Test. (Nach Bues 1954),
b Anhidrose des ganzen rechten Unterschenkels nach Sympathikotomie in Höhe von LWK 2 rechts (siehe Clip auf dem Rö.-Bild). Minor-Test. (Nach Bues 1954)

144 Kapitel 8: Das System der Schweißdrüsen

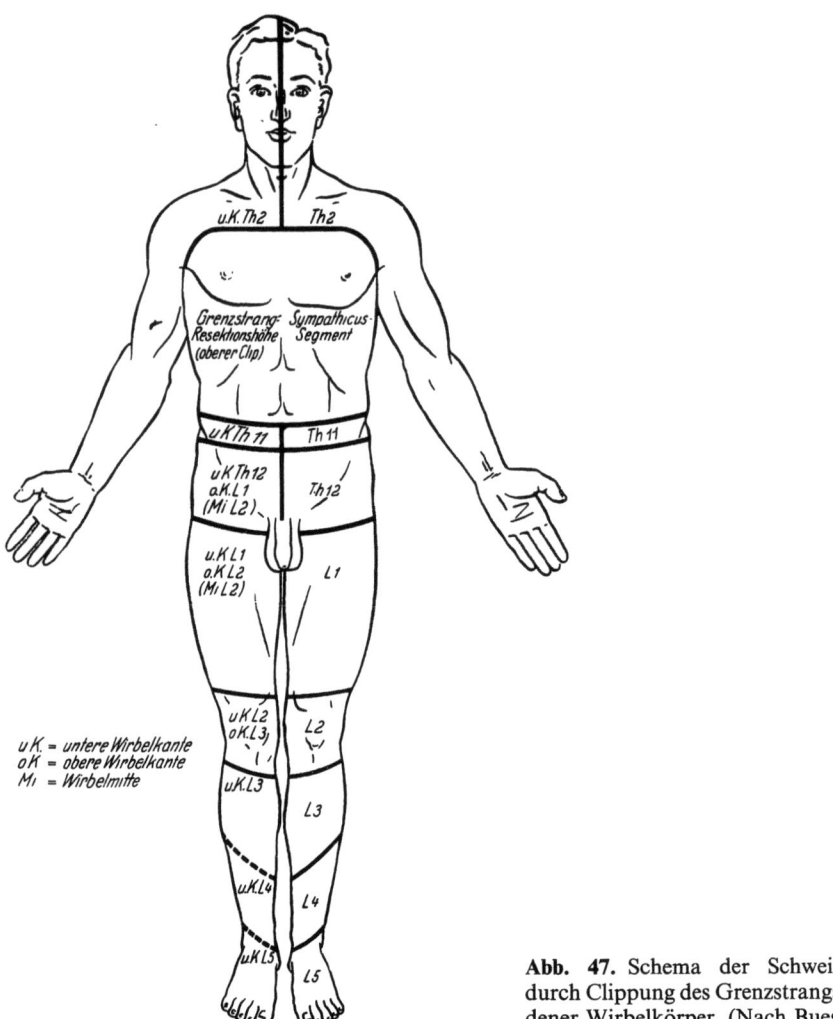

Abb. 47. Schema der Schweißsekretionsdefekte durch Clippung des Grenzstrangs in Höhe verschiedener Wirbelkörper. (Nach Bues 1954)

ja ein Horner-Syndrom am Auge vermieden werden soll (s. S. 162).
Die Projektionen des lumbosakralen Grenzstranges auf die untere Extremität sind ebenfalls durch operative Sympathikomien relativ gut aufgeklärt (nach Bues 1954). Unterbricht man den Grenzstrang in Höhe des BWK 12, so entsteht eine Anhidrose praktisch des gesamten Beines bis etwa zur Leistenbeuge. Bei Unterbrechung in Höhe des LWK 2 begrenzt sich die Anhidrose auf den Unterschenkel vom Knie bis zur Großzehe (s. Abb. 46a und b und 47).
Bei all diesen Eingriffen ist zu bedenken, daß die vielfach in die Peripherie ausgestreuten Ganglien noch Reste von sympathischer Innervation, auch der Schweißdrüsen, aufrechterhalten können. Auch muß man die erhebliche Variabilität der Sympathikusfasern im Bereich des Grenzstranges bedenken, wenn es nicht immer zu kompletten Anhidrosen bei diesen Eingriffen kommt.

1.13 Plexus und periphere Einzelnerven

Nach Verlassen des Grenzstranges über die Rami communicantes grisei ziehen die distalen sudorisekretorischen Sympathikusfasern im

1 Zur Anatomie und Physiologie 145

1.14 Besonderheiten der Schweißsekretion im Bereich des Gesichts

Im Bereich des Gesichts ist aus anatomischen Gründen die Besonderheit festzuhalten, daß dieser Hautbereich nicht von einem spinalen Nerven, sondern von einem Hirnnerven, nämlich dem Nervus trigeminus sensibel innerviert ist. Die sympathischen Fasern benötigen eine „Brücke", um vom Halsgrenzstrang zum Trigeminus und seinen Aufzweigungen zu gelangen. Diese Brücke bildet die Arteria carotis. Nirgends sonst benutzen sudorisekretorische Fasern die Arterien als Leitschiene. Nach Verlassen ihrer spinalen Ursprungszellen bei Th 3 gelangen die sudorisekretorischen Sympathikusfasern über die vorderen Wurzeln zu den zugehörigen Grenzstrangganglien und ziehen von dort nach Umschaltung cranialwärts den Halsgrenzstrang hinauf. Im Halsgrenzstrang selbst erfolgen keine Umschaltungen mehr. Nach Abzweigung der Fasern, die sich den sensiblen Spinalnerven für Hinterkopf und Hals anschließen, erreichen sie schließlich über das Ganglion cervicale superior, das sie nur durchlaufen, die Arteria carotis communis und von hier die Arteria carotis interna, die sie als periarterieller Gefäßwandplexus auf ihrem Weg zum Schädel begleiten. Distal vom Ganglion Gasseri wechseln die Fasern endlich von der Arteria carotis interna auf die drei Trigeminusäste über und ziehen mit deren Aufzweigungen zu den Schweißdrüsen des Gesichts. Auch hier stimmen dann sensibles und sympathisches Versorgungsareal exakt überein, wie es schon für die Extremitäten und den Rumpf dargestellt wurde. An den ersten Trigeminusast legen sich die Fasern noch intracraniell, an den zweiten und dritten Ast erst extracraniell an (Literatur bei Schliack und Schiffter 1979). Siehe hierzu auch Abb. 49.

Im Bereich des Gesichts besteht aber abweichend vom übrigen Körper noch eine weitere Besonderheit. Es ließ sich nachweisen, daß ein Teil der Schweißfasern aus dem Plexus der Arteria carotis communis nicht über die Arteria carotis interna zum Trigeminus zieht, sondern über die Endäste der Arteria carotis externa direkt zu den Schweißdrüsen des Gesichts gelangt (Schiffter-Retzlaw 1967, Schliack u. Mitarb. 1972). Man fand bei Unterbrechung diverser Gesichtsarterien im Minor'schen Schweißtest deutliche gleichseitige Hypohidrosen, je nachdem, welche Arterie

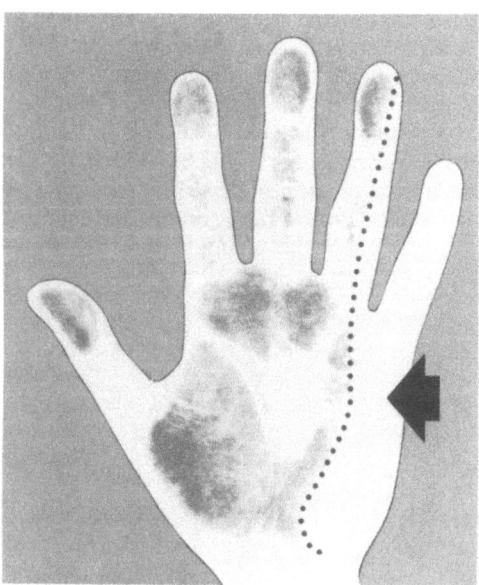

Abb. 48. Anhidrose exakt im jetzt anästhetischen sensiblen Versorgungsgebiet des N. ulnaris rechts durch N. ulnaris-Parese. Beachte die „Halbierung" des 4. Fingers. (Nach Schliack 1978, Exempla Neurologica Bd. II, Cascan GmbH, Wiesbaden)

Verband der Spinalnerven zur Haut. Dabei benutzen sie als Leitschiene die sensiblen Spinalnerven und versorgen dann exakt nur die Schweißdrüsen in dem sensiblen Territorium dieses Spinalnerven. Unterbrechungen im Bereich des Plexus oder der distalen Einzelnerven führen dann regelmäßig zur Anhidrose nur im sensiblen Territorium des entsprechenden Nerven. Man kann deshalb mit dem Minor'schen Schweißtest oder dem Ninhydrin-Test nach Moberg quasi eine Sensibilitätsprüfung vornehmen (Literatur bei Schliack und Schiffter 1971). Auch hier handelt es sich selbstverständlich um eine Anhidrose vom peripheren Typ. Allerdings ist zu bedenken, daß das pharmakologisch provozierte Schwitzen, etwa durch Pilocarpin, noch einige Zeit, im Durchschnitt drei Wochen, erhalten bleibt, nämlich so lange, bis die neuro-glanduläre Synapse und die Schweißdrüse selbst degeneriert sind. Deshalb ist auch bei Leitungsanaesthesie mit Novocain das pharmakologisch provozierte Schwitzen nicht zu unterbrechen. Ein Beispiel für Anhidrosen nach peripheren Einzelnervenläsionen zeigt Abb. 48 (s. auch Abb. 56, S. 157).

unterbrochen war. Es handelt sich dabei im wesentlichen um Hypohidrosen, nie um Anhidrosen. Offenbar wird der Hauptteil der sudorisekretorischen Fasern doch über die Carotis interna und den Trigeminus geleitet. Die zweite Leitung über die Äste der Arteria carotis externa könnte der Grund sein, daß nach Trigeminusunterbrechungen die Schweißsekretion in gewissem Maße auch wiederkehren kann. Siehe Schema Abb. 49.

Die Funktion der ekkrinen Schweißdrüsen im Bereich des Gesichts ist aber sonst im wesentlichen die gleiche wie die der Schweißdrüsen der übrigen Haut des Körpers. Am stärksten schwitzen die Stirn, die Ober- und Unterlippe, etwas geringer die Schläfen. Oberhalb der Nasenwurzel kann in der Mittellinie ein kleiner runder Bezirk ganz anhidrotisch bleiben, während Nasenrücken und Umgebung erheblich schwitzen.

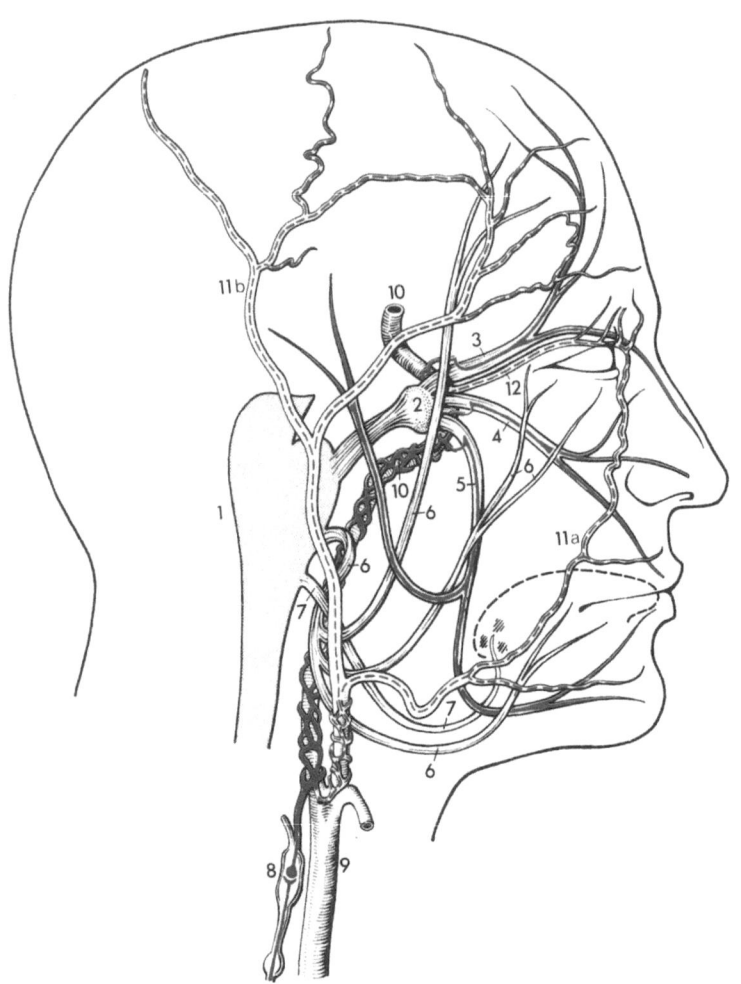

Abb. 49. Schema der 2 Wege der sympatischen (sudorisekretorischen) Innervation des Gesichts über die Trigeminusäste bzw. die Verzweigungen der A. carotis externa: 1. Hirnstamm, 2. Ganglion gasseri, 3. N. supraorbitalis, 4. N. maxillaris, 5. N. mandibularis, 6. N. facialis, 7. N. glossopharyngeus, 8. Ganglion cervicale craniale, 9. A. carotis communis, 10. A. carotis interna, 11. a) A. facialis, 11. b) A. temporalis superficialis, 12. A. ophthalmica. (Nach Schliack und Mitarbeiter 1972)

2. Klinik

Die sorgfältige Prüfung der Schweißsekretion mit ihren diversen Möglichkeiten von Störungen kann wichtige diagnostische Hinweise geben und das neurologische diagnostische Instrumentarium erheblich erweitern. Diese Möglichkeiten werden noch immer zu wenig beachtet.

2.1 Untersuchungsmethoden

Es sollen im folgenden vornehmlich die Untersuchungsmethoden beschrieben werden, die für die Neurologie wichtig sind. Der Dermatologe wird darüber hinaus noch eine ganze Reihe von eigenen Untersuchungsverfahren benutzen, die den Neurologen nur am Rande interessieren.
Am besten bewährt haben sich zwei Testmethoden, nämlich die nach Minor (1927) und die nach Moberg (1959).

2.1.1 Der Jodstärketest nach Minor

Er bedient sich der altbekannten Jodstärke-Reaktion, wobei Jod und Stärke bei Zusammentreffen mit Wasser einen schwarzvioletten Farbkomplex bilden. Technisch geht man so vor, daß man zunächst am liegenden Patienten die gesamte ventrale Körperoberfläche oder die zu testende Körperregion mit der frisch hergestellten Jodlösung (Jodi puri 1,5, Olei rhicini 10,0, Spiritus 96% ad 100,0) mit einem Wattebausch möglichst homogen bestreicht. Dann wird ebenso gleichmäßig die gesamte Fläche mit Stärkepuder fein bestäubt, und endlich der gesamte Körper möglichst gleichmäßig trocken erhitzt. Dies kann in altmodischer Weise mit dem Lichtbügel geschehen, besser wäre eine aufheizbare kleine Kammer, in die der Patient nach der Prozedur hineingeschoben wird. Etwa 20 Minuten vor Beginn der Untersuchung gibt man Hidrotika (z. B. Acetyl-Salizyl-Säure). Mit dieser Methode prüft man das thermoregulatorische, also zentrogene Schwitzen, wobei sich regionale oder halbseitige Anhidrosen darstellen. Die nicht oder schlecht schwitzenden Körperpartien bleiben weiß oder schwärzen sich geringer (Hypohydrose) als die gesunde Seite oder Körperpartie.
Will man auch die Frage klären, ob etwa durch Unterbrechung des distalsten sympathischen Neurons die neuro-glanduläre Synapse bzw. die Drüse selbst atrophiert sind, dann kann man den ganzen Versuch nach Reinigung und Trocknung des Körpers noch einmal wiederholen indem man nun nicht thermoregulatorisch reizt sondern 0,01 g (1 ml) Pilocarpin subcutan spritzt.
Bei bestimmten Störungen der Schweißsekretion des Gesichts, vor allem dem sogenannten Geschmacksschwitzen, kann man eine dritte Untersuchungsmethode anschließen, wobei als Stimulation nicht Hitze oder Pilocarpin sondern das Essen von scharfen oder sauren Speisen, z. B. eines sauren Herings eingesetzt wird (s. auch S. 159).

2.1.2 Der Ninhydrin-Test nach Moberg

Dieser Test kann nur die Schweißsekretion an den Hand- und Fußflächen prüfen. Er ist aber besonders leicht handhabbar, viel weniger aufwendig als etwa der unbequeme Minor-Test und kann selbst bei Hausbesuchen ambulant durchgeführt werden. Es wird dabei praktisch nur die spontane Schweißsekretion geprüft, Überwärmung oder Pharmaka sind nicht erforderlich. Er ist besonders für die Diagnostik und prognostische Einschätzung peripherer Nervenläsionen an den Extremitätenenden nützlich. Man kann mit ihm Unterbrechungen des Nervus medianus, des Nervus ulnaris und des Nervus tibialis bzw. ischiatictus gut dokumentieren.
Im Gegensatz zu früheren eigenen und anderen Mitteilungen ist es zweckmäßig, die Hände oder Füße vor dem Test nicht besonders zu waschen, wenn sie nicht wirklich verschmutzt sind. Der Kranke braucht nur seine Hand bzw. seinen Fuß auf einen Bogen sauberen Schreibmaschinenpapiers zu drücken und man umfährt den Fuß bzw. die Hand mit einem Bleistift, um die Umrisse zu markieren. Die Hand des Untersuchers sollte in einem Gummihandschuh stecken, damit sich seine eigene Schweißproduktion nicht auf dem Papier abbildet. Nachdem die Hand bzw. der Fuß fest aufgedrückt sind, wird das Papier langsam durch eine 1%ige Ninhydrin-Lösung in Aceton, der vorher einige Tropfen Eisessig zugesetzt worden sind, hindurchgezogen und anschließend im Heißluftsterilisator bei ungefähr 110–120° 2–3 Minuten erhitzt. Die von schweiß-sezernierender Haut berührten Papierstellen färben sich violett, die anhidrotischen Bezirke bleiben weiß bzw. deutlich heller violett, wenn es sich um eine Hypohidrose handelt. Man kann hiermit sehr zuverlässig

Anhidrosen und Hypohidrosen und deren regionale Begrenzung abbilden. Meist lassen sich Schweißdrüsenausführungsgänge in Form von violetten Pünktchen erkennen. Die Anfärbbarkeit des Schweißes mit Ninhydrin beruht auf seinem in Spuren nachweisbaren Gehalt an Aminosäuren (Glutaminsäure, Asparaginsäure, Serin, Valin u. a.). Bekanntlich ist die Ninhydrin-Reaktion eine wichtige Nachweis- und Bestimmungsmethode der Alpha-Amino-Säuren. Der Test wird auch in der Kriminalistik verwendet.

2.1.3 Weitere Hinweise

Zur orientierenden Schweißsekretionsdiagnostik genügt oft auch schon das einfache Betasten der Hautpartien des Kranken mit der Dorsalseite der eigenen Finger. Man erkennt dabei meist schon sehr deutlich die unterschiedliche Feuchtigkeit oder Klebrigkeit der Haut.
Schließlich kann man auch durch Lupenbetrachtung erkennen, ob Schweißperlen vorhanden sind oder nicht.
Um die Ergebnisse von Schweißtests richtig beurteilen zu können, muß man die normalen Schweißbilder vom menschlichen Körper kennen. Die ekkrinen Schweißdrüsen sind durchaus nicht gleichmäßig über die gesamte Körperoberfläche verteilt. Die Nasenspitze schwitzt z. B. wenig, die infraorbitalen Bereiche variieren stark, am stärksten schwitzen Stirn, Nasolabialfalten und Oberlippe. An den Händen ist die Schweißsekretion im Bereich der Fingerkuppen am ausgeprägtesten, stark schwitzen auch Daumen- und Kleinfingerballen. Die Oberschenkel schwitzen an der Innenfläche stärker als an der Vorder- und Außenfläche, die Unterschenkel besonders medial vorn.
Für die neurologische Diagnostik sind einige Faktoren aus den Ergebnissen von Schweißsekretionstests besonders hervorzuheben:
Man kann Hyperhidrosen von Hypo- bzw. Anhidrosen unterscheiden. Hyperhidrosen sind ein Reizphänomen der sympathischen Innervation. Halbseitige Hyperhidrosen sprechen für eine cerebrale Auslösung, symmetrische Hyperhidrosen der oberen oder unteren Körperhälfte für eine Rückenmarkläsion, enger umschriebene Hyperhidrosen sind typisch für Irritationen des Grenzstranges (Quadrantenmuster) bzw. peripherer Einzelnerven. Reine thermoregulatorische Hypo- oder Anhidrosen bei erhaltener spontaner und pharma-

kologisch provozierbarer Schweißsekretion beweisen Krankheitsherde im Rückenmark oder im Bereich mehrerer benachbarter Spinalnervenwurzeln zwischen Th 3/4 und L 2. Hemi-Hypohidrosen oder Hemianhidrosen zeigen Unterbrechungen der absteigenden sympathischen Bahn aus dem Hypothalamus an. Bei totalen regional begrenzten Anhidrosen für alle Auslöseweisen einschließlich der pharmakologischen Schweißsekretion, liegt die Leitungsunterbrechung im Grenzstrang (Anhidrose im oberen oder unteren „Quadranten") oder im Bereich einzelner peripherer Nerven (Anhidrose im sensiblen Versorgungsgebiet des Nerven).

2.2 Klinische Syndrome und Krankheitsbilder

2.2.1 Gehirnerkrankungen

Störungen der Schweißsekretion bei Hirnerkrankungen sind seit langem bekannt. Halbseitige Hemi-Hyperhidrosen in der gelähmten Körperseite nach contralateralen vaskulären Hirninsulten sind schon im vorigen Jahrhundert beschrieben worden. Die alten französischen Neurologen nannten dies „Hémiplegie sudorale" (Literatur bei Schliack und Schiffter 1979). Dies entspricht auch eigenen Erfahrungen. Man beobachtet nicht selten, daß die paretische Seite stärker schwitzt als die gesunde. Es könnte sich dabei (durch die Großhirnläsion) um ein Enthemmungsphänomen der cortio-spinalen sudorisekretorischen Bahnen handeln. Appenzeller sah 1969 auch eine deutliche Hyperhidrose der contralateralen Körperhälfte nach einem Infarkt im Bereich der Inselrinde. Von verschiedenen anderen Untersuchern wurden ähnliche Beobachtungen berichtet, so nach Schußverletzungen und Operationen im Bereich der Großhirnrinde, vor allem im Bereich des Parietallappens und der Präzentralregion (Literatur bei Schliack und Schiffter 1979). Auch bei fokalen Rindenanfällen wurde gleichzeitig eine Hyperhidrose in der krampfenden Extremität beobachtet.
Bei den Großhirninfarkten ist jedoch mit dieser Deutung Vorsicht geboten. Wir haben diese Befunde anhand von zwei Untersuchungsserien bei Kranken mit Infarkten des Großhirns nachgeprüft (Schiffter und Schliack 1974). Dabei ergab sich, daß bei 10 Fällen von Infarkten im Versorgungsgebiet

der Arteria cerebri media im Minor'schen Schweißtest achtmal eine thermoregulatorische Hemi-Anhidrose der Herdseite festzustellen war (also keine Hyperhidrose der Gegenseite). Es ließ sich ein neues Syndrom konstatieren, das wir „telodiencephales Ischaemie-Syndrom" nannten. Es besteht aus den bekannten contralateralen Halbseitenlähmungen, d.h. brachiofacial betonter Hemiparese und ggf. Hemianopsie oder -aphasie und einer thermoregulatorischen Hemi-Anhidrose mit zentralem Horner-Syndrom auf der ipsilateralen also herdgleichen Seite. Dieses Syndrom war auch Wochen bis Monate nach diesem Infarkt noch nachweisbar, so daß eine akute contralaterale Reizhyperhidrose als Ursache der Seitendifferenz nicht in Betracht kam. Wir deuten dieses höchste, d.h. cortex-nächste gekreuzte Syndrom als Kombination des bekannten kontralateralen sensomotorischen Lähmungsbildes bei Insulten der Arteria cerebri media mit einer ipsilateralen herdseitigen Unterbrechung der ungekreuzt absteigenden hypothalamo-spinalen Sympathikusbahn. Der Insult hat dann jeweils die absteigende sympathische Bahn im subthalamischen Bereich mitlädiert. Es handelt sich also um ein zentrales sympathisches Defizit-Syndrom. Nach Lazorthes und Compman (1966) ist das Syndrom mit der Gefäßversorgung der sub- und hypothalamischen Region auch gut erklärbar. Es tritt vor allem bei Verschluß der Arteria carotis interna bzw. bei einem proximalen Verschluß der Arteria cerebri media auf. Bei einer Serie von 40 unausgelesenen Fällen von ischämischen Insulten im Bereich der Arteria cerebri media konnten wir das Syndrom in etwa 40% der Fälle feststellen (Schiffter und Reinhard 1980).

Bei stereotaktischen Operationen mit Koagulation im Bereich des Subthalamus bzw. bei herdförmigen Erkrankungen der Region entsteht das gleiche Syndrom mit ipsilateraler thermoregulatorischer Hemianhidrose und zentralem Horner-Syndrom. Entsprechendes gilt selbstverständlich für Hypothalamusläsionen. Bei Prozessen in der Umgebung des Hypothalamus können aber auch besonders leicht sudorisekretorische Irritationsphänomene in Form von halbseitigen oder generalisierten Schweißausbrüchen das Bild beherrschen. Beispiele für das telodiencephale Ischämie-Syndrom s. Abb. 42 und Abb. 43.

Bei Infarkten im Bereich der Medulla oblongata ist eine thermoregulatorische ipsilaterale Hemianhidrose mit gleichseitigem zentralen Horner-Syndrom fast die Regel. Dies betrifft vor allem das sogenannte Wallenberg-Syndrom (s. Abb. 41).

All die genannten Symptome können selbstverständlich auch durch Tumoren, kleine Blutungen oder andere lokale Läsionen verursacht werden. Auch bei der multiplen Sklerose sind halbseitige oder umschriebene Hypo- oder Hyperhidrosen beschrieben worden (Noronha u. Mitarb. 1968). Sie sollen besonders bei zentralen Läsionen im Mittelhirn und Medulla oblongata auftreten.

Über cerebral ausgelöstes Geschmacksschwitzen s. S. 161.

Rückenmarksläsionen

Komplette akute *Querschnittslähmungen* oberhalb von Th 3/4 führen zum vollständigen Ausfall jeder thermoregulatorischen Schweißsekretion des ganzen Körpers. Sie müssen schwere Störungen der Thermoregulation nach sich ziehen. Die Kranken können sich überwiegend poikilotherm verhalten. Die durch die gleichzeitige Vasomotorenlähmung bedingte starke Vasodilatation und damit vermehrte Wärmeabstrahlung kann den Ausfall der Schweißsekretion nicht kompensieren. Es kommt zur Hyperthermie, die auch nicht ganz zutreffend „zentrales Fieber" genannt wurde. Bei diesen Hyperthemien fehlen die typischen Blutveränderungen, die sonst infektiöse Komplikationen anzeigen würden, und die ja ebenfalls die Temperaturerhöhung bedingen könnten. Diese Hyperthermie hält meist nur Stunden oder wenige Tage an. Trotz des Ausbleibens der zentralen sudorisekretorischen Impulse stellt sich auch bei totalen hohen Querschnittslähmungen innerhalb weniger Tage wieder eine normale Temperatur ein, die offenbar auf spinalem Niveau geregelt wird.

Über die gleichzeitig häufig vorhandene vasomotorische Kollapsneigung s. S. 250 (Literatur zu spinalen Schweißsekretionsstörungen siehe bei Schliack und Schiffter 1979).

Liegt die Rückenmarksschädigung weiter caudal, etwa bei Th 6 bis Th 8, so kann in den supraläsionellen Regionen, also in der ganzen oberen Körperhälfte, eine auffällige kompensatorische beidseitige Hyperhidrose auftreten. Bei langsam entstehenden Querschnittslähmungen, z.B. durch intramedulläre Tumoren bei Th 4 bis Th 8 kann man diese Hyperhidrose als diagnostisch wichtigen Hinweis ansehen. Wir haben mehrfach bei intramedullären Tumoren im oberen Brustmark profuse Schweißausbrüche der ganzen oberen Körperhälfte als frühes und klinisch wichtiges spinales Symptom beobachten können.

In späteren Stadien, nach akuten schweren Rückenmarksläsionen, tritt zwar eine Hyperthermie in der Regel nicht mehr auf, jedoch bleibt eine Labilität der Thermoregulation bestehen. Die fehlende thermoregulatorische Schweißsekretion wird zum Teil durch verstärkte Vasodilatation kompensiert, zum Teil durch spinale Automatismen der Schweißsekretion. Die pharmakologisch provozierbare Schweißsekretion, etwa durch Pilocarpin, ist in solchen Stadien dann überschießend verstärkt. Dies beobachtet man vor allem dann, wenn die anderen spinalen Automatismen in Gang gekommen sind. Man kann auch von einer gewissen „spastischen" Enthemmung der Schweißdrüseninnervation sprechen. Außerdem beobachtet man ein sogenanntes Reflexschwitzen unterhalb der Läsionsebene bei Applikation von Hautreizen. Es tritt aber auch auf bei motorischen Reflexautomatien, bei Stuhlgang, bei Blasenüberfüllung oder Blasenspülung.

Dieses symmetrische infraläsionelle Reflexschwitzen gilt ebenfalls als Ausdruck einer von zentrogenen Reizen unabhängigen spinalen Automatie. Es setzt freilich ein intaktes infraläsionelles Rückenmark voraus. Dieses Reflexschwitzen kann gering oder ganz massiv sein, so daß täglich mehrmaliges Wäschewechseln erforderlich wird.

Therapeutisch hat sich gegen diese reflektorischen Hyperhidrosen das anticholinerg wirkende Bornaprin sehr gut bewährt (z. B. Sormodren). Man dosiert einschleichend individuell mit zunächst einer halben Tablette (= 2 mg) bis auf etwa 2 × 1 Tablette (= 8 mg) pro Tag. Gelegentlich kann es dabei zu Mundtrockenheit oder auch bei Dosen um 8 mg zu Übelkeit und Brechreiz kommen. Werden 8 mg pro Tag nicht überschritten, sind Kreislaufreaktionen oder Blasen-Mastdarm-Störungen nicht zu erwarten.

In schweren, quälenden und hartnäckigen Fällen kann eine operative Grenzstrangdurchtrennung erforderlich werden (s. hierzu auch S. 162).

Relativ häufig sind noch periläsionelle Hyperhidrosen im Bereich der Segmente, in denen die Rückenmarksläsion gelegen ist. Hier kann es sich um einen perifokalen Reizzustand handeln, wie man ihn nach peripheren Nervenläsionen und Sympathikusläsionen häufig beobachtet. Dies betrifft freilich nur die Rückenmarkssegmente Th 3 bis L 2. Es soll auch hier noch einmal auf die fehlende Kongruenz zwischen den sensiblen Dermatomen und den sudorisekretorischen Einflußzonen hingewiesen werden, die durch die Begrenzung der sympathischen Ursprungszellen im Rückenmark zwischen Th 3 bis L 2 gegeben ist (s. S. 141).

Die wegen schwerer Schmerzen, z. B. bei unbehandelbarem Karzinom, auch heute noch häufig notwendige *Chordotomie,* also die Durchtrennung des Vorderseitenstranges, führt ebenfalls zu Schweißsekretionsstörungen. Es kommt dabei zu den periläsionellen Hyperhidrosen und infraläsionell zu einer thermoregulatorischen Hypohidrose. Einige Wochen nach der Chordotomie ist die Schweißsekretionsstörung, insbesondere auch die ipsilaterale infraläsionelle Hemianhidrose meist nicht mehr nachweisbar. Dies liegt wahrscheinlich daran, daß die sympathische absteigende Bahn sehr eng an die Pyramidenbahn angelehnt abwärts steigt, die der Neurochirurg sorgfältig zu verschonen sucht. Die sympathischen Fasern der Bahn werden also allenfalls geringfügig lädiert aber in der Regel nicht vollständig unterbrochen.

Auch bei der *Syringomyelie* ist die Schweißsekretion am Körper häufig gestört. Man findet, sofern das obere Thorakalmark beteiligt ist, Störungen bzw. Minderungen der thermoregulatorischen Schweißsekretion in den Bezirken der dissoziierten Empfindungsstörung. Der zentralkanalnahe Prozeß der Grunderkrankung hat dann auch die sympathische Seitensäule des Rückenmarks lädiert. Symmetrische oder auch asymmetrische Hypohidrosen vom zentralen Typ können freilich auch im oberen Zervikalmark verursacht werden, nämlich dann, wenn die absteigende sympathische Bahn durch die Höhenbildungen im Bereich des Zentralkanals unterbrochen wird. Die spontane Schweißsekretion bleibt im Bereich der dissoziierten Empfindungsstörung allerdings erhalten (normaler Nynhidrintest). Die Areale, in denen die zentrogene Schweißsekretion erloschen ist, bieten allerdings oft nach Pilocarpin-Injektion eine vorzeitige überschießende Schweißsekretion. Bei Syringomyelie gibt es auch das gustatorische Schwitzen nicht selten (s. S. 161).

Selbst bei der heute selten gewordenen Poliomyelitis kann es zu einer Miterkrankung der sympathischen Seitensäule des Rückenmarks, so zu entsprechenden Störungen der Schweißsekretion kommen.

2.2.3 Läsionen der spinalen Nervenwurzeln

Bei Ausrissen oder Zerstörungen von einzelnen Spinalnervenwurzeln sind keine klinisch erkennbaren Störungen der Schweißdrüsenfunktion feststellbar. Theoretisch wären thermoregulatorische Anhidrosen zu erwarten, wenn innerhalb von Th 3 bis L 2 so viele benachbarte Wurzeln unterbrochen würden, daß die über 5 bis 7 (6–10) Segmente wirksame Verteilerfunktion des Grenzstrangs nicht wirksam werden könnte. Solche serienartigen Läsionen benachbarter Wurzeln zwischen Th 3 und L 2 kommen aber praktisch nicht vor. Sie sind dagegen relativ häufig im zervikalen und lumbosakralen Bereich. Hier können sie aber deshalb keine Anhidrosen verursachen, weil diese Wurzelfasern ja keine sympathischen Efferenzen enthalten. Bei einer serienmäßigen Unterbrechung etwa der Wurzeln C 5 bis Th 2, wie sie bei Motorradunfällen nicht selten vorkommen, kann es zu einer totalen Analgesie und Anästhesie der Hand kommen, die Schweißsekretion bleibt jedoch ungestört (s. Abb. 50). Dieser Umstand ist wichtig für die differential-diagnostische Abgrenzung zwischen Wurzelausreißungen und traumatischen Plexusläsionen. Bei den Plexusläsionen muß es stets auch zu Hypo- oder Anhidrosen der sensibilitätsgestörten Hautbezirke kommen. Bei den Wurzelläsionen ist die Schweißsekretion nicht gestört. Man muß allerdings vorsichtig sein, denn bei zervikalen Wurzelausreißungen können auch die zum Plexus ziehenden Grenzstrangfasern mit abreißen. Hier ist die Differential-Diagnose dann schwierig.

Im Lumbosakralbereich ist das gleiche zu beobachten. Selbst schwere komplette Kaudallähmungen (Wurzellähmungen) mit Analgesie der Füße führen nicht zur Anhidrose der Füße sondern die Schweißsekretion bleibt normal (s. Abb. 51).

2.2.4 Läsionen des Grenzstrangs

Schädigungen und Unterbrechungen des sympathischen Grenzstrangs sind relativ häufig. Bei guter Kenntnis der Anatomie und der meist präzise begrenzbaren sympathischen Defektsymptome ist hier sehr oft eine genaue Lokalisationsdiagnostik ohne weitere Hilfsmittel möglich. Durch die in den letzten zwanzig Jahren verbreitet durchgeführten selektiven Grenzstrangdurchtrennungen in verschiedenen Ebenen nach der Operationsmethode von Kux sind wir über die sympathischen Ausfallssyndrome, d. h. also auch die anhidrotischen Syndrome und ihre Begrenzung gut informiert. Das gleiche gilt für die Grenzstrangunterbrechungen im Lumbosakralbe-

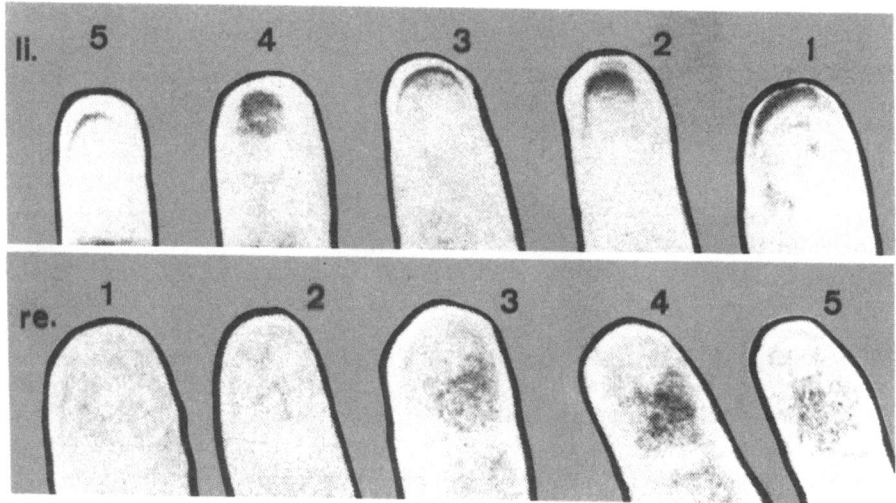

Abb. 50. Ninhydrin-Test nach Moberg der Finger beider Hände. Die linke Hand ist plegisch und analgetisch und anästhetisch durch Wurzelausriß C 5 bis Th 1. Keine Minderung der Schweißsekretion

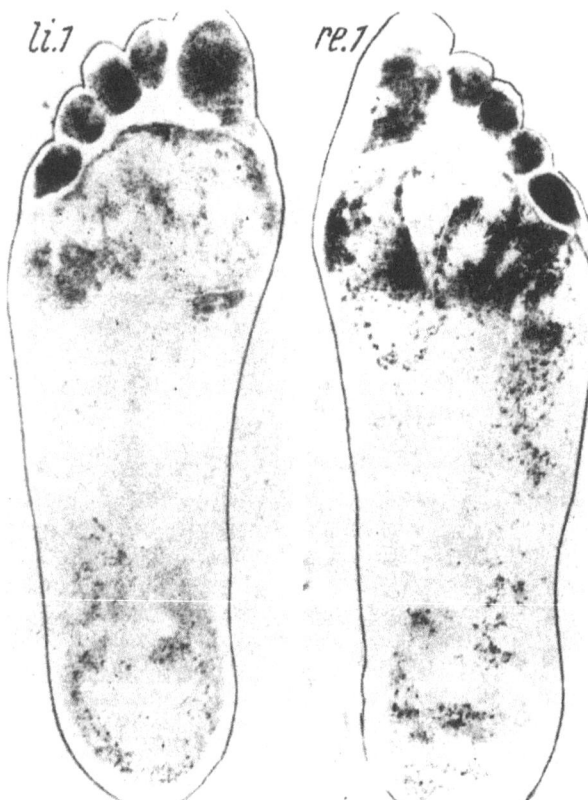

Abb. 51. Ninhydrin-Schweißtest nach Moberg an beiden Fußsohlen. Die Füße sind analgetisch und anästhetisch durch tumoröse Zerstörung der Caudawurzeln. Keine Minderung der Schweißsekretion

reich zur Besserung peripherer Durchblutungsstörungen (Bues 1954 und 1957). Das typische Syndrom einer Unterbrechung des Grenzstranges durch Operation oder etwa Tumor sind Anhidrose und Hyperthermie (Vasomotorenlähmung) in einem sogenannten Quadranten ohne Störung der Oberflächensensibilität oder der Motorik. Es wird ein oberer Körperquadrant (obere Thoraxpartie, Arm und Hals-Gesichts-Region) und ein unterer Körperquadrant (Abdomen und Bein) unterschieden, je nachdem, ob die Grenzstrangunterbrechung im oberen oder mittleren Thorakalbereich oder im Lumbosakralbereich erfolgt ist. Klinische Ursachen sind meist *maligne Tumoren* oder Lymphknotenmetastasen oder seltener Neurinome, Sympathikoblastome, Meningozelen u. a. gutartige raumfordernde Prozesse im paravertebralen Bereich. Halsgrenzstrangschädigungen entstehen gelegentlich im Gefolge von Operationen, etwa an der Carotis oder bei seitlichen Halsfisteln oder bei Tumoren.

Gut bekannt ist das sogenannte *Pancoast-Syndrom*. Hierbei handelt es sich um einen malignen Tumor (Lungenkarzinom) der Lungenspitze, der über die Pleura in Richtung proximalen Armplexus und Ganglion stellatum durchbricht. Die Symptomatik beginnt meist mit Schmerzen und Sensibilitätsstörungen im Versorgungsgebiet des Nervus cutaneus antebrachii ulnaris und des Nervus ulnaris, die Symptomatik geht dann später auch auf weitere Plexusnerven über. Gleichzeitig, und gelegentlich auch als erstes Symptom, kommt es zu einer tumurösen Zerstörung des Ganglion stellatum. Ist dies erfolgt, so entsteht ein oberes Quadrantensyndrom auf der Tumorseite mit Anhidrose des oberen Körperquadranten und peripherem Horner-Syndrom der gleichen Seite. Die Haut in den anhidrotischen Bezirken ist dann auch meist wärmer und evtl. leicht gerötet (sympathische Denervation der Gefäße). Ein Beispiel zeigen die Abb. 33a und b. Als Frühsymptom kann auch einmal eine Hyperhidrose im oberen Quadranten infolge Irritation des Ganglion stellatum auftreten. Bei einem Neurinom der spinalen Nervenwurzeln Th 2, das so groß geworden war, daß es auch das Ganglion stellatum

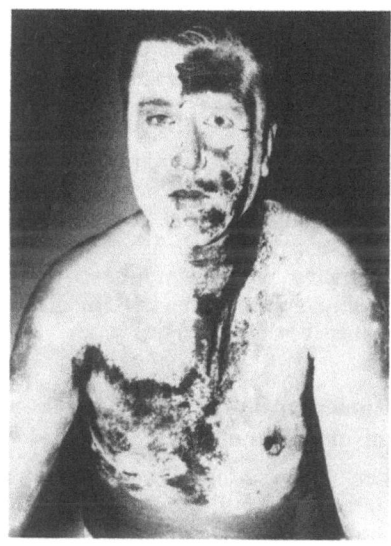

Abb. 52. a Komplette Quadranten-Anhydrose rechts mit peripherem Horner-Syndrom am rechten Auge infolge Kompression des oberen thorakalen Grenzstrangs einschließlich des Ganglion stellatum rechts durch ein großes Neurinom der Th 2-Wurzel. Ninhydrin-Test. (Siehe auch Abb. 38a und b)

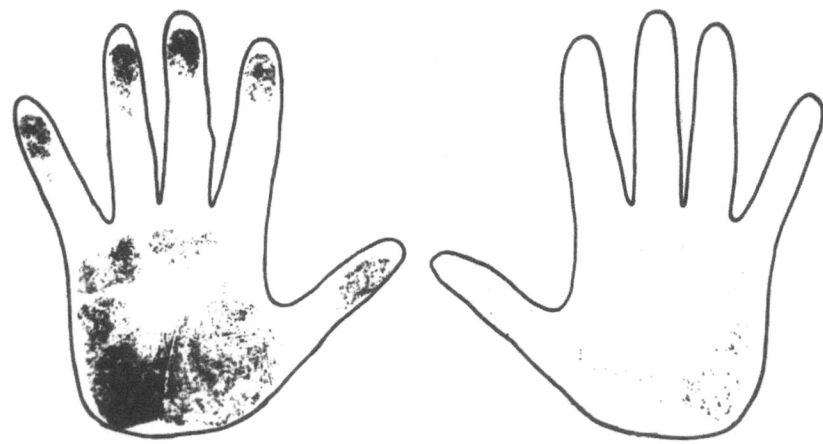

Abb. 52. b Ninhydrin-Schweißtest nach Moberg an den Handflächen bei dem Kranken von Abb. 52a. Fast komplette Anhidrose der rechten Hand.

komprimiert hatte, sahen wir ebenfalls einmal ein komplettes oberes Quadrantensyndrom (s. Abb. 52a–c). Auch der *Zoster* kann neben den Spinalganglien und bekanntlich auch den Vorderwurzeln zuweilen die sympathische Seitensäule des Rückenmarks, oder auch, was häufig nachgewiesen werden konnte, die Grenzstrangganglien befallen und schwer schädigen. Schliack und Godt (1977) haben einen Fall von oberem Körperquadranten-Syndrom beobachtet, das durch einen Zosterbefall der Wurzeln Th Th 3/4 entstanden war. Hier muß also in Th 3/4 auch der Grenzstrang entzündlich geschädigt worden sein. Ein Horner-Syndrom war dabei nich aufgetreten, weil ja in dieser Ebene keine pupillomotorischen Fasern verlaufen.

Grenzstrangzerstörungen im lumbosakralen Bereich entstehen fast ausschließlich durch maligne Tumoren oder, wohl noch häufiger, durch *Tumormetastasen* im lumbalen paraaortalen und iliacalen Bereich (s. Abb. 53). Es handelt sich dabei meist um Genital- oder Rektumkarzinome, auch um Hypernephrome, sowie um Lymphogranulomatosen und maligne Erkrankungen des lymphoretikulä-

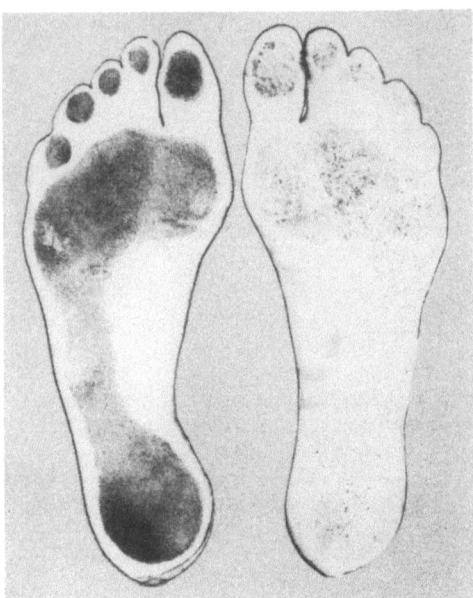

Abb. 53. Deutliche Hypohidrose der rechten Fußsohle infolge lumbaler Grenzstrangkompression durch Lymphknoteninfiltrate bei Morbus Hodgkin (Ninhydrin-Schweißtest)

ren Systems. Bei einer Untersuchungssereie (Schliack und Simon 1974, Schiffter 1976) fanden wir bei 69 Patienten mit derartigen malignen Erkrankungen in etwa 48% der Fälle eine lumbale Grenzstrangkompression, die sich als Anhidrose und Überwärmung eines Fußes bzw. Beines äußerte. Nur bei einem Drittel dieser Fälle waren noch Lähmungszeichen des Plexus lumbalis, besonders des Nervus femoralis zusätzlich feststellbar. Bei den übrigen zwei Dritteln beschränkte sich das Syndrom auf mäßige lumbosakrale Schmerzen und die Anhidrose und Überwärmung des Fußes bzw. Beines. Zugespitzt könnte man sagen: findet man bei einem Patienten einen trockenen heißen Fuß bei normal schwitzendem und normal temperiertem anderen Fuß, dann besteht ein hochgradiger Verdacht auf eine maligne Erkrankung im lumbosakralen paravertebralen Bereich. Dabei sind meist noch keine weiteren neurologischen Symptome etwa von Seiten des Beinplexus zu finden. Siehe Schema Abb. 54. Gelegentlich kann auch einmal ein Trauma ein derartiges Syndrom auslösen. Schliack und Fuhrmann (1980) haben eine reversible Läsion des lumbalen Grenzstrangs nach einem Flankentrauma beschrieben. Der Kranke hatte sich dabei Frakturen der lumbalen Querfortsätze 2 bis 5 zugezogen. Die Untersuchung ergab lediglich ein überwärmtes total anhidrotisches Bein bei Fehlen jeder anderen neurologischen Symptomatik. Möglicherweise haben Blutungen infolge der Frakturen den lumbalen Grenzstrang lädiert. Vier Wochen nach der ersten Untersuchung war die Schweißsekretion der betroffenen Seite bereits wieder deutlicher nachweisbar, nach einem Jahr schwitzte der Kranke seitengleich an den Fußsohlen und war auch sonst beschwerdefrei.

2.2.5 Läsionen im Bereich des Arm- und Beinplexus

Die meisten Plexusläsionen werden durch Traumen oder Tumorinfiltrationen ausgelöst. Im Bereich der Plexus befinden sich die sympathischen Fasern schon im Verband der sensiblen Nerven. Plexusläsionen müssen also außer den motorischen Paresen mit Reflexverlust und den entsprechenden Sensibilitätsstörungen nach Anhidrosen im Bereich der sensibel gestörten Einzelnerven bzw. Plexusstränge verursachen. Es handelt sich hier wiederum um eine Anhidrose vom peripheren Typ. Beim Pancoast-Tumor kann die Anhidrose im Arm oder der Hand auch Folge einer Zerstörung des Plexus selbst sein, in diesen Fällen findet man dann aber kein Quadranten-Syndrom sondern eine Anhidrose in den sensibel denervierten Hautbezirken. Die Begrenzung und Ausdehnung des anhidrotischen Hautgebietes richtet sich ausschließlich danach, welche Plexusfasern in welchem Ausmaß komprimiert oder zerstört sind. Bei Traumen im Bereich des Armplexus, besonders den gefürchteten Motorradverletzungen, kann es zu schweren Denervierungen des ganzen Armes kommen infolge von Wurzelausreißungen etwa von C4 bis Th1 oder aber auch durch schwere Schädigung des Armplexus selbst. Hier hilft die Prüfung der Schweißsekretion. Bei reinen Wurzelläsionen ist die Schweißsekretion intakt (s. Abb. 50), bei Plexusläsionen findet man in den sensibel gestörten Bereichen eine Anhidrose. Gelegentlich kann allerdings auch bei Wurzelausreißungen durch Zerrung und Zerreißung der zum Plexus strebenden Sympathikusfasern auch eine Anhidrose im Arm oder in der Hand auftreten, hier wird die Differentialdiagnose dann schwieriger und es sind Lumbalpunktionen und evtl. Myelographie erforderlich.

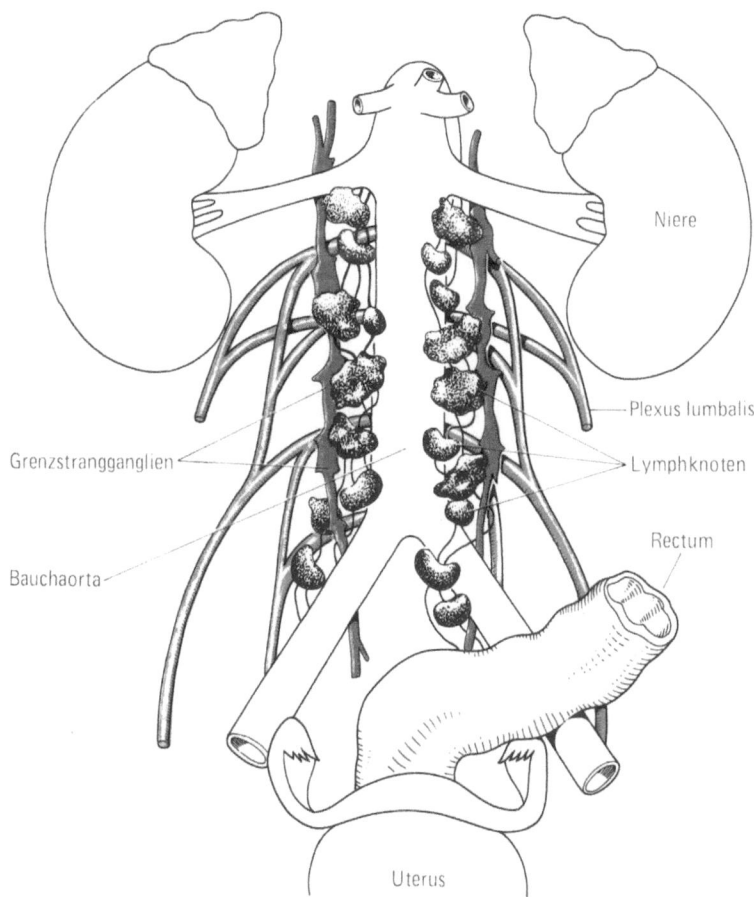

Abb. 54. Schematische Darstellung der topographischen Beziehungen zwischen lumbalem Grenzstrang, Plexus lumbalis und paraaortalen und paravertebralen Lymphknoten

Im Bereich des Plexus lumbosacralis sind die schädigenden Ursachen fast ausschließlich Tumoren. Insbesondere die weiblichen Genitalkarzinome und die Prostatakarzinome sowie Rektumkarzinome infiltrieren nicht selten den Plexus lumbosacralis. Die Folge ist eine entsprechende Plexuslähmung mit motorischen und sensiblen Ausfällen und einer Anhidrose in den sensibel denervierten Hautbezirken. Auch hier ist die Differentialdiagnose zwischen Wurzelläsion und Plexusläsion mit der Schweißdrüsenfunktionsprüfung möglich. Eine Minderung oder Aufhebung der Schweißsekretion beweist die Läsion des Plexus, bei Wurzelläsionen treten Schweißsekretionsstörungen nicht in Erscheinung (Beispiele s. Abb. 55).

2.2.6 Läsionen peripherer Einzelnerven

Wie schon oben erwähnt, führen totale Unterbrechungen peripherer Einzelnerven, die auch sensible Fasern enthalten, stets und mit Sicherheit auch zu einer totalen Anhidrose in dem sensibel gestörten Hautbezirk. Auf diese Weise ist quasi eine Art Sensibilitätsprüfung mit Hilfe der Schweißsekretion möglich. Im Bereich der Hände und Füße läßt sich dies besonders gut mit dem Ninhydrintest nach Moberg dokumentieren. Die Bezeichnung „Sensibilitätstest" trifft allerdings nur für Totalläsionen dieser Einzelnerven zu, nicht jedoch für Teilläsionen oder Irritationen einzelner Nerven und auf keinen Fall für Sensibilitätsstörungen anderer Genese etwa radikulä-

Kapitel 8: Das System der Schweißdrüsen

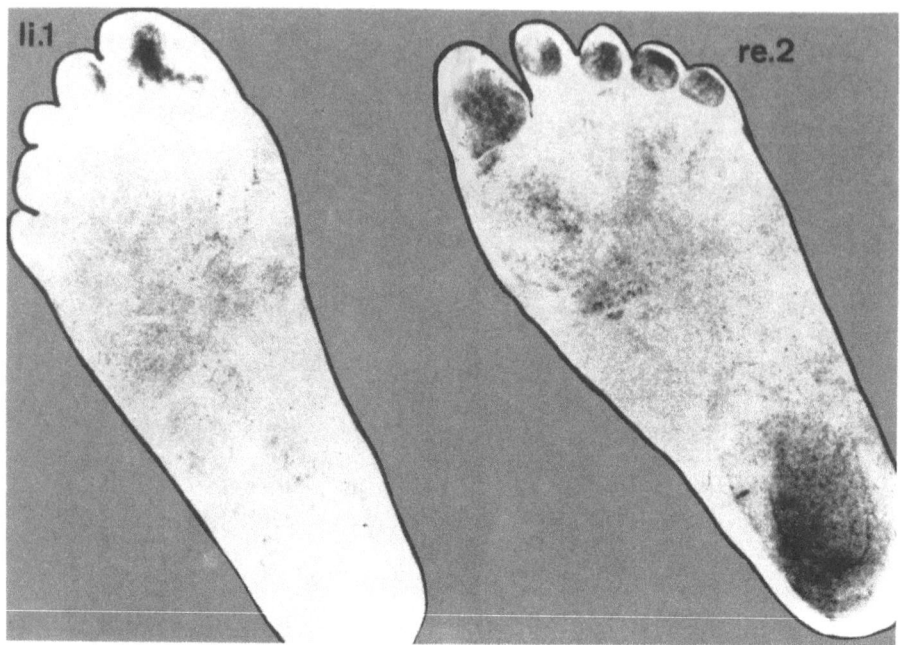

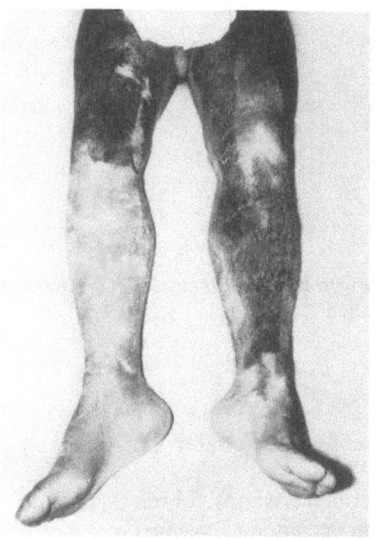

Abb. 55. a Fast komplette Anhidrose der linken Fußsohle infolge Destruktion des linken Plexus sacralis (bzw. N. ischiadicus) durch Portio-Carcinom. Die Fußsohle ist hyp- bis analgetisch-anästhetisch. Ninhydrintest,
b Anhidrose des rechten Unterschenkels durch Parese des N. peronaeus und des N. saphenus. Minor-Test

re, medulläre oder cerebrale (s. oben). Bei Reinnervation von teillädierten Einzelnerven kann die anfänglich geminderte oder gestörte Schweißsekretion wieder weitgehend bis normal in Gang kommen. Ist viele Monate nach einer Nervennaht die Schweißsekretion in dem ursprünglich sensibilitätsgestörten Bezirk wiedergekehrt, so kann dies als sicheres Zeichen einer Reinnervation gelten. Gibt der Patient dann gleichwohl noch eine totale Analgesie und Anaesthesie in diesem Bereich an, so kann diese Angabe bezweifelt werden. Die sensible und die sympathische Reinnervation nach Nervennähten scheint weitgehend parallel zu erfolgen. Geringe zeitliche Differenzen dürfen aber unterstellt werden. Irreparable totale Nervenunterbrechungen führen stets zu totalen und bleibenden Anhidrosen. Wir haben selbst 20 Jahre nach kompletter Medianusunterbrechung noch immer eine Anhidrose im sensiblen Versorgungsgebiet des Nerven feststellen können (s. Abb. 56). Ein Beispiel für eine Ulnarislähmung ist in Abb. 57 dargestellt. In den Randbezirken sensibel und auch

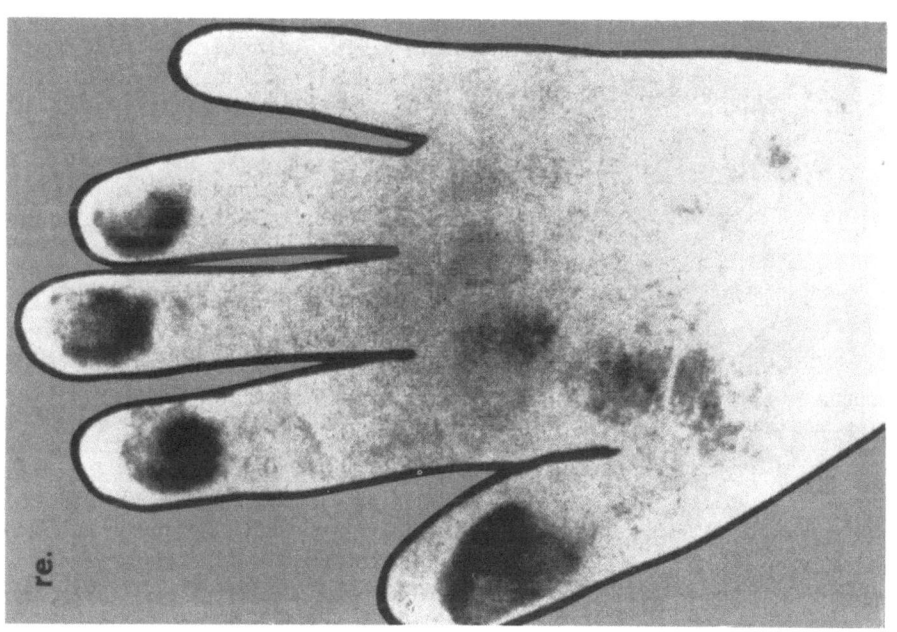

Abb. 57. Anhidrose im jetzt anästhetischen sensiblen Territorium des rechten N. ulnaris bei Ulnarisläsion am Sulcus ulnaris. Anhidrotisches und anästhetisches Gebiet stimmen exakt überein. Ninhydrin-Test

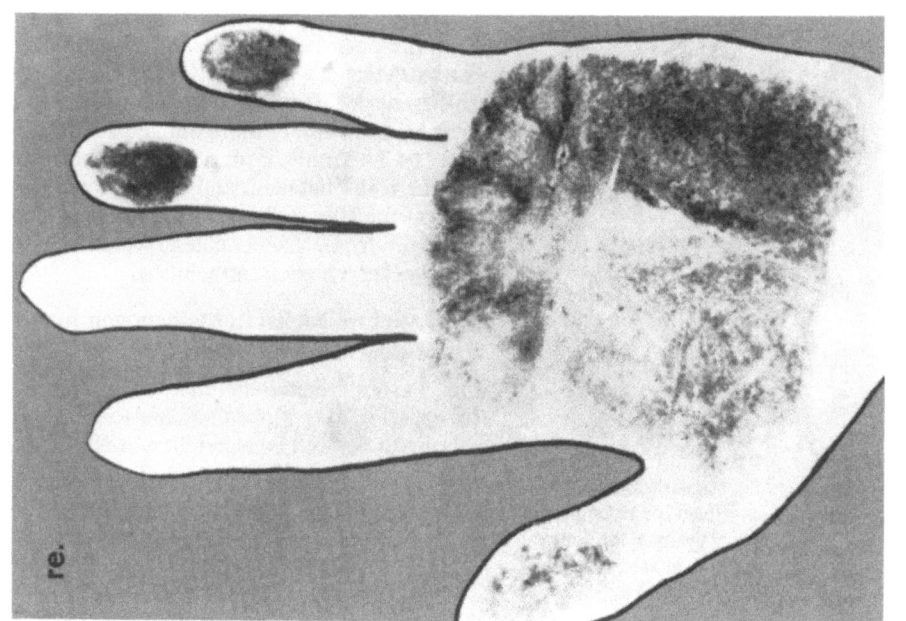

Abb. 56. Anhidrose im jetzt anästhetischen sensiblen Territorium des rechten N. medianus nach Durchtrennung des Nerven. Ninhydrin-Test

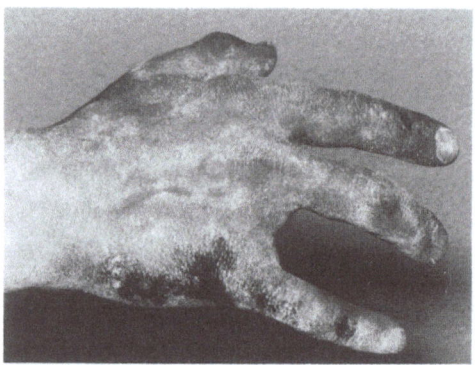

Abb. 58. Spontane Hyperhidrose im sensiblen Territorium des rechten N. ulnaris bei geringer Läsion/Irritation des Nerven. Minor-Test

sympathisch denervierter Areale kommt es häufig zu periläsionellen Hyperhidrosen. Außerdem sind monatelang anhaltende lästige Hyperhidrosen in fortgeschrittenen Regenerationsstadien nach Nervendruckläsionen oder nach erfolgten Nervennähten immer wieder beobachtet worden (Literatur bei Schliack und Schiffter 1979). Geringfügige Irritationen einzelner Nerven können neben Parästhesien auch im sensiblen Gebiet des Nerven zu regionalen Hyperhidrosen führen (s. Abb. 58).

Im Bereich des Fußes sind Schweißsekretionstests in gleicher Weise gut verwertbar, um periphere Einzelnervenläsionen darzustellen. Dies betrifft besonders den Moberg'schen Ninhydrintest für Ischiadikuslähmungen bzw. die seltenen Nervus-Tibialisläsionen. Kommt es bei einer Ischiadikusläsion zu einer erheblichen Sensibilitätsminderung in der Fußsohle, dann liegt in der Regel auch schon eine Anhidrose der Fußsohle vor. Ein Beispiel findet sich in Abb. 55. Wichtig sind diese Tests für die Differentialdiagnose von Wurzellähmungen gegenüber Spritzenläsionen. Im Falle einer Ischiadikusläsion, etwa durch eine intraneurale Spritze, kann man in aller Regel eine Hypohidrose oder Anhidrose der Fußsohle feststellen, die dann beweist, daß es sich nicht um eine Wurzelläsion durch einen Bandscheibenvorfall handelt. Dies kann forensisch wichtig werden.

Für die Schweißsekretionsprüfung oberhalb von Fußsohle und Handfläche ist in jedem Falle der Minor-Schweißtest zu empfehlen, der zwar umständlicher ist, aber ebenfalls exakte Befunde zeigt (s. Abb. 59).

Im Bereich des Rumpfes kann es nützlich sein, beim Verdacht auf eine Lepra der Haut einen Minor'schen Schweißtest durchzuführen. In den Zonen von Depigmentierung und Hypalgesie findet man dann meist auch fleckförmige Anhidrosen. Dies kann die Diagnostik stützen. Die Lepra hat ja die Tendenz, von der Haut her über die kleinen Hautnerven allmählich aufsteigend sich in Richtung auf die größeren peripheren Nervenstämme auszubreiten. Man findet dann zunächst Hypalgesien und Thermhypaesthesien in kleinen Hautbezirken, die befallen sind, später auch dort eine taktile Hypaesthesie und schließlich auch die Anhidrose. Die distalen sympathischen Fasern werden eben mitbefallen.

2.2.7 Schweißsekretionsstörungen im Bereich des Gesichts

Die Besonderheiten bei der sympathischen Innervation der Kopf-Gesichts-Region sind schon auf Seite 145 dargestellt worden. Hypohidrosen oder Anhidrosen an einer Gesichts- oder Kopfseite werden vom Kranken fast ausschließlich so erlebt, daß er die gesunde Seite als krankhaft hyperhidrotisch darstellt. Hemianhidrosen einer Körperhälfte einschließlich des Gesichts durch spinale oder

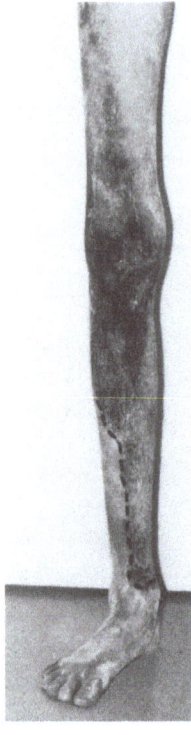

Abb. 59. Anhidrose im jetzt anästhetischen sensiblen Territorium des N. peronaeus bei schwerer proximaler Ischiadicuslähmung rechts. Minor-Test

Hirnstamm-Läsionen sowie die oberen Quadrantensyndrome bei Grenzstrangläsionen sind in den vorigen Kapiteln schon besprochen worden. Anhidrosen des Gesichts gibt es bei Grenzstrangunterbrechungen von Th 3/4 aufwärts, wobei vom Ganglion stellatum aufwärts auch ein peripheres Horner-Syndrom auf dieser Seite zu erwarten ist (s. hierzu auch Kap. Pupillomotorik S. 127). Die Ursachen von Grenzstrangläsionen, die oft zu Anhidrosen einer Gesichtsseite führen, sind wieder Tumoren, operative Eingriffe oder seltener Traumen. Im Versorgungsgebiet des Nervus trigeminus kommt es bei Unterbrechung eines seiner Äste entsprechend den Befunden bei peripheren Einzelnerven auch hier zu kompletten Anhidrosen in dem anaesthetischen und analgetischen Hautbezirk (s. Abb. 35). Affektionen des Ganglion Gasseri oder retroganglionärer Trigeminusfasern führen nicht mehr zu Schweißsekretionsminderungen oder -störungen. Bei Gefäßunterbindungen, etwa der Arteria carotis interna oder der Arteria facialis kann es auf der betroffenen Seite zu leichten Hypohidrosen kommen. Der zweite Weg der sudorisekretorischen Fasern über die Carotis externa-Gefäße kann nach Ablauf einiger Monate einen anhidrotischen Defekt durch Trigeminusastunterbrechung wieder kompensieren. Dabei kann eine schwere Sensibilitätsminderung bestehen bleiben.
Bei akuten Krankheitsprozessen oder Operationen in der Umgebung der drei Trigeminusäste kann es zu flüchtigen Hyperhidrosen in ihrem Versorgungsgebiet kommen.

2.2.7.1 Geschmacksschwitzen

Ein Sonderfall pathologischen Schwitzens im Bereich des Gesichts ist das sogenannte Geschmacksschwitzen. Es ist 1853 erstmalig von Baillager beschrieben worden. Die häufigste Spielart dieses Syndroms ist das sogenannte „aurikulotemporale Syndrom", das 1923 von Lucie Frey exakt untersucht und als syndromatische Einheit abgegrenzt worden ist. Es wird deshalb auch „Frey-Syndrom" genannt. Geschmacksschwitzen ist ein reflektorischer Schweißausbruch in umschriebenen Hautbezirken, vor allem des Gesichts, der durch gustatorische, mastikatorische, aber auch Geruchsreize und psychische Alterationen ausgelöst werden kann. Das Schwitzen sistiert sofort wenn der auslösende Reiz aufhört.
Es handelt sich dabei offensichtlich um ein Irritationsphänomen sympathischer Efferenzen zur Gesichtshaut, wahrscheinlich durch geringfügige Läsionen solcher Fasern. Wahrscheinlich liegt ihm die lokale regionale Enthemmung eines sonst eher unterschwelligen physiologischen Reflexes zugrunde (Bepperling 1959, Schiffter und Schliack 1968). Bei jedem gesunden Menschen kommt es ja beim Essen besonders saurer, scharfer oder würziger Speisen zu einem mehr oder weniger starken diffusen Schwitzen im Bereich des Gesichtes oder auch übrigen Kopfes.

Nach der Lokalisation der geringfügigen Schädigung sympathischer Efferenzen kann man drei Formen pathologischen Geschmacksschwitzens unterscheiden:
1. das eigentliche Frey-Syndrom im Bereich des Nervus auriculo-temporalis,
2. das Geschmacksschwitzen in einem Körperquadranten durch Grenzstrangsläsionen,
3. zentralnervös ausgelöstes Geschmacksschwitzen.

Das Frey-Syndrom

Es entsteht durch Verletzungen, Operationen oder Erkrankungen im Bereich der Parotis, die

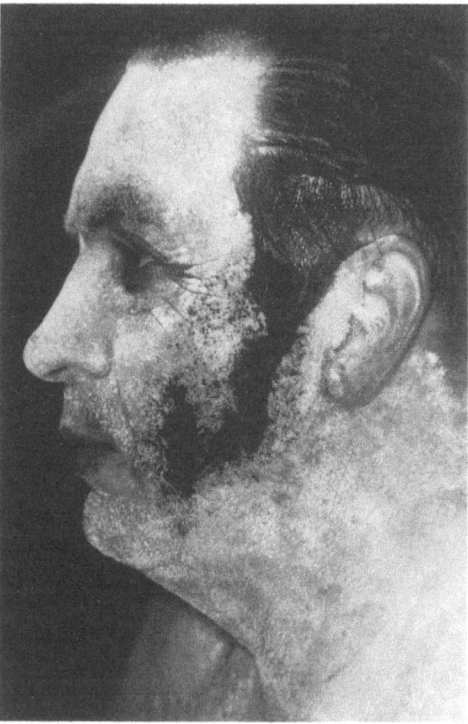

Abb. 60. Geschmacksschwitzen vom Typ des Frey-Syndroms (siehe Text). Minor-Test

Kapitel 8: Das System der Schweißdrüsen

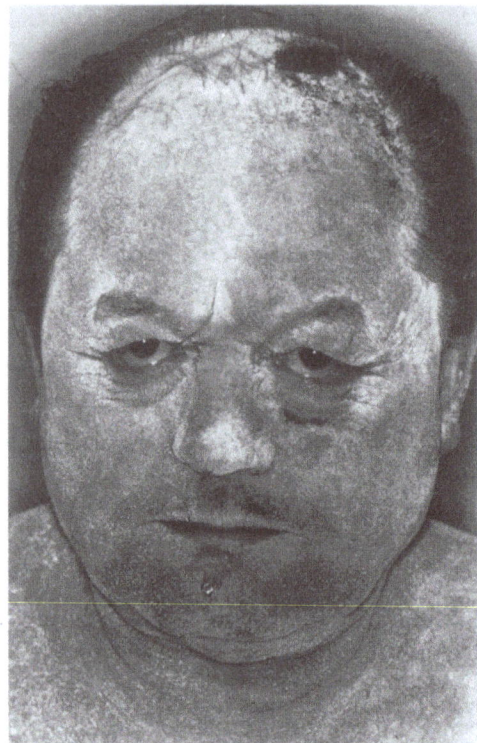
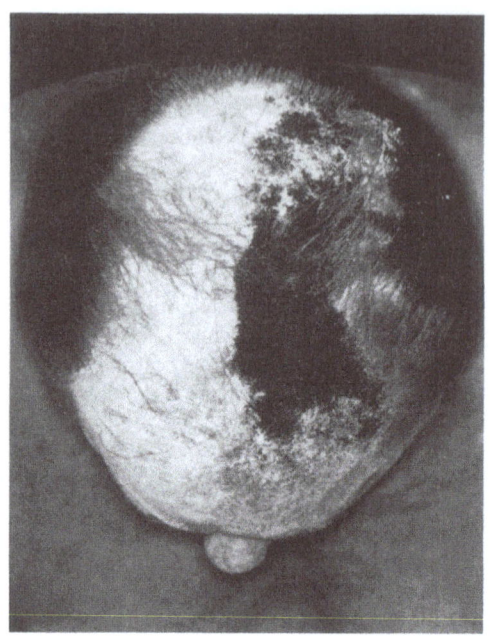

Abb. 61a und b. Geschmacksschwitzen der linken Kopfhälfte nach thorakaler Grenzstrangläsion bei Genuß eines sauren Herings. Minor-Test

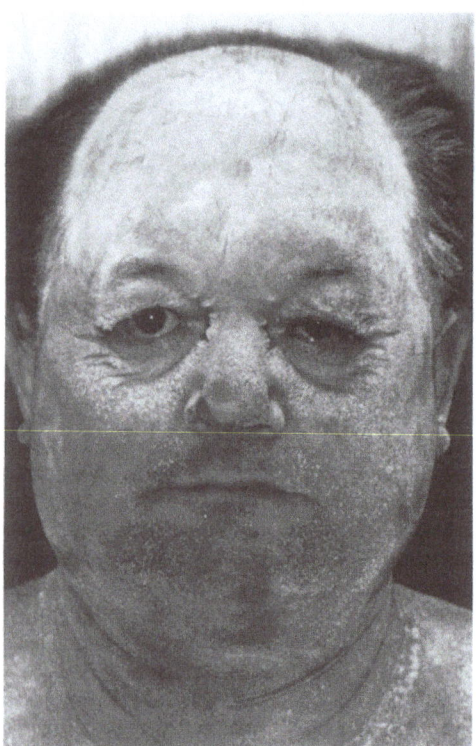
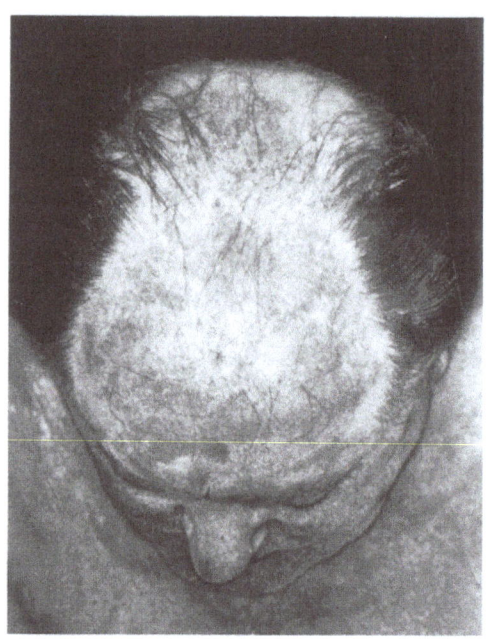

Abb. 61c und d. Sistieren des Geschmacksschwitzens durch Stellatumblockade (siehe Horner-Syndrom am linken Auge und Pflaster). Minor-Test bei Genuß eines sauren Herings

mit leichteren Läsionen des Nervus auriculotemporalis einschließlich seiner sympathischen Fasern aus dem Grenzstrang einerhergehen. Es tritt nach Parotis-Operationen in etwa 10–30% der Fälle auf. Der Zeitpunkt des Einsetzens der Symptomatik nach der Schädigung schwankt zwischen wenigen Tagen und 11 Jahren. Im Mittel sind es 1 1/2–2 Jahre. Das Areal, in dem das Geschmacksschwitzen ausbricht, deckt sich meist mit dem sensiblen Versorgungsgebiet des Nervus auriculo-temporalis, kann sich aber auch auf umgebende Wangenpartien ausdehnen (wahrscheinlich über Anastomosen zum Nervus facialis und anderen umgebenden Nerven).

Nach dem Genuß entsprechender Speisen, aber manchmal auch schon bei leerem Kauen oder bei psychischer Erregung kommt es 20 bis 90 Sekunden nach Beginn des Reizes präaurikulär und in den angrenzenden Schläfen- und Wangenpartien zu einem diffusen Wärme- und Spannungsgefühl, zur Rötung der Haut, zu kribbelnden und brennenden Mißempfindungen und schließlich zu einem diffusen Schweißausbruch (s. dazu Abb. 60). In diesem Gebiet bestehen dann meist auch diskrete Sensibilitätsstörungen in Form einer Hypaesthesie oder auch Hyperpathie. Thermoregulatorisch schwitzen die Betroffenen in diesem Areal nicht oder deutlich weniger als in den normalen Hautpartien. Auf Pilocarpin schwitzen sie früher und heftiger als auf der Gegenseite. Mit Atropin kann das Syndrom sofort unterdrückt werden. Nach diesen Befunden könnte es sich um eine sogenannte Denervierungshypersensitivität handeln. Die Therapie der Wahl ist in der Regel, wenn es erheblich störend ist, die komplette Durchtrennung des Nervus auriculo-temporalis. In einigen Fällen wurde es auch durch Unterbrechung des Nervus glossopharyngeus beseitigt (Gardner und McCubbin 1956). Wahrscheinlich ist der Nervus glossopharyngeus der afferente Schenkel des Reflexbogens. Medikamentös hilft Clonidin-Hydrochlorid (3 × 0,25 mg pro Tag), das zerebrale noradrenerge Synapsen blockiert. Es kann bei allen zerebral induzierten Hyperhidrosen versucht werden (Kuritzky et al. 1984).

Geschmacksschwitzen nach Grenzstrangläsionen

Hierbei trifft im wesentlichen das gleiche zu wie für das Frey-Syndrom, nur daß die Symptomatik sich im ganzen oberen Körperquadranten ausdehnen kann. Ursache sind Läsionen und inkomplette Bahnunterbrechungen im Bereich des Ganglion stellatum oder von Grenzstrangfasern oberhalb oder unterhalb davon. Wir sahen es einmal im Bereich des Gesichts und Kopfes bei einem Kranken nach Bestrahlung eines Kehlkopfkarzinoms, wobei auch der Halsgrenzstrang geschädigt wurde. Zuweilen tritt es auch nach transthorakaler Sympathektomie bei Th 3 bis 4 auf. Bei chronischen Lungenerkrankungen, wie Tuberkulose oder Thoraxoperationen kann es ebenfalls durch Mitverletzung des oberen thorakalen Grenzstranges entstehen. Siehe hierzu Abb. 61 a–d und 62.

Zentralnervös ausgelöstes Geschmacksschwitzen

Nach Enzephalitis, bei schweren rasch fortschreitenden hirnatrophischen Prozessen oder auch ausgedehnten cerebralen Gefäßprozessen und schließlich auch bei Syringomyelie des Halsmarks bzw. Syringobulbie ist es als halbseitiges Syndrom am Kopf ebenfalls beobachtet worden (Literatur bei Schliack und Schiffter 1979).

Das durch Grenzstrangläsionen oder auch zentralnervös ausgelöste halbseitige Geschmacksschwitzen kann durch Blockade des Ganglion stellatum unterbunden werden (s. Abb. 61).

Pathogenese

Aus vielfachen Gründen muß das frühere Konzept der Pathogenese, daß nämlich parasympathische Fasern beim Frey-Syndrom in die Sympathikusfasern einwachsen und deshalb Parotis-Reize zum Schweißausbruch führen, als widerlegt gelten. Gegen diese alte Hypothese spricht zunächst die Tatsache, daß es ein physiologisches Geschmacksschwitzen gibt. Außerdem ist Geschmacksschwitzen nach Parotis-Operationen schon wenige Tage nach dem Eingriff beobachtet worden, was ein Einwachsen von Nervenfasern ausschließt. Schließlich gibt es das Phänomen bei Grenzstrangläsionen und auch bei zentralnervösen Erkankungen. Unser Konzept einer Denervierungshypersensitivität bei Schädigung eines physiologischen Reflexmechanismus scheint uns wahrscheinlicher. Der physiologische Sinn des Geschmacksschwitzens ist ungeklärt. Es gibt im übrigen auch ein perianales Schwitzen im Bereich der Gluteafalte und deren Umgebung, vor allem bei angestrengter Defäkation, ein Phänomen, das unseres Wissens bisher noch nicht untersucht ist. Auffällig bleibt, daß am oberen und am unteren Ende des Magen-Darm-Kanals Schwitzen dann auftritt, wenn die Nahrungsaufnahme bzw. die Stuhlabgabe erfolgt.

2.2.8 Das palmoplantare Schwitzen

Wie schon oben erwähnt, nimmt die Schweißsekretion an den Handflächen und Fußsohlen eine Sonderstellung ein. Diese Hautbezirke nehmen nicht an der thermoregulatorischen Schweißsekretion teil, sondern schwitzen nur bei emotional-affektiver Stimulation. Die Innervation erfolgt gleichwohl über dieselben sympathischen Bahnen und Nerven. Man kann auch von einem psychosomatischen Schwitzen sprechen. Bei vegetativ labilen Menschen mit Neigung zu überschießend gesteigertem Sympathikotonus im Rahmen vor allen von ängstlicher Erwartungsspannung, bei sogenanntem „Lampenfieber" und anderen psychischen Erregungen kann es zu ganz massiven Schweißproduktionen an Hand- und Fußflächen, aber auch im Gesicht und in den Achselhöhlen kommen. Zuweilen tropft der Schweiß so stark von den Händen, daß sie in ihren beruflichen Tätigkeiten (Sekretärinnen, Pianisten usw.) sowie in ihrem zwischenmenschlichen Kontakt schwer behindert sind. Berufsunfähigkeit und durchaus ernstzunehmende depressive Syndrome können die Folge sein. Ob es sich hierbei im engeren Sinne um eine psychosomatische Krankheit handelt, ist nicht geklärt. Erste Versuche mit psychotherapeutischer Behandlung blieben bisher noch unbefriedigend. Bei der ärztlichen Untersuchung findet man außer der Hyperhidrose keine verwertbaren krankhaften Befunde. Somatisch betrachtet, könnte es sich um eine Regulationsstörung in den Regelkreisen zwischen limbischem System und Großhirn handeln, wobei im Effekt eine Stimulation der entsprechenden sudorisekretorischen absteigenden Bahnen die Folge ist (s. auch kontralaterales Schwitzen bei Reizungen im limbischen System S. 139).

Solange psychotherapeutische Bemühungen noch wenig erfolgversprechend bleiben, kann die Therapie nur symptomatisch sein. Folgende therapeutischen Möglichkeiten kommen in Betracht:

1. lokale Anwendung von Antihidrotika in Form von Salben oder Pudern wie z.B. Hexamethylentetramin (Antihydral). Dies kann freilich nur für bestimmte Situationen und nach Bedarf zeitweilig, nicht etwa als jahrelange Dauertherapie empfohlen werden.
2. Die orale Gabe von anticholinerg wirkenden Medikamenten, was ebenfalls nur zeitlich begrenzt oder intermittierend in Frage kommt. Hier hat sich besonders das Anti-Parkinson-Mittel Bornaprin gut bewährt (z.B. Sormodren).

Man dosiert einschleichend individuell angepaßt mit zunächst 1/2 Tablette (= 2 mg) bis etwa 2 × 1 Tablette (= 8 mg) pro Tag (siehe auch S. 150). Auch Clonidin kann versucht werden (s. S. 161).

3. In schweren hartnäckigen Fällen, und wenn man wiederholte Tabletteneinnahme vermeiden will, kann eine Grenzstrangdurchtrennung durchaus erwogen werden. Will man Handflächen und Achselhöhlen endgültig und bleibend „trockenlegen", muß man den Grenzstrang in Höhe Th 4/5 durchtrennen. Der Eingriff wird vor allem von Thorax- und Lungenchirurgen praktiziert. Bemerkenswerte Nebenwirkungen, z.B. vasomotorische Störungen in den Fingern haben wir danach nicht oder nur in ganz geringer Ausprägung beobachten können. So waren z.B. 20 junge Menschen, die wir 1 bis 8 Jahre nach dem beidseits durchgeführten Eingriff nachuntersucht haben, mit dem Operationsergebnis zufrieden oder sehr zufrieden. Entsprechendes gilt für die seltenere lumbale Sympathikotomie wegen starker Hyperhidrosis der Fußsohlen. Man sollte allerdings niemals eine bilaterale thorakale *und* lumbale Sympathikotomie durchführen lassen, weil dies zu orthostatischen Kreislaufregulationsstörungen führen kann (Denervierung der Vasomotoren in einem zu großen Körperbereich). Bei alleiniger thorakaler oder lumbaler Sympathikotomie kann in den nicht denervierten Hautgebieten (jeweils am Thorax bzw. am Unterbauch) eine kompensatorische Hyperhidrose auftreten, die die betreffenden Menschen aber in der Regel in Kauf nehmen und die auch allmählich schwächer wird.

Über die Durchtrennungsstellen am Grenzstrang zur Beseitigung einer Hyperhidrose an Händen bzw. am oberen Körperabschnitt s. Abb. 62. Die Operation wurde vor allem von Kux entwickelt und praktiziert (1948, 1958, 1960). Siehe auch Abb. 45.

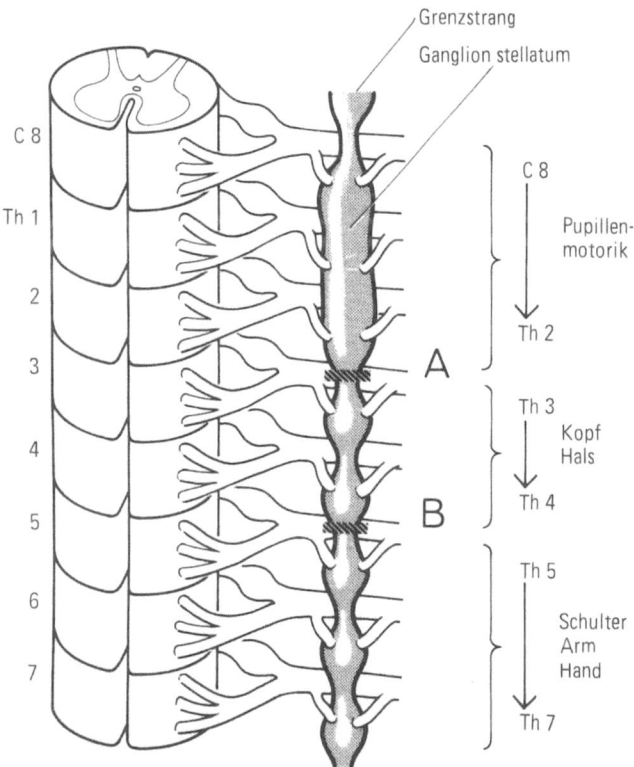

Abb. 62. Schematische Darstellung der oberen thorakalen Grenzstrangabschnitte und ihrer wichtigsten klinisch-relevanten Projektionsfelder. A: Schnittführung zur Ausschaltung der sympathischen Efferenzen für Gesicht, Hals, Arm und die obere Thoraxregion bei Schonung der pupillomotorischen Fasern. B: Schnittführung zur Ausschaltung der sympathischen Efferenzen für den Arm. (Nach Schliack und Schiffter 1979)

Die Sonderstellung der Schweißsekretion in Hand- und Fußflächen läßt sich entwicklungsgeschichtlich herleiten. Die Schweißdrüsen in diesen Hautzonen sind phylogenetisch älter als die relativ spät erworbenen ekkrinen Schweißdrüsen des übrigen Körpers. Nach Schaffer (1940) sind die Ballendrüsen der Insektenfresser, der Raubtiere und wohl auch die menschlichen Schweißdrüsen an Hand- und Fußflächen keine echten Schweißdrüsen (ekkrinen Drüsen), obwohl sie sich funktionell, morphologisch und neurophysiologisch sehr ähnlich verhalten. Sie scheinen eine Zwischenstellung zwischen den sogenannten A-Drüsen und den jüngeren ekkrinen Schweißdrüsen einzunehmen. Sie sind schon bei den Katzen, die an der sonstigen Körperhaut noch keine ekkrinen Schweißdrüsen besitzen, stark entwickelt und sollen nach Silvermann und Prowell (1944) in der akuten sympathikotonen Notfallsituation durch Hypersekretion die Haftfähigkeit der Tatzen für Flucht, Kampf und Abwehr erhöhen. Beim Menschen sind sie vielleicht psychovegetative Alarmzeichen in Streßsituationen. Als Hinweis auf verhaltensphysiologische Verwandtschaft bezüglich einer besseren Greiffähigkeit der Hände durch Anfeuchtung mag dienen, daß manche Affen vor dem Klettern in die Hände urinieren (Durwell 1962) und viele Menschen vor kräftigem Zupacken, etwa beim Holzhacken, willkürlich oder vor anderen Aufgaben symbolisch „in die Hände spucken". Lesser (1933) berichtete von einem jungen Mann, der auf Wunsch ganz bewußt an beliebigen Körperstellen, etwa auch an den Händen oder der Nase, schwitzen konnte. Er hatte als Junge widerwillig Klavierunterricht nehmen müssen. Dabei war auffallend, daß er stark an den Handflächen schwitzte und dadurch im Spiel behindert war. Diesen Mechanismus hat er dann ganz bewußt ausgenutzt und so lange geübt, bis er prompt auf Wunsch starken Handschweiß, später sogar Schweißsekretion an jeder beliebigen Körperstelle auslösen konnte. Über einen Menschen, der willkürlich schwitzen konnte, berichtete schon Kirchenvater Augustinus um 400 n. Chr. (zit. nach Kahle, 1951).

Akute psychische Reize, insbesondere Angst, Schreck, Unsicherheit, Verlegenheit, etwa durch peinliche Fragen, führen auch zu einer vermehrten Schweißsekretion der ganzen übrigen Haut. Dadurch kommt es zu einer Verminderung des elektrischen Hautwiderstandes. Dieser „psychogalvanische Hautreflex", den Veraguth schon 1904 beschrieb, wird auch heute noch zur Überführung von Straftätern, die nicht die Wahrheit sagen, benutzt. Er ist jederzeit reproduzierbar und die Widerstandsdifferenzen lassen sich am Galvonometer exakt ablesen.

Ihn als „Lügendetektor" zu verwenden ist aber nicht unbedenklich, denn es kann jemand auch Angst und Schreck empfinden und damit einen „positiven" psychogalvanischen Reflex bieten, wenn er fürchtet, daß man ihm die Wahrheit nicht glaubt, oder andere Ängste und Erregungen bei dem beunruhigenden Verhör sein psychisches Gleichgewicht stören. Der Test darf allenfalls unter bestimmten Voraussetzungen als Hinweis, nie jedoch als Beweis für falsche Aussagen verwendet werden.

2.2.9 Symptomatische generalisierte Hyperhidrose

Jede physiologische Stimulierung des sudorisekretorischen sympathischen Systems durch Hitze, Muskelarbeit usw. führt zu generalisiertem Schwitzen. Dabei können viele Liter Schweiß pro Tag produziert werden. Es handelt sich hierbei um das schon oben erwähnte thermoregulatorische Schwitzen, wobei der Schweiß auf der Haut durch Verdunstungskälte zur Abkühlung des Körpers führt. Generalisiertes Schwitzen kann aber auch durch pathogene Einwirkungen ausgelöst werden. Im Rahmen von Infektionskrankheiten führen Bakterientoxine durch Einwirkung auf den Hypothalamus zu Fieber und generalisiertem Schwitzen. Ähnlich wirkende „pyrogene" Substanzen und Stoffwechselprodukte können das gleiche bewirken wie z. B. bei Autoimmunerkrankungen, Leukosen (Morbus Hodgkin), malignen Tumoren, metabolischen Komata und anderen Erkrankungen. Bei Hyperthyreosen ist ein allgemeines Schwitzen im Rahmen der Stoffwechselsteigerung ebenfalls ein regelhafter Vorgang. Toxische Substanzen und Medikamente, die generalisiertes Schwitzen auslösen, sind in großer Zahl bekannt: Salizylsäurepräparate, Amphetamine, Muskarin, Pilocarpin und viele andere cholinergische Stoffe.

Therapeutisch muß bei pathologischer generalisierter Hyperhidrose grundsätzlich die Grunderkrankung behandelt werden bzw. die toxische Substanz eliminiert werden. Ist dies nicht möglich, dann kommen wieder symptomatische Maßnahmen in Betracht, wie z. B. das oben erwähnte Bornaprin.

Kapitel 9
Die Piloarrektion

Die Piloarrektion („Gänsehautbildung") wird in ähnlicher Weise wie die Schweißsekretion und die Vasomotorik über das sympathische Nervensystem induziert. Bei felltragenden Tieren spielt sie eine große Rolle für die Aufrechterhaltung der Körperwärme. Das Aufrichten der Haare („Aufplustern") verbreitert die wärmeisolierende Luftschicht auf der Haut und wirkt so als Wärmeschutz. Außerdem spielt sie bei solchen Tieren eine Rolle für das soziale Verhalten: das Aufrichten, besonders der Nacken- und Rückenhaare, ist für den Partner oder den Gegner ein unmißverständliches Zeichen der Erregung, vornehmlich eine Drohgebärde (einschüchternde Vergrößerung der Körperkontur).

Beide Funktionen der Piloarrektion sind auch beim Menschen noch nachweisbar und wohlbekannt. Das Aufrichten der Haare als reflektorischer Kälteschutzmechanismus existiert allerdings nur noch in Form der Gänsehautbildung, weil die Haare dazu nur noch in spärlicher Anzahl vorhanden sind bzw. ganz fehlen. Immerhin ist die Gänsehaut nach wie vor ein untrügliches Zeichen für Kälteexposition. Das emotional-affektive Aufrichten der Nacken- und Rückenhaare in entsprechenden „haarsträubenden" Situationen, wobei dann auch „die Haare zu Berge stehen" und „kalte Schauer über den Rücken jagen" ist allenthalben gut bekannt als Zeichen der psychischen Erregung mit Kampfstimmung oder Angst. Es läßt sich auch durch einen guten Horrorfilm erzeugen.

Das Haar wird durch den Musculus arrector pilorum aufgerichtet, der Übertragerstoff an der neuromuskulären Synapse ist Adrenalin. Applikation von Adrenergika oder Adrenalininjektionen führen prompt zur Piloarrektion.

Der anatomische Verlauf der sympathischen Fasern für die Piloarrektion ist der gleich wie bei der Schweißsekretion oder Vasomotorik. Es müssen also auch hier zentralnervöse und periphere Mechanismen unterschieden werden. Die cerebral ausgelöste Piloarrektion, also durch die emotional-affektive (psychosomatische), vollzieht sich in „Schauern" über die gesamte Körperoberfläche, vor allem aber den Rücken. Bei Unterbrechungen der zentralen sympathischen Bahnen bleibt dann der Piloarrektorenschauer halbseitig aus. Bei kutaner Reizung, z. B. durch eher zarte Krabbelreize am Rücken, kann er bei Querschnittsgelähmten unterhalb der Läsionsebene auch enthemmt, d. h. gesteigert ausgelöst werden. Unterbrechungen der sympathischen Bahnen im Bereich des Grenzstrangs oder der peripheren Nerven löschen den Piloarrektorenreflex vollständig aus, wobei der piloarrektorenre-

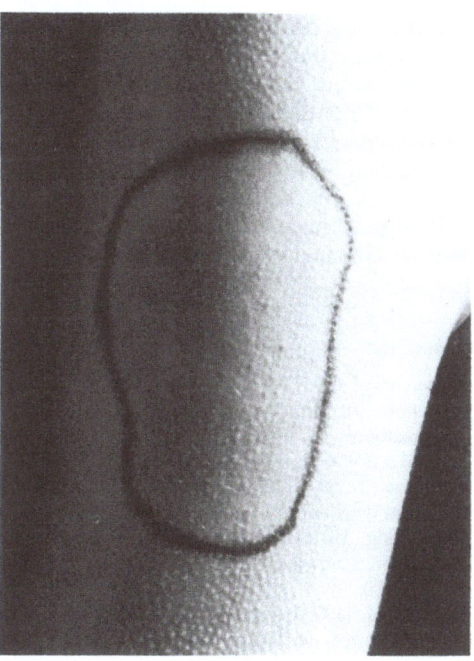

Abb. 63. Regionale Minderung bis Aufhebung der Piloarrektion bei Parese des N. axillaris. Die kreisförmige Markierung umgrenzt den Sensibilitätsdefekt

166 Kapitel 9: Die Piloarrektion

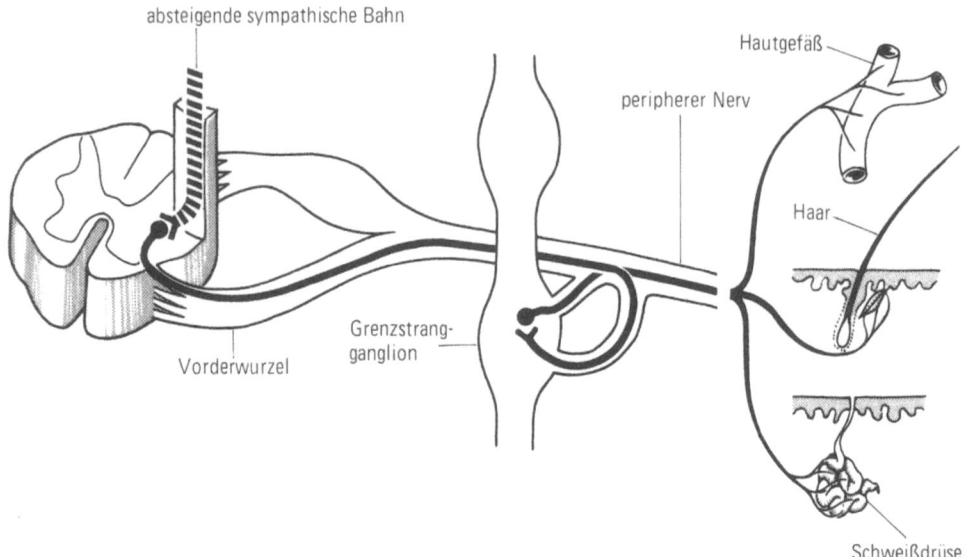

Abb. 64. Schematische Darstellung der sympathischen Innervation der Haut (Gefäße, Schweißdrüsen, Piloarrektoren)

flexfreie Bezirk dem der Anhidrose entspricht. Selbstverständlich ist in diesem Bezirk dann auch die kälteinduzierte Piloarrektion erloschen. (Siehe Abb. 63). Man könnte prinzipiell die Piloarrektion in gleicher Weise wie die Schweißsekretion als lokaldiagnostisches Instrumentarium benutzen. Besonders bei peripheren sympathischen Läsionen im Bereich des Rumpfes kann man, wenn man den umständlichen Minor'schen Schweißtest vermeiden will, durch Kitzelreize am Rücken oder Kälteexpositionen die Piloarrektion auslösen und sie dann in dem sympathisch denervierten Bezirk als fehlend erkennen. Zur Innervation der Haarmuskeln, Schweißdrüsen und Hautgefäße s. auch Abb. 64.

Die Pilomotorenaktivität ist kaum untersucht worden. Seit den frühen Untersuchungen von Böwing (1923) sind kaum noch für die klinische Diagnostik verwertbare neue Untersuchungen hinzugekommen. Kürzlich wurden Piloarrektorenschauer als Ausdruck fokaler epileptischer Hirntätigkeit („Pilomotor seizures") bei einem Kranken mit einem Glioblastom des rechten Temporallappens beschrieben (Green 1984).

Literatur

Appenzeller, O. (1969): The vegetative nervous system. In: Vinken, F. J., Bruyn, C. W., (Hrsg.). Handbook of Clinical Neurology. North-Holland Publ. Comp., Amsterdam, S. 452.

Baillarger, M. (1853): Memoire sur l'obliteration du Canal de Stenon. Gaz. med. (Paris) 194.

Bepperling, W. (1959): Zur Pathogenese des Geschmacksschwitzens. Dtsch. Z. Nervenheilk. 179: 200.

Böwing, H. (1923): Zur Pathologie der vegetativen Funktionen der Haut. Dtsch. Z. Nervenheilk. 76: 71.

Bues, E. (1954): Gezielte Grenzstrangresektionen. Höhendiagnostik des Sympathikusgrenzstrangs und ihre chirurgische Bedeutung. Chirurg 25: 443.

Bues, E., Alnar, P., Peter, D. (1957): Sexualfunktionsstörungen nach lumbaler Grenzstrangresektion. Chirurg 28: 103–107.

Carmel, P. W. (1968): Sympathetic deficits following Thalamotomie. Arch. Neurol. 18: 378–387.

Clara, M. (1953): Das Nervensystem des Menschen. Barth, Leipzig.

Durell, G. (1962): Ein Koffer voller Tiere. Ich fange meinen eigenen Zoo. Ullstein, Berlin, Frankfurt, Wien.

Foerster, O. (1978): Die Symptomatologie und Therapie der Kriegsverletzung der peripheren Nerven. Z. Nervenheilk. 59: 32–172.

Foerster, O. (1936): Störungen der Schweißsekretion. In: Foerster, O., Bumke, W. (Hrsg.). Handbuch der Neurologie, Bd. 5. Springer, Berlin.

Frey, L. (1923): Le syndrome du nerf auriculatemporal. Rev. neurol. 2: 97.

Gardner, J. W., McCubbin, J. W. (1956): Auriculotemporal syndrome. J. amer. med. Ass. 160: 272.

Green, J. B. (1984): Pilomotor seizures. Neurology 34/6: 837–839.

Guttmann, L., List, C. F. (1928): Zur Tropik und Pathophysiologie der Schweißsekretion. Z. Neurol. 116: 504.

Kahle, K. W. (1951): Die Schweißsekretion des Menschen in ihren Beziehungen zum autonomen Nervensystem. Dissertation, Bonn.

Kuritzky, A., Hering, R., Goldhammer, G., Becher, M. (1984): Clonidin Treatment in Paroxysmal lokalized Hyperhidrosis. Arch. Neurol. 41: 1210–1211.

Kux, E. (1948): Der transpleurale endoskopische Weg zum Brustsympathikus. Wien. Klin. Wschr. 29: 472.

Kux, E. (1958): Die Therapie der Hyperhidrosis und anderen Hauterkrankungen mittels thorakoskopischer Entnervung. Acta neuroverg. 18: 478.

Kux, E. (1960): Über die thorakoskopische vegetative Denervation. Münch. med. Wschr. 102: 637.

Lazorthes, G., Compman, L. (1966): Der Gehirnkreislauf. Sandoz-Monografien.

Lesser, L. (1933): Zit. nach Sack, W. T., Psyche und Haut. In: Hdb. d. Haut- und Geschlechtskrh. Bd. IV/2, Springer, Berlin, S. 1348.

Minor, V. (1928): Ein neues Verfahren zu der klinischen Untersuchung der Schweißabsonderung. Dtsch. Z. Nervenheilk. 101: 302.

Moberg, E. (1959): Objective methods for determining the functional value of sensibility in the hand. J. Bone Jt. Surg. 40 B: 3.

Monnier, M. (1963): Physiologie und Pathophysiologie des vegetativen Nervensystems. Hippokrates, Stuttgart.

Noronha, M. J., Vas, C. J., Asiz, H. (1968): Autonomic dysfunction (sweating responses) in multiple sclerosis. J. Neurol. Neurosurg. Psychiat. 31: 19.

Silverman, J. J. A., Powell, V. E. (1944): Emotional sweating. Psychosomatic Med. 6: 243.

Schaffer, J. (1940): Die Hautdrüsenorgane der Säugetiere. Urban und Schwarzenberg, Berlin, Wien.

Schiffter, R. (1974): Das Pancoast-Syndrom. Diagnostik 16: 649–654.

Schiffter, R. (1977): Kompressionssyndrome und Verletzungen des Plexus lumbosacralis. Krankenhausarzt 50: 701–707.

Schiffter, R., Pohl, P. (1972): Zum Verlauf der absteigenden zentralen Sympathikusbahn. Arch. Psychiat. Nervenkrh. 216: 379–392.

Schiffter, R., Reinhard, K. (1980): The telodiencephalic ischemic syndrome. J. Neurol. 222: 265–274.

Schiffter, R. Schliack, H. (1966): Erfahrungen mit dem Ninhydrin-Schweißtest nach Moberg in der Diagnostik peripherer Nervenläsionen. Forschr. Neurol. Psychiat. 34: 331–346.

Schiffter, R., Schliack, H. (1968): Das sogenannte Geschmacksschwitzen. Fortschr. Neurol. Psychiat. 36: 262–274.

Schiffter, R., Schliack, H. (1974): Über ein charakteristisches Syndrom bei Ischämien in der Arteriacarotis-interna-/-cerebri-media-Strombahn. Fortschr. Neurol. Psychiat. 42: 555–562.

Schiffter-Retzlaw, I. (1967): Zum Problem der Schweißdrüseninnervation des Gesichts. Dissertation FU Berlin.

Schliack, H. Fuhrmann, H. (1980): Reversible Läsion des lumbalen Grenzstrangs bei Flankentrauma. Akt. Neurol. 7/1: 1–5.

Schliack, H., Godt, P. (1977): Grenzstrangläsionen durch Zoster. Nervenarzt 48: 145–146.

Schliack, H. Simon, J. (1974): Über Sympathikusläsionen. Akt. Neurol. 1: 18–26.

Schliack, H., Schiffter, R. (1979): Neurophysiologie und -pathophysiologie der Schweißsekretion. In: Schwarz, E., Spier, H. W., Stüttgen, G. (Hrsg.). Normale und pathologische Physiologie der Haut II. In: Jadassohn, J. (Hrsg.). Hb. der Haut- u. Geschlechtskrankheiten. Ergänzungswerk, Bd. I, Teil 4 A, Springer Berlin, Heidelberg, New York, S. 349–458.

Schliack, H., Schiffter, R., Goebel, H. H., Schiffter-Retzlaw, I. (1972): Untersuchungen zur Frage der Schweißdrüseninnervation im Bereich des Gesichts. Acta anat. (Basel) 81: 421–438.

Umbach, W. (1966): Elektrophysiologische und vegetative Phänomene bei stereotaktischen Hirnoperationen. Springer, Berlin, Heidelberg, New York.

Umbach, W. (1977): Vegetative Phänomene bei stereotaktischen Hirneingriffen. In: Sturm, A., Birkmayer, W. (Hrsg.). Klinische Pathologie des vegetativen Nervensystems. Fischer, Stuttgart, New York.

Kapitel 10
Die sogenannten vegetativen Schmerzen

Die sogenannten vegetativen Schmerzen sind sehr häufig Ursache dafür, daß ein Mensch den Arzt aufsucht. Die Schmerzbekämpfung ist eine der Hauptaufgaben des Arztes. Die präzise Analyse von Schmerzphänomenen gehört zu den bedeutendsten ärztlichen Methoden Ort, Art und Ursache einer Krankheit aufzufinden. Da Schmerzen ohne Zweifel eine Funktion des Nervensystems sind, gehört ihre Untersuchung und Interpretation auch zu den Aufgaben des Neurologen. Gute Kenntnisse der Neuroanatomie, der Neurophysiologie, der Neurobiochemie sind dazu Voraussetzung. Sie sollen deshalb aus neurologischer Sicht kurz dargestellt werden. Dabei können freilich nicht alle Aspekte des Schmerzproblems hier abgehandelt werden, so können wir z. B. die humoralen und pharmakologischen Probleme (Katecholamine, Prostaglandine, Endorphine usw.) nicht im Detail darstellen.

1. Zur Anatomie und Physiologie

Schmerz ist ein urtümliches, unbehagliches Erlebnis, das einen dem Körper schädlichen, meist gut lokalisierbaren Reiz signalisiert, und psychische, vegetative und motorische Reaktionen und Reflexe auslöst, die Flucht oder Abwehrstrategien bewerkstelligen. Dabei wird eine Fülle von peripheren und zentralen, neuronalen und humoralen Systemen aktiviert. Ein lokalisierbares zerebrales Schmerzzentrum gibt es ebensowenig wie einen spezifischen Schmerzstoff.
Schmerz ist zunächst einmal ein „subjektives Phänomen" (Hassler 1972), das an das Bewußtsein gebunden ist. Bewußtlose haben kein Schmerzerlebnis, können aber gleichwohl alle schmerzinduzierten motorischen und vegetativen Reflexmechanismen bieten.
Die neuroanatomischen Strukturen und neurophysiologischen Systeme, die Schmerz perzipieren, leiten, integrieren, zum Bewußtsein bringen, aber auch die zugehörigen Reflexe und Reaktionen schalten, sind relativ gut bekannt. Eine Übersicht ist in Abb. 65 dargestellt. Schmerz kann auf den diversen Ebenen und Schaltstationen seines neuronalen Weges gehemmt oder gebahnt werden. Schmerzen können am Anfang der Schmerzbahn durch Reizung der Rezeptoren oder durch Irritationen der leitenden, vor allem der peripheren sensiblen Nerven oder aber auch im Gehirn durch bestimmte psychische Konstellationen (psychosomatische Schmerzen) ausgelöst werden. Andererseits kann intensive psychische Anspannung oder Ablenkung das Erleben von Schmerzen blockieren, den Schmerz quasi selbst auslöschen.
Die „Schmerzbahn" beginnt in den Endaufzweigungen der sensiblen peripheren Nerven, also in den Dendriten der Spinalnervenganglienzellen. Fast alle Gewebe des Körpers werden von diesen sensiblen Fasern innerviert, die Haut, die Muskulatur, die Bänder, Fascien und Gelenkschleimhäute, das Periost, die Eingeweide bzw. deren seröse Häute (Pleura, Peritoneum, Meningen) usw. Knochensubstanz, der Nucleus pulposus der Bandscheiben und das Gehirngewebe selbst sind schmerzunempfindlich. Alle sensiblen Impulse, also auch die Schmerzimpulse, werden von den sensiblen Nervenfasern zunächst über die Hinterwurzel zum Rückenmark geleitet. Hier konvergieren sie auf ihre erste sensible Schaltstelle, das Hinterhorn mit der Hinterwurzeleintrittszone. Sie können sich dort zum Schmerz „aufsummieren", dann zum Gehirn geleitet werden, sie können aber auch auf dieser Ebene durch supra- und intraspinale Neurone gehemmt oder blockiert werden. Auf dieser Ebene werden auch in jedem spinalen Segment die klinisch so wichtigen tonischen Muskelreflexe (z. B. Muskelhartspann beim Nervenwurzelschmerz durch Bandscheibenprolaps, Abwehrspannung beim akuten Bauch usw.), die Fluchtreflexe der Extremitäten bei plötzlichem Schmerzreiz und die vegetativen Reflexe

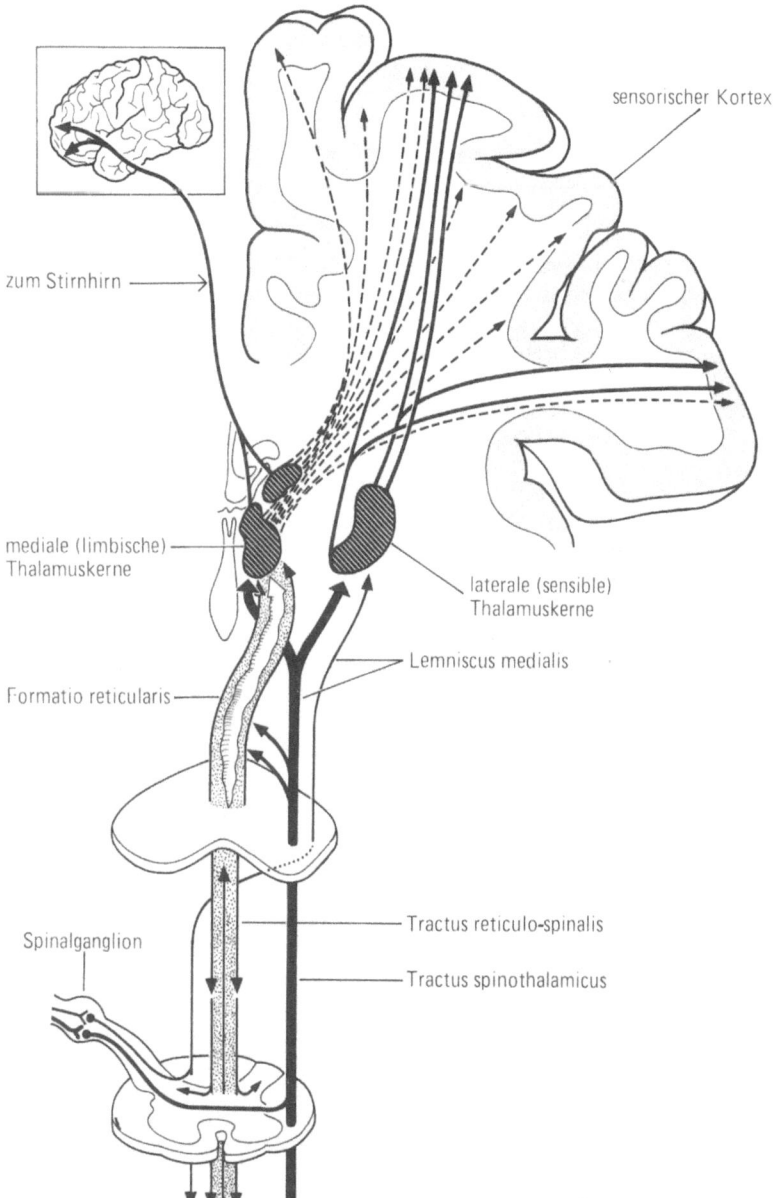

Abb. 65. Schematische Darstellung der Schmerzbahn von der Hinterwurzel bis zur Großhirnrinde. (Modifiziert nach Struppler 1972)

(Blässe oder Rötung der Haut durch Vasokonstriktion bzw. -dilatation, Schweißsekretion usw.) ausgelöst. An den Zellen des Hinterhorns beginnt nun nach Umschaltung die aufsteigende eigentliche Schmerzbahn, der Tractus spinothalamicus. Mit diesem Fasersystem erreichen die Schmerzimpulse schließlich den Hirnstamm, aktivieren hier die Formatio reticularis und ziehen dann zum medialen sog. limbischen Thalamus, wo sie das subjektive und globale unbehagliche Schmerzerlebnis induzieren bzw. zum Nucleus ventrocaudalis parvocellularis des Thalamus und von dort nach Umschaltung zur Postzentralregion in der Hirnrinde. Dieser letztere zweite Schmerzweg ermöglicht die präzise Lokalisation und Interpretation und die bewußte Beantwortung von Schmerzreizen.

Bezüglich des sogenannten vegetativen Schmerzes sind noch weitere anatomische und physiologische Fakten hinzuzufügen: Sticht man sich selbst mit der Nadel kräftig in die Haut, dann spürt man zunächst einen scharfen, gut lokalisierbaren, streng begrenzten kurzen Schmerz, den sog. ersten Schmerz. Kurz danach bemerkt man aber noch längere Zeit in der Umgebung der Stichstelle einen breitflächigen, diffusen, irradiierenden, mehr brennenden Schmerz, den sogenannten zweiten Schmerz. Die somatosensiblen Schmerzfasern aus der Haut bestehen überwiegend aus stark myelinisierten, schnell leitenden A-Fasern, die den ersten scharfen Schmerz leiten und zum Großhirn projizieren. Der zweite Schmerz wird von den dünnen, myelinarmen, langsam leitenden C-Fasern geleitet. Diese C-Fasern sind auch das Leitungskabel für alle sogenannten vegetativen Schmerzen, d.h. Schmerzen aus den inneren Organen, die nur von vegetativen Nerven versorgt werden. Dies ist auch der Grund, warum Eingeweideschmerzen immer viel diffuser, unbestimmter, breitflächiger empfunden werden. Der C-Faserschmerz wird nun nach Hassler vornehmlich oder ausschließlich zum medialen Thalamus und dem limbischen System geleitet. Dort vermittelt er das unbehagliche bis qualvolle Erlebnis von Schmerzen. Aus diesem Grunde werden sogenannte vegetative Schmerzen auch immer als vital bedrohlicher und quälender erlebt, es scheint die ganze Persönlichkeit erfaßt zu sein. Bei den gut lokalisierbaren scharfen A-Faserschmerzen aus der Haut ist dies nicht der Fall. Über die C-Fasern, die ebenfalls im Tractus spinothalamicus aufsteigen, werden auch die vegetativen Schmerzreaktionen wie Tachykardie, Schweißausbruch, Blutdrucksteigerung, Atemfrequenzsteigerung, Angst und Unruhe vermittelt. Die C-Fasern aus den Eingeweidenerven sind qualitativ die gleichen, wie die in den somatischen Nerven aus der Haut und laufen gemeinsam mit den Kabeln des Sympathicus zum Rückenmark, ohne daß sie mit dem sympathischen System irgendwelche synaptischen Verbindungen eingehen. Sie sind reine Schmerzfasern, haben mit dem Sympathicus also nichts zu tun und münden ebenso wie die Fasern aus der Haut in die Hinterwurzeln des Rückenmarks ein. Es gibt also eigentlich gar keinen vegetativen Schmerz im engeren Sinne, sondern nur Organschmerzen, die von C-Fasern geleitet werden und vornehmlich zum limbischen System projizieren und deshalb qualitativ anders empfunden werden als etwa die A-Faserschmerzen. Wegen ihrer räumlichen Nähe zu den sympathischen Fasern sind sie allerdings besonders regelmäßig auch mit lokalen und globalen sympathischen Reflexvorgängen gekoppelt.

Die diffuse, schwerer lokalisierbare Ausbreitung dieser Schmerzen kann auch damit erklärt werden, daß viszerale Schmerzreize fast stets über mehrere Hinterwurzeln das Rückenmark erreichen und die sogenannte Verteilerfunktion des Grenzstrangs hier eine Rolle spielt. Es wäre also besser, nur von C-Faserschmerzen bzw. A-Faserschmerzen zu sprechen und jeweils den Ort der Läsion anzugeben als etwa von somatischen und vegetativen Schmerzen.

Für den klinischen Gebrauch sollten grundsätzlich noch zwei verschiedene Schmerzarten unterschieden werden: der sogenannte Rezeptorschmerz und der Nervenschmerz. Affektionen peripherer sensibler Nerven sind häufige Ursachen von Schmerzen. Die Läsion kann im Bereich der Hinterwurzeln, der Plexus oder peripherer Einzelnerven liegen. In jedem Falle kommt es dabei zu einer präzisen und konstanten Schmerzprojektion jeweils in das Versorgungsgebiet der lädierten Wurzel bzw. des lädierten Plexusanteils oder Einzelnerven. Allein aus der exakt vom Patienten erfragten Schmerzprojektion und -ausbreitung läßt sich dann oft der Läsionsort erschließen.

Der Rezptorschmerz wird dort empfunden wo die Läsion lokalisiert ist. Hierbei sind nicht schmerzleitende Nervenfasern gereizt sondern Rezeptoren in den entsprechenden Geweben. Ein streng begrenzter Schmerz im Bereich des Kniegelenks ist ein Rezeptorschmerz, desgleichen auch etwa der heftige Kopfschmerz bei der Meningitis oder der Bauchschmerz bei Peritonitis. Der sogenannte übertragene Schmerz bei Erkrankung innerer Organe (s. S. 172) kann als Sonderform des neurogenen Schmerzes aufgefaßt werden.

2. Klinik

2.1 Der direkte Eingeweideschmerz

Lokale, direkte Schmerzen innerer Organe sind Rezeptorschmerzen, d.h. der Schmerz wird in der Region des erkrankten Organs oder Gewebes gespürt. Er bietet außerdem die

oben beschriebenen Charakteristika sogenannter vegetativer Schmerzen, weil er über C-Faser-Afferenzen im Verband vegetativer Nervenstränge zu den entsprechenden Regionen des Gehirns geleitet wird.
Man kann verschiedene Auslösearten unterscheiden:
1. Spasmen von Hohlorganen („Koliken");
2. Dehnung von Hohlorganen und serösen Häuten;
3. Bildung und Anhäufung körpereigener schmerzerzeugender Substanzen;
4. Entzündungen (bei denen schmerzinduzierende Substanzen eine wichtige Rolle spielen);
5. Ischämien;
6. exogene mechanische Faktoren.

Die anfallsartig oder wellenförmig ablaufenden Koliken sind vor allem die Folge von Reizungen muskulärer Hohlorgane wie z.B. der Gallenblase, des Magens, des Darms oder der ableitenden Harnwege. Sie entstehen meist mechanisch (Steine) oder entzündlich oder durch beide Faktoren gleichzeitig (z.B. Schmerzen beim Magengeschwür, die durch den Speisebrei mechanisch verursacht werden). Sie werden in der Gegend des irritierten Organs empfunden und sind dann krampfartig-bohrend (direkter Eingeweideschmerz), aber auch breitflächig in den organzugehörigen Dermatomen (übertragener Schmerz s. S. 172). Sie gehen besonders häufig mit sympathischen Allgemeinreaktionen wie Tachykardie, Tachypnoe, Schweißausbruch, Hautblässe, Piloarrektion usw. einher.

Der viszerale Dehnungsschmerz spielt besonders bei Tumoren und anderen raumfordernden Prozessen sowie bei obstruktiven Vorgängen in ableitenden Kanälen, in denen Sekrete und andere Körperflüssigkeiten fließen (Gallengänge, Pankreasgang, Ureteren usw.) eine Rolle. Er ist besonders diffus und unbestimmt und kontinuierlicher und anhaltender als die Kolik. Nicht selten wechseln in entsprechenden Hohlorganen Kolik und Dehnungsschmerz einander ab.

Der durch körpereigene Substanzen ausgelöste Eingeweideschmerz spielt sich vor allem im Bereich der serösen Häute wie Meningen, Pleura und Peritoneum ab. Er wird im wesentlichen ausgelöst durch:
1. Kontakt dieser Gewebe mit körpereigenem Blut, Magensaft, Galle, Pankreassaft und anderen Sekreten;
2. Entzündungen;
3. Mechanische Dehnung (s. oben).

Als schmerzauslösende Substanzen kommen in Betracht: Plasmakinine, Histamine, Serotonin, pH-ändernde Substanzen (Magensaft) oder etwa Verdauungssekrete (Pankreassaft). In fast allen Fällen sind die Prostaglandine als schmerzerzeugende körpereigene Substanzen von besonderer Bedeutung. Diese überall im Körper vorhandenen Substanzen werden auch bei Entzündungen vermehrt freigesetzt und erhöhen die Empfindlichkeit der Schmerzrezeptoren. Acetylsalizylsäure hemmt die Prostaglandinsynthese und dämpft auf diese Weise den Schmerz.

Wichtig ist auch die Frage, welche Eingeweide im besonderen Maße von Schmerzfasern innerviert sind und welche nicht. Das Peritoneum ist überall schmerzempfindlich, die Pleura vornehmlich in ihren parietalen, nicht jedoch in ihren viszeralen Anteilen. Von den Meningen ist vor allem die Dura in ihren basalen Abschnitten schmerzempfindlich, Arachnoidea und Pia sind nur an ihren Anheftungsstellen von Schmerzfasern innerviert. Das Hirnparenchym, das Knochengewebe und z.B. der Nucleus pulposus der Bandscheiben sind schmerzunempfindlich. Sehr sensibel gegen Schmerzreize ist aber das Periost. Von schmerzleitenden Fasern innerviert sind außerdem die Arterien, die Venen und die großen Sinus des Gehirns. Bei den großen parenchymatösen Organen wie Leber und Milz sind vornehmlich die serösen Häute, weniger das Parenchym selbst schmerzempfindlich. Muskulatur, vor allem auch die quergestreifte Muskulatur, kann sehr heftig schmerzen. Dabei kommen als Auslöser vor allem traumatische, entzündliche, aber auch ischämische Ursachen in Betracht. Der Ischämieschmerz ist an allen schmerzempfindlichen Organen auslösbar. Wir kennen die zum Teil dramatischen Ischämieschmerzen vor allem vom Herzinfarkt, dem Lungeninfarkt oder dem Mesenterialarterienverschluß. Diese Syndrome gehen praktisch immer mit besonders heftigen vegetativen Begleitsymptomen bis hin zum schweren Schocksyndrom einher. Sie vermitteln auch besonders intensiv das Gefühl der totalen Bedrohung. Beim Ischämieschmerz scheinen die schmerzinduzierenden Substanzen die wichtigsten Auslöser zu sein. Ein typischer Ischämieschmerz ist die „Clandicatio intermittens". Auch die heftige spastische Kontraktion von Muskulatur ist oft sehr schmerzhaft.

2.2 Der übertragene Schmerz (Head'sche Zonen) und die viszerogenen Reflexe

Der Mensch ist wie alle bilateral-symmetrischen Tiere segmental gegliedert. Diese Gliederung ist zwar nicht mehr so regelmäßig wie beim Regenwurm oder bei den Schlangen, das entwicklungsgeschichtlich alte Grundmuster ist aber mühelos erkennbar und nachweisbar. Jedes Segment wird von einem sensiblen und einem motorischen Spinalnerven innerviert. Die einem Segment zugehörigen Muskeln nennen wir Myotom, der zum Segment gehörige Hautstreifen heißt Dermatom (s. Abb. 66). Aber auch die übrigen Gewebe und Organe unterliegen dieser segmentalen Gliederung, so gehört auch zu jedem Segment ein Enterotom, ein Osteotom. Alle zum Segment gehörigen Gewebe werden von einem Spinalnervenpaar innerviert und dies sowohl sensibel-motorisch wie auch vegetativ. Die Gewebsteile sind sozusagen durch ihre segmentale Innervation „zusammengeschaltet". Dadurch besteht grundsätzlich die Möglichkeit, daß von jedem Gewebsanteil eines Segments die anderen reflektorisch beeinflußbar sind. Man spricht deshalb von viszero-cutanen, cutivisceralen, myocutanen usw. segmentalen Reflexen. Eine Übersicht über die segmentalen neuronalen Verbindungen gibt die hypothetische Abb. 11, die gut begründet und allenthalben anerkannt ist (S. 21). Es ist der bleibende Verdienst von Head (1889–1896), Mackencie (1909, 1921), Knotz (1927, 1931) und von Hansen und Schliack (1962), die segmentalen Reflexbeziehungen durch subtile klinische Beobachtung herausgearbeitet und für die klinische Diagnostik nutzbar gemacht zu haben. Head hat den sogenannten übertragenen Schmerz beschrieben und auch den Begriff geprägt. Er fand heraus, daß bei Erkrankungen innerer Organe nicht nur ein direkter lokaler Eingeweideschmerz gespürt wird, sondern zusätzlich auch ein übertragener Schmerz in einer konstanten Hautzone. Dabei stellte sich heraus, daß jeweils das erkrankte Organ zu demselben Segment gehörte (Enterotom) zu dem auch die nunmehr schmerzende Hautzone zu zählen war (Dermatom). Das schmerzende Hautgewebe wurde dann Head'sche Zone genannt. In

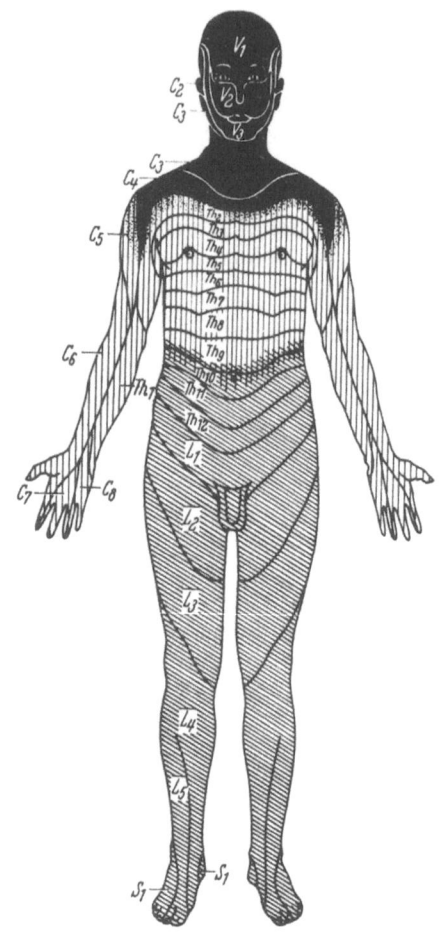

Abb. 66. Schema der metameren Gliederung der sympathischen Efferenzen im Vergleich zu den Dermatomen. Schwarz: Sympathische Versorgung durch den Rückenmarkssegmente Th 3 und Th 4. Senkrechtschraffiert: Sympathische Versorgung aus den Segmenten Th 5 bis Th 7. Schrägschraffiert: Sympathische Versorgung aus den Segmenten Th 8 bis L 2. (Aus: M. Mumenthaler und H. Schliack: Läsionen peripherer Nerven, II. Auflage, Thieme, Stuttgart 1973)

dieser Zone spürt der Kranke einen unangenehmen, brennenden, prickelnden „wunden", irgendwie unbestimmten Spontanschmerz und vor allem auch bei zarter Berührung eine schmerzhafte Überempfindlichkeit, eine Hyperalgesie. Die segmentale Zuordnung dieser überempfindlichen Zone ist konstant und zuverlässig, jedoch betrifft sie nie das gesamte Dermatom, sondern nur bestimmte, auch variable, fleckförmige Anteile davon. Die Zonen lassen sich leicht durch zartes Bestreichen mit der Fingerbeere oder auch mit einem vorsichtigen Herüberfahren mit einer spitzen Nadel leicht feststellen. Kennt man die Dermatome und die Segmentbeziehungen der zugehörigen Enterotome, so kann aus der Lokalisation der Head'schen Zone auf das erkrankte Organ geschlossen werden. Die paarigen Körperorgane projizieren den übertragenen Schmerz jeweils nach beiden Seiten, bei unpaaren Organen treten die Head'schen Zonen nur auf einer Seite auf. Diese „Seitenregel" geht vor allem auf Knotz zurück.

Das Verdienst von Mackenzie ist es, auch eine Hyperalgesie der „tiefen Teile" (Muskulatur, Bindegewebe, Periost usw.) nachgewiesen zu haben, die in der gleichen segmententsprechenden Weise festgestellt werden können. Erkrankungen innerer Organe führen danach zu einer Schmerzprojektion in die segmententsprechende quergestreifte Muskulatur, das Bindegewebe usw. Durch Druck auf diese Gewebe, etwa durch systematisches Palpieren oder Drücken des Gewebes zwischen zwei Fingern lassen sich auch hier entsprechend den Head'schen Zonen „Maximalpunkte" bzw. „Druckpunkte" herausfinden, die die gleiche Bedeutung haben wie die Head'schen Zonen. Die später beschriebenen diversen „Druckpunkte" (z. B. McBurney'scher Druckpunkt) sind nichts anderes als die Druckpunkte von Mackenzie. Die Mackenzie'schen Druckpunkte sind also ähnlich fleckförmig im entsprechenden Myotom lokalisierte schmerzende Muskelpartien, wobei meist sogar eine tonische Muskelverkrampfung in diesem eng begrenzten fleckförmigen Bezirk vorliegt. Auch dieser segmentale Tiefenschmerz kann spontan auftreten oder erst bei Druck oder Palpation. Er ist wahrscheinlich noch häufiger und zuverlässiger als die Head'schen hyperalgetischen Hautzonen (Hansen und Schliack 1962).

Die Head'schen hyperalgetischen Zonen treten verstärkt in Erscheinung, wenn der Kranke vorher atropinähnliche Substanzen, z. B. Belladonna-Präparate eingenommen hat. Die Zonen sind auch überempfindlich vor allem gegen Temperaturreize, sowohl für Wärme wie für Kälte. Die Überempfindlichkeit kann so stark sein, daß der Kranke auf der entsprechenden Körperseite gar nicht mehr liegen kann.

Differentialdiagnostisch wichtig ist noch der Hinweis, daß man bei den beschriebenen Phänomenen auch daran denken muß, daß der segmententsprechende Spinalnerv selbst erkrankt sein kann, allerdings sind dann die Schmerzen in der Regel im ganzen Dermatom zu spüren und man findet meist auch schon eine Hypästhesie oder Hypalgesie in dem entsprechenden Dermatom.

Der diagnostische und differentialdiagnostische Wert einer guten Kenntnis dieser Befunde ist auch heute noch groß. Er kann, z. B. bei diffusen Oberbaucherkrankungen, durchaus einen sehr wichtigen Hinweis geben, welches Organ denn erkrankt ist. Leider nehmen sich die Ärzte heute kaum noch die Zeit, nach diesen Kriterien zu suchen und ordnen schnell ein Computertomogramm oder eine andere apparative Untersuchung an. Es gibt aber einerseits eine Reihe von Erkrankungen, die man im Computertomogramm oder in anderen apparativen Verfahren gar nicht nachweisen kann und zum anderen ist es wichtig, den Hochleistungsapparat gezielt dort einzusetzen, wo nach den erhobenen klinischen Kriterien der Krankheitsherd mit Wahrscheinlichkeit zu suchen ist. Nicht selten ist der präzise lokalisierte übertragene Schmerz das erste und lange Zeit einzige Symptom, das auf die Erkrankung des Organs hinweist. Gut bekannt ist noch der übertragene Schmerz im linken Arm bei Herzerkrankungen, insbesondere beim Herzinfarkt. Hier projiziert sich also der Schmerz in die Dermatome Th 1, Th 2 bis Th 8 sowie auch in die Schulterregion (C 4), eben deshalb, weil das Herz bzw. die das Herz umgebenden Gewebe (z. B. das Zwerchfell) diesen Segmenten zugeordnet sind. Eine Pankreaserkrankung führt zum übertragenen Schmerz mit Schwerpunkt im Bereich des linken Th 8-Segments. Bei Magenerkrankungen, etwa einem Ulcus, sind überempfindliche Hautzonen und Druckpunkte vor allem links zwischen Th 6 und Th 8 festzustellen, bei Krankheiten der Nieren und des Ureters sind es die Dermatome Th 10 bis L 1. Übersichten über einige wichtige Erkrankungen und Segmentbeziehungen der wichtigsten Organe können in den Abb. 67–75 und in Tabelle 3 abgelesen werden.

Diagnostisch wichtig ist noch die Tatsache, daß bei halbseitigen bzw. einseitigen Organerkrankungen, insbesondere bei akuten Schmerzanfällen, auf der schmerzenden Körperseite recht häufig eine sogenannte „Reizmydriasis" zu beobachten ist. Dieses Symptom einer Irritation des gleichseitigen Sympathikus ist ein wichtiger Seitenhinweis. So findet

174   Kapitel 10: Die sogenannten vegetativen Schmerzen

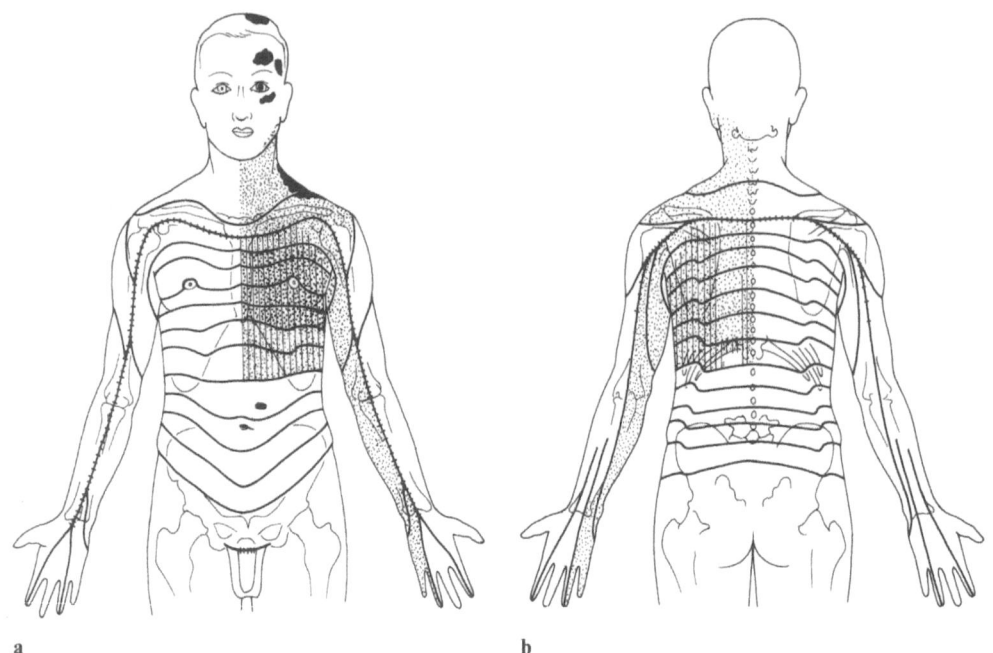

Abb. 67a und b. Schema der Head'schen Zonen, der hyperalgetischen Kopfzonen und anderer segmental-reflektorischer Phänomene bei Erkrankungen des Herzens. (Nach Hansen und Schliack: Segmentale Innervation, Thieme, Stuttgart 1962)

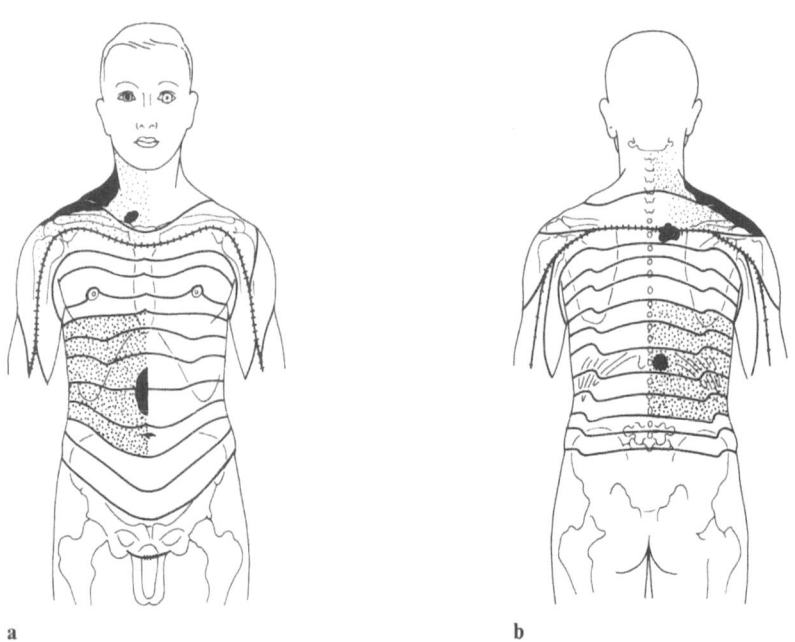

Abb. 68a und b. Schema der Head'schen Zonen und anderer segmental-reflektorischer Phänomene bei Erkrankungen der Leber und der Gallenblase. (Nach Hansen und Schliack: Segmentale Innervation, Thieme, Stuttgart 1962)

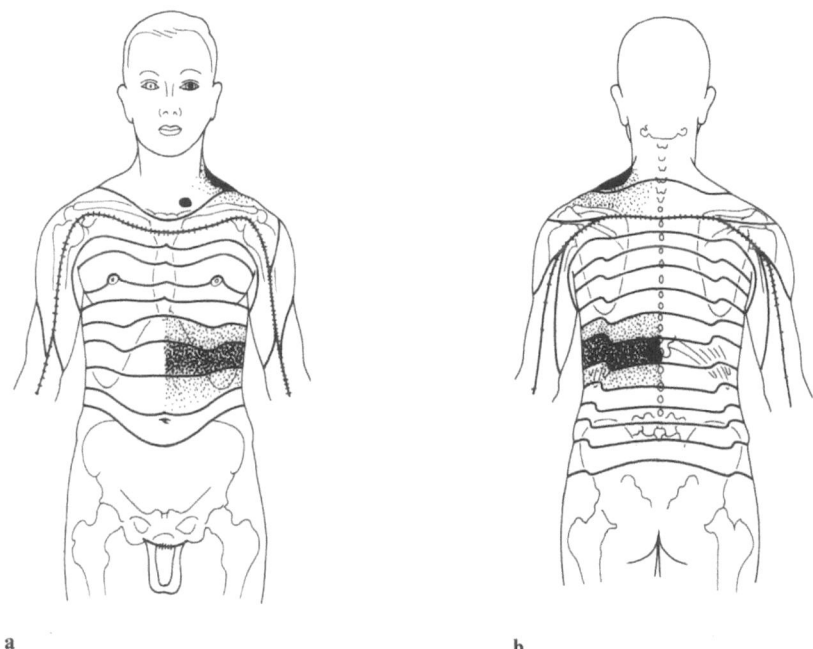

Abb. 69 a und b. Schema der Head'schen Zonen und anderen segmental-reflektorischen Phänomene bei Erkrankungen des Pankreas. (Nach Hansen und Schliack: Segmentale Innervation, Thieme, Stuttgart 1962)

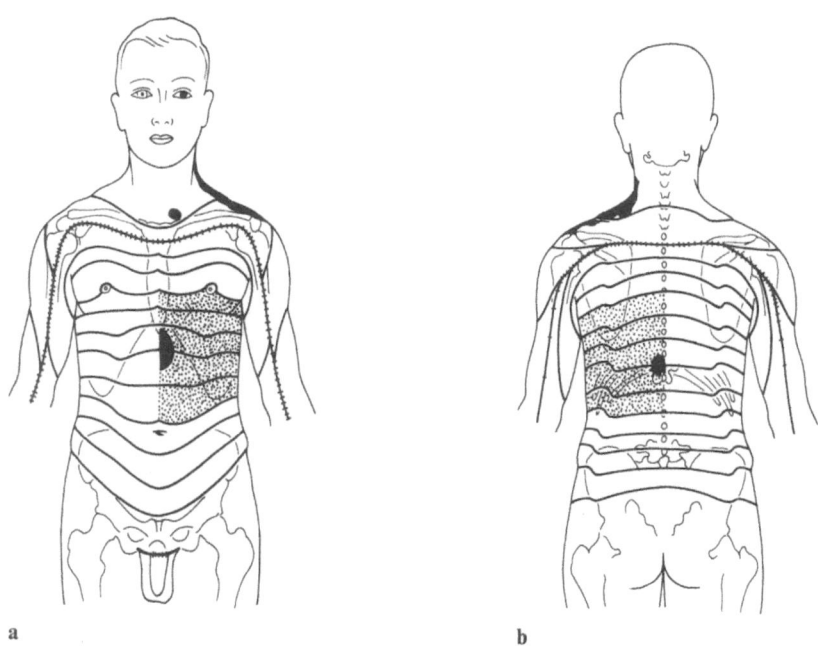

Abb. 70 a und b. Schema der Head'schen Zonen und anderen segmental-reflektorischen Phänomene bei Erkrankungen des Magens. (Nach Hansen und Schliack: Segmentale Innervation, Thieme, Stuttgart 1962)

Kapitel 10: Die sogenannten vegetativen Schmerzen

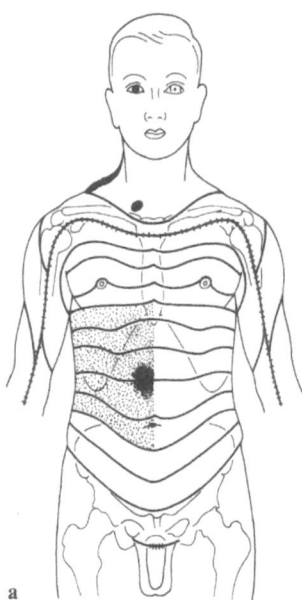 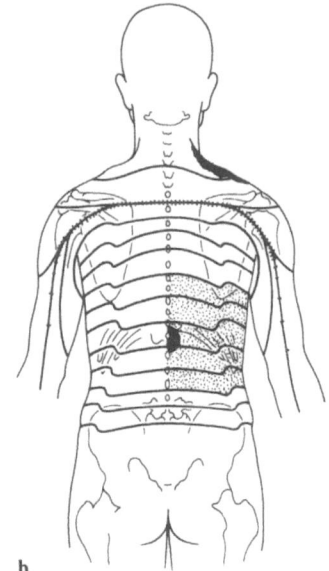

Abb. 71a und b. Schema der Head'schen Zonen und anderen segmental-reflektorischen Phänomene bei Erkrankungen des Duodenums. (Nach Hansen und Schliack: Segmentale Innervation, Thieme, Stuttgart 1962)

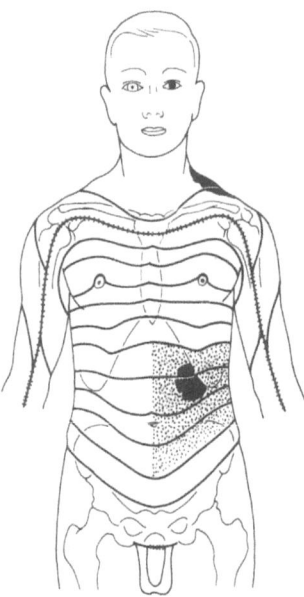 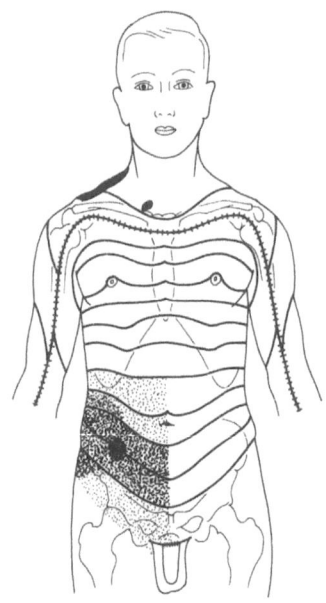

Abb. 72. Schema der Head'schen Zonen und anderen segmental-reflektorischen Phänomene bei Erkrankungen des Jejunums. (Nach Hansen und Schliack: Segmentale Innervation, Thieme, Stuttgart 1962)

Abb. 73. Schema der Head'schen Zonen und anderen segmental-reflektorischen Phänomene bei Erkrankungen des aszendierenden Colon und des Blinddarms. (Nach Hansen und Schliack: Segmentale Innervation, Thieme, Stuttgart 1962)

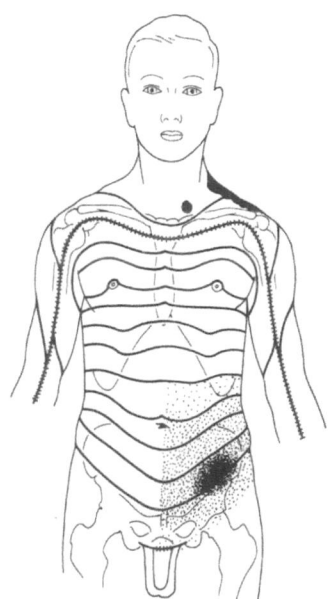

Abb. 74. Schema der Head'schen Zonen und anderen segmental-reflektorischen Phänomene bei Erkrankungen des deszendierenden Colon. (Nach Hansen und Schliack: Segmental Innervation, Thieme, Stuttgart 1962)

Tabelle 4

Segmentale Beziehungen paarig angelegter Organe		
Pleura, Lunge	Th 3 —	Th 10
Niere, Ureter	Th 9 —	Th 12, L1–L2
Gonaden	Th 10 —	L 1

Rechtsseitige Reflexzonen unpaarig angelegter Organe		
Duodenum	Th 6 —	Th 10
Ileum	Th 8/9 —	Th 11
Leber, Galle	Th 6 —	Th 10
Appendix Colon ascendens	Th 9 —	Th 12

Linksseitige Reflexzonen unpaarig angelegter Organe		
Herz	Th 1 —	Th 8
Magen	Th 5 —	Th 9
Jejunum	Th 8 —	Th 11
Pankreas	Th 7 —	Th 9
Milz	Th 7 —	Th 10
Colon descendens Colon signoideum	Th 9 —	L 1

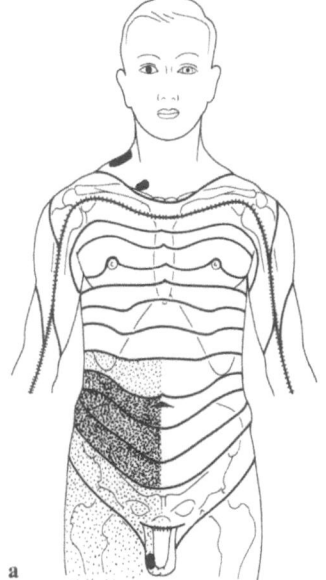
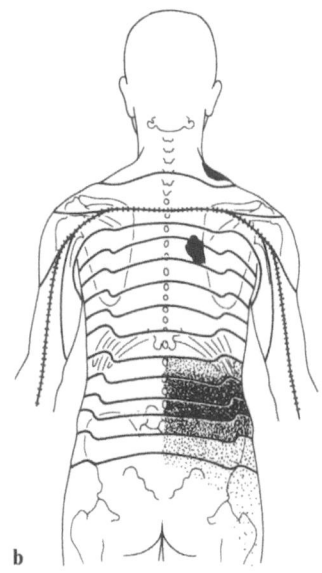

a   b

Abb. 75a und b. Schema der Head'schen Zonen und anderen segmental-reflektorischen Phänomene bei Erkrankungen von Niere und Ureter. (Nach Hansen und Schliack: Segmentale Innervation, Thieme, Stuttgart 1962)

man z. B. beim Angina-pectoris-Anfall fast regelmäßig eine linksseitige Reizmydriasis, bei der Gallenkolik tritt sie rechtsseitig auf. Wahrscheinlich wird dabei der stimulierende Impuls über die Schmerzfasern zur Hinterwurzel, der Hinterwurzeleintrittszone und von dort über aufsteigende Bahnen zum Centrum ciliospinale geleitet, um von dort über die sympathischen Efferenzen zum Auge zu gelangen.

Head hat neben den oben beschriebenen segmental geordneten Zonen auch hyperalgetische Zonen im Kopfbereich beschrieben. Da im Bereich des Kopfes eine segmentale Gliederung nicht nachweisbar ist, sind die Verhältnisse hier schwieriger zu beurteilen. Die tatsächlichen anatomischen Beziehungen sind hier auch durchaus noch unklar und wenig erforscht. Es kann aber keinen Zweifel geben, daß es hyperalgetische Zonen im Bereich des Kopfes bei Erkrankungen innerer Organe gibt. Fast jeder Mensch erlebt in seinem Leben, daß er im Bereich des behaarten Kopfes eine eigenartige Überempfindlichkeit auf Berührung in begrenzten Zonen spürt. Als ein Beispiel, auch aus der eigenen Erfahrung, mag gelten, daß man bei leichten entzündlichen Affektionen im Rachen, etwa bei einer Tonsillitis, häufig eine merkwürdige, fleckförmige, unangenehme Überempfindlichkeit einer Hautzone im Bereich des Mastoids verspürt. Vielleicht ist diese Erfahrung die Ursache für den volkstümlichen Begriff des „Haarspitzenkatarrhs".

Detaillierte Darstellungen und umfangreiche weitere Details zu dieser Problematik sind in dem Buch von Hansen und Schliack (1962) nachzulesen. Siehe auch Schliack und Schiffter (1976).

2.3 Therapie über kuti-viszerale Reflexmechanismen

Die gegenseitige Beeinflußbarkeit der einzelnen Anteile des Segments, also von Myotom, Dermatom, Enterotom usw. untereinander, ist auch therapeutisch nutzbar. Bestimmte Manipulationen am Dermatom können durchaus auch funktionelle Störungen im zugehörigen Myotom oder Enterotom positiv beeinflussen. Auf diesen Mechanismen beruht ein großer Teil der physiotherapeutischen bzw. physikalisch-therapeutischen Maßnahmen. Eine Gallenkolik kann durchaus durch Applikation bestimmter Reize auf das zugehörige Dermatom zum Stillstand gebracht werden, ein Angina pectoris-Anfall kann durch Einlegen des linken Armes in ein warmes Wasserbad zum Verschwinden gebracht werden. Offensichtlich können sensible Reize im entsprechenden Dermatom Spasmen und andere Funktionsstörungen im zugehörigen Enterotom lösen. Dies ist zu einem großen Teil die Grundlage der therapeutischen Erfolge von Heizkissen, Wärmflaschen, Hautquaddelungen, Segmentmassagen usw. Darmspasmen eines Kindes verschwinden ja häufig dann, wenn die Mutter ihre warme Hand auf den Leib des Kindes legt. Liegt die Hand auf dem zugehörigen Dermatom des spastischen Darmabschnitts, dann kann sich die Kolik lösen. Auch schmerzhafte Verkrampfungen der Muskulatur (Myogelosen) entspannen sich, wenn man in der segmententsprechenden Hautzone anästhesierende Quaddeln setzt oder lokale Wärme appliziert. Die lokale Wärme erreicht ja durch die Haut hindurch sicherlich nicht die verkrampfte Muskulatur, sondern sie löst sich durch die segmentalen Reflexmechanismen. Wichtig ist hierbei noch der Hinweis, daß die Myotome nicht selten relativ weit entfernt von den Dermatomen liegen (z. B. im Bereich des Schultergürtels und Beckengürtels sowie der Extremitäten), so daß für derartige therapeutische Bemühungen eine gute Kenntnis der anatomischen Lage vom jeweiligen Myotom oder Dermatom erforderlich ist.

2.4 Vegetative Effekte segmentaler Reflexvorgänge

Die beschriebenen reflektorischen Vorgänge im Bereich eines Segments führen nicht nur zu hyperalgetischen Hautzonen und zu segmententsprechenden Tiefenschmerzen mit tonischen Muskelverkrampfungen, sondern auch zu vegetativen, d. h. hier sympathischen Effekten in der Haut. Das Schema der Abb. 11 legt das schon nahe. Der sensible (schmerzhafte) Einstrom über die Hinterwurzel in die Hinterwurzeleintrittszone führt nicht nur zur segmententsprechenden Beeinflussungen der Muskulatur und der inneren Organe sondern auch zu sympathischen Effekten in der Haut. Hierbei handelt es sich im wesentlichen um die Schweißsekretion, die Vasomotorik und die Piloarrektion. Die Impulse werden auf die Seitenhornzellen des Rückenmarks übertragen und von dort in die vegetativen Efferenzen projiziert. Der Impuls dazu kann von den schmerzleitenden Fasern der Haut oder auch den C-Fasern der Eingeweideorgane kommen. Hierbei ist allerdings noch einmal darauf hinzuweisen, daß die Einflußzonen der vom Rückenmark über die vorderen Wurzeln zum Grenzstrang ziehenden und von hier nach Umschaltung zur Peripherie weiterlaufenden sympathischen Efferenzen nicht den bekannten Dermatomen entsprechen. Als Ursache dafür hatten wir bereits gesagt, daß das Rückenmark nicht in seiner ganzen Ausdehnung die sympathischen Seitenhornzellen enthält, sondern nur zwischen den Segmenten C8–L2. Auf der Ebene zwischen C8 und Th2 befinden sich die Ursprungszellen für die sympathische Innervation der Pupillen, in den darunter gelegenen Abschnitten bis L2 sind die Ursprungszellen der sympathischen Efferenzen für die inneren Organe und die Haut lokalisiert. Für die Haut, also für die Schweißsekretion, die Vasomotorik und die Piloarrektion sind die Ursprungszellen in der sympathischen Seitensäule des Rückenmarks von Th3 abwärts zuständig. Kopf und Hals werden also vornehmlich aus Th3 bis Th4, die Arme aus Th5–7, die Beine aus Th11–L2 sympathisch innerviert (s. auch S. 19). In Abb. 62 und 66 sind die metameren Beziehungen der sympathischen Efferenzen im Vergleich zu den sensiblen Dermatomen schematisch dargestellt. Irritationen der Segmente Th3 und Th4 würden danach also zu vermehrtem Schwitzen oder zur Vasokonstriktion (Blässe) im Gesichts-Hals-Bereich führen, entsprechendes gilt für die Beziehungen der anderen Körperregionen.

2.5 Viszero-viszerale Reflexe

Über die eigentlichen, segmental ablaufenden Reflexe hinaus sind auch eine Fülle von reflektorischen Beeinflussungen der inneren Organe untereinander beschrieben worden: es seien hier z. B. genannt das reflektorische Erbrechen bei einer Fülle von Erkrankungen des Thorax und vor allem des Bauchraums. Bei akuten Erkrankungen im Brust- und Bauchraum kommt es fast regelhaft auch zu Störungen im Bereich des Magen-Darm-Kanals, nämlich zu Spasmen, Atonien, Meteorismus, Stuhlverstopfung usw. Besonders den Chirurgen sind „paralytischer" oder spastischer Ileus bei Erkrankungen außerhalb des Magen-Darm-Kanals sehr geläufig. Auch bei Koliken durch Steine in den harnableitenden Wegen ist Meteorismus fast die Regel. Schließlich sei noch die „Urina spastica" genannt oder die passagere Anurie, die bei Lungeninfarkten, Herzinfarkten, akuter Blinddarmentzündung und anderen, von den Harnwegen entfernten Erkrankungen auftreten können. Hierbei muß es sich also um segmentübergreifende, wahrscheinlich im Rückenmark geschaltete Reflexe handeln. Selbst ein Angina-pectoris-Anfall kann als reflektorisches Begleitsymptom einer Nierenkolik in Gang kommen.

2.6 Schmerzsyndrome bei Läsionen des Grenzstranges

Zweifellos verlaufen im Verband des Grenzstranges reichlich schmerzleitende C-Fasern. Es liegt also nahe, daß deren Irritation auch Schmerzsyndrome in Gang setzt. Gleichwohl ist es bis heute zweifelhaft geblieben, ob es z. B. das obere oder untere schmerzhafte Quadrantensyndrom des Grenzstranges gibt. Wir kennen zwar bei Grenzstrangunterbrechungen „quadrantenähnliche" Begrenzungen der sympathischen Defektsyndrome (s. Schweißsekretion, S. 151), jedoch ist dies für Schmerzen, die auf einen Quadranten beschränkt sind, noch immer umstritten. Schmerzen durch Läsion sympathischer Fasern, vor allem im Bereich der Extremitäten, werden oft als unangenehmes Hitzegefühl, Brennen oder als mehr diffuser oder auch dumpfer irradierender Schmerz beschrieben. Es ist vorstellbar, daß es sich hierbei um eine Irritation von C-Fasern im Verband der Nerven handelt. Andererseits muß man jedoch bedenken, daß derartige Läsionen auch zu Störungen der Vasomotorik mit ihren Folgen (Vasoparalyse) führen, was die besondere Färbung dieser Schmerzen zum Teil erklären könnte. Zum anderen ist zu bedenken, daß auch periphere sensible Nerven, z. B. beim Pancoast-Syndrom oder ein Rezeptorschmerz der alterierten umgebenden Gewebe dabei eine Rolle spielen. Ob es einen im engeren Sinne vegetativen Schmerz in diesem Zusammenhang gibt, ist durchaus noch unklar.
Der sympathische Grenzstrang wird mit Abstand am häufigsten durch maligne Tumoren irritiert oder zerstört. Traumen oder andere Krankheitsursachen spielen bei der geschütz-

ten Lage des Grenzstanges kaum eine Rolle. Ein typisches Beispiel ist das *Pancoas-Syndrom,* das durch ein Karzinom der Lungenspitze verursacht wird. Die klassische Symptomatik besteht aus den Folgen einer Läsion des Ganglion stellatum (peripheres Horner-Syndrom und Anhidrose im oberen Körperquadranten) und den Symptomen einer tumorösen Infiltration des medialen Faszikels des Armplexus mit entsprechenden Schmerzen, Sensibilitätsstörungen und Paresen vor allem im Bereich des Nervus ulnaris und des Nervus cutanus antebrachii und -brachii ulnaris. Später können weitere Plexusanteile miterfaßt werden. Meist läßt sich durch einfache Röntgenaufnahmen der Tumor in der Lungenspitze feststellen, oft sieht man auch schon Usuren von Rippen und Querfortsätzen; nicht selten sind diese röntgenologischen Zeichen auch noch nicht nachweisbar. Hier muß dann die Computer-Tomographie weiterhelfen, im Zweifelsfall sogar die operative Intervention (s. auch S. 152).

Schmerzen sind ein wichtiges und frühes Zeichen des Pancoast-Syndroms. Allerdings handelt es sich dabei überwiegend wohl um Pleuraschmerzen oder Knochenschmerzen und vor allem um Schmerzen durch Infiltration des Armplexus. Ob es ein diffuses Schmerzsyndrom im gesamten oberen Körperquadranten als Zeichen der Infiltration des Ganglion stellatum gibt (Affektion der dort enthaltenen C-Fasern) ist nach wie vor umstritten. Aus relativ vielen klinischen Beobachtungen läßt sich ein solches schmerzhaftes Grenzstrangsyndrom kaum je wirklich sicher isolieren.

Ähnliches gilt für die ebenfalls fast immer malignen tumorösen Prozesse im Bereich des lumbalen Grenzstranges. Hier gibt es ja das vergleichbare Syndrom mit Anhidrose im Bereich des Beines (bzw. unteren Körperquadranten) und Vasoparalyse in diesem Bereich als Zeichen der Grenzstrangunterbrechung und gleichzeitiger Affektion des lumbalen Anteils des Beinplexus (s. auch S. 154).

2.7 Distale „vegetative" Extremitätenschmerzen

Auch heute noch werden vielfach Extremitätenschmerzen immer dann als „vegetativ" angesehen, wenn der Schmerzcharakter brennend, prickelnd und mehr diffus lokalisiert ist und nicht auf einen Einzelnerven oder auf eine einzelne Wurzel exakt bezogen werden kann. Diese Deutung ist in den meisten Fällen unrichtig oder nur zum Teil richtig. Für das inzwischen weithin bekannte Carpal-Tunnel-Syndrom und vergleichbare Einzelnervenläsionen haben wir inzwischen eine bessere und gesicherte Erklärung. Andererseits ist stets zu bedenken, daß selbstverständlich bei Läsionen einzelner peripherer Nerven auch die dort im Nervenverband mitlaufenden sympathischen Efferenzen ebenfalls geschädigt werden. Dies führt zu den oben beschriebenen Störungen von Schweißsekretion und Vasomotorik, erlaubt jedoch nicht eine Abgrenzung eines besonderen vegetativen Schmerzes. Bei bilateralen Mißempfindungen dieser Art in Füßen oder auch Händen liegt meist eine Polyneuropathie vor.

Eine Ausnahme könnten allenfalls noch die Kausalgie und das Sudeck-Syndrom darstellen. Sie sollen deshalb hier etwas genauer besprochen werden.

2.7.1 Kausalgie und Sudeck-Syndrom

Beide Syndrome sollen gemeinsam dargestellt werden, weil es eine Kausalgie ohne Sudeck-Syndrom nicht gibt und ein Sudeck-Syndrom wohl stets mit mehr oder weniger deutlichen Kausalgieschmerzen einhergeht.

Kausalgie besagt nur, daß ein brennender Schmerz in einem umschriebenen Hautbezirk, fast immer im Bereich einer Extremität, vorliegt, der besonders quälend und zermürbend sein kann. Sie wurde früher vor allem bei Schußverletzungen der Extremitäten mit Läsionen der peripheren Nerven beobachtet. Pigoroff (1864) hat es wohl nach Beobachtungen an Soldaten des Krim-Krieges als einer der ersten beschrieben, eine umfassende Darstellung erfolgte durch Mitchell u. Mitarb. (1864), der das Syndrom an Soldaten des amerikanischen Bürgerkrieges beobachtet hat. Nach Trostdorf (1956) tritt es in einer Häufigkeit von 3–4% aller Nervenschußverletzungen auf. Grundsätzlich gilt, daß nur eine inkomplette oder auch ganz leichte Einzelnervenläsion, niemals eine Totalunterbrechung eines peripheren Nerven zur Kausalgie führt. Die Geringfügigkeit der Nervenverletzung steht oft im Kontrast zu der Heftigkeit und quälenden Intensität der Kausalgie. Bei Verletzungen des Nervus ischiadicus ist eine Kausalgie fast die Regel, häufig tritt sie auch bei Schädigungen des Nervus medianus oder des Armplexus auf, grundsätzlich kann sie aber als Folge einer Verletzung jedes anderen peripheren Einzelnerven auch auftreten.

Zur Symptomatik: Unmittelbar oder wenige Stunden bis Wochen nach der Verletzung stellen sich brennende oder „glühende" Schmerzen im Versorgungsgebiet des verletzten Nerven ein, die von sehr heftiger Intensität sein können. Die Schmerzen bestehen aus zwei qualitativ unterschiedlichen Komponenten: dem anhaltenden Spontanschmerz und dem sogenannten Reizschmerz. Pathognomisch ist der Reizschmerz. Bei Berührung der betroffenen Hautzone, bei leisem Reiben der Kleidung oder gar nur bei leichtem Luftzug schießt ein heftiger Schauer von irradiierenden Brennschmerzen in dem betroffenen Gebiet auf. Die Schmerzen beschränken sich zunächst noch auf das Hautgebiet des verletzten sensiblen Nerven, können sich aber später auf die ganze Extremität und gelegentlich sogar auf einen Körperquadranten oder die ganze Körperhälfte ausdehnen. Letzteres sind sicher seltene Ausnahmen. Selbst eine Ausbreitung auf den ganzen Körper, insbesondere auf die Enden aller vier Extremitäten ist beschrieben worden. Schwerpunkt und Kern des Syndroms bleibt jedoch das Innervationsgebiet des verletzten Nerven. Die Schmerzauslösung kann sich ebenfalls erheblich von der verletzten Stelle auf andere Körperregionen ausdehnen, schließlich können sogar sensorische Reize und psychische Erregung die Kausalgie in Gang setzen oder verstärken. Hauttrockenheit und Wärme verstärken die Schmerzüberempfindlichkeit ebenfalls, so daß die Kranken bestrebt sind, die betroffene Hautzone feucht und kühl zu halten.

Bei der neurologischen Untersuchung findet man entsprechend der stets leichten bzw. inkompletten Läsion eines peripheren Einzelnerven eher leichte Defektsymptome im sensiblen Versorgungsgebiet dieses Nerven in Form einer Hypästhesie, Hypalgesie aber auch Hyperpathie und oft in Form einer verlängerten Latenzzeit zwischen gesetztem Reiz und schmerzhaftem Effekt. Bei jeder auch schon geringfügigen Berührung dieser Hautzone kann ein heftiger Schmerzanfall ausgelöst werden, seltener bei Reizung außerhalb des innervatorisch gestörten Gebietes. Motorische Störungen und Reflexstörungen entsprechen jeweils dem Grad der Nervenläsion.

Im Gegensatz dazu sind die Zeichen der zugehörigen sympathischen Innervationsstörung viel eindrucksvoller. Man findet eine glattglänzende atrophische Haut, die im Versorgungsgebiet des betroffenen Nerven auch trocken ist. In den Randzonen des sensibilitätsgestörten Gebietes kann sie stärker schwitzen in Form einer Reizhyperhidrose. Die Haut ist auch entweder heiß und rosa (Vasodilatation) oder, wenn der Prozeß länger zurückliegt, schon kalt und zyanotisch (Vasoparalyse). Auch das Unterhautgewebe ist atrophisch und die betroffenen Fingerkuppen wirken zugespitzt. Es können sich schließlich Gelenkkontrakturen entwickeln. Nach einem Verlauf von etwa 10 Wochen können endlich auch die typischen fleckförmigen Aufhellungen des betroffenen Knochens, also die Knochendystrophie röntgenologisch nachgewiesen werden. Zusammengefaßt findet man also die typischen Symptome des Sudeck-Syndroms. Als sympathische „Fernwirkungen" kann auch hierbei die ipsilaterale Reizmydriasis auftreten, durch Berührungsreize und andere Reize können flushartige Hautrötungen in dem zugehörigen Körperquadranten auftreten oder auch wechselnde Hyperhidrosen und eine verstärkte Neigung zur Gänsehautbildung (Piloarrektion). Es handelt sich also um ein Gemisch aus Reiz- und Defektsymptomen der somatosensiblen und der sympathischen Nerven.

Sudeck-Syndrome entstehen bekanntlich bei diversen Traumen und Verletzungen der Extremitäten, sowohl mit als auch ohne Knochenbrüche, bei entzündlichen Prozessen und aus anderen Ursachen, ohne daß dabei durch einfache Untersuchung sofort eine Mitverletzung peripherer Nerven erkennbar ist. Gleichwohl hat sich inzwischen herausgestellt, daß auch beim Sudeck-Syndrom grundsätzlich periphere Nerven wie beim Kausalgie-Syndrom mitverletzt sind. Im Tierexperiment entstand ausschließlich dann ein Sudeck-Syndrom, wenn auch periphere Nerven mitlädiert waren. War dies nicht der Fall, so entstand kein Sudeck-Syndrom. Es entstand ebenfalls nicht bei Totalunterbrechungen von peripheren Nerven (Thorban 1964).

Zur Pathogenese: Grundlage sowohl des Sudeck-Syndroms wie des Kausalgie-Syndroms scheint die inkomplette Läsion peripherer Nerven zu sein. Dabei muß die Mitschädigung der in diesen Nerven verlaufenden sympathischen Fasern eine wesentliche Rolle spielen. Beides ist aus der klinischen Symptomatik ablesbar. Die alte Hypothese, daß es dabei zu einem Überspringen von Impulsen aus den sympathischen Fasern auf die eigentlichen somatosensiblen Schmerzfasern kommt, ist zweifelhaft geworden. Nordenboos (1960) hat in diesem Zusammenhang auf die kausalgieähnlichen Brennschmerzen bei der Zoster-Neuralgie hingewiesen und dabei betont, daß in den betroffenen Nervenkabeln die schnell leitenden A-Fasern stärker reduziert sind als die langsam leitenden markarmen C-Fasern, die den sogenannten zweiten irradiierenden brennenden Schmerz leiten. Der relative Anteil der C-Fasern wäre also erhöht. Diese Verschiebung der Kaliberspektren der Nerven führe nun dazu, daß dem gesunden Gehirn durch die Dissoziation des peripheren Faserspektrums auch ein ähnlich dissoziiertes, zeitlich verschobenes Impulsmuster zugeleitet wird. Dies wird dann im Gehirn auch als gestörte Empfindung integriert, die den Charakter von Brennschmerzen bei leichter Berührung hat. Die hyperpathische Überempfindlichkeit könnte auch dadurch verstärkt werden, daß die hemmenden Einflüsse der dickmyelinisierten A-Fasern auf die langsamen C-Fasern im Bereich der Hinterwurzeleintrittszone vermindert ist. Entsprechend empfiehlt Nordenboos auch, das Mißverhältnis zwischen A- und C-Faser dadurch wieder ins Gleichgewicht zu bringen, daß man C-Fasern unterbricht. Dies könnte geschehen durch eine Sympathektomie oberhalb des Läsionsortes, also etwa beim Arm kurz unterhalb des Ganglion stellatum. Dadurch würden die dort reichlich vorhandenen C-Fasern unterbrochen und der Einstrom von C-Faserimpulsen in das Rückenmark reduziert. Dies ist auch in der Tat der Fall, Sympathektomien können Sudeck-Syndrome und Kausalgieschmerzen deutlich und anhaltend bessern.

Die Ausweitung des Kausalgieschmerzes auf einen ganzen sympathischen Körperquadranten oder noch weitere Teile des Körpers kann schließlich nur mit einer Ausbreitung der C-Faser-Aktivitäten über den Grenzstrang erklärt werden.

Es muß außerdem noch hinzugefügt werden, daß die Folgen der partiellen Hautdenervierung, vornehmlich die trockene atrophische Haut, mit ihren vasomotorischen Störungen ebenfalls die Überempfindlichkeit verstärken können.

Zur Therapie: Kausalgien heilen in der Regel nach Monaten oder spätestens nach einem Jahr spontan ab. Ist der Schmerz erheblich, so können physikalisch-therapeutische Maßnahmen wie lauwarme Bäder oder feuchte Packungen hilfreich sein, schließlich Pharmaka, die die Vasomotorik stabilisieren (z. B. Mutterkornalkaloide wie Hydergin) und Analgetika nach Bedarf. In schwereren Fällen können Kuren mit Psychopharmaka (Neuroleptika oder Antidepressiva z. B. Anafranil) versucht werden. Die transkutane Nervstimulation soll ebenfalls zuweilen hilfreich sein. Hilft dies alles nicht weiter und ist der Schmerz erheblich, so kann man zunächst einmal Grenzstrangblockaden versuchen und bei Wirksamkeit, aber wiederauftretenden Schmerzen auch eine Grenzstrangdurchtrennung vornehmen. Letztlich sind sehr selten alle anderen Schmerzoperationen bis hin zur Chordotomie oder gar Thalamotomie oder die Hinterstrangstimulation zu erwägen.

2.8 Schmerztherapie durch Eingriffe am Grenzstrang und den distalen vegetativen Ganglien

Die moderne pharmakologische und neurochirurgische Schmerztherapie hat die früher häufig angewandten Eingriffe am sympathischen Nervensystem bzw. dem Grenzstrang gegen Schmerzen weitgehend verdrängt. Mit Ausnahme der oben dargestellten Kausalgie und dem Sudeck-Syndrom werden Grenzstrangblockaden bzw. -unterbrechungen gegen Schmerzen im Bereich der Haut bzw. der Extremitäten seltener durchgeführt. Bei Eingeweideschmerzen, Schmerzen aus Organen also, die ausschließlich über die C-Fasern des vegetativen Nervensystems innerviert sind, spielen solche Eingriffe aber noch immer eine gewisse Rolle. Sympathikotomien bzw. Sympathektomien zwischen Th 2 und Th 5 nach der Methode von Kux können bei Schmerzen im Brustraum, etwa sonst therapieresistenten pektanginösen Herzschmerzen oder Schmerzen bei Asthma bronchiale oder schweren anderen Erkrankungen des Bronchialraums oder auch einmal bei chronischen Schmerzen aus dem Bereich der Pleura durchaus erfolgversprechend sein. Kux selbst nennt diese Schmerzsyndrome sogar „Hauptindikationsgebiete" seiner Methode.

Schmerzen im Bereich des Oberbauchs können ebenfalls durch Sympathektomien (zwischen Th 4 und Th 11) oder Durchtrennung der Splanchnikusnerven wirksam beseitigt werden (Wittmoser 1971). Als Indikationen werden angegeben: Das schmerzhafte sogenannte Postcholezystektomie-Syndrom, chronische Pankreaserkrankungen, Duodenalulcera oder Karzinome des Magens, des Pankreas oder anderer Oberbauchorgane.

Ähnliche Erfolge können auch durch Resektion der großen Oberbauchganglien, z. B. des Ganglion coeliacum erreicht werden. Bei Karzinomen des Pankreas und bei chronischer Pankreatitis, die oft mit heftigen in den Rükken ausstrahlenden Schmerzen einhergehen, kann auch eine Zerstörung des Ganglion coelicum mit 25%iger Alkohollösung sofortige Schmerzfreiheit erzeugen. Vorher blockiert man das Ganglion zweckmäßigerweise mit einem Lokalanästhetikum, um die Wirksamkeit zu prüfen. Ist der Schmerz vorübergehend beseitigt, so kann die Alkoholinstillation erfolgen. Hegedüs hat 1979 über bemerkenswerte Erfolge bei Pankreaskarzinomkranken berichtet.

2.9 Psychosomatische Schmerzen

In den vorangegangenen und folgenden Kapiteln haben wir immer wieder auf psychosomatische Ursachen verschiedenster Organerkrankungen hingewiesen. Als schmerzhafte Syndrome dieser Art haben wir z. B. den Herzinfarkt bzw. die Angina pectoris, das Magenulcus oder die vasomotorischen bzw. psychosomatischen Kopfschmerzen angegeben. Wir verweisen hier noch einmal auf die einzelnen Kapitel. Die Organfunktionsstörungen, die psychosomatisch in Gang gesetzt werden, wurden dabei vor allem als Folge eines pathologischen Impulsstromes aus dem zentralen Nervensystem über die sympathischen Efferenzen in die Peripherie gedeutet. Die dabei entstehenden Schmerzen werden selbstverständlich bei den vegetativ innervierten Organen wieder über C-Fasern des sympathischen Systems zum Zentralorgan geleitet. Wenn dies richtig ist, woran wir keinen Zweifel hegen, dann sind Schmerzen bei psychosomatisch induzierten Organfunktionsstörungen auch psychotherapeutisch beeinflußbar. Dies ist zweifellos der Fall und wurde bei den einzelnen Kapiteln ebenfalls besprochen. Schmerz ist ein Phänomen des Bewußtseins (Hassler 1972), also auch ein Phänomen des Gehirns. Vor diesem Hintergrund müssen alle Schmerzen, ganz gleich ob sie unmittelbar somatisch oder mittelbar psychosomatisch entstanden sind, auch in ihrer psychischen Dimension erfaßt, gedeutet, evtl. auch behandelt werden. Auch reine sogenannte „psychogene Schmerzen" müssen grundsätzlich ernstgenommen, analysiert, in ihren Ursachen erforscht und dann entsprechend, gegebenenfalls auch psychotherapeutisch behandelt werden. Schmerz wird seit Jahrtausenden von den einfachen Menschen nicht nur als Folge einer Substanzverletzung des Körpers aufgefaßt, sondern sehr wohl auch als Folge von seelischem Leiden. Sehr oft hat der Kranke gar kein anderes Wort als den Begriff „Schmerz" für sein Leiden und es ist dann Aufgabe des Arztes, nicht nur zu fragen wo der Schmerz sitzt und wie er empfunden wird, sondern auch das detaillierter zu erkunden, was der Hilfesuchende mit dem Begriff Schmerz meint. Sehr oft schildert er dann ein allgemeines Unbehagen, eine Beklemmung oder auch eine Angst und es stellt sich schließlich heraus, daß es sich gar nicht um Schmerzen im engeren Sinne, sondern um ein anderes Leid handelt. Seelischer Schmerz ist also nicht nur ein Schlagwort, sondern ein wichtiges Signal für Not oder Qual. Es muß vom Arzt aufgegriffen, verstanden und in seinen Hintergründen durchleuchtet werden. Oft helfen dem Hilfesuchenden einfache verständnisvolle Gespräche, in anderen Fällen ist Psychotherapie das Mittel der Wahl.

Literatur

Hansen, K., Schliack, H. (1962): Segmentale Innervation. Ihre Bedeutung für Klinik und Praxis. Thieme, Stuttgart.

Hassler, R. (1972): Über die Zweiteilung der Schmerzleitung in die Systeme der Schmerzempfindung und des Schmerzgefühls. In: Janzen, R., Keidel, W. B., Herz, A., Streichele, C. (Hrsg.). Schmerz-Grundlagen-Pharmakologie-Therapie. Thieme, Stuttgart.

Head, H. (1898): Die Sensibilitätsstörungen der Haut bei Viszeralerkrankungen. Hirschwald, Berlin.

Hegedüs, V. (1979): Relief of pancreatic pain by radiography-guided block. Amer. J. Roentgenol. 133:1001–1003.

Knotz, J. (1927): Wien. Klin. Wschr. 40, H. 38 und 39. Zit. n. Schliack und Schiffter 1976.

Knotz, J. (1931): Münch. med. Wschr. 1039:1086. Zit. n. Schliack und Schiffter 1976.

Mackenzie, J. (1909): Symptoms and their interpretation. Deutsch: Krankheitszeichen und ihre Auslegung. 3. Aufl. 1917. Kabitzsch, Würzburg.

Mitchell, J. K., Weis, S., Morehouse, G. R., Keene, W. W. (1864): Gunshot wounds and other injuries of nerves. Philadelphia. Zit. nach Trostdorf.

Nordenboos, W. (1960): Acta Neurochirg. VIII, Fasc. 2–3:113. Zit. n. Schliack und Schiffter 1976.

Pigoroff, N. (1864): Grundzüge der allgemeinen Kriegschirurgie. Leipzig. Zit. nach Trostdorf.

Schliack, H., Schiffter, R. (1976): Klinik der sogenannten vegetativen Schmerzen. In: Sturm, A., Birmayer, W. (Hrsg.). Klinische Pathologie des vegetativen Nervensystems. Bd. I. Fischer, Stuttgart, S. 498–537.

Thorban, W. (1964): Acta neuroveg. 25/XXV:1. Zit. n. Schliack und Schiffter (1976).

Trostdorf, E. (1956): Die Kausalgie. Thieme, Stuttgart.

Wittmoser, R. (1971): Die Behandlung von Oberbauchschmerzsyndromen durch Sympathikotomie bzw. Splanchnikotomie. In: Gross, D., Langen, D. (Hrsg.): Schmerz und Schmerztherapie. Hippokrates, Stuttgart.

Kapitel 11
Lunge und Atmung

Die Lungenatmung wird von einem hochkomplexen neuronalen System geregelt, in dem einerseits „autonome" und andererseits „willkürmotorische" Mechanismen wirksam sind. Die dazu erforderlichen Reflexvorgänge und neuronalen Reaktionen werden sowohl durch rein neurogene Stimuli als auch durch stoffwechselchemische Reize (Chemorezeptoren) in Gang gesetzt und über Regelkreise (rückgekoppelt) gesteuert. Die Atmung ist einerseits eine fast maschinenhaft unentwegt tätige, rhythmische, unbewußte Vitalfunktion und andererseits sehr empfindlich von psychischen und emotionalen Faktoren beeinflußbar, die uns „die Brust schwellen" oder den „Atem stocken" lassen.

1. Zur Anatomie und Physiologie

Es sollen wieder vorrangig die neuroanatomischen Strukturen und die neurophysiologischen Vorgänge übersichtshaft dargestellt werden, die für die Atemregulation wichtig sind. Wir folgen dabei vor allem zusammenfassenden Darstellungen von Koepchen (1975). Die nichtneurogenen atemphysiologischen Mechanismen und Probleme der Gewebeatmung müssen in den entsprechenden Lehrbüchern der Physiologie nachgelesen werden.
Aus didaktischen Gründen beginnen wir die Darstellung im zentralen Nervensystem bzw. im unteren Hirnstamm, weil hier im Bereich des Obex ein neuronales Substrat nachgewiesen werden konnte, dessen Zerstörung oder komplette Isolierung bei höheren Tieren und beim Menschen den sofortigen und definitiven Atemstillstand und damit den Tod herbeiführt. Dieses „Atemzentrum" ist die entscheidende Schaltstelle aller wesentlichen respiratorischen Reflexvorgänge und die Region, in der der „spontane" Atemrhythmus generiert wird.

1.1 Das bulbäre „Atemzentrum"

Durchtrennt man im Tierversuch (Katzen, Hunde) die Medulla oblongata zwischen Obex und oberstem Cervicalsegment, so resultiert unmittelbar ein Atemstillstand in Exspirationsstellung. Durchschneidung in Höhe der unteren Vierhügel oder oberhalb davon bewirkt keine bleibende Störung der Grundfunktionen der Atmung. Die „Schnappatmung", die nach hoher Cervikalmarkdurchtrennung bei jungen Tieren nach Überbrückung einer kritischen Phase noch beobachtet werden kann, reicht in der Regel für das Überleben nicht aus und ist nur von allgemeinem biologischem Interesse („spinale Atomatie").
Ein Schnitt durch das obere Ponsdrittel führt bei gleichzeitiger bilateraler Vagotomie zu einer nur von gelegentlichen kurzen Exspirationen unterbrochenen Dauerinspiration, was „Apneusis" genannt wurde (s. Abb. 78). Man hat deshalb oberhalb dieser Schnittebene in der Brücke ein „pneumotaktisches Zentrum" angenommen, das ein unterhalb dieser Ebene gelegenes „apneustisches Zentrum" (zur tonischen Innervation der Einatmungsmuskulatur) rhythmisch hemme. Da die Medulla oblongata nach experimentellen Untersuchungen auch allein als Atemrhythmusgenerator fungieren kann, erklärt Koepchen (1975) das Phänomen folgendermaßen: „Der wohlkoordinierte Ablauf der Atembewegungen um eine normale Atemmittellage herum bedarf (jedoch) der zusätzlichen Mitwirkung tonusregulierender Substrate in pontinen Strukturen". Die Region des „pneumotaktischen Zentrums" würde dabei den inspiratorischen Tonus hemmen, die Neurone des apneustischen Zentrums sie vorwiegend fördern. Die inspiratorische Enthemmung bei der Apneusis sei wie ein Analogon zur „Enthirnungsstarre" zu verstehen.
Bei systematischen Reizexperimenten wurde vor allem von Pitts und Mitarbeitern (1946) ventro-medial auf der Ebene der unteren Oli-

venkerne ein „Inspirationszentrum" und dorso-lateral und etwas rostral davon ein „Exspirationszentrum" lokalisiert. Elektrische Reizungen haben aber viele Fehlerquellen. Die zuverlässigeren lokalisatorischen Befunde stammen wahrscheinlich von den modernen intra- und extracellulären Mikroableitungen, die besonders von Koepchen, Baumgarten und anderen Physiologen in den letzten Jahren angestellt wurden: Dabei können die ungestörte Spontanaktivität der Neurone sowie ihre Afferenzen registriert werden und es lassen sich gleichsinnig tätige Neuronenpopulationen nach ihrem Entladungsrhythmus physiologischen Rhythmen von Organsystemen (Atmung, Puls) zuordnen. Auf diese Weise konnten sehr präzise verschiedene Typen von „respiratorischen Neuronen" identifiziert und lokalisiert werden. Es sind dies die streng mit dem Atemrhythmus koordiniert entladenen phasischen inspiratorischen und exspiratorischen Neurone, die „Übergangs-Neurone" (die zwischen den inspiratorischen und den exspiratorischen Entladungen „feuern") sowie frequenzmodulierte Neurone und andere. Es besteht eine Zellsäule respiratorisch tätiger Neurone in der lateralen Formatio reticularis, parallel zu den motorischen Kernen der Kiemenbogennerven bzw. auch des Nc. ambiguus. Sie reicht von der Ebene des Facialiskerns bis kurz unterhalb des Obex.

Rostral des Obex sind die inspiratorischen, caudal davon die exspiratorischen Neurone konzentriert. Eine kleinere Zone mit rein inspiratorischen Neuronen liegt noch mittelliniennahe rostro-lateral des Obex (ventro-lateral des Tractus solitarius) (s. Abb. 76). Alle diese Zellpopulationen setzen bei kompletter neuromuskulärer Blockade ihre atemrhythmischen Entladungen fort, sind also offenbar die primär den Atemrhythmus generierenden Neuronenverbände. In der Brücke findet man Übergangsneurone, wobei die im oberen Brückenbereich in der exspiratorisch-inspiratorischen Pause entladen („pneumotaktisches Zentrum") und die im unteren Brückenbereich in der inspiratorisch-exspiratorischen Pause („apneustisches Zentrum").

Inspiratorische und exspiratorische Neurone sind in etwa gleicher Zahl vorhanden. Die Neuronenpopulationen beeinflussen sich gegenseitig reziprok, d. h. bei inspiratorischen Entladungen sind die exspiratorischen Neurone gehemmt und umgekehrt. Die Neuronen einer Population beeinflussen sich gegenseitig fördernd. Außerdem spielen hemmende und fördernde Zwischenneurone eine wichtige Rolle (Analog den Renshow-Zellen des Rückenmarks), um eine ökonomische Selbstbegrenzung etwa der inspiratorischen Neurone zu gewährleisten. Die inspiratorischen Neurone projizieren ihre Entladungen direkt auf die

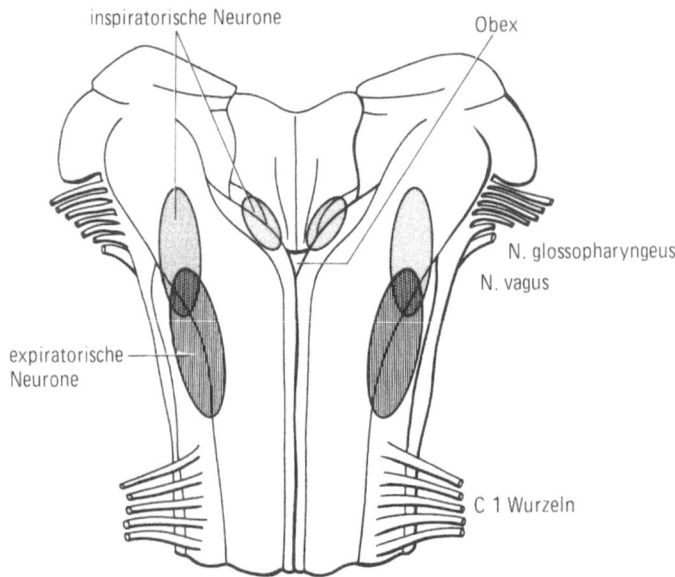

Abb. 76. Schematische Darstellung der Lokalisation der respiratorischen Neuronengruppen in der Umgebung des Obex („Atemzentrum"). (Nach Koepchen 1975)

inspiratorischen Motoneurone des Rückenmarks, die exspiratorischen bulbären Neurone fungieren überwiegend als Hemmer der inspiratorischen Hirnstammneurone und nur zum geringeren Teil als Stimulatoren exspiratorischer spinaler Neurone. Dies erklärt sich daraus, daß die Exspiration vornehmlich ein passiver Vorgang in der Lunge und dem Thorax ist und es bedürfte deshalb nicht einer so großen Zahl exspiratorischer Neurone wie sie nachgewiesen sind.

Der Atemrhythmus ist ein prototypischer neurogener Biorhythmus. Er ist das Ergebnis des Wechselspiels der beschriebenen bulbären Neuronenpopulationen, wobei eine gewisse Grundaktivität der Formatio reticularis als Folge des „inneren Milieus" dieser Region und spezielle Eigenschaften ihrer Zellen ebenso Voraussetzung sind wie der ständige Einstrom spezifischer (aus den Lungenrezeptoren) und unspezifischer Afferenzen (z. B. Schmerz, psychische Erregung und anderes). Tonusregulierende Einflüsse aus der Brücke spielen dabei eine wichtige Rolle, sind aber noch ungenügend erforscht.

1.2 Suprabulbäre Einflüsse (Afferenzen)

Die afferenten Projektionen cerebraler Strukturen oberhalb der Brücke auf die respiratorischen Neurone des unteren Hirnstamms sind vielfältig und wichtig. Man findet auch hier wieder eine hierarchische Gliederung mit cortexwärts zunehmender Differenziertheit und zunehmender relativer Dominanz dergestalt, daß die jeweils höhere Ebene die tiefere in elastischen Grenzen funktionell modifizieren und ihr Funktionsänderungen aufzwingen kann. Die „elastische Grenze" ist aber jeweils erreicht, wenn vitale Bedrohung entsteht. So können wir willkürlich („kortikal") den Atem zwar eine gewisse Zeit anhalten oder auch Atemfrequenz und Atemzeitvolumen erheblich steigern, aber kein Mensch kann die Atmung willkürlich einfach einstellen und etwa daran sterben. Dies verhindern Reflexvorgänge, die über die bulbären respiratorischen Neurone geschaltet werden (siehe unten). Andererseits ist aber eine mit dem Überleben vereinbare Atmung ohne die bulbären Neurone nicht möglich. Die übergeordneten cerebralen „Chefs" können die stetig rhythmisch-tätigen respiratorischen „Arbeitsknechte" in der Medulla oblongata zwar gängeln, hemmen oder antreiben, aber sie können sie nicht in ihrer lebensnotwendigen Dauerleistung blockieren; ohne sie läuft nichts mehr, ohne die übergeordneten cerebralen Neurone kann man aber zumindest respiratorisch sehr wohl überleben. Wahrscheinlich bleiben beim willkürlichen Atemanhalten die bulbären respiratorischen Neurone sogar unvermindert rhythmisch tätig, so daß die Atemblockade nicht an ihnen, sondern weiter peripher im Bereich der willkürmotorischen Ateminnervationssysteme wirken muß (Pyramidenbahnsystem).

Die meisten Befunde über suprapontine, die Respiration beeinflussende Kerngebiete und Neuronenverbände stammen von funktionellem Reiz- und Ausschaltungsversuchen an Tier und Mensch. Elektrische Reizungen haben allerdings wegen ihrer Fehlerquellen einen begrenzten Aussagewert (Miterregung von Nachbarstrukturen bzw. von ganzen komplexen Regelkreissystemen). Reizt man bei der Katze den hinteren oder mehr lateralen *Hypothalamus,* also seine sympathicoton-ergotrope Zone, so erhöhen sich konstant Atemfrequenz und Atemamplitude (Hess 1949). Dies führt allerdings gleichzeitig auch zu einer Stimulation der Vigilanz, der Herz-Kreislauf-Parameter und zu den übrigen Zeichen einer allgemeinen Leistungsbereitschaft, so daß hier wieder die Grundfunktionen des Hypothalamus, nämlich die leistungs- und anforderungsgerechte Globaleinstellung des Vegetativums sichtbar wird. Beim Menschen wurde durch stereotaktische Reizung im Hypothalamus andererseits auch Atemhemmung bis zur Apnoe ausgelöst (selbst in Vollnarkose).

Im *limbischen System* ist die Atmung ebenfalls von diversen Reizpunkten aus beeinflußbar. Eine exspiratorische Apnoe kann verursacht werden durch Stimulation des vorderen Gyrus cinguli, der Regio subcallosa, der Ventralfläche des Stirnhirns und dem Temporalpol (Ingvar und Bülow 1963). Sie ist jeweils mit einer Aufmerksamkeitssteigerung kombiniert, also mit einer anderen typischen Reaktion des limbischen Systems. Stereotaktisch am Menschen gesetzte Reize lösten auch inspiratorische Verlangsamung bis zur Atemblockierung aus, wenn sie z. B. im medialen Thalamus oder der Zona incerta des Subthalamus erfolgten. Ähnliche, mehr exspiratorische Atemhemmungen ergaben Reize im Fornix und im Amygdalum. Im Hippokampus kann man Atemdepressionen bis zur langdauernden exspiratorischen Apnoe provozieren, wobei wieder Puls- und Blutdruckabfall und Somnolenz gleichzeitig auftreten. Im Fornix, dem medialen Thalamus, dem piriformen Kortex und anderen limbischen Strukturen konnten aber auch Atemfrequenzsteigerungen erzeugt werden. Schließlich bewirken Reizungen in extrapyramidalen Kernen wie dem Caudatum, dem Ruber oder dem ventrooralen anterioren Kern des Thalamus, die ja eng mit dem limbischen System verbunden sind, ebenfalls Atemfrequenzänderungen, vor allem Frequenzminderungen und Atemdepressionen bis zur Apnoe (Literatur bei Umbach 1977).

Die *neocorticale Großhirnrinde* hat ebenfalls große Bedeutung für die Atemregulation, wir können ja wie gesagt, alle Atemparameter kurzzeitig auch willkürlich erheblich variieren. Wir müssen das zum Beispiel unentwegt bei so komplexen Leistungen wie Sprechen, Singen, Blasen, Spielen von Blasinstrumenten usw. Gebremst und gemahnt werden wir jeweils nur durch das unbehagliche Atemnotgefühl, das durch die Änderung der Blutchemie (Hyperkapnie, Hypoxie) verursacht wird (s. S. 191).

Auch beim Starten einer körperlichen Leistung wird entsprechend dem erwarteten Leistungsumfang eine Mehratmung in Gang gesetzt, selbst wenn dann die angekündigte Arbeitsbelastung ausbleibt. Elektrische Rindenreizungen im motorischen und prämotorischen Kortex und in den für die Sprache wichtigen Rindenzonen führen regelmäßig ebenfalls zu Steigerungen, aber auch zu Hemmungen der Atmung.

Die oberhalb der Brücke tätigen respiratorisch relevanten Hirnstrukturen projizieren ihre Impulse vor allem auf die Formatio reticularis des Hirnstamms und damit auf die bulbären respiratorischen Neurone mit ihrer Fähigkeit zur Rhythmusbildung. Es sind eine Reihe von absteigenden (und aufsteigenden) Bahnverbindungen vom limbischen System einschließlich Hypothalamus zu den respiratorischen Neuronen der Medulla oblongata nachgewiesen worden. Der Fasciculus longitudinalis dorsalis (Schütz) leitet ab- und aufsteigende Fasern direkt zwischen Hypothalamus und der Formatio reticularis des unteren Hirnstamms sowie auch den Kiemenbogennervenkernen (ohne Umschaltung, s. hierzu auch Abb. 3). Andererseits können aber auch über den Pyramidenbahnverband Impulse direkt von der Großhirnrinde über Rückenmark und Vorderhörner in die willkürmotorischen Atemmuskeln projiziert werden. (Psychische Beeinflussung der Atmung). Die Bedeutung von geistigen, psychischen und affektiven Zuständen und Vorgängen, also vom Großhirn und dem limbischen System, für die Atemregulation ist im übrigen uraltes Wissen der Menschheit: Uns stockt der Atem, uns bleibt die Luft weg, es schnürt uns die Luft ab, wir atmen schwer oder ringen nach Atem oder sind atemlos, wenn uns etwas erschrickt oder bedrückt oder auch plötzlich angenehm erregt oder fasziniert. Unser Atem geht schneller, wenn uns etwas zunehmend angenehm oder unangenehm beunruhigt, uns schwillt die Brust vor Stolz, wir holen erst einmal tief Luft wenn es brenzlig wird oder wir „hecheln" oder „jiepern" vor Begierde.

1.3 Extrazerebrale neuronale Atemantriebe (Afferenzen)

Die Atmung kann durch vielfältige extrazerebrale, nicht rückgekoppelte neuronale Einflüsse stimuliert werden. Dies geschieht ebenfalls überwiegend durch Zuleitung neuronaler Impulse in die Formatio reticularis des Hirnstamms. Es sind dies vor allem Temperatur- und Schmerzreize, die Erregungen der Muskelpropriorezeptoren und der Pressorezeptoren des Kreislaufsystems sowie Hormonwirkungen.

Muskeltätigkeit

Körperliche Arbeit mit Muskeltätigkeit, vor allem der Extremitäten, führt zu den stärksten anhaltenden Steigerungen des Atemzeitvolumens. Selbst passive Extremitätenbewegungen oder gar nur die Auslösung der Muskeldehnungsreflexe steigern die Atemleistung. Das Gleiche gilt in viel stärkerem Maße von elektrischen Reizungen der Muskeln oder Muskelnerven. Diverse Experimente beweisen, daß hier neben humoralen, also stoffwechselabhängigen Mechanismen, vor allem auch neuronale reflektorische Vorgänge eine entscheidende Rolle spielen. Rezeptoren könnten die Muskelspindeln, Gelenk- und Sehnenrezeptoren sein, der Impulsweg geht wohl über die sensiblen Spinalnerven und den Vorderseitenstrang des Rückenmarks zur Formatio reticularis und deren inspiratorische Neurone.

Temperaturreize

Plötzliche Abkühlung des Körpers oder selbst nur einer Extremität führt unmittelbar zu tiefer Inspiration. Fieber oder äußere Hitze bewirkt Hyperventilation, die über das Maß der Stoffwechselsteigerung hinausgeht. Bei anhaltender Abkühlung entsteht ebenfalls zunächst Hyperventilation, die bei immer tieferen Geraden in eine zentrogene Hypoventilation übergeht, welche bei 34 bis 30 °C bei erhöhtem alveolären CO_2-Druck zur Abnahme des O_2-Druckes führt, die stärker ist als die Stoffwechselreduktion. Hierbei müssen also ebenfall reflektorische, das heißt neuronale Vorgänge angenommen werden, wenn sie auch im einzelnen noch nicht geklärt sind.

Schmerzreize

Schmerz in jeglicher Form, besonders wenn er akut und/oder heftig ist, verursacht regelmäßig Hyperventilation, die sogar zu Störungen des Säure-Basen-Haushaltes führen kann (starke CO_2-Abgabe). Rezeptor und Leitstruktur sind dabei wahrscheinlich die geringmyelinisierten C-Fasern, die besonders stark über den Vorderseitenstrang in die Formatio reticularis projizieren und dort neben Hyperventilation auch Puls- und Blutdruckanstieg sowie gesteigerte Vigilanz und andere Zeichen der sympathikotonen Erregung auslösen.

Pressorezeptorenreize

Druckanstieg im Bereich der Pressorezeptoren des Carotissinus durch Anstieg des systemischen Blutdrucks führt neben den bekannten Kreislaufeffekten (s. S. 220) auch zur Hemmung von Atemfrequenz und Atemamplitude. Dies kann im Tierexperiment bis zum Atemstillstand gesteigert werden. Blutdrucksenkung bewirkt Atemsteigerung. Die Effekte entstehen reflektorisch über Beeinflussung der respiratorischen Hirnstammneurone.

Hormonwirkungen

Anstieg der Adrenalin- und Noradrenalinspiegel verursacht Hyperventilation. Sehr hohe Adrenalindosen bewirken allerdings über die Blutdrucksteigerung schließlich eine „Adrenalin-Apnoe" Progesteron (Schwangerschaft) steigert ebenfalls die Atmung, in geringerer Stärke geschieht dies auch durch ACTH, Cortison und Testosteron. Bei der Hyperthyreose ist die Hyperventilation allein Folge der Stoffwechselsteigerung.

Grundsätzlich kann man sagen, daß jede Steigerung des Sympathikotonus auch zu einer Steigerung der Atemtätigkeit führt. Über die blutchemische Atemregulierung (Chemorezeptoren) s. S. 191 u. 192.

1.4 Die zentrifugale Innervation des Atemapparates (Efferenzen)

Von den respiratorischen Neuronen des unteren Hirnstamms absteigende Bahnen, die zu den Vorderhornzellen (Motoneuronen) der Atemmuskulatur ziehen, sind sicher nachgewiesen. Sie verlaufen gekreuzt und ungekreuzt im Vorderstrang und Vorderseitenstrang des Rückenmarks. Da an der Atmung auch fast alle Muskeln im Nasen-Mund-Kehlkopf-Halsbereich beteiligt sind, müssen auch Verbindungen zu den Kernen der Kiemenbogennerven 5, 7, 9, 10 und 12 bestehen, sie sind jedoch nicht genau bekannt. Immerhin verläuft ja eine Zellsäule respiratorischer Neurone direkt und dicht neben diesen Hirnnervenkernen (s. Seite 186).

Jede Hälfte der Medulla oblongata ist wohl zur Rhythmogenese für die Atembewegungen fähig, aber schon auf der Ebene der Medulla oblongata findet man Querverbindungen zur Gegenseite, wahrscheinlich sogar noch auf spinaler Ebene. So wird z.B. verständlich, warum beim einseitigen Infarkt der Medulla oblongata vom Typ des Wallenberg-Syndroms kaum je klinisch eindeutig feststellbare Atemstörungen auftreten. Durchtrennungen von Vorderstrang- und Vorderseitenstrang im Halsmark oberhalb von C4 führen allerdings regelmäßig zum halbseitigen Atemstillstand. Hier müssen die Bahnen schon weitgehend getrennt verlaufen. Die absteigenden Bahnen ziehen direkt ohne Umschaltung zu den spinalen Vorderhörnern. Die respiratorischen Impulse werden nach Umschaltung in den Vorderhörnern über die Vorderwurzeln und Spinalnerven zur Atemmuskulatur geleitet. Neben den cervikalen Spinalnerven zur Atemhilfsmuskulatur im Schulter-Halsbereich sind ganz vorrangig und entscheidend beteiligt der N. phrenicus (aus den Segmenten C4, geringer auch C3 und C5) und die Spinalnerven zur Interkostalmuskulatur (aus Th1 bis Th7). Vorrangig bei Dyspnoe wird auch die sogenannte Atemhilfsmuskulatur eingesetzt und ist dann ebenso atemrhythmisch tätig, aber man findet auch in der übrigen Rumpf- und Extremitätenmuskulatur atemrhythmische

Phänomene, so daß mehr oder weniger die gesamte Motorik an der Atmung beteiligt werden kann.

Phrenicusdurchtrennung führt zur gleichseitigen Zwerchfellähmung, ebenso wie eine komplette C4-Wurzelläsion. Alle nach Bedarf variablen Impulse der respiratorischen Neurone in der Medulla oblongata lassen sich im N. phrenicus ableiten und registrieren. Muskelspindeln sind im Zwerchfell spärlich vertreten.

Für die Interkostalnerven und die Interkostalmuskulatur trifft im Prinzip das gleiche zu, jedoch findet man hier reichlich Gamma-Innervation und reichlich Muskelspindeln und somit im Gegensatz zum Zwerchfell auch Muskeldehnungsreflexe. Die Interkostalmuskeln nehmen demnach eine Zwischenstellung zwischen der autonom gesteuerten rhythmisch tätigen Respirationsmuskulatur und der durch das Gamma-System gesteuerten Willkür- und Haltemuskulatur ein.

1.5 Die vegetative efferente Innervation der Lunge

Bei den *sympathischen* Efferenzen zur Lunge stammt die präganglionäre Innervation aus den Rückenmarksegmenten Th1 bis 5/6. Sie bilden als eigene Nerven die sympathischen Nn. pulmonales und die Nn. splanchnici. Die Umschaltung erfolgt vornehmlich in den prävertebralen Ganglien (Ganglia pulmonalia im Bereich der Lungenwurzel). Zum Teil erfolgen wohl auch Umschaltungen in den zuständigen Grenzstrangganglien. Ihre Reizung bewirkt Dilatation der Bronchien und Vasokonstriktion.

Lungen- und Pleuraschmerzen werden von C-Fasern, die im Verband der sympathischen Nerven verlaufen, zum ZNS geleitet.

Die *parasympathischen* Efferenzen gelangen über den N. vagus zur Lunge (aus dem Nc. dorsalis des N. vagus). Sie werden überwiegend in den intramuralen Ganglien auf das periphere Neuron umgeschaltet. Vagusreizung führt zur Kontraktion der Bronchiolen und zur Sekretion der bronchialen Schleimdrüsen sowie zur Weitstellung der Gefäße.

Die vegetative Innervation der Lunge und der Bronchien spielt eine wichtige Rolle bei der Entstehung des neurogenen Lungenödems und des Asthma-Anfalls und anderer pulmonaler Funktionsstörungen.

1.6 Die neuronale (reflektorische) Atemregulation

Hier müssen zunächst die *peripheren Afferenzen* zum bulbären respiratorischen neuronalen Apparat genannt werden. Die wichtigste Afferenz verläuft über den N. vagus (Lungendehnungsreflexe), bedeutsam sind außerdem Afferenzen aus den Muskelspindeln der Interkostalmuskulatur, die über die Hinterwurzeln und das Rückenmark aufsteigen und schließlich die Afferenzen über den N. phrenicus.

1.6.1 Lungendehnungs- und Entdehnungsreflexe

Lungendehnung (Blähung) führt zu reflektorischer Hemmung der inspiratorischen Neurone, Lungenentdehnung bewirkt Verstärkung der inspiratorischen Neurone *(Hering-Breuer-Reflex)*. Die Effekte sind an allen Atemmuskeln bzw. ihren Nerven nachweisbar. Hyperventilation löst deshalb die Hyperventilationsapnoe aus. Vagusdurchtrennung löscht diese Reflexe aus, da der Vagus den afferenten Reflexschenkel bildet. Beidseitige Vagotomie führt zu verlangsamter und vertiefter Atmung, die aber für das Überleben (normaler Gasaustausch in Ruhe) ausreicht, weil ja die zentralnervösen respiratorischen Neurone selbst zur rhythmischen Umschaltung zwischen Inspiration und Exspiration fähig und in dieser Funktion bei Ruheatmung sogar führend sind (s. S. 192). Die vagale Rückkoppelung über die Lungendehnungsreflexe stellt somit nur eine weitere periphere Absicherung der Atemregulation dar. Die von den verschiedenen Mechanorezeptoren der Lunge über den Vagus zentralwärts geleiteten Impulse werden zuerst in den sensiblen Kernen des Tractus solitarius umgeschaltet. Ein großer Teil der betreffenden Fasern endet aber auch direkt in den infrasolitären inspiratorischen Kernen der Medulla oblongata. Zwischenneuronen spielen auch hier eine wichtige Rolle.

Zu bedenken sind auch die bekannten kreislaufwirksamen Reaktionen bei Änderung der Lungendehnung, so geht z. B. Inspiration mit Pulsbeschleunigung und Exspiration mit Pulsverlangsamung einher („respiratorische Arthymie"). Wissenschaftlich interessant sind weiter die Ergebnisse der Neurophysiologen (z. B. Langhorst und Mitarbeiter 1980), nach denen ein gemeinsames Hirnstammsystem für Atmung, Kreislauf und allgemeine Aktivitätssteuerung in der unteren Formatio reticularis besteht. Danach gibt es keine streng isolierbaren Zentren für diese Funktionen im unteren Hirnstamm, sondern ein gemeinsames funktionelles Neuronensystem, das die Effektorsysteme Atmung, Herzaktion, Blutdruck, periphere sympathische Nervenfunktion und die allgemeine psychomotorische Aktivität beeinflußt und selbst von peripheren und zentralen Afferenzen modifiziert und bestimmt wird. Je nach aktueller globaler Erfordernis funktioniert dieses Hirnstammsystem einmal als Generator des Sympathikotonus, einmal mehr als allgemeine Aktivität steuerndes System und ein anderes Mal mehr als Atemtonus generierendes System.

Eine Verminderung des Lungenvolumens führt unabhängig von den oben geschilderten Mechanismen ebenfalls zu verstärkter Inspiration in Form einer Frequenzsteigerung mit Hemmung der exspiratorischen Neurone. Dieser Reflex läßt sich durch Thoraxkompression auslösen und ist beim Pneumothorax zu beobachten.

Neben diesen reflektorischen Vorgängen sind noch andere, die über die Interkostalnerven und die Phrenicusnerven verlaufen, von einer gewissen Bedeutung: Durchtrennung der thorakalen Hinterwurzeln bewirkt Abschwächung der Atembewegungen. Behinderung der Thorakalatmung löst reflektorisch Verstärkung der Zwerchfellatmung aus und umgekehrt. Ein plötzlicher globaler Atemwiderstand führt reflektorisch zur Verstärkung von Inspiration bzw. Exspiration. Es handelt sich bei all diesen Vorgängen z.T. um spinale Reflexe über den Muskelspindelapparat der Thoraxmuskeln und z.T. um direkte supraspinale Beeinflussung der zentralen respiratorischen Neurone.

1.6.2 Atemschutzreflexe

Der *Niesreflex* wird bei Reizung von Nasenschleimhautrezeptoren ausgelöst. Sein afferenter Schenkel ist der N. trigeminus, die Efferenzen gehen über die zuständigen motorischen Nerven zur Atemmuskulatur und zur Nasen-Rachen-Muskulatur. Der komplizierte Ablauf ist durch Inspiration, kurzen Verschluß des Nasen-Rachen-Raumes und dann explosionsartige Exspiration gekennzeichnet. Sein biologischer Sinn ist die Entfernung von Fremdkörpern aus den nasalen Atemwegen. Das begleitende Lustgefühl (Beteiligung des limbischen Systems?) mag die Bereitschaft zu diesem nützlichen Vorgang fördern. Ebenfalls nasal induziert ist ein Schutzreflex, bei dem durch Einatmen stark reizender oder eklig riechender Gase ein *reflektorischer Atemstillstand* ausgelöst wird. Hier sind an der Afferenz der Olfactorius und der Trigeminus beteiligt. Auch das „Schnüffeln" mit der begleitenden flachen und hochfrequenten Atmung beim Riechen schwach aromatischer (eher angenehmer) Gerüche ist ein olfaktorisch-induzierter Reflex.

Der wichtige *Hustenreflex* schließlich ist ein ähnlicher Vorgang wie der Niesreflex. Er hat große klinische Bedeutung. Der Ablauf: Tiefe Inspiration, kurzer Glottisverschluß, heftige Exspiration. Er wird von epithelialen Mechanorezeptoren der oberen Luftwege und Chemorezeptoren des Bronchialbaumes („Irritationsrezeptoren") in Gang gesetzt. Die Impulswege gehen afferent über den Vagus — die Umschaltung erfolgt wahrscheinlich in der oberen Brücke — und efferent über die motorischen Nerven zur Atemmuskulatur. Der Reflex wird sowohl durch mechanische und chemische Reize über die Atemluft als auch durch intrapulmonale krankhafte Prozesse (Lungenkreislaufüberfüllung, Lungenödem, Lungenembolie usw.) ausgelöst.

Es gibt in der Lunge selbstverständlich auch rein sensible Rezeptoren, die über den Vagus Mißempfindungen, Schmerzen und Atemnotgefühl zum Gehirn leiten und zum Bewußtsein bringen. Die bewußte Empfindung des Lungendehnungszustandes wird allerdings über thoracale Muskel- bzw. Gelenkrezeptoren via Spinalnerven zum Gehirn vermittelt.

1.7 Die stoffwechselchemisch gesteuerte Atemregulation

Die neuronal regulierte Atemleistung muß den wechselnden gesamtkörperlichen Leistungen und damit gegebenenfalls stark variierenden Erfordernissen des Gewebsstoffwechsels elastisch angepaßt werden. Hierzu dient ein weiteres komplexes Regelkreissystem, das von chemischen Impulsgebern auf dem Blutwege in Gang gehalten wird. Die entscheidenden Impulse stammen von den Veränderungen des PCO-2, des PO-2 und der H-Ionenkonzentration (pH-Wert) des arteriellen Blutes. Erhöhung des arteriellen PCO-2 (PaCO-2) führt zur Verstärkung von Atemtiefe und Atemfrequenz durch Aktivierung der inspiratorischen und exspiratorischen Neurone des Hirnstamms. Niedriges *Pa-CO-2* (etwa bei Hyperventilation) führt zur Atemdepression bis zur Apnoe („Hyperventilationsapnoe"). Diese Tatsache berechtigt aber nicht zu der weitverbreiteten Annahme, daß CO-2 der alles entscheidende Atemantrieb sei, weil nach vielen Experimenten und Befunden feststeht, daß der wesentliche Anteil der Ruheatmung CO-2-unabhängig ist und daß nervale Mechanismen (zentrale autonome Rhythmogenese und Lungendehnungsreflexe und Muskelrezeptoren) grundsätzlich mitwirken. (Koepchen 1975). Die wichtigste Funktion des Pa-CO-2 kommt wohl bei stärkeren Auslenkungen aus der Atem- und Stoffwechselmittellage zum Tragen, so etwa bei Atembehinderung, Atemanhalten, Hyperventilation, Stoffwechselstörungen mit stärkeren Pa-CO-2-Schwankungen usw. Hierbei wirkt etwa Pa-CO-2-Anstieg, der auch jeweils das subjektive Atemnotgefühl auslöst, als stärkster Atemantrieb. Der CO-2-Mechanismus „hält die Ventilationsabweichung und damit die entstehende respiratorische Alkalose oder Azidose durch seine ventilationsstabilisierende Wirkung in Grenzen" (Koepchen 1975). Änderungen des Pa-CO-2 einerseits und bestimmte normale oder pathologische Stoffwechselvorgänge andererseits führen regelmäßig auch zu Verschiebungen der *H-Ionenkonzentration des Blutes.* Diese hat wiederum maßgeblichen Einfluß auf die Atmung. Anstieg der Wasserstoff-Ionenkonzentration des arteriellen Blutes (pH-Abfall) bewirkt Ventilationssteigerung, Abfall der H-Ionenkonzentration (pH-Anstieg) verursacht Ventilationsminderung. Dies geschieht auch unabhängig vom Pa-CO-2-, stellt einen weiteren eigenen und sehr sensiblen Atmungs- und Stoffwechsel-Regulator dar. Im Rahmen des CO-2-Mechanismus sind etwa 35 bis 45% der CO-2-Atemantwort auf die pH-Änderung zurückzuführen und 55 bis 65% auf die CO-2-Änderung selbst (Literatur bei Koepchen 1975). Erniedrigung des arteriellen *PO-2* löst Atemsteigerung aus. Diese wiederum führt zum Absinken des Pa-CO-2, was den CO-2-Antrieb der Atmung vermindert und den O-2-Mangelantrieb zum Teil kompensiert. CO-2-Antrieb und O-2-Mangelantrieb verstärken sich gegenseitig überadditiv. Der Anteil des O-2-Mangel-Atemantriebs an der Ruheatmung des Menschen wird auf 10 bis 15% der Gesamtventilation geschätzt. Bei niedrigem PO-2 in der Atmosphäre, etwa in großen Höhen, bei Schwerstarbeit und pathologischen Zuständen mit Unempfindlichkeit oder Blockierung der CO-2-Rezeptoren (z. B. bei Barbituratvergiftung) kann der O-2-Mangelantrieb aber erheblich gesteigert werden. Bei durch körperliche Arbeit induzierter Mehratmung sind 30 bis 50% der Atemantriebe durch blutchemische und 50 bis 70% durch neuronal-reflektorische Faktoren bedingt.

1.7.1 Die chemorezeptorischen Regelkreise

Die *peripheren arteriellen Chemorezeptoren* sind kleine, entwicklungsgeschichtlich alte kuglige gefäß- und anastomosenreiche Strukturen (Glomerula) an der Teilungsstelle der Carotis und am Aortenbogen.
Das *Glomus caroticum* befindet sich in dem Zwickel zwischen A. carotis externa und A. carotis interna am Abgang der A. occipitalis. Das aus drei Glomerula bestehende „Glomus aorticum" liegt am Mittelteil des Aortenbogens (s. Abb. 84). Die chemorezeptorischen afferenten, zentralwärts leitenden Nervenfasern aus dem Glomus caroticum bilden den sogenannten *Sinusnerven* und verlaufen dann im Verband des N. glossopharyngeus gemeinsam mit den pressorezeptorischen Nervenfasern zum Ggl. petrosum, werden dort in ihren Ganglienzellen umgeschaltet und ziehen weiter zum Hirnstamm. Die entsprechenden chemorezeptorischen Fasern der Aortenglomerula erreichen über den Vagus und sein Ggl. nodosum den unteren Hirnstamm. Die Verschaltung der Impulse im Hirnstamm ist noch weitgehend unbekannt. Die efferente Innervation der Glomerula ist wahrscheinlich überwiegend sympathisch und erreicht sie über dem Halsgrenzstrang.
Die Chemorezeptoren werden durch Erniedrigung des arteriellen O-2-Drucks, Erhöhung des CO-2-Drucks und Erhöhung der Wasserstoffionenkonzentration des Blutes erregt. Sie reagieren auf O-2-Druckerniedrigung ab einem Pa-O-2 von unter 100 mm Hg und bei CO-2-Erhöhung ab einem Pa-CO-2 von über 20 bis 30 mm Hg mit einem deutlichen Anstieg ihrer Impulsfrequenz und bewirken damit eine Steigerung der Atmung. Eine Erhöhung der H-Ionen-Konzentration im Blut (pH-Abfall) steigert ihre Erregung und führt zum Beispiel zur Atemsteigerung bei metabolischer Azidose. Auch gesteigerter Sympathikotonus (Vasokonstriktion auch in den Glomerula) und der

damit verbundene Blutdruckanstieg verstärkt ihre Erregung und führt zur Ventilationssteigerung. Denervierung des Carotissinus löscht die O-2-Mangel-Atemsteigerung aus. Im Gegensatz dazu funktioniert dabei die CO-2-Anstiegs-Atemsteigerung weiter, sie ist also im wesentlichen ein zentral-nervöses Phänomen. Über Kreislaufwirkungen der peripheren Chemorezeptoren s. S. 219. Chemorezeptorenreizung führt neben der Atemsteigerung, der Puls- und Blutdrucksteigerung auch zu einer allgemeinen Weckwirkung und Stimulierung der Gamma-Innervation der Körpermuskulatur, also zu allgemeiner Erregung des ganzen Systems der Formatio reticularis.

Neben diesem System gibt es auch *zentrale Chemorezeptoren,* die in analoger Weise auf CO-2- und pH-Änderungen reagieren. Ein chemosensibles Areal mit oberflächlich gelegenen Rezeptoren wurde an der Ventralseite der Medulla oblongata zwischen den Austrittsstellen des 8. und 12. Hirnnerven lokalisiert (s. Abb. 77). Lokale Säureapplikation bewirkt hier Ventilationssteigerung, Anästhesierung löst Atemstillstand aus (nach Denervierung auch der peripheren Chemorezeptoren). Verschiebungen des Liquor-pH führen zu ähnlichen Ventilationsänderungen wie die des Blutes. Jedoch ist zu bedenken, daß spezielle Mechanismen den Liquor-pH besonders konstant halten, auch wenn der Blut-pH sich ändert und sich Blut-pH-Änderungen nur verzögert und modifiziert auf den Liquor-pH auswirken. Die komplizierten Wechselwirkungen sind zum Teil noch ungeklärt.

Die Atemregulation ist ein elastisch gesteuertes System, auf das alle geschilderten Mechanismen einwirken und wobei das Ergebnis ein Kompromiß ist, der breite Variabilität zuläßt, aber auch die für das Überleben notwendigen Grenzen zieht. Die Rolle der einzelnen Faktoren hängt vom jeweiligen Funktionszustand ab. In der Ruhelage dominieren die zentralnervösen Funktionsauswirkungen am Atemapparat. Bei stärkeren Abweichungen der Blutchemie werden blutchemische Faktoren vorherrschen (Koepchen 1975).

2. Klinik

2.1 Untersuchungsmethoden

Zu den pulmonologischen Untersuchungsmethoden können in unserem Rahmen nur einige Hinweise gegeben werden, Einzelheiten, insbesondere zu aufwendigeren apparativen Verfahren, müssen den Lehrbüchern der Pulmologie entnommen werden.

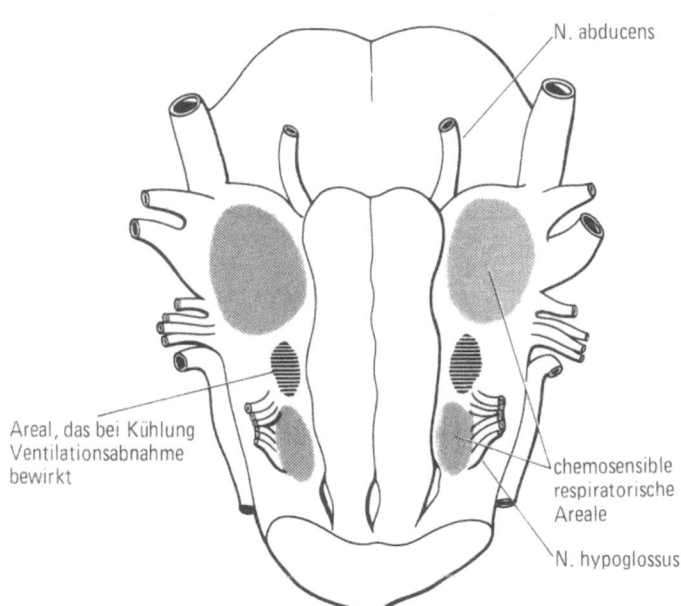

Abb. 77. Schematische Darstellung der chemosensiblen respiratorischen Areale der ventralen Medulla oblongata. (Nach Koepchen 1975)

Wie immer ist die einfache Beobachtung des Kranken schon ein wesentlicher Teil der Diagnostik: Besteht eine Dyspnoe, d.h. eine mühsame angestrengte Atmung schon in Ruhe oder eine Belastungsdyspnoe? Liegt eine Hypoventilation oder eine Hyperventilation nach Frequenz und/oder Amplitude vor? Besteht Zyanose? Findet man — und dies ist für die neurologische Diagnostik besonders wichtig — eine abnorme Rhythmisierung der Atmung, etwa vom Typ „Cheyne-Stokes-Atmung" oder der „Maschinen-Atmung"? läßt sich eine verlängerte posthyperventilatorische Apnoe nachweisen? Die Einzelheiten der verschiedenen Atemrhythmustypen werden in den einzelnen folgenden Kapiteln beschrieben werden. Hilfreich auch für die neurogenen Respirationsstörungen sind weiterhin einfache apparative Methoden wie die Bestimmung der Vitalkapazität oder etwa der Tiffeneau-Test, bei denen vor allem exspiratorische Leistungen gemessen und graphisch ausgewertet werden. Schließlich kann mit der Blutgasanalyse, d.h. der Bestimmung von PO-2, PCO-2 und pH-Wert fortlaufend die stoffwechselwirksame Ventilationsstörung präzisiert, überwacht und gedeutet werden und entsprechendes therapeutisches Handeln veranlassen. Auch die Frage, ob eine metabolische oder neurogene Atemstörung vorliegt läßt sich oft mit der Blutgasanalyse klären. Neurogene Atemstörungen manifestieren sich in der Regel im Zusammenhang mit einem komplexen neurologischen Krankheitsbild, so daß allein die Erkennung dieses Krankheitsbildes oft schon die Deutung der begleitenden Atemstörung zuläßt.

3. Krankheitsbilder

Bei der Besprechung der Krankheitsbilder, die zu Atemstörungen führen, werden wir uns wieder fast ausschließlich auf die neurologischen Erkrankungen beschränken. Pulmologische Atemstörungen oder andere internistische Grundkrankheiten werden nur kurz differentialdiagnostisch berücksichtigt.

3.1 Gehirnerkrankungen

3.1.1 Epileptische Anfälle

Bei cerebralen Krampfanfällen sind zentrogene Atemstörungen regelhafter Bestandteil der Anfallssymptomatik. Im großen generalisierten epileptischen Krampfanfall (Grand-mal) sistiert die Atmung sofort im Beginn der tonischen Phase, was auch über die nachfolgende klonische Phase unverändert anhält. Die maximale tonische bzw. klonische Kontraktion der gesamten quergestreiften Körpermuskulatur einschließlich der Atemmuskeln und der Larynxmuskeln kann aber nicht der alleinige Grund für die Apnoe sein, denn sie hält auch in der anschließenden postiktalen Phase noch einige Zeit an, um dann mit einem tiefen Atemzug und kurzer Hyperventilation wieder rhythmisch in Gang zu kommen. Die apnoische Pause dauert in der Regel länger als eine Minute und geht mit der charakteristischen Zyanose einher. Zentralnervöse Mechanismen über die Krampfentladungen hinaus scheinen für die Apnoe eine wesentliche Rolle zu spielen. Vielleicht ist aber die postparoxysmal noch persistierende Apnoe auch nur ein Phänomen, wie wir es etwa von den postparoxysmalen Extremitätenlähmungen bei fokalen Anfällen kennen.

Atemrhythmusstörungen bzw. kurze apnoische Pausen werden auch häufig bei Absencen und psychomotorischen Anfällen beobachtet, jedoch bleiben sie hier diskret und sind für die klinische Diagnostik weniger wichtig. Kurze apnoische Irregularitäten der Atmung können bei Neugeborenen mit ihrem unentwickelten Gehirn allerdings einziges oder deutliches Zeichen cerebraler Anfälle sein.

Bei großen generalisierten Krampfanfällen kann es auch zum leichten und *flüchtigen Lungenödem* kommen, vor allem bei jüngeren Menschen nach solitärem Anfall oder auch nach einem Status epilepticus. Gelegentlich wird das Lungenödem sogar lebensbedrohlich. Die Kranken bieten nach dem Anfall eine Dyspnoe und Tachypnoe, auch Hämoptoe. Im Röntgenbild sieht man diffuse oder fleckige Infiltrate. Die Differentialdiagnose gegenüber den nicht seltenen Aspirationspneumonien bei Krampfanfällen kann zunächst schwierig sein. Das postiktale Lungenödem verschwindet jedoch meist ohne Therapie in einigen Stunden bzw. Tagen. Die pathophysiologische Deutung ist schwierig. Wahrscheinlich spielt die anfallsbedingte Steigerung des intracraniellen Druckes eine Rolle, da auch bei anders verursachtem Hirndruck Lungenödeme beobachtet werden. Im Anfall kommt es auch zu extremen Auslenkungen des vegetativen Gesamttonus wie sympathikoto-

ner Tachycardie, peripherer Vasokonstriktion mit erheblichem Blutdruckanstieg, Vasodilatation in den Lungengefäßen und damit entsprechender Blutvolumenvermehrung in der pulmonalen Strombahn (Literatur bei Weiner 1980).
Selten wurde schließlich von pulmonalen Komplikationen nach langjähriger Phenytoin-Medikation berichtet. Eine diffuse „pulmonary fibrosis" soll auftreten können, wenn die Phenytoin-Behandlung vor dem 8. Lebensjahr begann. Sie wird meist zufällig entdeckt, weil sie kaum oder keine Beschwerden macht. Analog zur Gingivahyperplasie wird eine toxisch verursachte Fibroplastenpoliferation vermutet. Durch alveoläre Diffusionsstörung verursachte Blutgasveränderungen wurden festgestellt (Literatur bei Weiner 1980).

3.1.2 Lokalisierbare substantielle Hirnerkrankungen

Für Erkrankungen und Läsionen des Gehirns, die mit Substanzschädigungen und/oder Hirndruck einhergehen, sind einige wichtige charakteristische und lokalisatorisch wie prognostisch richtungsweisende Syndrome von *Atemrhythmusstörungen* herausgearbeitet worden (Plum and Posner 1980). Auch diese Syndrome spiegeln eine gewisse hierarchische Ordnung des für die Atmung erforderlichen komplexen neuronalen Systems:

3.1.2.1 Die posthyperventilatorische Apnoe (PHVA)

Sie ist typisch für größere unilokuläre und vor allem für multilokuläre beidseitige *Großhirnerkrankungen* wie z. B. Hirninfarkte, die Multi-Infarkt-Encephalopathien, Großhirntumoren, Metastasen und andere raumfordernde Prozesse, Hirnkontusionen mit Hirnödem usw. Sie kommen aber auch bei metabolischen cerebralen Funktionsstörungen vor (s. S. 199). Normalerweise wird bei gesunden Menschen nach einer kurzen Phase von willkürlicher Hyperventilation die Atmung in regelhaftem Rhythmus mit allerdings kurzzeitig vermindertem Atemvolumen sofort oder nach einer maximal 10 Sekunden dauernden Apnoe fortgesetzt. Das reduzierte Atemvolumen wird mit dem entsprechend verminderten Pa-CO-2 erklärt. Bei den genannten Großhirnerkrankungen (aber normaler Lungenfunktion) kommt es, nachdem der Kranke auf Aufforderung 5 bis 7 tiefe Atemzüge vollzogen hat, zu einer posthyperventilatorischen apnoischen Pause von 12 bis 30 oder mehr Sekunden. Plum und Posner bringen das Syndrom mit bilateralen Erkrankungen des Vorderhirns (das ist Großhirn und Diencephalon) im Zusammenhang und mit dessen mutmaßlicher Funktion bei der CO-2-induzierten Atemsteuerung. Jedenfalls spricht das Syndrom dafür, daß die Großhirnrinde eine integrierende Rolle bei der Atemregulation spielt.

3.1.2.2 Der Cheyne-Stokes-Atemtyp (CSA)

Er wurde 1818 erstmals von John Cheyne beschrieben. Er ist typisch für bilaterale Läsionen auf diencephaler Ebene bzw. in- oder oberhalb des oberen Mittelhirns, sowie auch für ausgedehnte Läsionen in der Tiefe beider Großhirnhemisphären. Cheyne-Stokes-Atmung wurde aber auch gelegentlich bei Hirnstamminfarkten, wahrscheinlich in der oberen Brücke, beobachtet. Ursachen sind hier schwere hypoxische Globalschädigungen des Gesamthirns oder große Hirntumoren, Contusionen mit ausgedehntem Hirnödem, Blutungen usw. Auch dieser Atemtyp kommt bei metabolischen Hirnfunktionsstörungen etwa bei der Urämie, in typischer Weise vor (s. S. 199). Schließlich findet man den CSA als kurze Phasen im Schlaf gesunder Menschen, besonders von Kindern oder älteren Personen. Der Atemtyp ist ein periodisches An- und Abschwellen der Atemamplitude (des Atemvolumens) mit abschließender apnoischer Pause und erneutem allmählichen An- und Abschwellen usw., wobei die hyperpnoische Phase länger ist als die apnoische (s. Abb. 78). Meist schwanken mit den Atemperioden in ähnlicher Weise und parallel dazu auch der Blutdruck und die Pulsfrequenz. Die zugehörige neurologische Symptomatik wird von Bewußtseinsstörungen bis zum Koma und von den Zeichen der Tetra- oder Paraspastik dominiert.
In der hyperpnoischen Phase ist der Kranke wacher, die Pupillen sind weiter, in der apnoischen ist er stärker vigilanzgemindert, die Pupillen sind enger, Babinski-Reflex und Hyperreflexie sind schwächer ausgeprägt. Alle diese „Begleitphänomene" passen gut zu dem Konzept von Langhorst und Mitarbeitern (1980) über ein „gemeinsames Hirnstammsystem für Kreislauf, Atmung und allgemeine Aktivitätssteuerung" in der unteren Formatio reticularis. Die pathophysiologische Erklärung der CSA ist noch umstritten. Plum und Posner meinen, daß eine abnorm gesteigerte

Atemantwort auf CO-2-Reiz die Hyperpnoe verursache und die mangelnden Stimuli aus dem geschädigten Vorderhirn auf die bulbären Atemneurone eine Art posthyperventilatorische Apnoe, also die apnoische Pause auslösten. Jedenfalls zeigen Kranke mit größeren bilateralen Hemisphärenläsionen eine „enthemmte" d. h. verstärkte Hyperventilation auf Erhöhung der Pa-CO-2. Die hyperventilatorische Senkung des Pa-CO-2 führt dann wieder zur Apnoe usw. So entsteht der pathologisch stärker auslenkende abnorme Atemrhythmus. O_2-Beatmung kann diese periodische Atmung dämpfen.

Die Therapie (Beatmung, O_2-Beatmung usw.) wird vor allem nach dem Verlauf der regelmäßigen Blutgasanalysen zu steuern sein. Die Prognose ist je nach dem Ausmaß und der Natur der zentralnervösen Erkrankung unterschiedlich, aber tendenziell eher günstig. Sie wird schlecht, wenn der $PaCO_2$ niedriger als 35 mm Hg und der arterielle pH über 7,46 verharrt (Plum und Posner 1980).

3.1.2.3 Die zentrale neurogene Hyperventilation (ZNH)

Diese „Maschinenatmung" ist charakterisiert als sehr schnelle und relativ tiefe Hyperventilation von großer stereotyper Regelmäßigkeit (s. Abb. 78). Man zählt 24 bis 38 Atemzüge pro Minute. PaO_2 ist entsprechend erhöht, $PaCO_2$ erniedrigt, der Blut-pH steigt an.

All diese Feststellungen gelten freilich immer nur, wenn die Lungenfunktion selbst noch intakt ist, die Lunge also nicht erkrankt ist, was bei diesen Schwerkranken allerdings selten der Fall ist (Pneumonien, zentrogenes Lungenödem usw.). Außerdem gibt es auch diesen Atemtyp bei Erkrankungen mit metabolischer Azidose, was weitere differentialdiagnostische Schwierigkeiten bereitet (s. S. 199).

Das Syndrom ist als Ausdruck einer lokalisierbaren zerebralen Läsion ziemlich selten. Es spricht für eine vor allem bilaterale Läsion

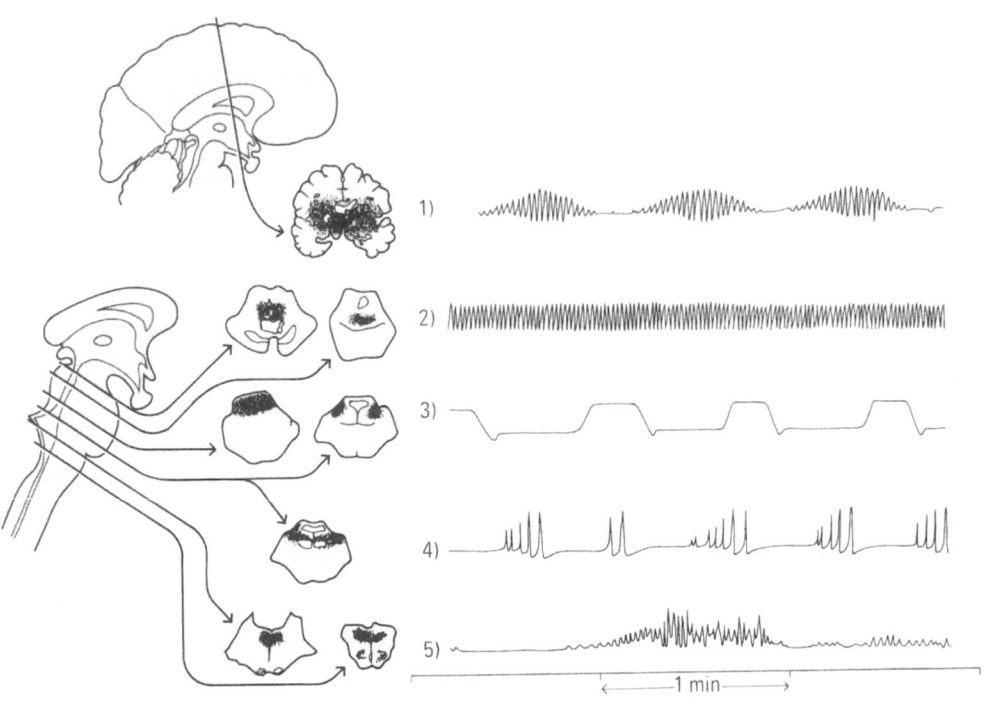

Abb. 78. Schematische Darstellung der Atemrhythmusstörungen bei Läsionen in verschiedenen Ebenen des Hirnstamms und Gehirns. 1. Cheyne-Stokes-Atmung. 2. Zentrale neurogene Hyperventilation. 3. Apneusis. 4. Cluster-Atmung. 5. Ataktische Atmung. (Nach Plum und Posner 1980)

haubennaher und mittelliniennaher Hirnstammstrukturen des Mittelhirns bis zur mittleren Brücke mit Destruktion der paramedianen Formatio reticularis (s. Abb. 78). ZNH kommt vor bei Hirnstammblutungen, Hirnstamminfarkten wie etwa dem „Locked-in-Syndrom", bei dort lokalisierten entzündlichen Prozessen und bei transtentorieller Herniation infolge dekompensierten Hirndrucks, sowie bei Kleinhirnblutungen und Kleinhirntumoren und anderen raumfordernden Prozessen in der hinteren Schädelgrube. Rodrigues und Mitarbeiter konnten ZNH 8 Tage lang bei einem bewußtseinsklaren Kranken beobachten, der an einem Astrozytom im Bereich von Medulla oblongata und Brücke erkrankt war und daran verstorben ist. Das Syndrom signalisiert in jedem Falle eine lebensbedrohliche Situation durch eine im mittleren bis oberen Hirnstamm gelegene Erkrankung und hat fast stets eine dubiöse Prognose. Die ZNH ist entsprechend der lädierten Region mit schweren neurologischen Symptomen wie Hemi- oder Tetraparese und vor allem oculomotorischen Störungen und Pupillenstörungen kombiniert. Pathophysiologisch scheint bei dem Atemtyp eine Enthemmung der bulbären Atemneurone durch Abtrennung von den inhibitorischen Einflüssen aus der Großhirnrinde und den limbischen und hypothalamischen Neuronen vorzuliegen. O_2-Beatmung beeinflußt diesen Atemtyp nicht, CO_2-Atmung vermindert allenfalls die Atemtiefe, nicht jedoch die Frequenz.

3.1.2.4 Die apneustische Atmung (APA)

Diese seltene Atemrhythmusstörung äußert sich als periodischer Wechsel von anhaltendem inspiratorischem Krampf und abnorm langer Dauer der Exspiration. Bei der Sektion findet man stets schwere Substanzschädigungen, die die Haubenregion der mittleren bis unteren Brücke miterfassen und stets bilateral ausgedehnt sind. Die Region entspricht etwa dem „pneumotaktischen Zentrum", wie man es bei Tierversuchen isoliert hat. Ursachen sind wieder meist Infarkte im Versorgungsgebiet der A. basilaris oder Blutungen, aber auch globale anoxische oder hypoglykämische Schäden des Gehirns und schwere Meningoencephalitiden. Bei dekompensiertem Hirndruck infolge von großen supratentoriellen raumfordernden Prozessen mit transtentorieller „Einklemmung" soll es nicht vorkommen.

Das sonstige neurologische Syndrom bei diesem Atemtyp entspricht der Lokalisation mit Affektionen der Hirnnerven 5, 6 und 7, Blickparesen, variablen Nystagmen, Erbrechen, Bewußtseinsstörungen und Tetraparese. Pathogenetisch ist die APA offenbar Folge des Ausfalls der hemmenden pontinen Übergangsneurone, was bewirkt, daß vor allem die inspiratorischen, wohl aber auch die exspiratorischen Neurone ungehemmt entladen. Die Prognose des Syndroms ist in der Regel schlecht.

3.1.2.5 Die ataktische Atmung (ATA)

Bei der ataktischen Atmung liegt eine bilaterale Schädigung der retikulären Strukturen der Medulla oblongata einschließlich der Obexregion vor, d.h. die primären respiratorischen Neuronensysteme selbst sind betroffen. Die Atmung ist nach Frequenz und Amplitude völlig irregulär mit tiefen und flachen Atemzügen und kurzen und langen apnoischen Pausen (s. Abb. 78). Auch die Ansprechbarkeit der respiratorischen Neurone auf blutchemische Änderungen ist vermindert. Ursache sind auch hier meist Infarkte oder Blutungen im Bereich der Medulla oblongata sowie Kleinhirnblutungen mit Druck auf die Medulla oblongata und andere raumfordernde Prozesse in der hinteren Schädelgrube, die die Medulla oblongata komprimieren. Es kommt aber auch bei schweren Endzuständen der alkoholischen Wernicke-Encephalopathie sowie bei schweren Meningoencephalitiden und schweren toxisch-metabolischen Erkrankungen vor (s. auch S. 199). Diese Syndrome sind praktisch immer mit schweren Bewußtseinsstörungen und zentralen Herz-Kreislaufstörungen kombiniert. Die Blutgase zeigen ein erhöhtes $PaCO_2$ und ein erniedrigtes PaO_2. Die Prognose ist schlecht. Eine komplette Dauerbeatmung ist stets erforderlich.

3.1.2.6 Cluster-Atmung (CA)

Bei Läsionen zwischen oberer Medulla oblongata und unterer Brücke können rhythmische, clusterartige Atemphasen im Wechsel mit apnoischen Pausen auftreten. Plum und Posner sahen diesen Atemtyp bei einem Kranken mit einem dort lokalisierten Gliom. Vereinzelt wurde es auch beim Shy-Drager-Syndrom beschrieben (s. S. 205). CA dürfte sehr selten sein.

3.1.2.7 Störungen des willkürlichen Atemantriebs

Wie auf Seite 188 erwähnt, können wir die automatische bulbäre Atemrhythmik in Grenzen willkürlich beeinflussen. Schon Jackson hatte 1895 beobachtet, daß nach Schlaganfällen im Großhirn mit kontralateraler Hemiparese die ventilatorischen Thoraxbewegungen auf der gelähmten Seite geringer sind als auf der gesunden. Dies ist vielfach bestätigt worden. Ursache ist offenbar die Pyramidenbahnläsion mit Unterbrechung der willkürmotorischen Fasern zur quergestreiften Atemmuskulatur. Man hat den orbito-frontalen Kortex und das vordere Zingulum mit der willkürlichen Atemkontrolle in Beziehung gebracht, jedoch fehlen bisher sichere Belege. Wahrscheinlich sind bilaterale Vorderhirnläsionen erforderlich für eine wesentliche Störung der willkürlichen Atembewegungen auf beiden Seiten. Die Kranken können der Aufforderung, einen tiefen Atemzug zu machen, nicht nachkommen, obwohl die unwillkürliche Atmung ungestört abläuft. Plum hat dies „respiratorische Apraxie" genannt. Sie ist meist auch mit Störungen des willkürlichen Schlukkens kombiniert. Wir haben selbst ein solches Syndrom einmal in eindrucksvoller Weise bei einer Kranken erlebt, die an einer schweren, ursächlich nicht geklärten Spastik der gesamten Körpermuskulatur litt, wobei die Lokalisation der Schädigung bds. in der Großhirnrinde (Präcentralregion) anzunehmen war. Das Syndrom sollte, wenn es bei einseitigen Großhirninfarkten auftritt dazu veranlassen, nach alten Ischämieherden in der anderen Hemisphäre zu suchen. Es dürfte in ähnlicher Weise bei schweren Endzuständen der spastischen Spinalparalyse vorkommen.

3.1.3 Neurochirurgische Aspekte zerebraler Atemstörungen

Hier sind vor allem die Probleme der Atemstörungen im Zusammenhang mit *Hirndruck* und/oder *Lungenkomplikationen* zu besprechen. Die Schädelkapsel ist nicht dehnbar, steigender intrakranieller Druck kann nach Aufbrauchen der Reserveräume (Liquorräume) nicht abgefangen werden, komprimiert also das Gehirn. Der intrakranielle Druck wird erhöht durch raumfordernde Prozesse wie Tumoren oder Blutungen oder durch ein Hirnödem, aber auch durch einen Aufstau des Liquors oder eine wesentliche Vermehrung des intrakraniellen Blutvolumens. Leichtere Blutvolumenvermehrung allein bewirkt im Gehirn des Gesunden keine Steigerung des intrakraniellen Druckes, bei Kranken mit raumfordernden intrakraniellen Prozessen und stärkerem Hirndruck kann sie jedoch die zerebrale Dekompensation auslösen. Hypoventilation mit entsprechend erhöhtem $PaCO_2$ führt konstant zur zerebralen Vasodilatation und damit zur Erhöhung des zerebralen Blutvolumens, also gegebenenfalls zur Verstärkung des Hirndrucks. Hyperventilation mit Abfall des $PaCO_2$ reduziert das zerebrale Blutvolumen und damit den Hirndruck. Pulmonale Komplikationen, die zur auch cerebralen Hypoxie führen (Pneumonien, Lungenödem usw.) verstärken wie jede zerebrale Hypoxie das Hirnödem und damit den Hirndruck. Zunahme des intrathorakalen Druckes bewirkt ebenfalls Zunahme des intrakraniellen Druckes durch Blockierung des venösen Abstromes aus dem intrakraniellen Raum über die Vena jugularis. Alle diese Wechselwirkungen können das „therapeutische Management" bei Kranken mit Hirndruck außerordentlich erschweren und müssen in jedem Krankheitsfall detailliert berücksichtigt werden. Dies wird noch verstärkt durch die Tatsache, daß die Schwerkranken nicht nur häufig hypostatische oder durch Aspiration bedingte Pneumonien und Atelektasen erleiden, sondern daß akute Hirndrucksteigerungen auch nicht selten ein akutes *zentrogenes Lungenödem* auslösen. Pathophysiologisch meint man, daß der akute Hirndruck über einen akut gesteigerten Sympathikotonus zum erheblichen Druckanstieg im großen Kreislauf (Vasokonstriktion, Steigerung der Herzleistung) und deshalb zum „Shift" des Blutvolumens in das pulmonale Niederdrucksystem führt, wo es zu Permeabilitätsstörungen, also Ödem und Hämorrhagien kommt. Die Therapie wäre Hirnödemtherapie mit Corticoiden oder stärkeren entwässernden Präparaten und eventuell auch druckentlastende Operationen und die Gabe von Alpha-Rezeptorenblockern.

Der oben beschriebene CO_2-Mechanismus bei Hirndruck wird auch häufig zur *Hirnödemtherapie* benutzt, auf dem Wege einer kontrollierten Hyperventilation. Die dadurch bewirkte Reduktion des zerebralen Blutvolumens führt besonders bei stärkerem Hirndruck zu deutlicher, therapeutisch wirksamer Senkung des intrakraniellen Drucks. Man muß allerdings die Komplikationen beachten: Die Reduktion der zerebralen Durchblutung kann selbst sekundäre hypoxische Hirnschäden setzen. Dies kann durch O_2-Atmung wieder gemindert werden. Bei allen therapeutischen Maßnahmen gegen neurogene Atemstörungen (oder auch bei der hyperventilatorischen Hirnödemtherapie) ist eine regelmäßige Blutgasanalyse immer erforderlich. Ihre Werte bestimmen im wesentlichen, ob, wie, womit und wie lange künstlich beatmet werden muß. Dabei sind die häufig auftretenden sekundären Lungenkomplikationen selbstverständlich entsprechend mitzubehandeln. Das Freihalten der Atemwege ist stets die erste und wichtigste Aufgabe.

Für die im vorigen Kapitel abgehandelten neurogenen Atemtypen und die neurochirurgischen Probleme bezüglich Hirndruck, Atemstörungen und Lungenkomplikationen sind noch einige allgemeine Bemerkungen hinzuzufügen: In der Praxis findet man sehr oft Kombinationen und den alternativen Wechsel zwischen verschiedenen zentralen Atemtypen, vor allem zwischen „benachbarten" Typen wie z. B. CSA und CNH oder CNH und APA. Die Kenntnis der Syndrome hilft jedoch bei der Prozeßlokalisation und der Prognosestellung. Hervorgehoben werden muß auch, daß die meist schwerkranken Patienten häufig pulmonale Komplikationen wie Pneumonien, Aspirationspneumonien, Atelektasen und Lungenödeme entwickeln, was die Einschätzung der neurogenen Atemrhythmusstörungen sehr erschweren kann. Schließlich werden die Kranken meist frühzeitig intubiert und künstlich beatmet, so daß dann die Atemrhythmusstörungen als Diagnostikum unter Umständen nicht erkannt werden können.

3.1.4 Metabolisch induzierte zerebrale Atemstörungen

Stoffwechselerkrankungen bewirken oft gleichzeitig Bewußtseins-, das heißt Wachheitsstörungen und Atemstörungen. Bewußtlose haben häufig Atemstörungen, deren diagnostische Einordnung durchaus schwierig sein kann. Man wird im Falle unklarer Bewußtlosigkeit sozusagen gleichzeitig stets nach Stoffwechselerkrankungen (urämisches, hepatisches, diabetisches, hypoglykämisches Koma und andere) und nach zerebralen Herdsymptomen suchen, um die Differentialdiagnose metabolisch-primär zerebral voranzutreiben. Fehlen eindeutige oder lokalisierbare zerebrale Symptome, ist ein metabolisches oder toxisches Koma wahrscheinlicher. Viele Stoffwechselstörungen sind regelhaft mit bestimmten Atemstörungen kombiniert: Wache, aber psychomotorisch verlangsamte oder leicht somnolente Kranke, gleichgültig an welcher Stoffwechselerkrankung sie leiden, haben meist eine posthyperventilatorische Apnoe. Patienten im Sopor oder flachem Koma zeigen häufig einen Cheyne-Stokes-Atemtyp. Metabolische oder toxisch bedingte stärkere Hirnstammfunktionsstörungen können auch eine zentrale neurogene Hyperventilation oder eine Atemdepression (alveoläre Hypoventilation) auslösen.

Die metabolisch ausgelösten Atemstörungen haben Plum und Posner (1980) in hyperventilatorische und hypoventilatorische eingeteilt. Die Abgrenzung richtet sich dabei nach der einfachen Beobachtung und der regelmäßigen Blutgasanalyse:

Bei metabolisch verursachter *Hyperventilation* eines meist auch soporösen oder komatösen Kranken liegt überwiegend eine metabolische Azidose mit kompensatorischer Hyperventilation oder eine primär respiratorische Ursache vor. Die Entscheidung fällt mit der allgemeinklinischen Untersuchung und der blutchemischen Analyse. Als Ursachen für metabolisch-azidotische Hyperventilation kommen in Betracht: Urämie, diabetisches Koma, Lactat-Azidose oder seltenere Störungen des Säurebasengleichgewichts.

Beim diabetischen Koma sieht man oft eine Cheyne-Stokes-Atmung, beim hypoglykämischen Koma gelegentlich eine zentrale neurogene Hyperventilation. Eine primär respiratorische (pulmonale) Hyperventilation entsteht im hepatischen Koma, bei diversen ausgedehnten Lungenerkrankungen wie Lungenfibrosen, Pneumonien und Lungenödem, bei Sepsis, bei Salicylsäurevergiftung oder bei hysterischen Ausnahmezuständen. Bei gramnegativer Sepsis ist die Hyperventilation vielleicht überwiegend ein Effekt von Endotoxinen auf die zentralen respiratorischen Neurone.

Metabolisch induzierte *Hypoventilation* kann ein respiratorischer Kompensationsversuch bei metabolischer Alkalose sein oder eine primäre Atemdepression. Als Ursache der Alkalose kommen besonders in Betracht die exzessive Aufnahme alkalischer Substanzen oder Erbrechen oder Säureverlust über die

Nieren. Ursache einer primär respiratorischen Hypoventilation sind schwere Lungenerkrankungen, neuromuskuläre Erkrankungen (Myasthenie, Polyneuropathien, Myopathien, Halsmarkläsionen usw. s. S. 205) oder toxische Depressionen der zentralen respiratorischen Neurone durch Sedativa, Morphine, Distraneurin und andere (siehe unten).

3.1.5 Toxische und medikamentös-toxische zentrale Atemstörungen

Eine Fülle von Medikamenten und anderen toxischen Substanzen führen, in hohen Dosen eingenommen, auch zu Atemstörungen. Oft, aber nicht immer sind die Betroffenen dabei deutlich vigilanzgemindert bzw. komatös, so daß die ganze Palette der Komadiagnostik anzuwenden ist, um auch die Atemstörung zu klären. Sehr oft handelt es sich um Suicidversuche, nicht selten aber auch um Therapiezwischenfälle oder gar um unerwartete Effekte bei Medikamentenapplikation in therapeutischen Dosen. Viele Substanzen führen schon über eine Änderung der Blutgase oder der Säure-Basen-Bilanz zu Änderungen der Atmung. Hier sollen aber zunächst nur die zentralnervös, also auf die respiratorischen Neurone des unteren Hirnstamms wirkenden Stoffe besprochen werden. Als typische Vertreter zweier gegensätzlicher Wirkungsprinzipien wollen wir die Morphine und die Azetylsalizylsäure etwas detaillierter darstellen (nach Stefoski und Davis 1980).

3.1.5.1 Morphine (Opiate)

Morphium und seine Derivate (einschließlich Heroin) führen bei Applikation entsprechender Dosen regelmäßig zu Atemstörungen. Sie werden an spezifische Opiatrezeptoren gebunden, die vor allem in den zentralen Systemen der Schmerzverarbeitung und in den retikulären Strukturen des Hirnstamms einschließlich der cardiovasculären und respiratorischen Neurone nachgewiesen worden sind. Außerdem beeinflussen sie auch zentrale Transmittersysteme. Morphine bewirken eine direkte Depression der pontinen und medullären respiratorischen Neurone, so daß Atemrhythmus und autonome Impulsproduktion sowie Impulsregulation gestört werden. Außerdem blockieren sie die CO_2-sensiblen Chemorezeptoren der Medulla oblongata, so daß eine Erhöhung des $PaCO_2$ nicht die reflektorische Hyperventilation auslösen kann. Schon in therapeutischen Dosen werden Atemfrequenz, Minutenvolumen und Atemvolumen reduziert. Je nach Dosis reicht die Palette von leicht verlangsamter regulärer periodischer Atmung bis zur irregulären Atmung und schließlich zum Atemstillstand. Morphin-intoxikierte Menschen sterben in der Regel an Atemlähmung, wobei freilich auch Blutdruckabfall und Kreislaufschock immer eine wichtige Rolle spielen. Bronchospasmen, Lungenödem, aber auch Krampfanfälle, Hirndruck und Bewußtseinstrübung bis zum Koma sind weitere lebensbedrohende Zusatzsymptome solcher Vergiftungen, besonders beim Heroin. Die bedrohliche Dosisobergrenze beim Morphin liegt bei 120 bis 240 mg. Die Therapie aller Opiat-Intoxikationen besteht in der Gabe von 0,4 mg Naloxon alle 5 Minuten intravenös, bis der Kranke wach ist. Gegebenenfalls muß außerdem Sauerstoffbeatmung erfolgen.

3.1.5.2 Azetylsalizylsäure

Salizylate verursachen eine direkte Stimulation der respiratorischen Hirnstammneurone in der Brücke und der Medulla oblongata. Sie verstärken die Empfindlichkeit der zentralen CO_2-Chemorezeptoren und bewirken auch einen metabolischen Anstieg der CO_2-Produktion. Dies führt zur oft dramatischen Hyperventilation mit Anstieg von Atemfrequenz und Atemtiefe. Das klinische Bild der Intoxikation wird weiter geprägt von deliranten Symptomen einschließlich Tremor (ähnlich dem Alkoholdelir), später von Bewußtseinstrübung mit raschem Übergang in das Koma. Krampfanfälle sind häufig, ebenso auch Hypoglykämien, besonders bei Kindern. Die Therapie besteht in der Entfernung restlicher Tablettenmengen aus dem Magen, im Ausgleich des gestörten Säurebasenhaushaltes, eventuell in Hämodialyse und gegebenenfalls in der Applikation von Glukose und der Gabe von Antikonvulsiva.

3.1.5.3 Andere Pharmaka, die vorwiegend zentrale Atemstörungen verursachen

Es sollen hier nur die wichtigsten Substanzen kurz genannt werden, Einzelheiten sind in pharmakologischen Lehrbüchern nachzulesen: *Barbiturate:* Sie bewirken neben vielen anderen Störungen ebenfalls eine Dämpfung der zentral-respiratorischen Neurone, vor allem der CO_2-Chemorezeptoren und führen zunächst zur Abflachung der Atemtiefe ohne Änderung der Atemfrequenz, später zum Cheyne-Stokes-Atemtyp und schließlich zum

Atemstillstand im Koma. Ähnlich wirken auch viele *andere Sedativa* wie z. B. Glutethimid (Doriden) Chloralhydrat, Bromverbindungen und das häufig zur Therapie des Alkoholdelirs oder des Status epilepticus verwendete Chlomethiazol (Distraneurin). *Andere Medikamente und toxische Substanzen:* In hohen Dosen wirken atemdepressiv bis zur Atemlähmung im Koma, zum Teil nach einer Phase von Cheyne-Stokes-Atmung, folgende Substanzen: Benzodiazepinderivate (Valium, Mogadan, Frisium und andere), Neuroleptika und Trizyklische Antidepressiva, Lokalanästhetika, verschiedene Kohlenwasserstoffe wie Benzin und Motoröle, Chloroform, Tetrachlorkohlenstoff, Di- und Trichloräthylen und andere. Vergleichbare atemdepressorische Wirkungen in sehr hohen Dosen haben auch die Betarezeptorenblocker. Schließlich müssen hier genannt werden der Äthylalkohol im Rahmen einer schweren Alkoholvergiftung und eine Reihe verschiedener pflanzlicher und tierischer Gifte.

3.1.6 Schlafabhängige Atemstörungen

Der normale 7- bis 8-Stunden-Schlaf eines gesunden Erwachsenen vollzieht sich bekanntlich in relativ regelmäßigen Zyklen und wird in 5 oder 6 Stadien der Schlaftiefe mit jeweils typischen EEG-Mustern eingeteilt. Von der Wachheit (Alpha-Wellen-EEG) bis zum Tiefschlaf (Delta-Wellen) werden die EEG-Potentiale immer langsamer. Im Stadium II, dem REM-Schlaf, erfolgen die schnellen Augenbewegungen, die „Rapid Eye Movements" und die Träume. Der Tonus der Körpermuskulatur ist hierbei schlaff, die Weckschwelle ist stark erhöht. Das EEG ist hochfrequent aber flach und dabei etwas unregelmäßig. Im Stadium II bis VI (langsame EEG-Wellen, sogenannter Slow-wave-sleep oder SW-Schlaf) wird kaum geträumt. Die REM-Phasen ereignen sich etwa alle 90 Minuten, d. h. im Durchschnitt 4 bis 5mal pro Nacht und dauern jeweils 20 bis 35 Minuten (s. Abb. 79).

Bezüglich der Atmung ereignet sich folgendes: Der Übergang von Wachheit zum Schlaf kann als zunehmende Stimulusverarmung („Arousal-Mangel") der Formatio reticularis des Hirnstamms aufgefaßt werden, wobei sowohl die Weckeffekte der Außenwelt als auch des Großhirns ausbleiben. Dies betrifft dann auch die respiratorischen Neurone der pontinen und medullären Hirnstammregion. Es kommt bei Schlafbeginn zum Abfall des Atemvolumens, das $PaCO_2$ steigt an. Im SW-Schlaf (Non-REM-Schlaf) scheint die Atemregulation vornehmlich der Automatie der pontomedullären respiratorischen Neurone zu unterliegen. In den noch flachen Stadien III und IV unduliert die Regulation zwischen kortikalen und medullären Einflüssen. Im REM-Schlaf (lebhafte Hirnrindenaktivität), besonders bei den schnellen Augenbewegungen, sind die ponto-medullären Atemneurone eher supprimiert bei relativer Dominanz der kortikalen

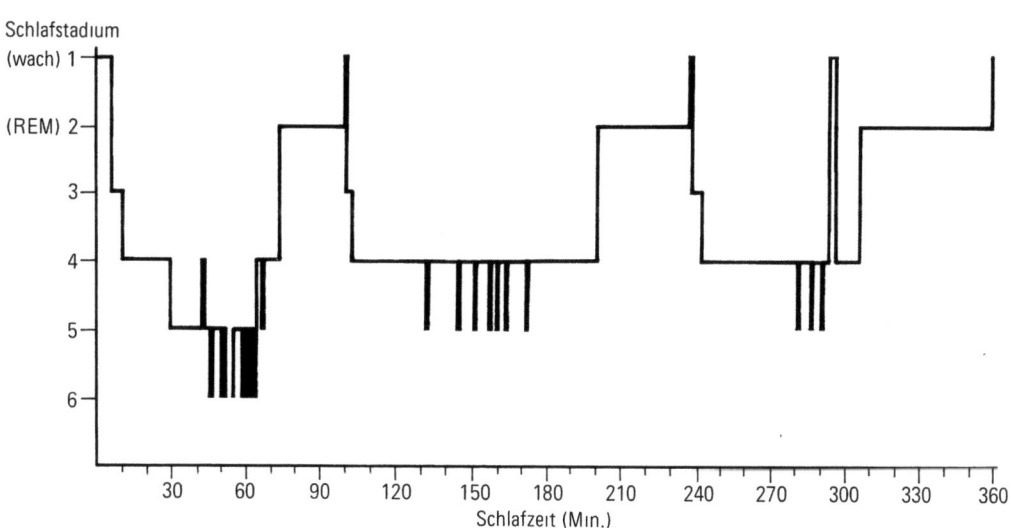

Abb. 79. Schematische Darstellung der normalen Schlafstadien.

Aktivität. Dies scheint der Grund zu sein, warum bei bis zu Zweidrittel der gesunden Männer im REM-Schlaf und zum Teil im flachen Non-REM-Schlaf häufig kurze apnoische Pausen beobachtet werden mit leichtem Abfall der O_2-Sättigung. Dies verstärkt sich mit zunehmendem Alter und bei Fettsucht. Apnoische Pausen von 10 bis 15 Sekunden Dauer sind bei Neugeborenen beiderlei Geschlechts normalerweise noch häufiger und verschwinden im Laufe der Hirnreifung. Allgemein gilt, daß erst apnoische Pausen von mehr als 15 Sekunden Dauer jenseits des 3. Lebensmonats als pathologisch anzusehen sind.

3.1.6.1 Das Schlaf-Apnoe-Syndrom

Dieses Syndrom, das in letzter Zeit besonders in der amerikanischen Literatur viel diskutiert wird, ist charakterisiert als pathologische Häufung apnoischer Pausen im Schlaf bei ansonsten neurologisch wie pulmonologisch gesunden Männern, die nicht adipös sind. Nach Guilleminault und Mitarbeitern (1977) gilt als pathologisch, wenn mehr als 30 apnoische Episoden von 10 oder mehr Sekunden Dauer während eines 7stündigen Schlafs auftreten. Lautes Schnarchen ist bei diesem Syndrom die Regel. Man unterscheidet einen rein zentral-neurogenen Typ (gestörte Rhythmogenese?) von einem „obstruktiven Typ", bei dem der atonische Kollaps der Muskulatur der oberen Atemwege nachweisbar eine wichtige Rolle spielt (Muskelatonie im REM-Schlaf), weil er zur Verlegung der Atemwege führt, und schließlich einen gemischten Typ. Viele klinisch-experimentelle Befunde stützen diese Einteilung (Literatur bei Weiner 1980). In den apnoischen Pausen sinkt die O_2-Sättigung, das $PaCO_2$ steigt an, es kommt zur Azidose, vor allem beim obstruktiven Typ. In polygraphischen Studien findet man oft einen Verlust der Tiefstadien des Non-REM- bzw. SW-Schlafs und häufiges Aufwachen. Verstärkend wirken dabei stets chronisch obstruktive Lungenerkrankungen sowie Herz-Kreislauferkrankungen und schließlich Adipositas. Eine allgemein vermehrte Schlafneigung (Hypersomnie) ist dabei nicht selten, aber andererseits auch nicht regelmäßiges Begleitsymptom. Die Ursache des Syndroms ist ungeklärt. Unklar ist auch, warum es praktisch nur Männer betrifft. In milder Ausprägung ist es noch physiologisch, vielleicht können zusätzliche Herz-Kreislauf- und Lungenerkrankungen dazu führen, daß die Schwelle zum Pathologischen überschritten wird und vielleicht unterhalten dann solche Zusatzerkrankungen das Syndrom auch. Zweifellos kommt es aber nicht selten auch ohne die Begleiterkrankungen vor. In schweren Fällen vom obstruktiven Typ kann durch häufige und lange apnoische Pausen durchaus die Gefahr einer Hypoxie mit eventuell auch hypoxischen Hirnschäden bestehen und dann die Notwendigkeit einer Tracheotomie gegeben sein. Pharmakologisch können Theophyllin und verwandte Substanzen die Frequenz der apnoischen Episoden verringern. Gewichtsreduktion ist gegebenenfalls nützlich, selbstverständlich müssen die eventuell gleichzeitig vorhandenen chronisch-obstruktiven Lungenerkrankungen und Herzkreislauferkrankungen entsprechend mitbehandelt werden.

3.1.6.2 Das Pickwick-Syndrom

Dieses bekannte, aber eher seltene Syndrom besteht nach der klassischen Erstbeschreibung durch Osler (1918) aus den Symptomen Fettsucht, Schlafsucht (auch am Tage), periodische Atmung vom Cheyne-Stokes-Typ, Hypoventilation und Cor pulmonale. Vieles spricht auch bei diesem Syndrom für eine zentralnervöse Genese, wie wohl die Ursache bisher ungeklärt ist. Einige Untersucher halten die massive Fettsucht für den wesentlichen pathogenetischen Faktor, zumal zu bedenken ist, daß sie zur chronischen Ventilationsbehinderung und ihren möglichen hypoxischen Folgen führen kann und so vielleicht Schlafsucht und periodische Atmung auslöst. Neuere Untersuchungen haben ergeben, daß Kranke mit Pickwick-Syndrom auch regelmäßig das Schlaf-Apnoe-Syndrom bieten. Vielleicht spricht auch dies eher für eine zentral-nervöse Genese. Die Therapie ist symptomatisch, d. h.: Gewichtsabnahme, Verordnung von Weckaminen und -stimulantien, eventuell Theophyllin, Cardiaca usw.

3.1.6.3 Primäre alveoläre Hypoventilation (Undines Fluch)

Undine war ein weiblicher Wasserdämon in Menschengestalt, also eine Nymphe. Sie konnte nur unsterblich werden, wenn sie sich mit einem Menschen-Mann vermählt. Als dieser sie verschmähte, verfluchte sie ihn, indem sie ihm die Fähigkeit zum automatischen unwillkürlichen Atmen raubte. Er starb, als er im Schlaf das willkürliche Atmen vergaß. Bei Schädigungen oder Störungen der bulbären respiratorischen Neurone gibt es auch außerhalb der Mythologie in der klinischen Medizin ein solches Syndrom. Die primäre alveoläre Hypoventilation wurde zum Beispiel nach Poliomyelitis des Hirnstamms, nach bilateralen Infarkten in der Medulla oblongata (z. B. Thrombose der A. basilaris) und nach beidseitiger hochzervicaler Chordotomie, also der Durchtrennung der absteigenden respiratorischen Bahnen im Vorderseitenstrang bei Erhaltenbleiben der Pyramidenbahnen, beobachtet. Vereinzelt wurde es auch ohne auffindbare Ursache gesehen (Literatur bei Weiner 1980). In der klassischen Form fehlen pulmonale Erkrankungen oder Störungen, oft findet man aber auch eine Polyglobulie und eine pulmonale Hypertension. Im wachen Zustand zeigen die Kranken unter Umständen keinerlei Atemstörungen. Beim Nachlassen der Aktivität der Hirnrinde und des limbischen Systems, also zum Beispiel im Schlaf, kommt es aber zu einer gegebenenfalls erheblichen Hypoventilation mit CO_2-Anstieg, Hypoxie und Azidose. Die Hypoxie kann im Laufe der Zeit zu diffusen Hirnschäden und sogar zum plötzlichen Tod führen. Der plötzliche Tod von gesunderscheinenden Säuglingen ohne faßbaren pathologischen Befund wird zum Teil auf dieses Syndrom zurückgeführt. Das Nachlassen der stimulatorischen Wirkung des Großhirns und des limbischen Systems sowie der exogenen Reize im wachen Zustand auf die gestörten oder geschädigten medullären respiratorischen Neurone und auch die Reduktion der direkten atemstimulierenden Impulse über die Pyramidenbahn zu den respiratorischen Vorderhornzellen des Rückenmarks führt im Schlaf offenbar zu diesen Folgen, zumal die CO_2-sensiblen medullären Rezeptoren meist zusätzlich noch eine verminderte oder fehlende Ansprechbarkeit auf Erhöhung des $PaCO_2$ zeigen. So kommt es, daß die Kranken im Schlaf quasi das Atmen vergessen. Die Therapie ist in schweren Fällen wenn möglich eine Anwendung eines elektrischen Schrittmachers für den N. phrenicus (siehe S. 209).

3.1.7 Atemstörungen bei Erkrankungen des extrapyramidalen Systems

Bei dieser Krankheitsgruppe handelt es sich primär und überwiegend um rein motorische Störungen der quergestreiften Muskulatur, gegebenenfalls auch der quergestreiften Atemmuskulatur. Diese Atemstörungen gehören also wie auch viele der folgenden eigentlich nicht zu den Erkrankungen des vegetativen Nervensystems im engeren Sinne, müssen aber zur Komplettierung des Themas mitbeschrieben werden. Extrapyramidale Störungen beeinflussen grundsätzlich jeden Bewegungsablauf in der quergestreiften Körpermuskulatur, somit auch die Atmung bzw. die über die Pyramidenbahn innervierte Atemmuskulatur („Willkürmotorik der Atmung"). Dabei sind aber oft auch vegetative Störungen im engeren Sinne pathogenetisch beteiligt.

3.1.7.1 Der Morbus Parkinson

Vor der Entdeckung der L-DOPA-Therapie waren pulmonale Komplikationen eine der Haupttodesursachen von Parkinson-Kranken. Die respiratorischen Störungen bestanden in einer verminderten Vitalkapazität, einer Reduktion des maximalen Exspirationsvolumens, in flachen Atemexkursionen, einem Anstieg des totalen respiratorischen Widerstands, schwachen Hustenstößen, aber auch Rhythmusstörungen der Atembewegungen. Die in schweren Fällen erhebliche Hypoventilation und Dyspnoe führte zu entsprechendem Mangel der O_2-Sättigung und zur erhöhten Pneumoniegefahr. Die meisten Untersucher führten diese Funktionsstörungen auf obstruktive Ventilationsbehinderungen zurück und nicht auf die motorische Behinderung der Atemmuskeln durch Rigor, Tremor, Akinese oder Dyskinesie. Man fand keine sichere Korrelation zwischen Schwere der extrapyramidalen motorischen Störungen und Schwere der Atembehinderung. Lilker und Wool (1968) gaben dann als Ergebnis ihrer Untersuchungen folgende Ursachen für die Ventilationsstörungen der Parkinson-Kranken an: Störungen in der zentralen bzw. extrapyramidalen Kontrolle der Atemmuskulatur, Störungen in der vegetativen Innervation des Bronchialbaums einschließlich Sekretionsstörungen der Schleimdrüsen (obstruktive Komponente), mechanische Atembehinderung durch die Veränderungen der Thoraxform. Die Therapie der Atemstörungen ist die der Grundkrankheit. Mit einer optimalen modernen Pharmakotherapie mit L-DOPA, Amantadin, Bromcryptin des Morbus Parkinson lassen sich auch die Ventilationsstörungen entsprechend der Besserung der Grundkrankheit zurückdrängen.

3.1.7.2 Postencephalitisches Parkinson-Syndrom

Bei den Parkinson-Syndromen in Folge der in den zwanziger Jahren in der ganzen Welt grassierenden Encephalitis lethargica (ECONOMO) wurden vielfach ganz andere ventilatorische Störungen beobachtet. Die Kranken litten unter explosionsartig einsetzenden, ticartigen, bizarren Dystonien der ganzen Thorax- und Rumpf- und auch übrigen Körpermuskulatur mit krampfhaften tiefen Inspirationen, arrhythmischen Atemstößen, apnoischen Pausen und nachfolgender Zyanose und gegebenenfalls auch Bewußtseinstrübung. Der Autor dieses Buches hatte 1960 einen solchen dramatischen Fall noch beobachten können: Ein damals etwa 45jähriger Kranker, der ganz offensichtlich vor vielen Jahren eine Encephalitis lethargica durchgemacht hatte, bot folgendes Bild: In gewissen unregelmäßigen Abständen, vor allem bei psychischer Erregung, kam es zu einer grotesken „dienernden" oder auch „salaamartigen" rhythmisch-stoßenden Verdrehung des Oberkörpers nach rechts vorn, die Atmung ging im gleichen Rhythmus laut und gepreßt-schnaufend, ebenso das dabei versuchte Sprechen, dann klang die dystone Attacke rasch ab, es kam eine kurze apnoische Pause ohne motorische Entladungen und dann setzte das gleiche nach wenigen Minuten erneut ein. In Ruhe war alles diskreter, im Schlaf sistierte die Störung, wie ja alle anderen extrapyramidalen Störungen auch. Hier war die Atemstörung zweifellos eine rein extrapyramidal-motorische Symptomatik im Rahmen eines torsionsdystonieartigen Syndroms. Außerhalb dieser Symptomatik fand man bei dem Kranken noch eine allgemeine Akinese und einen mäßigen Rigor, also Parkinsonsymptome. Auch nach den Befunden anderer Untersucher ist die Ursache derartiger Atemstörungen vor allem eine extrapyramidale Dystonie mit Störung der willkürlichen Kontrolle der automatischen Atemregulation (Literatur bei Weiner 1980).
Es gab auch Fälle von anhaltender alveolärer Hypoventilation mit ihren Folgen, bei denen eine verminderte Ansprechbarkeit auf erhöhtes $PaCO_2$ festgestellt wurde, also eine durch die Encephalitis verursachte Läsion der Chemorezeptoren in der Medulla oblongata angenommen werden mußte.

3.1.7.3 Dyskinesien nach Neuroleptika- und L-DOPA-Therapie

Die weit verbreitete Behandlung mit Neuroleptika führt bekanntlich durch Blockade der Dopaminrezeptoren sowohl zu parkinsonähnlichen Syndromen als auch zu attackenartig auftretenden extrapyramidalen Dyskinesien und Dystonien. Die akuten choreatiformen und dystonen Dyskinesien können auch die Atemmuskulatur beteiligen und zu krampfhaften dyspnoischen Zuständen bis zur Zyanose führen. Auch eine dystone Verkrampfung der Larynx- und Pharynxmuskulatur, etwa im Rahmen der sogenannten Zungenschlundsyndrome, kann dies auslösen. Nicht selten kommt es dabei zu Erbrechen mit Aspiration.
Schließlich kennen wir solche respiratorischen Dyskinesien inzwischen auch bei Überdosierung von L-DOPA, ebenfalls eingebettet in den Rahmen variabler dyskinetisch-dystoner Syndrome. Neuroleptika- wie L-DOPA-verursachte Syndrome können im Extremfall ablaufen wie die oben als postencephalitisch beschriebenen Dystonien. Die Therapie dieser Störungen besteht im Absetzen oder mindestens starken Reduzieren der Neuroleptika bzw. Reduktion der L-DOPA-Dosis und wenn nötig in der Applikation von Anticholinergica wie zum Beispiel Akineton (intravenös).

3.1.7.4 Andere extrapyramidale Erkrankungen

Ähnliche komplexe, anfallsartige Dystonien mit Beteiligung der respiratorischen Muskulatur wie oben beschrieben werden auch bei dem *„Gilles de la Tourette-Syndrom"* beobachtet, einer ticartigen extrapyramidalen Erkrankung junger Männer, die neben der motorischen Störung durch Symptome wie Koprolalie, Echolalie und Echopraxie charakterisiert ist. Bei der *Chorea Huntington* kommt es im Verlaufe der zunehmenden choreatischen Bewegungsstörungen auch zur Mitbeteiligung der Larynx-, Pharynx- und Atemmuskulatur. Die dadurch verursachte Dysarthrie, Dysphagie und Atemrhythmusstörung führt dazu, daß die Mehrzahl der Kranken in den Spätstadien der Erkrankung an Lungenkomplikationen, vor allem an Aspirationspneumonien sterben. Ähnliches gilt auch für den *Morbus Wilson,* bei dem ja parkinsonähnliche, choreatische, athetotische und dystone extrapyramidale und cerebelläre Störungen einschließlich Dysphagie das variable neurologische Bild charakterisieren.

Das seltene *Shy-Drager-Syndrom* ist pathologisch besonders interessant, weil hier neben extrapyramidalen vor allem „echte" vegetative Funktionsstörungen die Symptomatik beherrschen. Die „degenerative Systemerkrankung" ist charakterisiert durch: Zunehmend schwere und weitgehend therapieresistente orthostatische Hypotonie, thermoregulatorische Anhidrose, Harninkontinenz, sexuelle Impotenz und andere vegetative Regulationsstörungen einerseits und Rigor, Akinese, Ruhetremor und gestörte Stell- und Haltereflexe, also ein parkinsonähnliches Bild andererseits. Neuropathologisch findet man vor allem eine Atrophie der sympathischen Seitensäule im Rückenmark bis hinauf zum Hypothalamus und einen degenerativen Untergang der strionigralen Neuronensysteme und olivo-pontocerebellärer Bahnen. Bei Kranken mit Atemstörungen wurden Zelldegenerationen auch im dorsalen Vaguskern, im Locus coeruleus (Nähe des pneumotaktischen Zentrums!), dem medialen Vestibulariskern und Atrophien auch der Glossopharyngeus- und der Vagusnerven gefunden. Die Atemstörungen bei den relativ wenigen beschriebenen Fällen äußern sich als nächtliche Anfälle von Stridor und tagsüber als periodisches krampfhaftes Keuchen wie beim apneustischen Atmen (Bannister und Oppenheimer 1972) oder in irregulären Atemrhythmusstörungen, episodischer Dyspnoe oder Phasen, die wie eine Clusteratmung imponieren mit intermittierenden apnoischen Pausen (Lockwood 1976) oder in unregelmäßigen apnoischen Pausen und möglichem Tod durch Ateminsuffizienz (Castaigne und Mitarbeiter 1977) oder in ausschließlich aufrechter Körperhaltung, nicht in Ruhelage auftretenden Dysrhythmien der Atmung mit apnoischen Pausen. Die meisten Autoren halten ponto-medulläre Zelluntergänge einschließlich der respiratorischen Neurone für die Hauptursache dieser sehr variablen Atemstörungen beim Shy-Drager-Syndrom.

3.2 Lokalisierbare Rückenmarksläsionen

Bei den leider relativ häufigen *akuten traumatischen Querschnittslähmungen des Halsmarks* mit sensomotorischer Tetraplegie und Blasen-Mastdarmlähmung hängt das Überleben allein davon ab, in welcher spinalen Ebene sie erfolgt ist und wieviel Zeit verstreicht bis künstliche Beatmung durchgeführt werden kann. Liegt sie oberhalb von C4, also oberhalb der motorischen Vorderhornzellen des N. phrenicus, dann sind alle autonomen und willkürmotorischen respiratorischen Verbindungen unterbrochen und somit beide Zwerchfälle, alle Interkostalmuskeln und ein großer Teil der akzessorischen Atemmuskeln gelähmt und es muß innerhalb kürzester Zeit beatmet werden, um den Tod durch Atemlähmung zu vermeiden.

Bei Querschnittslähmungen unterhalb von C4 bleibt die Zwerchfellinnervation erhalten, die übrigen Atemmuskeln sind jedoch je nach Läsionsebene paretisch. Die Kranken haben trotz regelmäßiger Zwerchfellatmung ein Atemnotgefühl, benutzen deutlich die akzessorischen Atemmuskeln (etwa auch Trapezius und Sternocleidomastoideus) und zeigen paradoxe Atembewegungen an thorakaler und abdominaler respiratorischer Muskulatur. Die Zwerchfellatmung reicht für Ruhebedingungen aus, ist aber unzureichend für gesteigerte motorische und metabolische Ansprüche. Liegt die Rückenmarksschädigung unterhalb, aber nahe C4, sollte man stets vorsichtshalber intubieren und assistiert beatmen, weil das traumatische Rückenmarksödem sich innerhalb von 1 bis 3 Tagen noch ausdehnt und die C4-Region erfassen und so zur Atemlähmung führen kann (plötzliche Todesfälle). Ist die Akutphase überwunden, so bleiben die Kranken mit Atemstörungen weiter gefährdet durch eine hohe pulmonale Komplikationsrate (Pneumonien, Lungenembolien, Atelektasen). Die Hypoventilation, der schwache Hustenstoß und vor allem eine erhöhte Bronchialsekretion und andere obstruktive Mechanismen im Bronchialbaum scheinen die Hauptursachen zu sein. Sicher ist ein gesteigerter Parasympathikotonus über den intakten N. vagus bei unterbrochenen zentralen Sympathicusbahnen ein wesentlicher Teil der Pathogenese dieser Komplikationen. Ähnliche Symptome sind zu erwarten bei subakuten und chronischen progredienten Affektionen des Halsmarks, etwa durch epidurale Prozesse wie Blutungen, Angiome, Tumoren und Infiltrate oder durch intradurale Tumoren und raumfordernde Prozesse, nur daß sich die Symptomatik langsamer entwickelt. Auch die Operation solcher Prozesse ist dadurch besonders riskant, weil intra- oder postoperative Atemlähmungen die häufigste Todesursache sind (Schädigung des Phrenicussystems durch Ischämie, Ödeme usw.).

Bei hoher *cervicaler Chordotomie* wegen sonst unbeherrschbarer Schmerzsyndrome kann es, besonders wenn sie beiderseits durchgeführt wird, zu ernsthaften Atemstörungen kommen infolge einer Mitschädigung der unwillkürlichen absteigenden respiratorischen Bahnen im Ventrolateraltrakt des Rückenmarks, wo ja auch der zu durchtrennende Tractus spinothalamicus, die Schmerzbahn, verläuft. Plötzliche Todesfälle 3 bis 5 Tage nach der Operation nachts im Bett wurden öfter beschrieben. Man vermutet einen Mechanismus wie bei „Undines Fluch", weil im Schlaf die vom Großhirn stammenden Atemantriebe sistieren und die Bahnen für die unwillkürlichen Atemefferenzen aus dem unteren Hirnstamm unterbrochen oder geschädigt sind.

Vergleichbare und gleiche Atemfunktionsstörungen wie oben beschrieben, können auch von *entzündlichen Prozessen* im oberen Halsmark wie Querschnittsmyelitiden oder großen multiple-Sklerose-Herden oder von den selteneren *ischämischen Läsionen* im Cervikalmark verursacht werden. Die Symptomatik richtet sich allein nach dem Ort und dem Ausmaß der substantiellen Läsion. In jedem Falle ist zunächst bei Anzeichen für Ateminsuffizienz zu intubieren oder gar komplett zu beatmen, wenn nötig durch Tracheotomie, zumindest solange wie die Verhältnisse unübersichtlich sind und spätestens dann, wenn die Ateminsuffizienz manifest wird.

3.3 Systemische Erkrankungen des motorischen Neurons

Der Hauptvertreter dieser „degenerativen Systemerkrankungen" des motorischen Systems ist die *myatrophische Lateralsklerose*. Bei ihr kommt es zu einem sukzessiven Untergang des ganzen Pyramidenbahnsystems bis hin zur Präzentralregion des Gehirns und der Vorderhornzellen im Rückenmark sowie der motorischen Hirnnervenkerne im Hirnstamm. Bei dieser Erkrankung des mittleren und höheren Lebensalters sind Atemstörungen die Haupttodesursache. Sie treten zwar meist erst im Spätstadium auf, gelegentlich kann aber eine Ateminsuffizienz schon als Frühsymptom einsetzen und dann diagnostische Probleme bereiten. Art und Ausmaß der Atemstörung hängt vom lokalen Schwerpunkt der unterschiedlichen Verlaufstypen ab. Liegt der Schwerpunkt der Zelluntergänge im Bereich der motorischen Hirnnervenkerne *(Bulbärparalyse)*, was seltener am Anfang (absteigende Form), häufiger am Ende der Erkrankung (aufsteigende Form) der Fall ist, so entstehen vor allem Sprech-, Kau- und Schluckstörungen und damit die Gefahr häufiger Aspirationspneumonien. Handelt es sich um die häufigste Verlaufsform der Erkrankung, nämlich um einen bevorzugten Vorderhornzelluntergang im zerviko-thorakalen Rückenmark mit schlaffen atrophisierenden Paresen in Händen und Armen sowie Schultergürtelbereich und Pyramidenbahnsymptomatik in den Beinen (Paraspastik), so sind die Kranken gefährdet durch die Mitbeteiligung der C4-Vorderhörner (periphere Zwerchfellähmung) und der Vorderhörner Th1 bis 7 (periphere Lähmung der Interkostalmuskulatur) sowie der zervikalen Vorderhörner für die akzessorischen Atemmuskeln. Es wird einmal mehr ein Zwerchfelltyp vorliegen mit Orthopnoe und paradoxen Atembewegungen des Zwerchfells (Durchleuchtung!) und ein anderes Mal mehr ein Interkostalmuskeltyp mit kraftlos-flacher, rascher dyspnoischer Atmung bei intakten Zwerchfellbewegungen.

Für die *spinalen Muskelatrophien* mit Schwerpunkt im Schulter-Thoraxbereich gilt prinzipiell das gleiche.

Schließlich kann bei der myatrophischen Lateralsklerose die seltene *tetraspastische Verlaufsform* mit geringer Vorderhornbeteiligung vorliegen, bei der nur die Zeichen der gestörten willkürmotorischen und affektiven Atemregulation auftreten (z.B. Unfähigkeit willkürlich tiefe Atemzüge auszuführen, die Atmung lebhaftem Sprechen anzupassen usw.). Hierbei ist die Behinderung solange relativ gering, bis auch die Vorderhornbeteiligung in Gang kommt. Bei der myatrophischen Lateralsklerose ist die Vitalkapazität stets entsprechend der Muskelschwäche reduziert.

Bei der *spastischen Spinalparalyse* und allen anderen Formen von reiner Tetraspastik werden die respiratorischen Symptome ähnlich der tetraspastischen myatrophischen Lateralsklerose verlaufen.

Wirksame therapeutische Möglichkeiten gibt es bei der stets progredienten myatrophischen Lateralsklerose nicht, bei schwerer finaler Ateminsuffizienz wird man auch nicht intubieren und künstlich beatmen und damit das unabwendbare Sterben qualvoll verlängern, sondern mit Opiaten und Neuroleptika das Leiden der Kranken zu lindern versuchen.

Die *Poliomyelitis,* die ja bevorzugt die Vorderhörner und motorischen Hirnnervenkerne befallen kann, kommt jetzt kaum noch vor, hat aber früher, vor der Impfaera, viele schwere Verlaufsformen mit nukleärer also peripherer Atemlähmung verursacht und dann eine lebenslange Dauerbeatmung erfordert.

Zur Pathophysiologie der Ateminsuffizienz bei Erkrankungen des peripheren motorischen Neurons (Vorderhörner, Spinalnervenwurzeln, periphere Nerven) und auch der Muskulatur selbst, die alle ähnliche Symptome von Ateminsuffizienz verursachen können, werden im nächsten Kapitel die notwendigen Angaben gemacht.

3.4 Polyneuropathien und Myopathien

Bei Ateminsuffizienz durch periphere Parese der Atemmuskulatur sind die klinischen Zeichen und pathophysiologischen Abläufe in etwa jeweils die gleichen, unabhängig davon, ob die peripher-motorischen Neurone zu den Atemmuskeln im Bereich der Vorderhörner, der Spinalnervenwurzeln oder der peripheren Nerven global erkrankt sind. Auch für die neuromuskulären Störungen wie die Myasthenien und die Muskelkrankheiten selbst gilt im Prinzip das gleiche. In all diesen Fällen liegt eine Kraftlosigkeit (Parese) der Atemmuskulatur zugrunde, während die zentralen respiratorischen Systeme und ihre Efferenzen zum peripheren motorischen Neuron intakt sind. Sie sollen deshalb hier zunächst gemeinsam besprochen werden:

Die Grundstörung ist eine je nach Erkrankung unterschiedlich langsam oder rasch progrediente Dyspnoe, die zunächst als Belastungs-, später als Ruhedyspnoe auftritt und zur Hypoxämie und Hyperkapnie führt. Die Störungen können zunächst durchaus mit einer Lungen- oder Herzerkrankung verwechselt werden. Ein wichtiges Unterscheidungskriterium ist: Bei den meisten Lungenerkrankungen liegt der Schwerpunkt der Ventilationsstörung bei der Exspiration (z. B. obstruktive Lungenerkrankung), bei den neuromuskulären und muskulären Störungen handelt es sich ganz überwiegend um eine inspiratorische Insuffizienz, denn die Inspiration ist die wesentliche Leistung des neuralen Apparates, die Exspiration geschieht ja weitgehend passiv. Das Ergebnis ist eine *alveoläre Hypoventilation.* Einfache Lungenfunktionstests und Blutgasanalysen ermöglichen, besonders bei wiederholter Prüfung, meist eine rasche Differenzierung (Zusammenarbeit mit den Pulmologen bzw. Internisten).

Paresen des Zwerchfells lassen sich erkennen an der „paradoxen Atmung". Bei Inspiration, vor allem in Rückenlage, kommt es zur paradoxen Einziehung der Bauchmuskeln. In der Röntgendurchleuchtung sieht man die typischen paradoxen (umgekehrten) Zwerchfellbewegungen. Im Zweifel hilft auch die schwierige Prozedur einer intraoesophagealen oder perkutanen elektromyographischen Ableitung aus der Zwerchfellmuskulatur.

Bei Verdacht auf Paresen der Interkostalmuskulatur (selten isoliert) hilft rasch das EMG und eventuell die Muskelbiopsie zur Diagnosestellung. In Halothan-Narkose zeigen diese Kranken im übrigen eine charakteristische paradoxe Reaktion der Interkostalmuskeln bei Inspiration.

Paresen der an der Respiration beteiligten Bauchmuskulatur lassen sich klinisch an der „paradoxen" schlaffen Vorwölbung der Bauchwand beim Aufrichten vom Liegen zum Sitzen ohne Hilfe der Hände, an den fehlenden Bauchhaut- und Bauchmuskelreflexen und im EMG erkennen.

Lähmungen der Larynx- und Pharynxmuskulatur sowie der akzessorischen Atemmuskeln im Schulterbereich sind klinisch-neurologisch bzw. HNO-ärztlich leicht zu diagnostizieren. Sprach- und Schluckstörungen, Aspirationsneigung, Stridor usw. weisen in die entsprechende Richtung.

Schließlich sind die weitgehend noch vernachlässigten und auch bisher ungenügend untersuchten vegetativen Innervationsstörungen der Lungen und Bronchien zu bedenken, besonders bei schweren Polyneuropathien mit vegetativer Polyneuropathie. Vagusläsionen müssen zu Störungen der Hering-Breuer-Reflexe führen (s. S. 190) sowie zu mangelnder Konstriktion der Bronchialmuskulatur, ungenügender Bronchialsekretion und zu unzureichender pulmonaler Vasodilatation. Erkrankungen der sympathischen Efferenzen zur Lunge bewirken ungenügende Bronchialdilatation und führen durch Überwiegen des parasympathischen Tonus zur verstärkten Bronchialsekretion und somit zur obstruktiven Ventilationsstörung.

3.4.1 Die akute Polyradikulitis Guillain-Barré

Diese nicht seltene Erkrankung ist die Polyneuropathie, bei der am häufigsten mit Atemstörungen zu rechnen ist. Sie hat eine Inzidenz von 1,6 auf 100 000 Menschen (Lesser und Mitarbeiter 1973) und betrifft besonders jüngere Menschen. Sie führt unterschiedlich rasch und schwer, oft in wenigen Tagen oder gar in Stunden, zu schlaffen beinbetonten Tetraparesen mit Areflexie einschließlich der Rumpf-, Thorax- und auch Hals-, Schlund- und Gesichtsmuskulatur (motorische Hirnnerven). Sie ist eine demylenisierende Neuropathie (verlängerte Nervenleitgeschwindigkeiten). Fast immer sind auch die peripheren sympathischen und parasympathischen Nerven miterkrankt. Die klinisch faßbare Mitbeteiligung der Atemmuskulatur liegt bei über 20% (Literatur bei Weiner 1980). Vor der Aera der künstlichen Beatmung war die Ateminsuffizienz die Haupttodesursache. Entscheidende Ursache der Ateminsuffizienz ist die globale peripher-neurogene Parese der Interkostalmuskulatur und der Zwerchfelle mit der Folge zunehmender alveolärer Hypoventilation. Sie kann sehr rasch einsetzen und in Minuten lebensbedrohlich werden. Schon deshalb gehören Kranke mit schwererer Polyradikulitis auf eine Intensivstation zur ständigen apparativen Überwachung und gegebenenfalls raschen künstlichen Beatmung. Als klinischer Hinweis auf die besondere, auch respiratorische Gefährdung der Kranken gilt die Mitbeteiligung der Fazialismuskulatur. Das Husten ist oft kraftlos und ineffizient, so daß die ohnehin oft zu bronchialer Hypersekretion und gestörter Bronchomotorik sowie gestörter pulmonaler Vasomotorik neigenden Kranken zusätzlich pulmonal gefährdet sind. Die nicht seltene Abschwächung der Würgreflexe und die Parese von Larynx- und Pharynxmuskulatur führt zur Aspirationsneigung. Die Pneumoniegefahr ist also aus all diesen Gründen sehr groß. Assistierte Beatmung sollte lieber früher als zu spät begonnen werden, dann ist die Ateminsuffizienz, selbst bei eventuell wochenlanger Beatmung, meist nicht mehr das wesentliche vital bedrohliche Problem. Todesfälle sind heute eher Folge der stets auch vorhandenen vegetativen Neuropathie des kardiovaskulären Systems, die sich in hypertonen Krisen und Tachycardien, starker orthostatischer Hypotonie mit Kollapsneigung und kardialen Arhythmien und Bradycardien, die oft abrupt auftreten, äußert (s. S. 238 und 251).

Die Therapie der ätiologisch ungeklärten Erkrankung ist das fachgerechte intensivmedizinische Management einschließlich der eventuell notwendigen künstlichen Beatmung, ein regelmäßiges krankengymnastisches Training und die Applikation von Corticoiden. Die Erkrankung heilt in der Regel nach Wochen bis Monaten defektfrei oder mit unterschiedlich schweren oder leichten neurologischen Defekten aus.

3.4.2 Andere Polyneuropathien

Schwerere Polyneuropathien anderer Genese lösen viel seltener klinisch relevante Atemstörungen aus. Bei der alkoholischen Polyneuropathie sind sie sicher sehr selten, hier kann es eher zu zentralen (bulbären) Respirationsstörungen kommen, wenn gleichzeitig eine Wernicke-Enzephalopathie vorliegt. Das gleiche gilt für andere Vitamin-B-1-Mangel-Polyneuropathien (alimentär, chronische gastrointestinale Erkrankungen usw.). Polyneuropathien bei Niereninsuffizienz, im hepatischen Koma, bei schweren Dysproteinämien oder bei Plasmocytom, bei Virusinfektionen (entzündliches Liquorsyndrom) oder auch durch Thalliumvergiftungen können im Prinzip ähnliche Lähmungsbilder mit Atemstörungen wie beim Guillain-Barré-Syndrom verursachen.

Bei der akuten intermittierenden Porphyrie, vornehmlich bei der hereditären hepatischen Form, ist die Polyneuropathie ebenfalls dem Guillain-Barré-Syndrom ähnlich, die Ateminsuffizienz kann plötzlich oder allmählich in Gang kommen, sie ist meist Folge einer beiderseitigen Phrenikusparese, nicht selten kombiniert mit Paresen der Interkostalmuskeln.

Bei allen diesen Krankheitsgruppen sind zentral-nervöse Läsionen ebenfalls nicht selten und müssen als Ursache der Atemstörungen grundsätzlich in Betracht gezogen werden. Medikamentös-toxische Polyneuropathien und auch die sehr häufigen diabetischen Poly-

neuropathien führen kaum je zu wesentlichen Atemstörungen.
Die Diphtherie scheint in letzter Zeit wieder etwas häufiger zu werden. Sie soll hier deshalb noch kurz dargestellt werden: Das Toxin des Corynebacterium diphtheriae bewirkt in 10 bis 20% der Erkrankungen durch Demyelinisierung der peripheren Nerven und Ganglien schwere schlaffe Paresen. Diese beginnen 2 bis 3 Wochen nach der akuten Infektion, meist zunächst im Gaumenschlundbereich und als Akkommodationsstörung an den Augen. Vitale Gefährdung entsteht durch Beteiligung der vegetativen Innervation des Herzens (Arhythmien) und durch Ateminsuffizienz infolge Phrenicusparesen. Die Atemmuskelparesen beginnen meist spät, etwa 4 bis 6 Wochen nach Krankheitsbeginn und im Anschluß an die kardialen Komplikationen und fast immer im Zusammenhang mit schwereren Paresen der Extremitäten- und Rumpfmuskulatur.
Die Therapie ist die gleiche wie beim schweren Guillain-Barré-Syndrom, selbstverständlich aber unter sofortiger Verabreichung von Antitoxinserum.

3.5 Isolierte Nervus phrenicus-Paresen

Einseitige Läsionen des N. phrenicus äußern sich als mäßige Dyspnoe, vor allem Belastungsdyspnoe. Sie können verursacht werden durch Läsionen seiner Spinalnervenwurzeln, also von C4, etwa bei dort lokalisierten Traumen, auch Operationstraumen, Tumoren usw. Bei Erkrankungen im Bereich des Mediastinums (vor allem Tumoren) kann der Nerv ebenfalls involviert sein, auch bei chirurgischen Eingriffen im Thoraxraum. Bei gleichzeitigem Auftreten von Dyspnoe und lokalen Nacken- und Schulterschmerzen sollte man grundsätzlich an eine einseitige Phrenicusparese denken und die entsprechende, oben schon beschriebene Diagnostik in Gang setzen (paradoxe Atmung bei der Durchleuchtung usw.). Bilaterale Phrenicusnervenparesen kommen isoliert kaum vor und bedürfen grundsätzlich der künstlichen Beatmung, da die Zwerchfelle die Hauptatemmuskeln sind und die automatische unbewußte Atmung ermöglichen. Therapeutisch kommt gegebenenfalls ein elektrischer Nervus phrenicus-Stimulator in Betracht.

3.6 Erkrankungen der neuromuskulären Synapsen

Auch bei dieser Krankheitsgruppe ist das Grundprinzip der Atemstörungen die Dyspnoe und die alveoläre Hypoventilation infolge Parese der inspiratorischen Atemmuskeln, sowie auch die Aspirationsgefahr. Beim *Botulismus* kommt es durch das Toxin des Clostridium botulinum zur präsynaptischen Blockade der Acetylcholinfreisetzung und damit der neuromuskulären Impulsübertragung. Die Blockade erfaßt also alle cholinergen Synapsen, d. h. die parasympathischen und die der motorischen Spinalnerven. Die Folge sind Funktionsstörungen des gesamten peripheren parasympathischen Systems und generalisierte Muskellähmungen. Neben den bekannten Hirnnervensymptomen wie Pupillenstörungen, Fazialisparesen und Paresen der Schlundmuskulatur mit Aspirationsgefahr sind oft frühzeitig und auch akut die Atemmuskeln betroffen, so daß unmittelbar beatmet werden muß. Dies trifft besonders für schwere Fälle mit Tetraplegie zu.
Ähnliche Syndrome wurden auch nach Vergiftungen mit organischen Phosphorverbindungen (Insektiziden) beobachtet.
Schließlich stellen Atemmuskellähmungen bei der häufigsten neuromuskulären Erkrankung, der *Myasthenia gravis,* ein ernstes und schwieriges therapeutisches Problem dar. Hierbei erfolgt die neuromuskuläre Blockade postsynaptisch durch Antikörper gegen die Acetylcholinrezeptoren. Nicht selten ist Atemnot sogar ein Frühsymptom. Sie kann aber auch in jeder Phase der Krankheit auftreten. Jeder Myastheniekranke mit auch nur leichter Dyspnoe gehört auf eine Intensivstation, damit im Zweifel rasch beatmet werden kann. Das gleiche gilt, wenn die Behandlung mit Corticosteroiden erfolgt, weil es dabei innerhalb der ersten Behandlungswoche oft zu krisenhaften Verschlimmerungen der myasthenischen Symptome einschließlich Atemstörungen kommt. Häufige Messungen zumindestens der Vitalkapazität und der Blutgase sind also erforderlich.
Die Therapie der Atemstörung ist ansonsten die der Myasthenie (Cholinesterasehemmer, Thymektomie, Corticoide, Immunsuppressiva). Nach Abklingen der myasthenischen Symptomatik ist bei intubierten und noch assistiert beatmeten Kranken oft die Extubation eine schwierige Prozedur. Die Kranken

fürchten weiterhin die angstmachende Atemschwäche und geraten in ängstliche Hyperventilation oder gar Panik, wenn sie nach Extubation auch nur geringe Atemnot spüren. Hier hilft nur behutsame und überzeugende psychologische Führung.

3.7 Muskelkrankheiten

Bei den mehr chronischen Myopathien wie zum Beispiel den Muskeldystrophien, den myotonischen Myodystrophien, metabolischen, toxischen oder endokrinen Myopathien spielt die Ateminsuffizienz nur in schweren Fällen oder in den Spätstadien eine wesentliche Rolle. Die oft akuten Polymyositiden und Dermatomyositiden können jedoch auch frühzeitig bedrohliche Ateminsuffizienzen verursachen, wie sie bei der Beschreibung der Polyradikulitis Guillain-Barré oder dem Botulismus oder den schweren Myasthenien dargestellt wurden. Sie erfordern ein entsprechendes therapeutisches Management.

3.8 Psychosomatische Atemfunktionsstörungen

Psychogene bzw. psychosomatische Atemstörungen sind relativ häufig. Die dargestellten engen Beziehungen zwischen Hirnrinde, limbischen System und vegetativen und motorischen Efferenzen einschließlich der respiratorischen Efferenzen machen dies allein schon wahrscheinlich. Auch das sich in Redewendungen und Sprichwörtern äußernde uralte Erfahrungsgut der Menschheit, wonach uns bei Schreck der Atem stockt, Angst uns Brust und Hals zuschnürt oder viele und vielfältige psychische Erregungen der Anlaß sind, daß uns der Atem schwer geht und reaktiv forciertes Atmen in Gang kommt. Eine Grunderfahrung ist auch, daß jede geringfügige Atembehinderung oder jedes leichte Atemnotgefühl sofort Angst auslöst wie kaum irgendeine andere Störung und daß jede Angst zur Hyperventilation führt. Die meisten psychoreaktiven Atemfunktionsstörungen sind auch hyperventilatorisch.

3.8.1 Das psychosomatische Hyperventilationssyndrom (PSHS)

Dieses Syndrom ist als sogenannte „Hyperventilationstetanie" weithin gut bekannt. Es wird allerdings noch immer oft und fälschlich als Kalziummangelsyndrom und damit als ein irgendwie „organisches" Krankheitsbild aufgefaßt.

Das PSHS kommt, wie die meisten psychosomatischen Störungen, vor allem im 2. und 3. Lebensjahrzehnt vor und ist wohl bei Frauen häufiger als bei Männern. Es äußert sich in Anfällen von unregelmäßiger Hyperventilation mit angsthaft-erregtem Verhalten, Klagen über Atemnot und Erstickungsgefühl, Herzklopfen, diffusem „Schwindel", Kopfdruck, Oberbauchbeschwerden und schließlich tetanischen Symptomen wie Akroparästhesien, Kribbeln in der Mundregion, Steifigkeitsgefühl und Verkrampfungen in Gesichts- und distalen Extremitätenmuskeln einschließlich der typischen „Pfötchenstellung" der Hände. Auch im Intervall außerhalb von definierten Anfällen wird oft über Atembeklemmung („ich kann nicht richtig durchatmen") und Parästhesien geklagt. Meist besteht auch dabei eine leichtere Tachypnoe und es kommt zu wiederholtem Seufzen und Gähnen, was vom Kranken selbst allerdings kaum registriert wird. Nicht selten kommt es auch zu pectanginösen Beschwerden.

Man kann 2 Typen veränderter Atmung konstatieren:
1. Die anfallsartige angsthafte Hyperventilation.
2. Die „resignative", flachfrequente Polypnoe mit häufigem Seufzen.

Charakteristisch für das Syndrom ist die Neigung im Anfall wie im Intervall ganz überwiegend mit der Thoraxmuskulatur (über die „pyramidenbahndominierte" Innervation?) und kaum mit dem Zwerchfell („autonom-automatisch") zu atmen. Man findet also eine fehlende Bauchatmung. Die Blutgasanalyse zeigt als Folge der ständigen Hyperventilation eine gegenüber der Norm erniedrigte PCO_2-Spannung von durchschnittlich 33 mm Hg (Lum 1976). Die Folge ist eine respiratorische Alkalose mit Abnahme bzw. „Verschiebung" des ionisierten Kalziums und auch Magnesiums, dadurch bedingter Tetanie sowie Minderung der Hirndurchblutung und dadurch „Schwindel", Ohnmachtsgefühl oder gar flüchtige Ohnmacht. Auch die Hautdurchblutung reduziert sich (kalte bläuliche Akren) und es kommt durch Angst und Hyperventilation zu gesteigertem Sympathicotonus mit Mydriasis, Puls- und Blutdruckanstieg und EKG-Veränderungen (Extrasystolen), Schwitzen usw. Angst und Hyperventilation verstärken

sich gegenseitig nach Art eines Circulus vitiosus.
Die Diagnose ist durch die einfache Beobachtung und wenn nötig einen Hyperventilationsversuch leicht zu stellen: Aktives Hyperventilierenlassen löst den typischen Anfall aus. Der Serumkalziumspiegel bleibt dabei normal, was die Abgrenzung zu den seltenen Kalziummangelsyndromen, z. B. Hypoparathyreodismus absichert. Selbstverständlich ist auch eine gründliche allgemeine internistische Untersuchung stets erforderlich, damit cardiopulmonale, metabolische Erkrankungen, Störungen des Mineralhaushalts und des Säurebasengleichgewichts und andere seltene Ursachen ausgeschlossen werden Nach Schettler (1970) sollen allerdings 95% aller Hyperventilationssyndrome psychosomatisch sein.
Psychische Auslöse- und Ursachenfaktoren sind vor allem Angst und das Bestehen nicht lösbarer Konflikte, die durch „Abatmen", „Ausseufzen" somatisiert werden. Es scheint auch eine „Flucht in die Hyperventilation" vorzuliegen, wenn der Kranke realen Auseinandersetzungen oder dem Ausleben von spezifischen Konflikten ausweichen will. Bei Chronifizierung wird dann schließlich bei jeder unangenehmen, auch unspezifischen Situation, das Syndrom unbewußt in Gang gesetzt.
Die Therapie besteht im Anfall zunächst in Beruhigung durch den Arzt, die meist rein verbal erfolgen kann. In schwereren Fällen kann man den Kranken in eine Plastiktüte atmen lassen und somit eine Harmonisierung der Blutgase durch Rückatmung herstellen. Kalzium-Injektionen helfen nur über den Placebo-Effekt durch das dabei entstehende Wärmegefühl. Als längerfristige Behandlung wird Atemtherapie empfohlen, wobei die Zwerchfellatmung zu üben ist und eine einfühlsame und aufklärende psychologische Führung, bei der vor allem die auslösenden Situationen, Konflikte und Unlustgefühle aufzuspüren und offen zu besprechen sind. Eine tiefenpsychologische Therapie ist selten erforderlich. Die Prognose ist fast stets gut. Iatrogene Verschlimmerungen durch angstmachende Fehldiagnosen und Fehlinformationen sind leider häufig.

3.8.2 Das Asthma bronchiale

Dieses 2. klinisch wichtige und relativ häufige Krankheitsbild mit Atemstörungen, bei dem psychosomatische Faktoren eine wichtige Rolle spielen, soll ebenfalls unter dem gleichen Blickwinkel hier dargestellt werden. Etwa 0,5 bis 1%, nach Siegenthaler (1973) sogar 2 bis 5% der Bevölkerung sollen an Asthma bronchiale leiden. In den höheren sozialen Schichten scheint die Morbidität höher und die Mortalität geringer zu sein als in den unteren. Die Letalität bei stationär behandelten Kranken beträgt noch immer 1,4 bis 3%, ist also bemerkenswert hoch. Das klinische Bild ist allenthalben bekannt: Anfälle von leichter bis schwerster Dyspnoe mit Zyanose, pfeifender Atmung, Husten und Auswurf. Klinische Details sind in den Lehrbüchern der Inneren Medizin nachzulesen.
Die „American Thoracic Society" definiert das Asthma als Erkrankung der Atemwege, die auf unterschiedliche Noxen überaktiv reagieren, wobei eine anfallsartig einsetzende reversible generalisierte Atemwegsobstruktion resultiert. Die Obstruktion ist im wesentlichen Folge von bronchialer Hypersekretion und Bronchospasmus.
Zur Pathogenese werden in allen Lehrbüchern der Inneren Medizin oder Pulmologie fast ausschließlich verschiedene Typen allergischer Reaktionen dargestellt, obwohl die Allergierate der Asthmatiker nach Bräutigam (1975) nur mit 20 bis 70% angegeben wird. Neurogene oder psychosomatische Faktoren spielen in der internistisch-pulmologischen Gedankenwelt kaum eine Rolle. Zweifellos ist die allergische Genese als entscheidender ätiologisch-pathologischer Faktor gesichert und gar nicht in Frage zu stellen, aber sie ist nicht der alleinige Auslöser. Es genügt auch hier wie beim Magengeschwür (s. S. 64) nicht, sich immer nur mit den pathogenetischen Lokalfaktoren zu befassen. Hereditäre, soziale und vor allem psychosomatische Ursachenketten und Konditionierungen, also letztendlich neurogene Mechanismen, sind ganz wesentlich beteiligt. Einerseits wird die Allergiebereitschaft sicher auch psychosomatisch beeinflußt und gegebenenfalls verstärkt, andererseits gibt es eine Fülle von Beobachtungen, die belegen, daß Asthmaanfälle allein durch psychische Belastungen ausgelöst werden (Uexküll 1980). Der Asthma-Anfall durch Betrachtung des Bildes der ungeliebten Schwiegermutter ist nicht nur ein Illustriertenwitz. Dekker und Groen (1958) haben viele Beispiele geliefert. Als Anfallsauslöser nannten sie: Inhalation allergenfreier Aerosole, Einatmen von Sauerstoff, das In-den-Mund-stecken des isolierten Glasmundstückes des Inhalators, der Anblick

vom Rauch einer Lokomotive im Film (bei Stauballergie), der Anblick des leeren Glasgefäßes, in dem früher ein Goldfisch schwamm bei „Goldfischallergie" usw. Oft ist auch bei nachgewiesener Allergie zur Auslösung des Anfalls eine psychosomatische Zusatzbelastung erforderlich, ohne die der Anfall sonst nicht in Gang gekommen wäre. Ohne Zweifel sind hier Konditionierungsvorgänge zu konstatieren, was auch besagt, daß eine multifaktorielle Genese vorliegt und entsprechendes therapeutisches, also auch psychotherapeutisches Handeln erfordert. Der schon genannte Circulus aus Angst – Atemnot – Hyperventilation – Angst spielt auch hierbei eine Rolle.

Andererseits ist noch einmal daran zu erinnern, daß bronchiale Schleimproduktion und Bronchomotorik neurogen geregelte Funktionen sind, wobei die Impulse — neben regionalen und spinalen Reflexmechanismen — maßgeblich über Vagus und Sympathicus aus dem Gehirn (Großhirn — limbisches System — Hypothalamus — Hirnstamm) in die Erfolgsorgane gelangen.

Auf psychoanalytischer Ebene wird als zentraler Konflikt ein Ambivalenzverhältnis zur Mutter angesehen. Der Kranke lebt in einer „Ambivalenz von Anziehung und Ablehnung, Anklammerungs- und Distanzierungstendenz" (Gegenstandskatalog) gegenüber der Mutter. „Verschmelzung mit dem Objekt und Verlust des Objektes sind die beiden Gefahren, die einen psychosomatischen Alarmzustand auslösen". Der Zusammenbruch der Balance zwischen beiden Strebungen führt zum Anfall. Das kommt besonders bei Kindern deutlich zum Ausdruck, die in Trennungssituationen von der Mutter, zum Beispiel bei Schulbeginn, mit Asthma-Anfällen reagieren und in mindestens 50% der Fälle ihr Asthmaleiden nach der Pubertät spontan verlieren, wobei man dann vermuten darf, daß ein Durchbruch zur selbständigen reifen Persönlichkeitsentwicklung gelungen ist. Bei den Kindern überwiegen die Knaben mit 2 zu 1. Einen ähnlichen ambivalenten „Machtkampf" mit zum Teil gespanntaggressiver Grundhaltung des Kranken beobachtet man bei erwachsenen Asthmakranken im Umgang mit ihrem Arzt. Aus dieser Tatsache heraus sollte deshalb der Arzt stets eine ausgewogene Balance zwischen Nähe und Distanzierung bei seinem Asthmakranken versuchen, er sollte „weder zu bedrängend noch zu abweisend" sein (Uexküll 1969) und seine zweifellos vorrangigen organisch-internistischen Therapiebemühungen stets mit geschickter psychotherapeutischer Führung kombinieren. Zumindest in schwierigen Fällen sollte auch eine fachgerechte Psychotherapie angestrebt werden. Auch das Erlernen des autogenen Trainings hat sich sehr bewährt. Gruppentherapie ist in sehr vielen Fällen hilfreich. In einer Studie von Groen und Pelser (1960) an 302 meist schwerkranken Asthmatikern hat sich zum Beispiel ergeben, daß die Langzeitergebnisse einschließlich der Heilungen in der Gruppe der Kranken, die mit Medikamenten und Gruppentherapie behandelt worden waren weitaus besser ausfielen, als in den Gruppen, die nur medikamentöse Therapie bekamen.

Literatur

Bannister, R., Oppenheimer, D. (1972): Degenerative deseases of the nervous system assiciated with autonomic failure. Brain 95:457–474.

Baumgarten, R. von, Balthasar, K., Koepchen, H. P. (1960): Über ein Substrat atmungsrhythmischer Erregungsbildung im Rautenhirn der Katze. Pflügers Arch. ges. Physiol. 270:504.

Bräutigam, W., Christian, P. (1975): Psychosomatische Medizin. 2. Aufl., Thieme, Stuttgart.

Castaigne, P., Laplane, D., Autret, A., Bousser, M. G., Gray, F., Baron, J. C. (1977): Syndrome du Shy et Drager avec troubles de rhythme respiratoire et de la vigilance. Dev. Neurol. 133:455–466.

Cheyne, J. (1818): A case of apoplexy in which the fleshy part of the heart was converted to fat. Dublin, Hosp. Rep. 2:216–223.

Dekker, D., Groen, J. (1958): Reproducible Psychogenic Attacks of Asthma. J. Psychosomat. Res. 1:58.

Groen, J., Pelser, H. E. (1960): Experience with and Results of Group Psychotherapy in Patients with Bronchial Asthma. J. Psychosomat. Res. 4:191–205.

Guilleminault, C. H., Tilkian, A., Lehrman, K., Forno, L., Dement, W. C. (1977): Sleep apnoea syndrome: states of sleep and autonomic dysfunction. J. Neurol. Neurosurg. Psychiat. 40:718–725.

Hess, W. R. (1949): Das Zwischenhirn. Schwabe, Basel.

Ingvar, D. H., Bülow, K. B. (1963): Respiratory regulation in sleep. Am. N. Y. Acad. Sci. 109:70.

Jackson, J. H. (1895): Superior and subordinate centres of lowest level. Lancet 1:476–478.

Koepchen, H. P. (1975): Atmungsregulation. In: Piiper, J., Koepchen, H. P. (Hrsg.). Atmung, 2. Aufl., S. 163–310. In: Gauer, G. H., Kramer, K., Jung, R. (Hrsg.). Physiologie des Menschen.

Bd. 6. Urban und Schwarzenberg, München, Berlin, Wien.

Langhorst, P., Schulz, G., Lambertz, M., Krienke, B. (1980): Funktionelle Organisation eines gemeinsamen Hirnstammsystems für Kreislauf, Atmung und allgemeine Aktivitätssteuerung. In: Schiffter, R. (Hrsg.). Zentral-vegetative Regulationen und Syndrome. Springer, Berlin, Heidelberg, New York.

Lesser, R. P., Hauser, W. A. (1973): Epidemiology features of the Guillain-Barré-Syndrome. Neurology 23: 1269–1274.

Lilker, E. S., Woolf, C. R. (1968): Preliminary functions in Parkinson syndrome. Canad. Med. Ass. J. 99: 752–757.

Lockwood, A. H. (1976): Shy-Drager syndrome with abnormal respiration and anti-diuretic hormone release. Arch. Neurol. 33: 292–295.

Lum, L. C. (1976): The Syndrome of Habitual Chronic Hyperventilation in Modern Trends in Psychosomatic Medicine. Butterworth, London, S. 196.

Osler, W. (1918): The Principles and Practice of Medicine. 8. Ed., Appleton, New York.

Pitts, R. F. (1946): Organisation of the respiratory center. Physiol. Rev. 26: 609.

Plum, F., Posner, J. B. (1980): The Diagnose of Stupor and Coma. 3. Ed. Davis, Philadelphia.

Rodrigues, M., Baele, P. L., Marsh, H. M., Okazaki, H. (1982): Central neurogenic hyperventilation in an awake patient with brainstem astrocytoma. Ann. Neurol. 1/6: 625–628.

Schettler, G. (1970): Innere Medizin. Bd. 1. Thieme, Stuttgart.

Siegenthaler, W. (1973): Klinische Pathophysiologie. Thieme, Stuttgart.

Stefoski, D., Davis, F. A. (1980): Central Disturbances of Respiration in Multiple Sclerosis. In: Weiner, W. J. (Hrsg.). Respiratory Dysfunction in Neurologic Disease. Futura Publ. Comp., New York.

Uexküll, T. H. von (1969): Funktionelle Syndrome in psychosomatischer Sicht. Wien. Klin. Wschr. 81/21: 391–396.

Umbach, W. (1977): Vegetative Phänomene bei stereotaktischen Hirneingriffen. In: Sturm, A., Birkmayer, W. (Hrsg.). Klinische Pathologie des vegetativen Nervensystems. Bd. 2. Fischer, Stuttgart, New York.

Weiner, J. W. (1980): Respiratory Dysfunction in Neurologic Disease. Futura Publ. Comp.

Kapitel 12

Das Herz-Kreislauf-System

Neurogene Störungen der Herz-Kreislauf-Funktionen haben in der letzten Zeit mehr Beachtung gefunden und größere klinische Bedeutung erlangt, sowohl für die Neurologen als auch für die Internisten und Anästhesisten. Darüber hinaus sind die psychosomatischen Herzbeschwerden und „Kreislaufstörungen" differentialdiagnostisch wie therapeutisch zunehmend wichtig geworden, allein wenn man bedenkt, wie oft uns das Herz „stockt" oder „rast" oder einem „schwarz vor Augen wird" oder „ohnmächtig die Sinne schwinden". Das Wort „Kreislaufstörungen" ist inzwischen zu einem nichtssagenden modischen Mäntelchen geworden, das die diagnostische Hilflosigkeit von Arzt und Patient verdecken soll.

Das neuronale System der Herz-Kreislauf-Regulation ist ähnlich komplex organisiert wie das der Atmung und anatomisch wie funktionell sehr eng auf jeder Ebene der longitudinalen Gliederung mit diesem verflochten.

1. Zur Anatomie und Physiologie

Wie alle vegetativen Teilsysteme ist auch das neuronale System der Herz-Kreislauf-Funktionen longitudinal hierarchisch gegliedert. Wichtigste Schaltstelle der vitalen kardiovaskulären Reflexvorgänge ist wiederum die Formatio reticularis der Medulla oblongata im Bereich des Obex, also ein Gebiet in unmittelbarer Nachbarschaft der respiratorischen Neurone (s. S. 185). Wiederum ist auch das Herz-Kreislauf-System sympathisch und parasympathisch innerviert und es kann auch hier global wie regional eine sympathische von einer parasympathischen Tonuslage unterschieden werden. Grundsätzlich kann man sagen, daß gesteigerter Sympathicotonus Blutdrucksteigerungen und Tachycardie, gesteigerter Parasympathicotonus Blutdruckabfall und Bradycardie bewirken.

1.1 Das bulbäre „Kreislaufzentrum"

Schon 1871 hat Owsjannikow nachgewiesen, daß im Tierversuch eine Durchschneidung der mittleren Brücke den Blutdruck unverändert ließ, bei Schnitten weiter caudal davon fiel jedoch der Blutdruck ab und war am stärksten erniedrigt, wenn die Durchschneidung wenige Millimeter caudal des Obex erfolgte. Nach neueren neurophysiologischen Untersuchungen, besonders mit der Technik der Mikroableitungen, hat sich ergeben, daß eine scharfe Trennung von respiratorischen und cardiovasculären Neuronen sowie auch von den ebenfalls dort lokalisierten Neuronen des aufsteigenden aktivierenden Systems der Formatio reticularis nicht möglich ist. Alle drei Partialsysteme sind zu einem gemeinsamen Hirnstammsystem verschaltet, das je nach globalem Erfordernis mehr die eine oder die andere Partialfunktion generiert und aktiviert (Langhorst und Mitarbeiter 1980). Gleichwohl lassen sich in der unteren Medulla oblongata neben den respiratorischen spezialisierte cardiovasculäre Neuronenpopulationen isolieren und nachweisen.

Die zur Rhythmogenese fähigen reticulären Neurone entladen in vier verschiedenen Grundrhythmen:
1. dem Atemrhythmus,
2. einem der Atmung ähnlichen Rhythmus,
3. dem Pulsrhythmus und
4. dem Delta-Theta-Rhythmus des EEGs.

Die respiratorischen Neurone wurden schon Seite 185 besprochen. Cardiovasculäre Neuronensysteme wurden sicher nachgewiesen im dorsomedialen und lateralen Teil des Nc. tractus solitarius (NTS), in der Area postrema (AP), dem motorischen Dorsalkern des Vagus und anderen benachbarten reticulären Strukturen sowie dem Nc. ambiguus. Die Strukturen liegen alle in engster Nachbarschaft im Bereich des Obex beieinander (s. Abb. 80). Der NTS hat besondere Bedeutung und wurde auch „Depressorpunkt" genannt. Schon

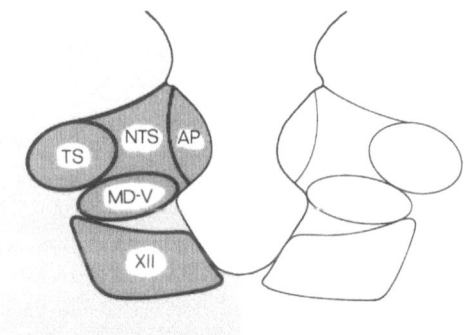

Abb. 80. Schematische Darstellung der kardio-vaskulären Neuronengruppen des dorsalen Hirnstamms 1 mm vor dem Obex. AP: Area postrema NTS: Nucleus tractus solitarii. TS: Tractus solitarius. MD-V: Dorsaler motorischer Vaguskern. XII: Hypoglossuskern. (Modifiziert nach Barnes und Ferrario 1981)

schwache elektrische Reizung dieses Kerns führt zum Blutdruckabfall und zur Bradycardie, also zu einer parasympathicotonen Reaktion.
Seine Zellen entladen ansonsten in einem streng pulssynchronen Rhythmus mit fester zeitlicher Korrelation zur R-Zacke des EKGs. Er ist auch die Endstation und Schaltstelle der Afferenzen der Sinusnerven aus dem Carotissinus und der Impulse aus dem Aortensinus, somit also Projektionsort der Baro- und Chemorezeptoren (Kalia 1981). Der motorische Vaguskern wurde von anderen Autoren als „Herzhemmungszentrum" bezeichnet, in das die Baro-Rezeptorenimpulse einmünden. Wahrscheinlich kommt aber dem unmittelbar daneben liegenden NTS die größere Bedeutung zu.
Die AP ist quasi Antipode des NTS. Elektrische Reizung der Area postrema führt zu abruptem Blutdruckanstieg durch Erhöhung des peripheren Gefäßwiderstandes (Vasokonstriktion) und zu Tachycardie mit verstärkter Auswurfleistung des Herzens, also zu einer sympathicotonen Reaktion („Vasomotorenzentrum"). Das Gleiche läßt sich auch durch Infusionen mit Angiotensin in die A. vertebralis erzielen (Barnes und Ferrario 1981). NTS und AP scheinen die wesentlichen Schaltstellen bei der Umsetzung der Baro- und Chemorezeptorenreize aus der Peripherie und der Afferenzen aus den suprabulbären ZNS-Gebieten zu sein. Dabei spielen offenbar verschiedene Transmitter in diesen bulbären Neuronen eine wichtige Rolle, so z. B. Glu-

taminsäure im NTS, aber auch GABA und verschiedene Neuropeptide und biogene Amine, sowie Angiotensin bzw. das Renin-Angiotensin-System (Literatur bei Buckley und Mitarbeitern 1981).
Cardiovasculär wirksame Neurone finden sich im Hirnstamm auch oberhalb der Obex-Region bis etwa zur Mitte der Brücke, jedoch ist deren spezifische Funktion noch relativ ungenau bekannt. Man hat in älteren Reizversuchen „pressorische Zonen", die mehr rostral und lateral liegen und deren Reizung Blutdruckanstieg mit Tachycardie bewirkt, von einer mehr caudal und medial gelegenen „depressorischen Zone" abgegrenzt, die bei Reizung Blutdruckabfall und Bradycardie auslöst (s. Abb. 81).
Die Wirkung der medullären cardiovasculären Neurone auf den Körperkreislauf geschieht wahrscheinlich allein durch „Variation der tonischen Impulsrate in den vasokonstriktorischen efferenten Neuronen" (Ganong 1979), die exzitatorisch oder inhibitorisch beeinflußt werden und über das Rückenmark auf eine gemeinsame „vasokonstriktorische Endstrecke" konvergieren. Alle Gefäße des Organismus sind intensiv von sympathischen, d. h. vasokonstriktorischen (adrenergen) Nervenfasern innerviert, über die Systemblutdruck und Gewebedurchblutung neurogen geregelt werden. Eine wesentliche Ausnahme

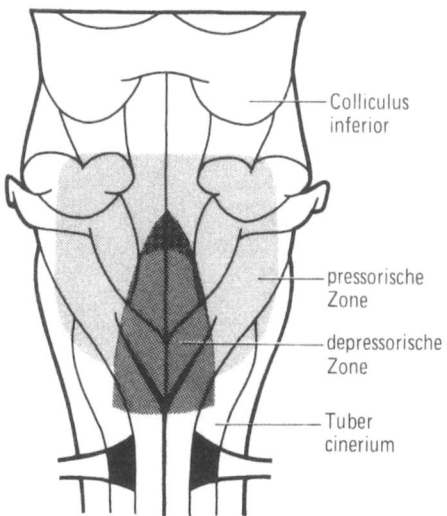

Abb. 81. Die Zonen kardiovaskulärer Neurone („Vasomotorenzentrum") bei der Katze. (Nach Alexander: Tonic and reflex functions of medullary sympathetic cardiovascular centers. J. Neurophysiol. 9, 205 (1946)

bilden die vasodilatatorischen (cholinergen) sympathischen Fasern zu den Widerstandsgefäßen der Skelettmuskulatur (s. unten).
Erhöhte Aktivität der pressorischen Neurone (Inhibition der depressorischen Neurone) führt jedenfalls zu gesteigertem Vasokonstriktorentonus (Verengung der Arteriolen) und damit zum Anstieg des arteriellen Blutdrucks, was regelmäßig auch mit einer Steigerung der Herzfrequenz und des Schlagvolumens einhergeht. Aktivitätsabnahme der pressorischen Neurone (Zunahme der Impulsrate depressorischer Neurone) verursacht umgekehrt Vasodilatation, also Blutdruckabfall und meist auch Bradycardie mit Abnahme des Herzminutenvolumens. Auch hier ist noch einmal darauf hinzuweisen, wie eng die einzelnen Neuronenpopulationen für Herz-Kreislauf-Regulation, Atmung und allgemeiner, auch motorischer Aktivitätssteuerung zu einem gemeinsamen Hirnstammsystem verschaltet sind, was die Beschreibung streng isolierter „Zentren" kaum zuläßt. Das Schema von Abb. 82 gibt einen Überblick über die komplizierten Zusammenhänge.

1.2 Das sympathische Vasodilatatorensystem

Neben dem wichtigen sympathischen (adrenergen) Vasomotorensystem wurde auch ein cholinerges sympathisches Vasodilatatorensystem beschrieben (Lindgren 1955). Es ist in Abb. 83 schematisch dargestellt. Das System soll vom Cortex über Hypothalamus und Mittelhirn sowie Seitenhorn des Rückenmarks in die sympathische Peripherie ziehen und bei Stimulation eine Vasodilatation in der Skelettmuskulatur bewirken. Reizung der mittleren Anteile des dorsalen Hypothalamus bewirkt z. B. Vasodilatation in den Muskelgefäßen und Konstriktion der Hautgefäße bei konstant bleibendem Blutdruck. Das System

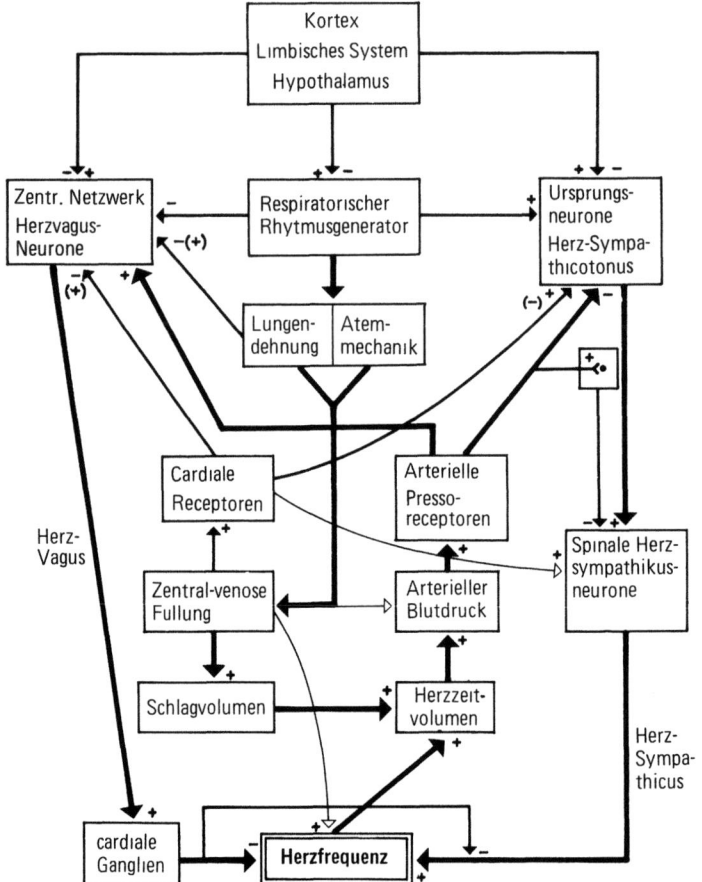

Abb. 82. Schematische Darstellung der neuronalen Regulation der Herztätigkeit. (Nach Koepchen 1982)

1 Zur Anatomie und Physiologie 217

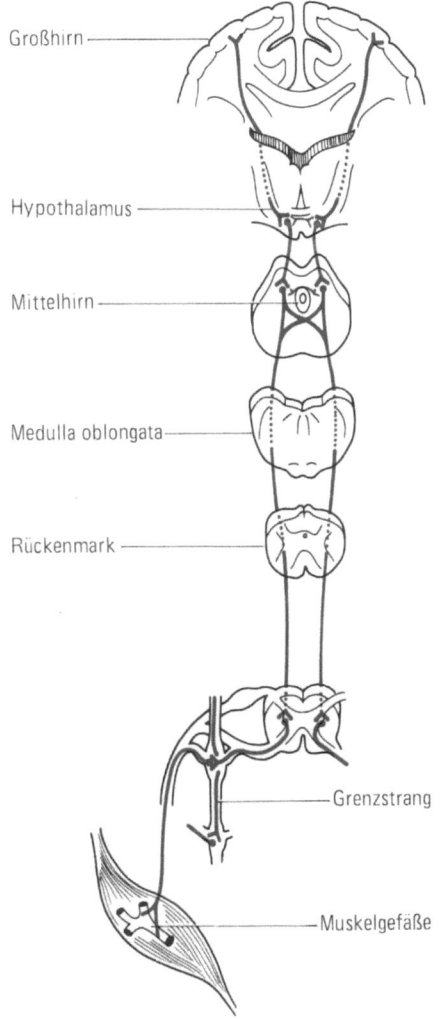

Abb. 83. Schematische Darstellung des cholinergen Vasodilatatorensystems. (Nach Lindgren: The mesencephalic and vascular system. Acta physiol. scand. 35, Suppl. 121 [1955])

scheint bei den affektiv ausgelösten Ohnmachten (Blutdruckabfall) eine Rolle zu spielen und vor allem die vermehrte Muskeldurchblutung schon bei intendierter oder begonnener Muskelarbeit (erhöhte Leistungsbereitschaft) zu bewirken.

1.3 Suprabulbäre Einflüsse auf das bulbäre „Kreislaufzentrum" (Afferenzen)

Wie bei der Atmung, kann auch hier wieder ein hierarchisch gegliedertes zentrales System konstatiert werden. Klettern wir den Hirnstamm vom medullären „Kreislaufzentrum" nach oben, so ist der *Locus caeruleus* in der dorsalen ponto-mesencephalen Region die nächste wichtige Station. Reizt man bei Katzen elektrisch diesen „retikulären" melaninhaltigen Kern, so resultiert regelmäßig ein anhaltender Blutdruckanstieg mit Zunahme des peripheren Widerstandes in den Muskelgefäßen und es kommt zu einer poststimulatorischen Bradycardie. Gleichzeitig tritt während der Reizung auch eine Aufmerksamkeitssteigerung mit Drohgebärde auf. Tachycardie ließ sich dabei eher selten auslösen (Stock und Schlör 1980).

Die zentrale Bedeutung des *Hypothalamus* für die Kreislaufregulation ist seit langem bekannt. Seit Karplus und Kreidel (1909, 1937), vor allem auch den berühmten Experimenten von Hess (1948) wissen wir, daß Reizung der hinteren und postero-lateralen Hypothalamusareale Blutdruckanstieg und Tachycardie, also eine sympatikotone Reaktion verursacht, während elektrische Reizung des vorderen Hypothalamus Blutdruckabfall (Vasodilatation) und oft auch Bradycardie bewirkt. Bei Katzen konnten Stock und Schlör 1980 durch Reizung der postero-lateralen Hypothalamusregion neben den sympathikotonen vasokonstriktorischen Kreislaufeffekten stets auch eine Aufmerksamkeitssteigerung und Drohgebärde wie bei Reizung des Locus caeruleus auslösen. Im ventro-medialen Hypothalamus wurde durch Reizung mit niederfrequenten Strömen eine Blutdrucksenkung (Vasodilatation) mit hochfrequenten Impulsen eine Blutdrucksteigerung erzeugt.

Von den Strukturen des *limbischen Systems* ist hinsichtlich der Kreislaufregulation der *Mandelkern* relativ gut untersucht worden (Stock und Schlör 1980). Der Nc. amygdalae hat große Bedeutung für die Integration komplexer psychomotorischer Verhaltensweisen mit den zugehörigen Herz-Kreislauf-Reaktionen. Gering intensive Reizung des zentralen Mandelkernanteils führt für die gesamte Reizzeit zu Tachycardie und Blutdruckanstieg, wobei der periphere Gefäßwiderstand erhöht ist, sowie zu allgemeiner Aufmerksamkeitssteigerung im Verhalten und zur Weckreaktion im EEG. Bei stärkeren und längeren Reizungen läßt sich auch die Drohgebärde bei den Tieren auslösen. Die längerdauernde Tachycardie war mit Beta-Blockern aufzuheben.

Schwellenreizungen im basalen Anteil des Nc.

amygdalae bewirkten Blutdruckabfall sowie das typische Abwehrverhalten der Katzen, die sogenannte „defence reaction" (geduckte Haltung mit anliegenden Ohren, Fauchen usw.). Wenige Sekunden nach Reizbeginn wurde eine Vasodilatation beobachtet, die durch Atropin zu blockieren war (cholinerge Vasodilatation). Interessant ist auch das Verhalten der Barorezeptorenreflexe bei Mandelkernreizung: wurde der Barorezeptorenreflex während der ersten zehn bis fünfzehn Sekunden einer solchen Mandelkernreizung ausgelöst, die zu tachycardem Blutdruckanstieg führte, so wurde die vagale Komponente des Baroreflexes (die Bradycardie) stark gehemmt, während die sympathische Komponente (Vasokonstriktorenhemmung, Blutdruckabfall) kaum beeinflußt wurde. Der gleiche Effekt wie bei Mandelkernreizung wurde auch durch Konfrontation des Versuchstieres mit einer aggressiven anderen Katze erzeugt (natürliche Abwehrreaktion) einschließlich der Hemmung der vagalen Barorezeptorenkomponente. Stock und Schlör schließen aus ihren Experimenten auf eine hierarchische Gliederung des zentral-nervösen neuronalen Systems (mit einer aufsteigenden Kette: Medulla oblongata — Locus caeruleus — Hypothalamus — Mandelkern — Großhirn), wobei bestimmte Kreislauf- und Verhaltensmuster eng verkoppelt sind: Vasokonstriktion mit tachycardem Blutdruckanstieg ist mit Drohgebärde korreliert, Vasodilatation mit Abwehrverhalten, wobei offenbar angstbetonte Reize den cholinergen Vasodilatatorenmechanismus induzieren. Die resultierenden Kreislaufimpulse konvergieren dann wahrscheinlich alle auf eine gemeinsame absteigende sympathische Bahn (Endstrecke) in Richtung auf das periphere sympathische System.

Diese Erkenntnisse könnten auch bedeutsam werden für eine psychosomatische Deutung der essentiellen Hypertonie des Menschen. Beim Menschen sind zum Teil ähnliche Kreislaufreaktionen bei Reizungen des Hypothalamus und des limbischen Systems beobachtet worden (Literatur bei Umbach 1977). Reize im Uncus des medialen Temporallappens bewirken Bradycardie und Blutdruckabfall, Hippokampusreize führten zur gegenteiligen Reaktion. Blutdrucksenkungen ergaben die meisten Reizungen am hinteren Gyrus orbitalis, am Gyrus cinguli sowie im Amygdalum. Fornixreize lösten cardiale Arythmien und Extrasystolen aus.

Die vom limbischen System auf die cardiovasculären Hirnstammneurone einwirkenden Impulse werden wahrscheinlich überwiegend über den Hypothalamus und das Mittelhirn zugeleitet. Sie bewirken offensichtlich auch die Kreislaufeffekte bei Affekten und Emotionen wie etwa dem tachycarden Blutdruckanstieg bei Wut, Ärger, sexueller Erregung usw. Ohnmachten (Blutdruckabfall) bei plötzlicher psychischer Belastung sind wahrscheinlich eher Reaktionen des cholinergen Vasodilatatorensystems. Anhaltender Kummer, Depressivität oder Furcht führen in der Regel zu Bradycardie und Blutdrucksenkung.

Herz-Kreislauf-Reaktionen sind schließlich auch von der *neocorticalen Großhirnrinde* her auslösbar, besonders von temporo-medialen und fronto-basalen Anteilen, die zum Teil auch dem limbischen System zuzuordnen sind. Reizung der motorischen Rinde führt meist zu Tachycardie und Blutdruckerhöhung. Auch Stirnhirnreizungen bewirken meist Blutdruckanstieg. Es gibt hier keine klaren Zuordnungen, jedoch kann kein Zweifel bestehen, daß neocorticale Einflüsse die Herz-Kreislauftätigkeit wesentlich ändern können. Sehr bedeutsam sind in diesem Zusammenhang auch die Einwirkungen aus allen Sinnessystemen und deren Rindenfeldern (Sehen, Hören, Riechen, Schmecken usw.), die Effekte auf den Blutdruck und die Herztätigkeit sind allenthalben geläufig. Schließlich können wir ja durch rein kognitive Vorgänge, etwa das Lesen eines erregenden Textes, das Hören einer beunruhigenden Nachricht oder auch nur das Nachdenken über einen aufregenden Vorgang oder Gegenstand erhebliches „Herzklopfen" (Tachycardie) mit Blutdruckanstieg bekommen. Hierbei werden wieder Regelkreisschaltungen zwischen Großhirnrinde und limbischem System erregt, die über den Hypothalamus in die vegetative Peripherie projizieren, wobei der initiale Stimulus ganz offensichtlich allein von der Hirnrinde ausgehen kann. Letztlich müssen rational, also kortikal intendierte Handlungen stets auch von vegetativen Bereitstellungsreaktionen begleitet sein wie z. B. die vermehrte Muskeldurchblutung oder die Blutdrucksteigerung vor Beginn einer motorischen Tätigkeit, damit ein optimaler Leistungserfolg gesichert wird. Auch hierbei muß der Startimpuls von der Großhirnrinde kommen.

1.4 Extrazerebrale Afferenzen zu den Kreislaufregulationszentren

Die vielfältigen extrazerebralen Einflüsse entsprechen etwa denen, die für die Atemregulation beschrieben worden sind (s. S. 188), wobei anzumerken ist, daß die Effekte auf Atmung und Kreislauf meist gleichsinnig erfolgen (z. B. Tachycardie und Blutdruckanstieg und Tachypnoe). Dies erklärt sich aus der Tatsache, daß praktisch alle „Außenreize" auf das gemeinsame Hirnstammsystem der Formatio reticularis projizieren. Andere wichtige Afferenzen, besonders die von den peripheren Baro- und Chemorezeptoren, projizieren allerdings im Verband eines Regelkreises direkt auf die cardiovasculären Hirnstammneurone (s. S. 220).

Schmerz verursacht, besonders wenn er plötzlich oder attackenartig auftritt, über C-Fasern des Tractus spinothalamicus, die zur Formatio reticularis konvergieren, eine allgemeine sympathicotone Erregung mit Weckwirkung, Tachypnoe und vor allem auch Tachycardie und Blutdruckanstieg (Vasokonstriktion). Sehr heftiger oder lang anhaltender Schmerz kann aber auch gegenregulatorisch zum Gegenteil „umkippen" und Vasodilatation mit Blutdruckabfall und Ohnmacht auslösen.

Hitze bzw. erhöhte Körpertemperatur verursacht eine Herzfrequenzsteigerung, die wahrscheinlich durch die direkte Wärmewirkung (erhöhte Bluttemperatur?) auf den Sinusknoten des Herzens zustande kommt. Durch die wärmebedingte Vasodilatation kommt es jedoch nicht zum Blutdruckanstieg, sondern sogar eventuell zum Blutdruckabfall bis zum Kollaps. Äußere *Kälte* führt hingegen zur Vasokonstriktion der Haut über lokalreflektorische Effekte.

Muskelarbeit ist analog den Effekten auf die Atmung (s. S. 188) ein besonders starker Stimulus zur Herzfrequenzsteigerung. Die Frequenzsteigerung gestaltet sich je nach Leistungsbedarf. Insgesamt wird dabei vor allem die Muskeldurchblutung erheblich gesteigert, ein Effekt, der gemeinsam mit der Stimulierung des cholinergen Vasodilatatorensystems zustande kommt.

Humorale Faktoren: Die Fülle der lokal am Gefäßsystem bzw. an der Herz- oder glatten Gefäßmuskulatur wirksamen körpereigenen vasoaktiven Substanzen kann hier nicht im Detail besprochen werden, weil dies den Rahmen des Buches sprengen würde. Wir wollen nur die wichtigsten kurz nennen:

Vasodilatatorisch wirken die Kinine, das Histamin, einige Prostaglandine (EA), lokal erhöhte CO_2-Spannung, in der Muskulatur erhöhte Milchsäurekonzentration und andere. Im wesentlichen vasokonstriktorisch wirken die Kathecholamine Noradrenalin und Adrenalin, sowie Prostaglandin F und lokal freigesetztes Serotonin. Von den chemischen körpereigenen Substanzen, die eindeutig neuronal vermittelte Wirkungen auf das Kreislaufsystem ausüben sind vor allem das CO_2 und das *Angiotensin* zu besprechen: Erhöhung der CO_2-*Spannung* im Blut stimuliert die vasokonstriktorischen cardiovasculären Hirnstammneurone, CO_2-Abfall hemmt sie. Diese Effekte entstehen zum Teil durch direkte Wirkung an den medullären Neuronen, zum Teil über Chemorezeptoren an Carotis-Sinus und Aorta. Wegen der lokal (peripher)-vasodilatatorischen Wirkung von CO_2 kommt es aber bei erhöhter CO_2-Spannung im Blut kaum oder nicht zum Blutdruckanstieg. Hohe CO_2-Konzentrationen im Blut verursachen eine deutliche Vasodilatation in den Haut- und Hirngefäßen, jedoch Vasokonstriktion im übrigen Körper und so nur einen geringen Blutdruckanstieg. CO_2-Abfall im Blut, etwa durch Hyperventilation, bewirkt Vasokonstriktion von Haut- und Hirngefäßen ohne wesentliche Blutdruckänderungen.

Lokal erhöhte CO_2-Konzentration im Bereich der cardiovasculären Hirnstammneurone, z. B. durch Kompression der dort vorhandenen arteriellen Gefäße, etwa bei dekompensiertem Hirndruck oder durch lokale Ischämie infolge eines Verschlusses der A. vertebralis, führen über eine erhöhte Entladungsfrequenz vasokonstriktorischer Neurone zum reflektorischen Anstieg des arteriellen Blutdrucks. Dieser Effekt wurde auch Cushing-Reflex genannt. Er hat offenbar das Ziel durch Blutdrucksteigerung die Hirnstammdurchblutung zu verbessern. Hypoxie führt im übrigen ebenfalls zu Blutdruckanstieg und Tachycardie, wahrscheinlich reflektorisch über eine Reizung von Chemorezeptoren des Carotissinus und des Aortensinus und von dort ausgelöste Stimulation der vasomotorischen Hirnstammneurone.

Neben dem bekannten peripheren *Renin-Angiotensin-System* gibt es nach neueren Untersuchungen (z. B. Unger und Mitarbeitern 1980) auch ein zentralnervöses „RAS". Im

Hypothalamus, der Eminentia medialis, dem Mandelkern, dem Hirnstamm und dem Rückenmark wird offensichtlich Angiotensin synthetisiert. *Angiotensin II* führt in der Medulla oblongata und bei Applikation in die Hirnventrikel regelmäßig über eine zentral-induzierte sympathikotone Vasokonstriktion zum Blutdruckanstieg. Außerdem bewirkt es noch Durst und verursacht Gedächtnisstörungen. Peripheres und zentrales „RAS" sind zwei eigenständige Systeme, die sich über ein negatives „feedback" beeinflussen. Das cerebrale RAS wird als neurohumorales System vielleicht nur in pathologischen Zuständen tätig, beeinflußt neben dem Blutdruck auch den Elektrolyt- und Wasserhaushalt sowie den allgemeinen Sympathikotonus und bekommt wahrscheinlich wesentliche Bedeutung für die Klärung der Pathogenese der essentiellen Hypertonie.

1.4.1 Das Baro-Rezeptoren-System

Die Baro- oder Presso-Rezeptoren von Carotissinus und Aortenbogen sind auf Seite 192 schon kurz beschrieben worden. Auf Abbildung 84 ist ihre Lokalisation schematisch dargestellt. Die glomerulären Strukturen reagieren auf Schwankungen des systemischen Blutdrucks bzw. die dadurch bewirkten Dehnungen und Entdehnungen der Gefäßwand. Blutdruckerhöhung (Dehnung) steigert ihre Entladungsfrequenz, die Impulse gelangen über den Carotis-Sinus-Nerven im Verband des N. glossopharyngeus bzw. über die Vagusfasern aus dem Aortenbogen zur Obexregion der Medulla oblongata, wo sie im „depressorischen Areal" durch Hemmung der vasokonstriktorischen Neurone eine Vasodilatation mit Blutdruckabfall und durch Stimulierung der herzhemmenden Neurone eine Bradycardie mit Verminderung des Herzminutenvolumens verursacht. Das Gleiche bewirkt elektrische oder mechanische Reizung des Carotissinus oder der von ihm ausgehenden Nerven. Bei Blutdruckabfall (Entdehnung) passiert entsprechend das Gegenteil. Bei mittleren „normalen" Blutdruckwerten ist die Entladungsfrequenz dieser „Blutdruckzügler" sehr gering. Im Tierversuch (Hund) sieht man bei Durchströmung des Carotissinus und gleichzeitiger Denervierung der anderen Baro-Rezeptoren während Perfusionsdrucken von unter 70 mm Hg im Sinusnerven keine Aktionspotentiale und auch keinen Abfall von Blutdruck und Pulsfrequenz, zwischen 80 und 150 mm Hg ist eine liniare Korrelation zwischen Perfusionsdruck und Herz-Kreislauf-Reaktion erkennbar, bei Drucken über 150 mm Hg erfolgt keine weitere Zunahme der Entladungsfrequenz und damit von Blutdruck und Pulsfrequenz mehr, weil hier offenbar die maximale Reaktionsgrenze der Neurone erreicht ist. Die Baro-Rezeptoren reagieren sowohl auf Druckschwankungen wie auf konstanten Über- oder Unterdruck. Werden die afferenten Baro-Rezeptorenfasern im Sinusnerven und im Vagus beiderseits durchtrennt, so kommt es regelmäßig zum exzessiven Hypertonus mit Werten bis über 300/200 mm Hg. („Neurogener Hypertonus"). Es projizieren beide Baro-Rezeptoren-Afferenzen zum Nucleus tractus solitarii, aber auch zum paramedianen Reticulariskern und zum Nc. ambiguus sowie zum motorischen Dorsalkern des Vagus und anderen benachbarten medullären Neuronen. Gleichzeitig erhält aber auch die Area postrema direkte Projektionen aus beiden Blutdruckzüglern und indirekte Afferenzen über den NTS (Kalia 1980). Darüber hinaus stehen alle medullären cardiovasculären Neurone unter dem regelnden Einfluß übergeordneter zerebraler Systeme, wie S. 217 beschrieben. Die beiden bedeutendsten Strukturen scheinen NTS und AP zu sein. Der hypothetische Verlauf der barorezeptorischen Afferenzen zu diesen Kernen ist in Abbildung 84 dargestellt. Von der AP steigen die wesentlichen tonischen sympathischen Efferenzen zur Peripherie ab.

Das Baro-Rezeptoren-System ist ein reflektorischer Regelkreis, der die Regulation von Blutdruck und Herztätigkeit in elastischen Grenzen stabil hält. Die entscheidenden Afferenzen sind die beiden Blutdruckzüglernerven, die wichtigsten zentralen Schaltstellen sind NTS und AP sowie der motorische Dorsalkern des Vagus, die efferenten Impulse gehen wahrscheinlich vor allem über die AP in Form eines stimulierten oder gehemmten cardiovasculären Sympathikotonus zur Peripherie in das Gefäßsystem bzw. über den Vagus zum Herzen. Erhöhter arterieller Systemblutdruck bewirkt über die Baro-Rezeptoren und ihre Afferenzen eine Hemmung des sympathischen Ausflusses aus der Medulla oblongata und damit Vasodilatation mit Blutdruckabfall und Verminderung des Herzminutenvolumens. Erniedrigter Systemblutdruck erzeugt das Gegenteil.

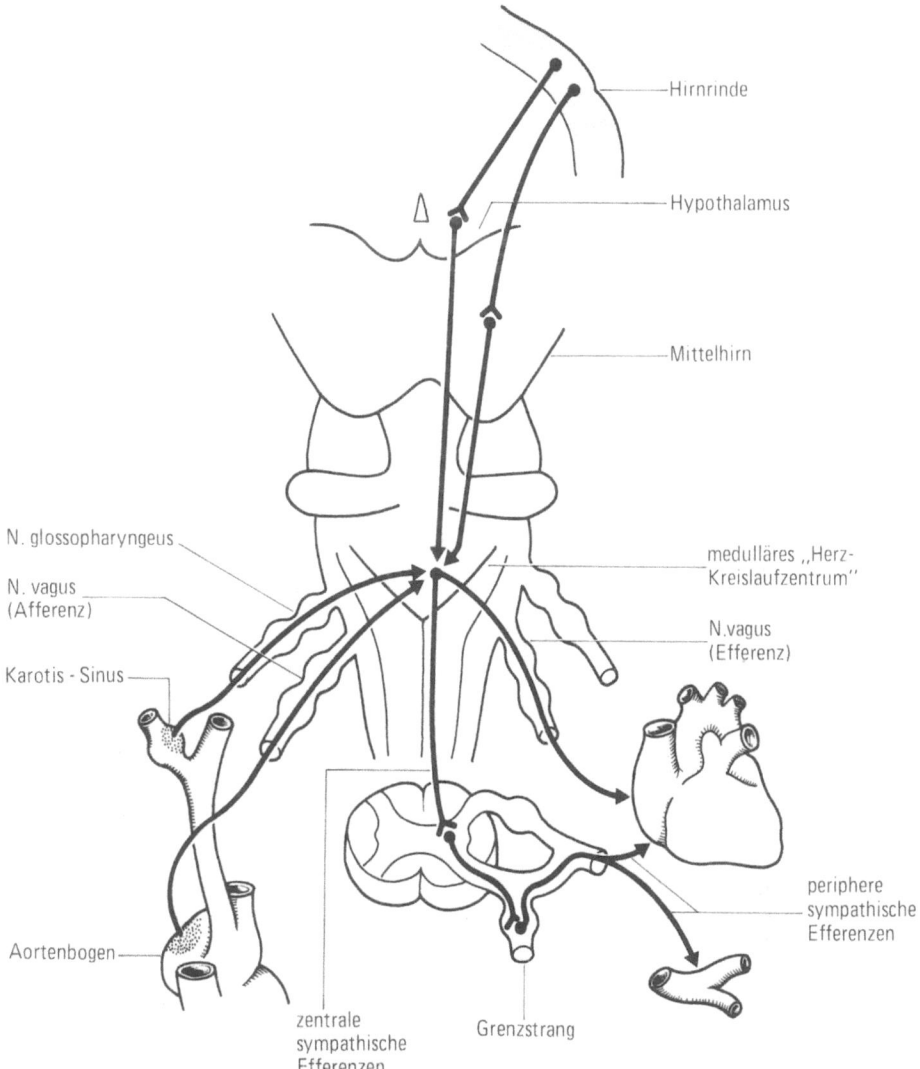

Abb. 84. Schematische Darstellung des Baro-Rezeptorensystems

Daneben wurden noch andere periphere Kreislaufrezeptoren gefunden, die ähnliche Kreislaufeffekte auslösen, deren Bedeutung aber noch nicht in allen Einzelheiten geklärt ist. So gibt es Dehnungsrezeptoren in den Vorhöfen, deren Reizung ebenfalls Vasodilatation und Blutdruckabfall aber Tachycardie verursacht. Sie scheinen vornehmlich einen zu starken Anstieg des zentralen Venendruckes zu hemmen. Im linken Ventrikel wurden Dehnungsrezeptoren festgestellt, die bei starker Dehnung Abfall des arteriellen Blutdrucks und Bradycardie auslösen. Das Gleiche wird auch durch Reizung von Dehnungsrezeptoren in den Lungengefäßen bewirkt. Schließlich ist noch der bekannte *Bainbridge-Reflex* zu erwähnen. Eine schnelle und erhebliche Füllung der venösen Kreislaufabschnitte (Infusionen) führt zur Steigerung der Herzfrequenz, wobei eine Zunahme des Sympathicotonus zu verzeichnen ist. Dies wäre also ein Effekt, der den presso-rezeptorischen Reflexen entgegenwirkt. Die dadurch erhöhte Förderleistung des Herzens senkt die erhöhte venöse Füllung. Der Reflex hat den Zweck durch negative Rückkoppelung ein Gleichgewicht zwischen

Hochdruck- und Niederdrucksystem herzustellen. An dem Reflex ist der Vagus (Hemmung) und der Sympathicus beteiligt (Stimulation), wahrscheinlich spielt auch eine direkte Dehnungswirkung des Sinusknoten eine Rolle (Koepchen 1982).

1.5 Die absteigenden kardiovaskulären Rückenmarksbahnen (Efferenzen)

Wie bereits oben dargestellt, erfolgt die regelnde Einflußnahme aller zentralnervösen Impulse auf das Kreislaufsystem im wesentlichen über die absteigenden sympathischen Bahnen und vor allem bezüglich des Herzens auch über den Vagus. Die sympathischen exzitatorischen Impulse konvergieren auf die ipsilateral im ventrolateralen Rückenmark gelegene Sympathikusbahn. Die inhibitorischen Fasern sollen in der Medulla oblongata auch nach kontralateral kreuzen. Die absteigenden sympathischen Bahnen enden jeweils in der intermediolateralen Kernsäule des Rückenmarks, von der die peripheren sympathischen Fasern über die Vorderwurzel das Rückenmark verlassen und als präganglionäre Fasern zur Peripherie ziehen. Inwieweit noch andere Rückenmarksbahnen an der cardiovasculären Efferenz beteiligt sind, ist noch wenig erforscht.

1.6 Die periphere Innervation von Herz und Gefäßsystem

1.6.1 Herzinnervation

Die *sympathischen Efferenzen* zum Herzen entspringen als sogenannte präganglionäre Fasern in der intermedio-lateralen Kernsäule des Rückemarks zwischen Th 1 und Th 5, hauptsächlich wohl in Th 3 und 4. Sie ziehen durch die Vorderwurzeln und die entsprechenden Rr. communicantes albi zu den fünf oberen thorakalen sowie allen cervicalen Grenzstrangganglien. Eine Fasergruppe wird in den Synapsen der thorakalen Grenzstrangganglien umgeschaltet, ihre postganglionären Fasern gehen als Nn. cardiaci thoracalis zum Herzen. Eine zweite Fasergruppe bildet Synapsen im Ganglion stellatum und steigt postganglionär zum Halsgrenzstrang auf (Nn. cardiai cervicalis). Eine dritte Gruppe zieht ohne Umschaltung im Grenzstrang direkt zum Plexus cardiacus. Aus dem obersten Halsgrenzstrangganglion entspringt ein N. cardiacus superior und zieht mit der A. carotis communis zum Herzgeflecht. Der meist kräftige N. cardiacus medius stammt überwiegend aus dem Ganglion cervicale medium, der N. cardiacus inferior aus dem Ganglion cervicale inferior oder dem Ganglion stellatum. Beide ziehen ebenfalls zum Plexus cardiacus. Ursprung und Verlauf dieser Nerven sind sehr variabel, Anastomosen untereinander und mit dem N. vagus sind häufig. Die Frage, ob aus thorakalen Grenzstrangganglien sympathische Herznerven entspringen ist umstritten. Die sympathischen Efferenzen zum Herzen wirken auf das Herz positiv inotrop, chromotrop, bathmotrop und dromotrop.

Die *sympathischen Afferenzen* verlaufen in den selben Nerven wie die Efferenzen. Es sind wohl überwiegend Schmerzfasern, jedenfalls scheint der Herzschmerz ausschließlich oder überwiegend in sympathischen Nerven geleitet zu werden (C-Fasern), vor allem wohl über den N. cardiacus inferior. Sie gelangen durch das Ganglion stellatum und die oberen Thorakalganglien sowie die Rami communicantes albi in die Spinalganglien, von wo sie nach Umschaltung über die Hinterwurzeln von C 8 bis Th 5 das Rückenmark erreichen. Entsprechend werden Herzschmerzen auch besonders in die Dermatome C 8 bis Th 5 projiziert (Head'sche Zonen). Alle Schichten des Herzens sind sympathisch innerviert, also auch die Herzmuskulatur selbst, die Gefäße, das Pericard usw.

Die *parasympathischen Efferenzen* verlaufen im N. vagus und entspringen im motorischen Dorsalkern des Nerven in der Medulla oblongata oder in der unmittelbaren Nähe dieses Kerns. Die Fasern enden im Plexus cardiacus oder den intramuralen Herzganglien, von denen dann die postganglionären Fasern abgehen. Je nach Höhe ihrer Abzweigung werden Rami cardiaci superiores, medii und inferiores beschrieben, ihr Verlauf ist offenbar ebenfalls sehr variabel. Die Vagusäste innervieren auch den Sinusknoten und den AV-Knoten, der rechte Vagus im besonderen den Sinusknoten. Die Fasern vermischen sich allerdings und kreuzen auch erheblich zur Gegenseite. Die elektrische Stimulation des Herzvagus bewirkt Bradycardie, die bis zum Herzstillstand gehen kann.

Die *parasympathischen Afferenzen* gelangen ebenfalls über den N. vagus zur Medulla oblongata (sensible Vaguskerne und Nc. tractus solitarii). Sie leiten vor allem die pressorezeptorischen Afferenzen von den oben beschriebenen Baro-Rezeptoren-Reflexen, vor allem aus dem Aortenbogen, aber auch aus dem Herzen selbst. Sie werden im Ganglion nodosum umgeschaltet. Nach Meinung einiger Autoren leiten sie auch Schmerzimpulse. Der *Plexus cardiacus* ist ein unentwirrbares Geflecht aus sympathischen und parasympathischen Fasern im Bereich des Herzens und des Ursprungs der großen Gefäße. Er enthält Ganglien. Die gemischten Nervenfaserbündel erreichen mit den großen Gefäßen die Herzbasis und verteilen sich dann über die Herzoberfläche, die Koronararterien mit ihren Verzweigungen und das Myokard sowie das Endokard. *Ganglienzellen* finden sich besonders in supepikardialem Bindegewebe, vor allem der Vorhöfe, im Septum atrio-ventriculare und dem Plexus coronarius. Sie entsprechen mikroskopisch den anderen intramuralen Ganglien (bipolare Ganglienzellen) und scheinen vorwiegend parasympathisch zu sein.

Die Steuerung der *koronaren Gefäßversorgung* geschieht hauptsächlich über den O-2-

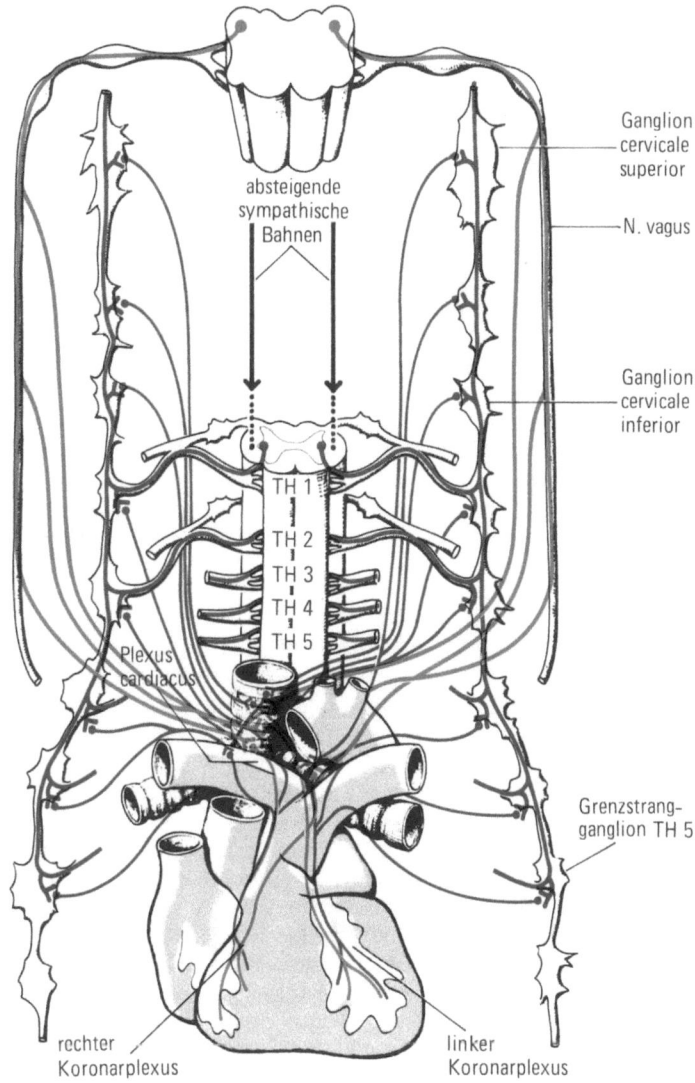

Abb. 85. Schematische Übersicht über die Innervation des Herzens. (Modifiziert nach Netter: The CIBA-collection of medical illustrations. Vol. 1, Nervous system, CIBA-Geigy 1953)

Verbrauch der Herzmuskulatur. Die Koronargefäße sind andererseits aber auch intensiv innerviert und zwar sowohl mit cholinergen vasodilatatorischen als auch mit adrenergen vasokonstriktorischen Nerven. Einige Autoren halten eine rein sympathische (vasokonstriktorische) Innervation der Koronarien für wahrscheinlich. Vagusreizung oder Azetylcholinapplikation reduziert im übrigen auch den O-2-Verbrauch des Herzmuskels, Sympathicusstimulierung und Adrenalingabe erhöhen ihn. Die Innervation beeinflußt also auch den O-2-Verbrauch des Herzmuskels selbst im Sinne einer Ökonomisierung der Herzarbeit. Auch mikroskopisch ist eine vegetative Innervation der Herzmuskulatur unabhängig von den Gefäßen nachzuweisen. Besonders intensiv ist die Muskulatur des *Erregungsleitungssystems* mit cholinergen und adrenergen Nervenfasern versorgt, vor allem der Sinusknoten (Literatur bei Addicks und Knoche 1977). Der Sinusknoten wird von sympathischen Fasern und vom rechten Vagus innerviert, die distaleren Abschnitte des Erregungsleitungssystems mehr vom linken Vagus. An den Knoten und am His'schen Bündel findet man auch reichlich intramurale Ganglien. Histologisch sieht man auffällig enge Lagebeziehungen zwischen den marklosen Nervenfasern und den Muskelzellen, die Axone senken sich in die Oberfläche der Muskelzellen ein. Diese Innervation ist das morphologische Substrat für die nervöse Modulation von Reizbildung und Reizleitung. Abbildung 85 zeigt eine grob-schematische Darstellung der Herzinnervation.

1.6.2 Innervation des Gefäßsystems

Die nach dem jeweiligen Bedarf gesteuerte Regulation der Blutgefäße geschieht durch Änderung der Gefäßwandspannung und damit der Lumenweite des Gefäßes. Dies erfolgt einerseits durch die spontane „autonome" und rhythmische Kontraktionstätigkeit der glatten Muskelzellen selbst, die auf Dehnung und Entdehnung bzw. auf chemische Substanzen wie Blutgase, Stoffwechselmetaboliten, lokal oder systemisch angreifende Hormone oder auch Medikamente reagieren und ganz maßgeblich eben auch durch neurogene Impulse. Die seit Koelliker (1896) nachgewiesene Innervation der Blutgefäße betrifft alle Abschnitte von den großen Körpergefäßen bis zu den Kapillaren. Das Gleiche trifft für Venen- und Lymphgefäße zu. Sie beeinflußt vor allem die Lumenweite in der terminalen Strombahn, aber auch die Permeabilität der Gefäßwand. Die *sympathische Innervation* ist offensichtlich wesentlich verbreiteter und bedeutsamer als die parasympathische. Lazorthes (1949) meint, daß nur eine sympathische Versorgung von Blutgefäßen gesichert sei, Mitchel (1953) gibt an, daß die Arterien der Extremitäten nur sympathisch innerviert seien. Andere Autoren haben adrenerge und cholinerge Fasern in den Arterien und Arteriolen nachgewiesen. Die sympathische Innervation wirkt im wesentlichen vasokonstriktorisch, wobei Vasodilatation Hemmung der sympathischen Impulse bedeuten würde. Es wurden allerdings auch vasodilatatorisch wirkende sympathische Fasern beschrieben (s. auch das sympathische Vasodilatatorensystem S. 216).

Die *parasympathische Innervation* der Gefäße wirkt vasodilatatorisch. Sie soll im Gesichtsschädelbereich nachgewiesen sein und vor allem an den genitalen Schwellkörpern (Nn. erigentes s. S. 101). Bei ihrer Wirkung scheinen Bradykinin und Prostaglandin-E eine Rolle zu spielen. Die parasympathisch-vasodilatatorische Gefäßinnervation ist nach wie vor umstritten.

1.6.2.1 Regionale Gefäßinnervation

Kopf-Hals-Bereich

Die präganglionären sympathischen Efferenzen dieses Bereichs entspringen in Th1 bis Th3, werden vornehmlich im mittleren und oberen Halsgrenzstrangganglion umgeschaltet und ziehen dann als postganglionäre Fasern mit den Gefäßen zu deren Peripherie. Die durchaus fraglichen parasympathischen Fasern sollen aus den Hirnnerven V, VII, IX, X und XII stammen.

Die A. carotis externa bezieht ihre sympathischen Nervenfasern aus den Ganglion cervicale superius, desgleichen die A. carotis interna mit ihren Ästen. Die sympathischen Fasern zur A. vertebralis und A. basilaris entspringen ebenfalls in den Halsgrenzstrangganglien. Nach Knoche und Addicks findet man „eine kontinuierliche Nervenbahn in der Wand der Hirngefäße bis zum Arteriolengebiet". Cervos-Navarro (1980) konnte dies bestätigen und aber nachweisen, daß im Gehirn „die meisten Kapillaren des Neuropils frei von perivaskulären Nerven sind". Meningeale Gefäße haben offenbar eine dichtere Innervation als parenchymale Hirngefäße. Gleichwohl scheint damit festzustehen, daß die Hirndurchblutung neben ihrer vor allem vom CO_2-Gehalt abhängigen Autoregulation auch einer nervalen Regelung unterliegen. Nerval-sympathisch induzierte Hirngefäßspasmen sind experimentell vielfach nachgewiesen worden. Die nervale Regelung der Hirndurchblutung scheint jedoch von eher sekundärer, mehr modulatorischer Bedeutung zu sein, denn eine Exstirpation des Halsgrenzstrangs ändert zum Beispiel die Hirndurchblutung nur geringfügig oder kaum meßbar.

Brust-Bauchraum

Die in Grenzstrangnähe gelegenen Gefäße beziehen ihre sympathischen Efferenzen je nach Höhe direkt aus den thorako-lumbalen Grenzstrangganglien bzw. den großen peripheren Ganglien. Die aufsteigende Aorta und der Aortenbogen werden vom Plexus cardiacus versorgt, die absteigende Aorta aus thorakalen Grenzstrangganglien und den Nn. splanchnici, die Bauchaorta überwiegend aus den Ganglia mesenterica superius und inferius bzw. dem Plexus coeliacus. Die A. pulmonalis erhält postganglionäre sympathische Fasern aus dem Ganglion stellatum und oberen Thorakalganglien.

Der Truncus coeliacus ist vom Plexus coeliacus, die Mesenterialarterien von den Mesenterialganglien sympathisch innerviert. Die Iliacalgefäße sind sympathisch von den letzten drei thorakalen und den ersten beiden lumbalen Rückenmarksegmenten versorgt. Die Fasern steigen im Grenzstrang ab und verlaufen dann nach Umschaltung in lumbalen Grenzstrangganglien über die Nn. splanchnici lumbales zu den Gefäßen. Die Fasern zur A. iliaca interna werden wahrscheinlich in den oberen sacralen Grenzstrangganglien umgeschaltet und über den Plexus hypogastricus zu dem Gefäß geleitet.

Die Funktionen der sympathischen Efferenzen ist im wesentlichen die Vasokonstriktion. Afferente sympathische Fasern leiten wohl überwiegend Schmerzimpulse.

Die parasympathischen Efferenzen gelangen über den N. vagus mit seinen Geflechten zu den Gefäßen. Ihre Funktion ist zum Teil sehr umstritten. Die parasympathischen Afferenzen leiten vor allem Impulse für die oben geschilderten Kreislaufreflexe. Sie steigen im Vagus und im N. glossopharyngeus zum Hirnstamm auf.

Die Gefäße der Rumpfhaut werden aus den thorakolumbalen Grenzstrangganglien versorgt und gelangen zur Haut über die peripheren sensiblen Hautnerven, die sie als Leitschiene benutzen. Die Hautgefäße sind ausschließlich sympathisch innerviert.

Die obere Extremität

Der Arm erhält seine präganglionären sympathischen Efferenzen aus Th 2 bis Th 7 (Rohen 1973). Sie ziehen über die Rami communicantes albi zum Grenzstrang, nach Rohen und eigenen Beobachtungen vor allem zum Ganglion stellatum. Nach Umschaltung erreichen die postganglionären Fasern die proximalen Gefäßanteile direkt, die distalen Gefäßabschnitte über die Äste des Plexus brachialis, wobei sie die sensiblen Nerven als Leitschiene benutzen. Die A. subclavia wird direkt aus dem Ganglion stellatum versorgt, die A. axillaris über Faszikel des Plexus, die A. brachialis über Fasern, die im N. medianus, N. radialis und N. musculo-cutaneus verlaufen, die A. radialis über Plexusfaszikel und N. radialis, die A. ulnaris vor allem über den N. ulnaris und die Arterien der Hand über N. ulnaris und N. medianus. Die Hautgefäße sind in ihrer sympathischen Versorgung territorial identisch mit den sensiblen Arealen der Armnerven, die sympathische Gefäßversorgung scheint also wie etwa die der Schweißdrüsen als Leitschiene die sensiblen Nerven zu benutzen. Parasympathische Gefäßnerven sind im Arm niemals festgestellt worden.

Untere Extremitäten

Die präganglionären sympathischen Fasern zum Bein stammen aus den Rückenmarksegmenten Th 10 bis 12 und L 1 und L 2. Die Fasern werden wahrscheinlich im 4. und 5. lumbalen und im 1. sacralen Grenzstrangganglion umgeschaltet, jedenfalls verlassen dort die postganglionären Fasern den Grenzstrang. Die proximalen Gefäßanteile werden auch hier direkt von Grenzstrangfasern innerviert, für die distalen Gefäßterritorien werden wieder die peripheren sensiblen Nerven des Plexus lumbo-sacralis als Leitschiene benutzt. Die A. femoralis bezieht ihre sympathische Innervation vor allem über den N. femoralis, die A. tibialis über den N. ischiadicus und seine Äste, ebenso die Arterien des Fußes, wobei der Fußrücken vornehmlich vom N. peronaeus, die Fußsohle vom N. tibialis die sympathischen Fasern erhält. Auch hier stimmen sensibles und sympathisches Innervationsgebiet weitgehend überein. Die sympathischen Afferenzen leiten wohl ausschließlich Schmerzimpulse (Gefäßschmerz, Ischämieschmerz). Dafür spricht zum Teil die Wirksamkeit der lumbalen Sympathektomie gegen Ischämieschmerzen bei Claudicatio intermittens. Auch sind Pacinische Körperchen in der Adventitia von Beingefäßen nachgewiesen worden.

Im Bein sind ebenfalls keine parasympathischen Gefäßnerven gefunden worden.

2. Klinik

2.1 Untersuchungsmethoden

Die Fülle der cardiovasculären Untersuchungsmethoden kann im Rahmen dieses Buches nicht dargestellt werden. Es wird auf die einschlägigen Lehrbücher der Inneren Medizin bzw. der Kardiologie verwiesen. Es sollen nur übersichtshaft die Tests besprochen werden, die für neurogene Funktionsstörungen des Herz-Kreislauf-Systems besonders aussagefähig sind.

Nach der sorgfältigen Erhebung der Vorgeschichte bezüglich vorangegangener Herz- und Kreislauferkrankungen (Hypertonus, Hypotonie, Ohnmachten, Angina pectoris, Herzinfarkt, Herzanfälle bzw. cardiovasculäre Synkopen usw.) registriert man zunächst einmal die *Herzaktion* in Ruhe: Tachycardie? Bradycardie? Arhythmie? Eine Ruhetachycardie kann z.B. Ausdruck einer vegetativen Polyneuropathie, etwa beim Diabetes mellitus, sein.

Ein wichtiges Testverfahren zur Frage von peripheren vegetativen Herzinnervationsstörungen ist die Analyse der *Herzfrequenzvariationen* in Ruhe (Berger und Mitarbeiter 1981). Die normale Herzfrequenz variiert physiologischerweise von Schlag zu Schlag. Dies ist Folge der beschriebenen diversen Reflexe und supramedullären cerebralen Einflüsse. Diese Variabilität scheint vornehmlich über die parasympathische Innervation geregelt zu sein, denn parasympathische Blockade hebt sie auf, sympathische Blockade ändert sie nicht. Die Ruhefrequenzvariabilität läßt sich mit einem automatischen elektronischen Gerät leicht registrieren (z.B. Neurocard-Analyser DF, Firma ARGOSTRON-elektronic GmbH, 4020 Mettmann). Es liefert nach Eliminieren der Artefakte und Extrasystolen einen Variationskoeffizienten (Meßzahl für die Variation der RR-Intervalle), der eine physiologische Spielbreite und einen kontinuierlichen Altersgang aufweist. Bei peripheren Innervationsstörungen des Herzens findet man dabei einen deutlich unter der Norm liegenden Variationskoeffizienten, also eine Art „Frequenzstarre". Die entsprechenden Befunde korrelieren eng mit dem Schweregrad einer vegetativen Neuropathie, etwa bei Diabetes mellitus und sind recht spezifisch und zuverlässig. Modifikationen des Tests mit Valsalva-Versuch, Steh-Versuch, körperlicher Belastung oder Hyperventilation scheinen keinen zusätzlichen Informationsgewinn zu bringen. Die Modifizierbarkeit der Ergebnisse durch Medikamente ist allerdings stets zu beachten. Steht ein solches Gerät nicht zur Vergügung, kann auch ein einfacher Test mit zuverlässigen Ergebnissen („Beat-to-Beat-Variation" bei Hyperventilation) durchgeführt werden (Hasslacher und Mitarbeiter 1982). Er prüft ebenfalls die vagale Herzinnervation. Der Kranke wird, nachdem er 20 Minuten ruhig gelegen hat, aufgefordert forciert zu atmen (6 bis 8 tiefe Atemzüge pro Minute). Dabei werden fortlaufend Atem- und Herzfrequenz mit einem Pneumocardiotachographen oder einem EKG gemessen. Die Differenz zwischen maximaler und minimaler Herzfrequenz wird ermittelt. Es gibt auch hier eine physiologische Altersabnahme, die zu berücksichtigen ist. Gesunde Menschen haben einen BBV-Wert von durchschnittlich 24+/−8 Schlägen, bei vegetativer Neuropathie des Herzens liegt der Wert wesentlich niedriger, als Richtwert wird angegeben eine Unterschreitung dieses Mittelwertes um das 1,5fache der Standardabweichung. Nach Ewing und Mitarbeitern (1980) läßt sich die Herzfrequenzvariabilität auch leicht messen, indem bei Orthostase-Belastung am Monitor die R-R-Intervalle des Elektrokardiogramms abgelesen und nach folgender Formel verrechnet werden:

$$\frac{\text{R-R-Intervall des 30. Herzschlages}}{\text{R-R-Intervall des 15. Herzschlages}} = > 1{,}03$$

Liegt der Quotient unter 1,0, dann besteht eine „Frequenzstarre" durch Vagusläsion.

Von verschiedenen Autoren werden auch neurogene Endstreckenveränderungen im einfachen EKG beschrieben. Es handelt sich vor allem um Repolarisationsstörungen, die offensichtlich etwas mit der sympathischen Herzinnervation zu tun haben. Sie sind zwar unspezifisch, sollten aber gegebenenfalls an neurogene Ursachen denken lassen.

1. Die QT-Zeit ist oft verlängert;
2. die T-Wellen können breitbasig, hoch und positiv oder biphasisch sein oder auch tiefnegativ;
3. S-T-Strecke ist beim Außenschichttyp der Erregungsrückbildungsstörung mit terminaler T-Negativität etwas gehoben, beim Innenschichttyp mit präterminaler T-Negativität gesenkt. Die T-Veränderungen sind besonders bei akuten Großhirnerkrankungen (Stirnhirn) und bei Subarachnoidalblutungen häufig. Erregungsrückbildungsstörungen vom Außen- oder Innenschichttyp scheinen auch bei peripheren vegetativen Neuropathien, etwa im Rahmen eines Diabetes oder eines Guillain-Barré-Syndroms nicht selten zu sein. Reizung des linken oder Exstirpation des rechten Ganglion stellatum im Tierversuch bewirkt z. B. regelmäßig eine Erhöhung der T-Amplitude und Verlängerung des Q-T-Intervalls ähnlich wie auch eine Stimulation des ergotropsympathischen Hypothalamusgebietes und vergleichbar den Befunden bei akuten Hirnerkrankungen.

Gut bekannt ist auch der *Valsalva-Versuch,* bei dem die neurogene Herz- und Blutdruckregulation geprüft wird, also auch die Funktion der Baro-Rezeptoren. Man läßt kurze Preßatmungs-Perioden von 7 bis 15 Sekunden ausführen (bei geschlossener Glottis oder geschlossener Nase und geschlossenem Mund) und registriert fortlaufend Herzfrequenz (Puls) und Blutdruck. Zu Beginn des Pressens erfolgt Blutdruckanstieg (die intrathorakale Drucksteigerung erhöht den Aortendruck), dann folgt Druckabfall (Kompression der großen rückströmenden Venen mit der Folge des verminderten Herz-Minuten-Volumens). Dieser Blutdruckabfall wird nach ca. 5 Sekunden von den Baro-Rezeptoren mit Tachycardie und peripherer Vasokonstriktion beantwortet. Nach Beendigung des Pressens nimmt der intrathorakale Druck wieder ab, das Herz-Minuten-Volumen steigt wieder an, aber die periphere Wiederstandserhöhung besteht noch. Der Blutdruck steigt erneut an, was wiederum von den Baro-Rezeptoren mit Bradycardie und Blutdruckabfall zur Norm gegenreguliert wird. Bei vegetativer Neuropathie, insbesondere mit Beteiligung des Vagus, fehlen die Herzfrequenzänderungen. Dies ist allerdings auch bei primärem Hyperaldosteronismus der Fall. Selbstverständlich werden bei Erkrankungen der sympathischen Efferenzen in Rückenmark oder peripheren Nerven die neurogen-reflektorisch induzierten Blutdruckänderungen ebenfalls ausbleiben oder gestört sein.

Neurogene Blutdruckregulationsstörungen lassen sich auch mit dem einfachen *Schellong-Test* schon recht gut erfassen. Bei Erkrankungen der sympathischen Efferenzen, etwa einer Polyneuropathie oder einer hohen Rückenmarksquerschnittsläsion kommt es beim Aufstehen zu einem Blutdruckabfall von mehr als 30 mm Hg systolisch (nach anderen Autoren 50 mm Hg systolisch und 20 mm Hg diastolisch), sowie zum Ausbleiben der reflektorischen Herzfrequenzsteigerung. Hierbei spielt neben der gestörten neurogen-reflektorischen Regulation auch die reduzierte Noradrenalinsekretion eine Rolle. Genauere Registrierungen dieser Art sind mit dem Kipptisch-Test möglich.

Aussagefähig sind noch Pharmaka-Tests, die hier nicht in Einzelheiten dargestellt werden sollen. Mangelnder Herzfrequenzanstieg auf Gabe von Atropin oder anderen Parasympathikolytika spricht für eine efferente Vagusläsion. Funktionsstörungen im postganglionären sympathischen System äußern sich als Denervierungshypersensitivität auf Noradrenalinapplikation. Selbstverständlich ist bei all diesen Tests zu berücksichtigen, ob der Kranke Medikamente einnimmt und ob er an strukturellen Erkrankungen des Herz-Kreislaufsystems leidet wie etwa einer schwereren Arteriosklerose, einem essentiellen Hypertonus, einer Myokardinsuffizienz, einem Herzinfarkt, Herzrhythmusstörungen usw. Über Prüfung der Karotissinusfunktion (Baro-Rezeptoren-Funktion) s. S. 231.

Der Nachweis der peripher-sympathischen Gefäßdenervierung (Vasomotorenlähmung) gelingt mit der Histamin-Reaktion, wobei ein Axonreflex aktiviert wird: Es werden 4 Tropfen einer Histamin-Lösung (1:1000) auf die Haut, z. B. des Fußrückens, getropft und dort die Haut mit einer Nadel gestochen. In wenigen Minuten wird die betroffene Haut rot und wärmer (um ca. 1,2 °C). Fehlt die Reaktion oder bleibt ungenügend (unter 0,3 °C Temperatursteigerung) liegt eine periphere sympathische Denervierung vor.

2.2 Krankheitsbilder

Neurogene Regulationsstörungen des Herzens und des Kreislaufs werden bei den entsprechenden Erkrankungen in der Regel gemeinsam auftreten. Allerdings dominiert meist der eine oder der andere Aspekt und deshalb, sowie aus didaktischen Gründen, wollen wir das Kapitel gliedern in Innervationsstörungen des Herzens und solche des Gefäßsystems (Hypotonie, Hypertonie, regionale Durchblutungsstörungen).

2.2.1 Neurogene Funktionsstörungen des Herzens

2.2.2.1 Zerebrale Läsionen

Bei *akuten* Hirnerkrankungen sind Herzrhythmusstörungen und EKG-Veränderungen seit langem bekannt. Wir hatten sie S. 226 schon erwähnt. Die wichtigsten Ursachen sind schwerere Subarachnoidalblutungen, Hirntraumen mit traumatischem Hirnödem oder intracerebrale, subdurale oder epidurale Blutungen, spontane Hirnmassenblutungen, große Hirninfarkte, dekompensierter Hirndruck bei Hirntumoren, aber auch schwerere Meningoencephalitiden. Diese Erkrankungen sind meist mit Bewußtseinsstörungen kombiniert und gehen oft mit zentralen Atemstörungen einher (s. S. 194). Cushing hatte schon um die Jahrhundertwende Bradycardie und Anstieg des systemischen Blutdrucks bei dekompensiertem Hirndruck beschrieben („Cushing-Reflex", „Kocher-Cushing-Antwort"). Bramwell sah 1934 Herzrhythmusstörungen nach Hirntraumen.

Die EKG-Veränderungen wurden schon Seite 227 beschrieben, sie äußern sich vor allem als Repolarisations-Erregungsleitungs- und Rhythmusstörungen. Die verlängerte Q-T-Zeit, die breiten hohen positiven oder negativen T-Wellen und die gehobene oder gesenkte S-T-Strecke können durchaus mit einem Herzinfarkt verwechselt werden. Häufig sind Sinustachycardien und Arythmien mit Extrasystolen, AV-Blockierungen und Kammerflimmern oder -flattern. Bei bis zu 90% der akuten intrakraniellen Blutungen, besonders der schweren Subarachnoidalblutungen, sind solche Herzfunktionsstörungen zu beobachten, vornehmlich in den ersten drei bis vier Tagen der akuten Erkrankung. Eine Monitorüberwachung ist dann in jedem Fall angezeigt. Die Störungen verschwinden meist spontan und sind vornehmlich dann bedenklich, wenn gleichzeitig substantielle Herzerkrankungen vorliegen. Selbstverständlich müssen die Kranken ausführlich kardiologisch mitbetreut und gegebenenfalls behandelt werden. In vielen Fällen liegt neben der Hirnerkrankung eben auch gleichzeitig eine Herzerkrankung vor, die Differentialdiagnose und Behandlung ist dann Sache des Kardiologen.

Die Pathogenese der Herzfunktionsstörungen bei akuten Hirnerkrankungen ist noch nicht geklärt. Sicherlich spielt eine unmittelbar hirndruckbedingte oder ischämische Läsion oder Irritation der pontomedullären cardiovaskulären Neurone mit der Folge von massiven Innervationsanomalien des Herzens die entscheidende Rolle. Bei den Repolarisationsstörungen („neurogene T-Wellen") sollen Stirnhirnläsionen, vor allem in der Region der Area 13 oder Hypothalamusaffektionen besonders häufig sein. Die pathogene Efferenz ist dabei offensichtlich das sympathische System, denn Läsionen des Ganglion stellatum verursachen die gleichen EKG-Veränderungen und im Tierversuch lassen sie sich durch Halsmarkdurchtrennung verhindern, nicht jedoch durch Vagotomie (Literatur bei Diederich 1982). Die Prognose der Kranken mit akuten Hirnläsionen und den genannten Endstreckenveränderungen im EKG scheint nicht schlechter zu sein als die von solchen ohne diese EKG-Befunde.

Bei direkten Hirnstammläsionen durch Tumordruck, Blutung oder Ischämie in der hinteren Schädelgrube werden derartige Herzfunktionsstörungen früher und deutlicher auftreten, weil hier die cardiovaskulären Neuronensysteme der Medulla oblongata unmittelbar affiziert werden und sie werden stets mit Blutdruck- und Atemregulationsstörungen kombiniert sein. Die Blutdruck- und Atemfunktionsstörungen sind dabei klinisch bedeutsamer und vital bedrohlicher. Sie sind auf S. 195 (Atmung) und S. 242 (Blutdruck) beschrieben. Auch bei chronischen Hirnstammerkrankungen wie etwa der Syringobulbie, das heißt der Ausweitung einer Syringomyelie auf den Hirnstamm, mit beidseitigen Hirnstammsymptomen sind die cardiovaskulären Reflexe sehr oft gestört. Neben einer deutlichen Neigung zu orthostatischen Hypotensionen findet man vago-cardiale Herzinnervationsstörungen.

2.2.1.2 Neurochirurgische Aspekte zerebraler Herzinnervationsstörungen

Bei den raumfordernden intracraniellen Prozessen (RIKP) mit Hirndruck sind Herz-/Kreislaufregulationsstörungen sehr häufig und treten meist gleichzeitig und gemeinsam mit Störungen der Atmung, der Motorik und der Wachheit auf („gemeinsames Hirnstammsystem"). Trotzdem sollen zunächst einmal die Herzfunktionsstörungen hervorgehoben betrachtet werden: Nach Lorenz (1973) und anderen bewegt sich die Pulsfrequenz bei den RIKP präoperativ im allgemeinen im oberen Normbereich bis zur leichten Tachycardie. Postoperativ nimmt sie passager noch deutlich zu, besonders bei Prozessen in Hirnstammnähe. Die cardialen Irritationen nehmen je nach Sitz der Läsion von cranial nach caudal hin zu, die postoperative Normalisierungstendenz nimmt entsprechend ab. Hohe Pulsfrequenzsteigerungen sind vornehmlich für Affektionen des oralen Hirnstamms typisch, z. B. bei der „Einklemmung" des Mittelhirns, regellose, „ataktische" Frequenzschwankungen und auch plötzliche bedrohliche Bradycardien sind vor allem bei caudalen Hirnstammläsionen zu erwarten („bulbäre Einklemmung"). Im Koma nimmt die Modulationsfähigkeit der Pulsfrequenz deutlich ab, im Hirntod erlischt sie. In stabilen apallischen Syndromen normalisiert sie sich weitgehend, vor allem bei intaktem Hirnstamm. Oft findet man synchron gleichgerichtete Schwankungen von Herzfrequenz, Blutdruck, Atmung und Vigilanz; Dissoziationen im Verlauf dieser Parameter, besonders von Atem- und Pulsfrequenz, gibt es ausschließlich bei supratentoriellen Prozessen. Die EKG-Veränderungen bei RIKP sind die gleichen wie S. 227 beschrieben (Repolarisationsstörungen und anderes). Gelegentlich kommen auch periodisch ablaufende Frequenzverlangsamungen, zum Teil im Wechsel mit AV-Ersatzrhythmen vor, entweder gleichzeitig oder unabhängig von periodisch auftretenden Blutdruckschwankungen (Lorenz 1973).

Die auch heute noch zuweilen geäußerte Ansicht, die auf Cushing und auf andere Beobachter zurückzuführen ist, daß Hirndruck Pulsverlangsamung bewirke („Druckpuls"), ist so pauschal gesagt sicher falsch und allenfalls der Ausnahmefall. Bei Läsionen im oralen oder caudalen Hirnstamm können nur selten „vagokardiale" also kardioinhibitorische Reaktionen beobachtet werden. Man sieht dann manchmal plötzliche Bradykardien oder kurze Asystolien und nur selten einen primär neurogenen Herzstillstand. Vermutlich spielen dabei Irritationen von Neuronen im vorderen Hypothalamus oder der Medulla oblongata selbst eine Rolle. Als extreme Ausnahme kommen auch anhaltend-konstante Bradykardien vor. Ohne Zweifel bilden kardio-akzellatorische, also sympathikotone Phänomene wie Tachykardien beim RIKP die wichtigste Rolle. Sie sind wichtige klinische Warnzeichen, etwa bei drohender Einklemmung im Mittelhirnbereich, dabei sind die Tachykardien überwiegend primär neurogene sympathikotone Mechanismen, zum Teil aber auch Folge der bei zerebralen Prozessen jeglicher Lokalisation regelmäßig stark erhöhten Katecholaminausscheidung (Adrenalin und Noradrenalin) (Literatur bei Lorenz 1973).

2.2.1.3 Rückenmarksläsionen

Bei Querschnittslähmungen und anderen schweren Rückenmarksläsionen spielen Herzinnervationsstörungen klinisch eine untergeordnete Rolle. Bedeutsam sind ohnehin nur die Läsionen von Halsmark und oberen Thorakalmark, denn die wichtigsten sympathischen Efferenzen zum Herzen verlassen das Rückenmark bei Th 3/4, die vagalen Efferenzen aus der Medulla oblongata über den Nervus vagus sind ohnehin nicht betroffen. Bei Querschnittslähmungen in Halsmarkhöhe können also nur die reflektorischen sympathikokardialen Effekte mit Tachykardie, etwa bei orthostatischen Belastungen mit Blutdruckabfall, gestört sein. Jedoch ist das orthostatische Syndrom des Kreislaufs hier im wesentlichen bedrohlich und nicht die Innervationsstörung des Herzens. Die entsprechenden Blutdruckregulationsstörungen werden S. 244 besprochen.

2.2.1.4 Die reflektorisch-kardiovaskulären oder vegetativen Anfälle (Synkopen)

Bei den kardio-vaskulären Synkopen oder vegetativen Anfällen ist eine Trennung kardialer und blutdruckregulatorischer Phänomene oft nicht möglich und auch nicht sinnvoll, sie sollen deshalb hier zusammen dargestellt werden.

In der Musik meint man mit Synkopen (von griechisch „Zusammenschlagen") reizvolle Taktverschiebungen, bei denen unvermutet im sonst regelmäßigen Taktgefüge einzelne Noten bzw. Töne gelegentlich oder wiederholt betont werden. Sie stimulieren Aufmerksamkeit und Wachheit. In der Medizin verstehen wir unter Synkopen plötzliche Einbrüche in den Lebensrhythmus (auch Herzrhythmus) in Form einer kurzen Bewußtlosigkeit, also Wachheitsminderung, infolge des abrupten Versagens kardiovaskulärer Reflexe. Sie müssen sorgfältig von epileptischen Anfällen abgegrenzt werden und stellen deshalb ein wichtiges differential-diagnostisches und therapeutisches Grenzgebiet zwischen Neurologie und Kardiologie dar. Da den Synkopen Störungen vegetativer Reflexabläufe zugrunde liegen, gehören sie auch im engeren Sinne zur Neurologie. Der Neurologe muß sie in allen Details kennen und mit seinen Denkkategorien gemeinsam mit dem Kardiologen analysieren und therapieren können.

Der Arzt hat selten die Möglichkeit, diese Anfälle in der Sprechstunde selbst zu beobachten. Es kommt also auch hier wieder darauf an, präzise und kenntnisreich zu fragen nach möglichen Anlässen, Frequenz, Dauer und vor allem auch nach den Einzelphänomenen und deren Ablauf während der Attacke: Treten sie im Stehen auf oder auch im Liegen? Blässe? Rötung? Atemnot? Herzsensationen? Müdigkeit? Übelkeit? „Schwarzwerden vor den Augen"? Muskelzuckungen?, wenn ja, wie und wo?, Einnässen? Zungenbiß? Verletzungen? und anderes. Wichtig sind Fremdbeschreibungen durch Angehörige, Freunde oder Zeugen. Danach erfolgen dann die internistische, die neurologische und die apparative Diagnostik und nur bei möglichst sicherer Diagnose der Therapieversuch bzw. die Therapie.

Bei den kardiovaskulären Synkopen müssen sehr unterschiedliche Formen abgegrenzt werden. Einerseits kann man solche mit gesteigertem Sympathikotonus von denen mit gesteigertem Parasympathikotonus unterscheiden. Andererseits gibt es Synkopen mit überwiegender Wirkung auf das Herz und solche mit überwiegender oder alleiniger Wirkung auf Gefäßsystem und Blutdruck. Schließlich kennen wir synkopale Anfälle allein durch Blockierung der sympathischen Efferenz. Herkömmlich werden sie alle je nach Symptomatik als vagovasale oder vagokardiale Anfälle bezeichnet oder als kardiale oder Kreislaufsynkopen oder gar nur als „Kreislaufkollaps", wobei stillschweigend vergessen oder nicht gewußt wird, daß es sich um reflektorische, also neurogene Mechanismen handelt. Selbstverständlich müssen gleichwohl Organerkrankungen des Herzens und des Gefäßsystems dabei aufmerksam berücksichtigt und gesucht werden.

Einem Vorschlag von Broser (1975) folgend möchten wir sie deshalb zutreffender als „vegetative Anfälle" oder eben kurz als Synkopen bezeichnen und sie nach den zugrundeliegenden Reflexmechanismen bzw. deren Wirkungen auf die Erfolgsorgane klassifizieren:

1. Vago-kardiale Synkopen:
   a) Kardialer Typ des Carotis-Sinus-Syndroms.
   b) Bradykarde Arrhythmien mit Asystolien vom Typ des Adams-Stokes-Anfalls oder des sinuaurikulären Blocks.
2. Sympathiko-kardiale Synkopen (paroxysmale Tachykardien).
3. Sympathiko-vasale Synkopen:
   a) mit Hypertonie wie bei den neurogenen hypertonen Krisen,
   b) mit Hypotonie wie beim vasalen Typ des Carotis-Sinus-Syndroms, der einfachen orthostatischen Ohnmacht, den Ohnmachten durch Schmerz, Schreck oder Angst, oder durch alimentäre (gastrointestinale) oder vestibuläre Reize und wie bei den Hustensynkopen.

Das Carotis-Sinus-Syndrom

Eine Bradykardie durch Druck auf die Carotisgabel ist schon von Parry (1799) beschrieben worden. Der Reflexmechanismus dieses „Vagusdruckversuches" wurde später von Hering (1927) aufgeklärt und von vielen nachfolgenden Untersuchern für die Klinik aufgearbeitet (z. B. Francke und Strik 1976). Das Carotis-Sinus-Syndrom (KSS) ist Ausdruck einer Überempfindlichkeit des Carotis-Sinus auf lokale Reize mit der Folge einer rezidivierend überschießenden Reaktion des Barorezeptoren-Systems (s. S. 220). Reizung des Carotis-Sinus durch leichten Druck von außen oder auch durch Blutdruckanstieg führt zu plötzlicher Bradykardie-Arrhythmie und schließlich Asystolie sowie zu massivem Blutdruckabfall, was zur Bewußtlosigkeit durch globale Hirnischämie führt. Man kann das Syndrom des „hypersensitiven Carotissinus", bei dem nur manuelle also artefizielle Reizung die Symptomatik auslöst abgrenzen vom eigentlichen KSS, wobei schon normale alltägliche Verrichtungen wie Kopfbewegungen usw. sowie ein Blutdruckanstieg zur Reflexauslösung genügen.

Klinische Prüfung

Bei Verdacht auf KSS (wiederholte unklare Synkopen) kann man folgenden Test ausführen: Man übt mit 2 Fingern am liegenden Kranken für 10 bis 30 Sekunden einen mäßigen Druck auf die Carotisgabel aus ohne das Gefäßlumen zu komprimieren (der Temporalarterienpuls muß fühlbar bleiben). Kommt es zur Asystolie von mehr als 5 Sekunden oder zum Blutdruckabfall von unter 50 mm Hg systolisch, ist der Test sofort abzubrechen. Bei fehlender Reaktion kann die eine oder dann auch die andere Carotisgabel vorsichtig massiert werden, um das Syndrom auszulösen. Gelingt dies, ist die Pathogenese der Synkopen gesichert. Die flüchtige Bewußtlosigkeit bleibt bei Herzgesunden praktisch stets ohne Folgen, bei Kranken mit organischen Herzerkrankungen sollte man sehr zurückhaltend sein oder den Test unterlassen. Atropin kann, in hohen Dosen intravenös appliziert, den kardialen Typ des Syndroms prompt unterbrechen bzw. unterdrücken, womit auch die vagale also parasympathikotone Genese nachgewiesen ist. Der Test sollte stets in der Klinik durchgeführt werden. Allgemein gilt eine derart artefiziell ausgelöste Asystolie von 2 Sekunden Dauer mit Blutdrucksenkung um 30 mm Hg systolisch und 20 mm Hg diastolisch beim kardialen Typ oder ein alleiniger Blutdruckabfall unter 50 mm Hg systolisch ohne Bradykardie-Asystolie beim vasalen Typ als beweisend.

Der kardiale Typ des KSS. Etwa 90% aller KSS sind vom kardialen Typ. Der hypersensitive Carotissinus verursacht dabei nach mechanischer Reizung oder Blutdruckanstieg über den Baroreflexbogen via N. vagus („Nervus depressor") am Herzen eine vagotone Hemmung (Bradykardie), die bis zur Asystolie geht und dadurch sekundär auch einen kardiogenen Blutdruckabfall auslöst. Wahrscheinlich sind dabei auch die zum Herzen projizierenden Sympathikusimpulse gehemmt, was das Herzschlagvolumen vermindert und die Bradykardie verstärkt und so den kardiogenen Blutdruckabfall fördert (s. Abb. 86). Pathogenetisch liegt meist eine Arteriosklerose mit Stenosen und Verkalkungen im Bereich des Carotissinus zugrunde. Häufig besteht gleichzeitig ein Myokardschaden durch Koronarsklerose. Es sind dann also

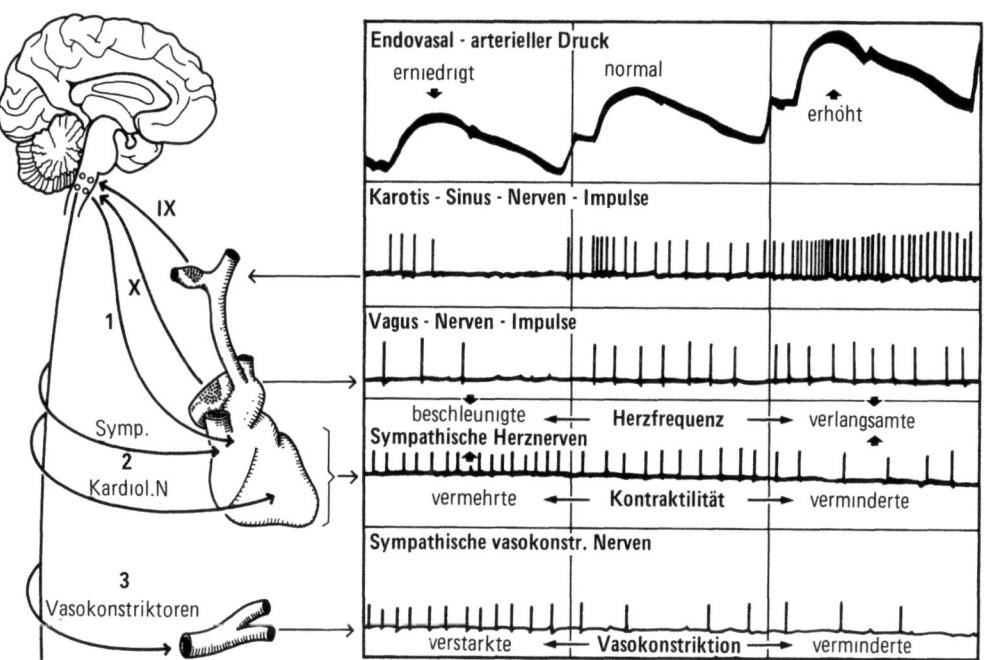

Abb. 86. Schematische Darstellung der Funktionsabläufe im Baro-Rezeptorensystem (Carotissinus-Reflexe). (Nach Francke und Strik 1976)

sowohl die Rezeptoren am Sinus erkrankt und dadurch hypersensitiv, als auch das Erfolgsorgan des Reflexbogens, das Herz selbst. Es gibt das Syndrom aber sehr wohl auch bei Herzgesunden. Lokalfaktoren an der Carotisgabel wie Lymphknotenschwellungen, Tumoren, Traumen und anderes müssen ebenso bedacht werden wie Manipulationen in dieser Region bei Operationen in Intubationsnarkose. Selbst bei diesem offenbar einfachen Reflexmechanismus müssen aber auch psychosomatische Faktoren bedacht werden, denn das limbische System kann je nach spezifischer Erregung die Baroreflexe fördern oder hemmen, was selbst bis zur kompletten Blockierung gehen kann (Stock und Schlör 1980). Das Syndrom tritt allerdings bevorzugt bei älteren Männern mit Gefäßsklerose und/oder Diabetes mellitus und kardiovaskulären Vorerkrankungen auf. Als auslösende Ursache sind beschrieben worden: Abruptes Zurückneigen des Kopfes beim Zahnarzt, beim Friseur, beim Obstpflücken; auch das brüske Herumdrehen des Kopfes beim Autofahren, etwa beim Einparken, kommt in Betracht, was differentialdiagnostisch manchmal schwierig von den synkopenähnlichen Anfällen durch Insuffizienz der A. vertebralis zu unterscheiden ist. Seltener sind andere, blutdrucksteigernde Situationen, wie schweres Heben, erschwerter Stuhlgang usw., besonders bei älteren Menschen mit Gefäßsklerose. Früher kannte man das Syndrom auch als „ministers disease" bei älteren Geistlichen, bei denen die engen, hohen und steifen Kragen oder Halskrausen gemeinsam mit abrupten Kopfdrehungen der Anlaß waren.

Klinische Symptomatik. Der Kranke erlebt die Synkope meist nicht als Herzattacke, sondern wie eine einfache Ohnmacht. Als Vorboten treten diffuser Schwindel und Benommenheitsgefühl, allgemeine Schwäche, Augenflimmern, Ohrensausen, Parästhesien in den Extremitäten sowie Blähungen im Leib und Diarrhoen auf (vagale Irritationen). Dann kommt es plötzlich zur Ohnmacht („Schwarzwerden vor den Augen") mit allen Zeichen des Kollapses und Bewußtlosigkeit infolge der globalen Ischämie bei Blutdruckabfall, die meist nur Sekunden anhält. Eine Phaseneinteilung nach Francke (1976) beim Ablauf des hypersensitiven Carotissinusreflexes ist in Abb. 87 dargestellt. Man erkennt, daß erst ab der 3. Phase der Blutdruck unter 50 mm Hg systolisch absinkt und es erst dann zum kompletten Kollaps mit Bewußtlosigkeit und eventuell auch flüchtigen zerebralen, nicht-epileptischen Krämpfen als Folge der globalen Hirnischämie kommt (wie beim Adams-Stokes-Anfall). Man beachte auch die hochgradigen EEG-Veränderungen in dieser Phase. Wenn bei dem Kranken eine wesentliche Hirnarteriosklerose mit Stenosen vorliegt, kann es im Anschluß an den Anfall flüchtig auch zu Hemiparesen, Hemianopsien und anderen zerebralen Symptomen kommen. In der nach Sekunden rasch einsetzenden Rückbildungsphase schlägt die initiale Hautblässe in Rötung um und nach einer Erholungsphase von weiteren zehn Sekunden ist der Kranke klinisch wieder unauffällig. Blutdruck, EKG und EEG sind normalisiert. Nach Broser (1975) kommt es zu Bewußtlosigkeit und Muskelatonie, wenn die Asystolie über 4 Sekunden angehalten hat und zu Streckkrämpfen der Extremitäten und klinischen Zuckungen an Kopf und Armen, wenn die Asystolie mehr als 12 Sekunden anhält. Die Differentialdiagnose gegenüber epileptischen Anfällen kann hier schwierig sein.

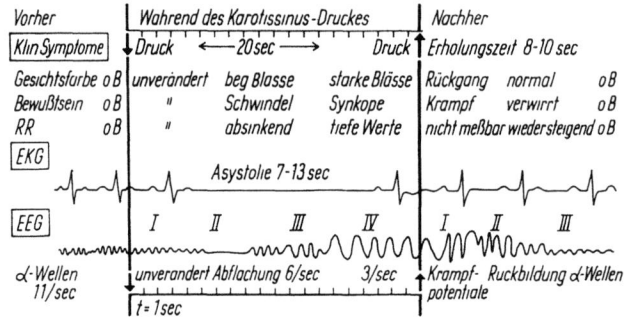

Abb. 87. Schema der Symptomatik bei hyperaktivem Carotissinus-Reflex. (Nach Francke und Strik 1976)

Therapie. Die Therapie kann nur Prophylaxe sein, indem sie weitere Synkopen zu verhindern trachtet. Der laufende vegetative Anfall selbst klingt in Sekunden spontan und folgenlos ab, kann, muß aber nicht behandelt werden. Stets gilt es zunächst, den Kranken über auslösende Ursachen und deren Vermeidung zu beraten, dann lokale Faktoren an der Carotisgabel auszuschalten und schließlich medikamentös zu behandeln. Dazu empfiehlt Francke (1976) Parasympathikolytika wie Propantheline (z. B. Pro-Banthine 4 × 15 mg bzw. 2 × 30 mg der retard-Form täglich). In letzter Zeit wurde auch Ipratropiumbromid (30 mg/die) erfolgreich versucht (Elstermann von Elster 1982). Bei Erfolglosigkeit kann die operative Denervierung des Carotissinus einschließlich Durchtrennung des N. glossopharyngeus erwogen werden. Als Mittel der Wahl hat sich allerdings die Einpflanzung eines Demand-Schrittmachers bestens bewährt.

Der vasale Typ des KSS

Er ist mit 5 bis 10% der weitaus seltenere Typ des KSS. Auslöseweise und Pathophysiologie sind im Prinzip die gleichen wie beim kardialen Typ, nur daß die Efferenz nicht der Herzvagus, sondern der Gefäßsympathikus ist. Der hypersensitive Carotissinus löst im unteren Hirnstamm allein eine Blockierung des sympathischen Impulsstroms zum Gefäßsystem (den Vasomotoren) aus, was zur globalen Vasodilatation der Gefäßperipherie mit abruptem Blutdruckabfall unter 50 mmHg systolisch bis auf nicht meßbare Werte und damit zum Kreislaufkollaps mit flüchtiger globaler Hirnischämie und Bewußtlosigkeit führen kann. Der Mechanismus ist durch Sympathikomimetika wie Noradrenalin oder Ephedrin zu blockieren, nicht aber durch Atropin, was belegt, daß das efferente adrenerge sympathische System allein betroffen ist. Die klinische Sympatomatik verläuft hier protrahierter; der Blutdruckabfall dauert meist länger (über 10 Minuten) und ist ausgeprägter. Allgemeine psychovegetative Labilität bzw. eine entsprechende psychosomatische Konstitution fördern die Anfallsbereitschaft. Der Anfall verläuft wie ein akuter schwererer Kreislaufkollaps mit den beschriebenen Begleit- und Folgeerscheinungen.

Beim reinen sympathikovasalen Typ des KSS ist eine Schrittmacherimplantation sinnlos. Hier wird man therapeutisch nach der üblichen Beratung und der Beseitigung von lokalen Faktoren am Carotissinus zunächst sympathikomimetische Medikamente versuchen. Bei Erfolglosigkeit empfiehlt sich eine therapeutische selektive Röntgenbestrahlung des betroffenen Carotissinus, was in bis zu 72% zur Dauerheilung führen soll.

Führt auch dies nicht zum Erfolg, so kann eine chirurgische Denervierung des Carotissinus bleibende Anfallsfreiheit bringen, wenn vorher eine halbprozentige Novokain-Infiltration des Sinus den Reflexmechanismus probeweise unterbrochen hat. In komplizierten Fällen ist auch hier eine Durchtrennung des N. glossopharyngeus möglich und erfolgreich.

Andere vago-kardiale Synkopen

Hier sind zunächst die bekannten *Adams-Stokes-Anfälle* zu nennen, ein offenbar rein kardiologisches Syndrom, das den Neurologen eigentlich nur differentialdiagnostisch beschäftigt. Allerdings sollte man bedenken, daß diese Attacken täuschend ähnlich dem Carotissinussyndrom verlaufen können. Wesentliche Anteile des pathophysiologischen Vorganges sind ja auch identisch (Anfallscharakter mit Asystolie, globaler Hirnischämie, dadurch akute Bewußtlosigkeit und gelegentlich Streckkrämpfe). Broser (1975) und Anschütz (1967) sowie andere Autoren konstatieren im übrigen auch einen rein neurogenen Typ von Adams-Stokes-Anfällen, bei dem Myokardschäden einschließlich Schäden des Reizbildungs- und -leitungssystems fehlen. Ursächlich könnten dabei Affektionen der Vagusnerven bzw. ihrer Ursprungsareale im Hirnstamm oder auch solche in hypothalamischen Regionen verantwortlich sein, was eine neurologische Diagnostik erfordert. In der großen Mehrzahl der Fälle liegt jedoch als lokale Ursache der Asystolien eine koronare Herzkrankheit zugrunde mit entsprechenden ischämischen Läsionen des Reizbildungs- und -leitungssystems. Es gibt auch gelegentlich Adams-Stokes-Anfälle als Folge angeborener kardialer Anomalien. Das vegetative Nervensystem ist möglicherweise stärker als bisher bekannt in den Anfallsablauf involviert, zumindest ist aber der postparoxysmal regelmäßig auftretende Hypertonus (nach dem kardiogenen Blutdruckabfall) neurogen im Sinne eines überschießenden Baroreflexmechanismus.

Auch ein episodisch auftretender *sinuaurikulärer Block* kann zur Asystolie mit Blutdruckabfall und Bewußtlosigkeit führen. Das Syndrom wurde bei einigen Fällen als Manifestation eines epileptischen Anfalls mit parasympathischer Überaktivität gedeutet, wird aber in milder Ausprägung viel öfter, besonders bei gesunden jungen Erwachsenen beobachtet. Als Beweis für die neurale bzw. vagale Genese gilt die Tatsache, daß Atropin-Gabe den Block beseitigt.

Selbst beim *Sick-Sinus-Syndrom* werden neurale bzw. reflektorische Mechanismen ernsthaft diskutiert. Inadäquate Sinusfunktion mit Bradykardie, Sinusarrest oder sinuatrialen Blockierungen einschließlich synkopaler Zustände sind offenbar nicht ausschließlich Zeichen einer „intrinsischen" Erkrankung des Sinusknotens etwa nach Diphtherie oder durch koronare Herzerkrankung oder Kardiomyopathie, sondern offenbar ebenfalls „extrinsisch"-neurogen induzierbar. Jedenfalls normalisiert sich bei einer nicht geringen Anzahl von Kranken mit diesem Syndrom die Sinusfunktion unter kompletter autonomer Blockade mit Propranolol und Atropin. Es scheinen also zum Teil vegetative bzw. vagale Innervationsstörungen des Sinusknotens eine wichtige Rolle zu spielen. Dafür spricht auch die Tatsache, daß bei einem Teil der Kranken mit Sick-Sinus-Syndrom das Parasympathikolytikum Ipratropiumbromid offenbar erfolgreich eingesetzt werden kann (Brisse und Bender 1982).

Sympathiko-kardiale Synkopen

Damit sind die *supraventrikulären paroxysmalen Tachykardien* (SPT) gemeint, also das anfallsweise Herzjagen. Die ventrikulären paroxysmalen Tachykardien, denen praktisch immer eine organische Herzerkrankung, zum Beispiel ein Herzinfarkt, zugrunde liegt, und die leicht von den supraventrikulären Formen im EKG unterschieden werden können, sollen hier nicht besprochen werden. Die SPT treten nicht selten bei herzgesunden Menschen auf, die die Zeichen einer „vegetativen Labilität", insbesondere mit gesteigerter Angstbereitschaft aufweisen. Sie werden meist durch psychische Erregungen, also neuronale Mechanismen ausgelöst. Möglicherweise spielen auch Reflexabläufe vom Typ des Bainbridge-Reflexes eine Rolle. Es kommt zur abrupten Tachykardie um 180 Schläge pro Minute, die stunden- oder gar tagelang anhalten können und bei Herzgesunden ohne ernsthafte Folgen bleiben. Schlag- und Minutenvolumen des Herzens sinken ab infolge der zu kurzen Diastole, der Blutdruck kann entsprechend absinken (kardiogen) oder auch über Baroreflexmechanismen gegenregulatorisch ansteigen. Die Herzfrequenz ist regelmäßig, Extrasystolen kommen vor. Weitere Zeichen des gesteigerten Sympathikotonus sind neben Unruhe und Angst besonders Schweißausbrüche, Piloarektorenschauer (Gänsehaut), flüchtige Hyperthermie. Terminal ist eine Harnflut, die sogenannte „Urina spastica" typisch, selten kommen auch Diarrhoe und Erbrechen hinzu, alles Zeichen der parasympathischen Gegenregulation. Herzgesunde werden sehr selten bewußtlos. Der Anfall kann durch Valsalva-Versuch, Carotissinusreizung oder Bulbusdruck unterbrochen werden. Nur selten sind Pharmaka wie Betarezeptorenblocker, Digitalis, Chinidin oder Procainamid erforderlich. Nach der angedeuteten Kausalhypothese müßten psychotherapeutische Techniken wie zum Beispiel autogenes Training erfolgreich sein.

Auch die sogenannten *„Reentry-AV-Tachykardien"* können durch den plötzlichen Blutdruckabfall synkopenartige Symptome machen. Hier spielen offenbar reflektorische Innervationsänderungen des AV-Knotens ebenfalls eine gewisse Rolle.

Sympathiko-vasale Synkopen

a) mit Hypertonie

Eine plötzliche Steigerung des Sympathikotonus mit schwerpunktmäßiger Wirkung auf das Gefäßsystem kann zu sogenannten *hypertonen Krisen* („Blutdruckkrisen") führen. Sie laufen ähnlich wie die paroxysmalen Tachykardien ab mit plötzlichem Herzklopfen, pectanginösen Angstgefühlen, Hyperventilation, Hautblässe und sprunghaftem Blutdruckanstieg auf systolische Werte bis weit über 200 mmHg. Der diastolische Wert ist nur gering erhöht um 20 bis 40 mmHg. Der Hypertonus löst heftige, meist pulsierende Kopfschmerzen aus. Die Tachykardie ist geringer als bei den paroxysmalen Tachykardien, das heißt selten über 160 Schläge pro Minute. Körpertemperatur, Blutzucker und Leukozyten steigen ebenfalls oft an, und als weiteres Zeichen des gesteigerten Sympathikotonus treten Gänsehautschauer, Schweißausbrüche und Mydriasis auf. Als Ausdruck einer durch den Hypertonus passager gestörten Autoregulation der Hirndurchblutung können zerebrale Symptome wie diffuser Schwindel, Sehstörungen,

Ohrensausen, flüchtige Paresen, organische Psychosyndrome und Bewußtseinsstörungen, auch epileptische Anfälle hinzutreten. (Literatur bei Broser 1975). Dies ist besonders bei älteren Menschen mit Gefäßsklerose möglich. Als parasympathische Gegenregulation kommt es über das Barorezeptorensystem in der Abklingphase zu Hautrötung (Vasodilatation), Brechreiz, Diarrhoen und wiederum „Urina spastica". Der gesteigerte Sympathikotonus führt einerseits selbst neurogen zur Anfallsentwicklung, andererseits stimuliert er auch eine vermehrte Adrenalin- und Noradrenalinausschüttung in der Nebenniere mit den entsprechenden Folgen. Differentialdiagnostisch sind deshalb stets Phäochromocytome, sympathische Paraganglien und andere katecholaminproduzierende Prozesse sowie diverse endokrine Erkrankungen zu bedenken, aber auch Aortenstenosen und ein schon bestehender etwa essentieller Hypertonus. Auslöser von Blutdruckkrisen, nicht selten sogar bei den eindeutig organisch bedingten Formen, sind meist schwerere psychische Belastungen, Streß und psychosomatische Krisen unterschiedlicher Genese bei prädisponierten vegetativ labilen Menschen. Insofern sind auch hier psychotherapeutische Behandlungsverfahren stets mit zu erwägen. Ansonsten sind bei den Kranken ohne wesentliche organische Herzschädigung Betarezeptorenblocker zur medikamentösen Behandlung einsetzbar und wirksam.

b) mit Hypotonie

Sympathikovasale Synkopen mit abruptem Blutdrucksturz auf nicht meßbare Werte sind relativ häufig. Diese „vago-vasalen" Synkopen haben gewiß nichts mit dem Vagus zu tun, sondern sind reflektorische Mechanismen mit Inhibition (Blockierung) des sympathischen Impulsstroms aus dem unteren Hirnstamm zur Peripherie. Die plötzliche allgemeine Blockierung der Vasokonstriktoren, also eine ausgedehnte Vasodilatation in der Gefäßperipherie, verursacht den Blutdruckabfall mit seinen Folgen. Es wird aber wohl lange dauern, bis man sich den so glatt über die Zunge laufenden Begriff „vago-vasal" abtrainieren kann. Bei einem Teil dieser Synkopen, oder vielleicht sogar bei allen, soll auch eine Stimulation des sympathischen cholinergen Vasodilatatorensystems (s. S. 216) die entscheidende pathogenetische Rolle spielen. Die Zusammenhänge sind noch nicht sicher geklärt. Ist der kollaptische Blutdrucksturz schwer und anhaltend, so kann ebenfalls Bewußtlosigkeit mit Muskelatonie auftreten. Die Betroffenen sind dann während des Anfalls „leichenblaß" und völlig schlaff. Ist der Blutdruck mehr als 12 Sekunden nicht meßbar, können auch kurze tonische Streckkrämpfe und/oder regellose myoklonische Muskelzuckungen auftreten, was wiederum differentialdiagnostische Schwierigkeiten gegenüber epileptischen Anfällen bereiten kann. Die „Ohnmachten" dauern in der Regel nur Sekunden bis wenige Minuten und bleiben bei sonst Herz- und Kreislaufgesunden folgenlos. Die Kranken fühlen sich danach sofort wieder wohl. Gelegentlich schließt sich unmittelbar an den Anfall ein Übergangsstadium bis zum Erwachen an, in dem die Betroffenen noch verdämmert und ratlos-unruhig sind, sich regellos rekeln, wälzen oder herumnesteln. Die Pupillen sind in der Phase der Bewußtlosigkeit oft extrem eng und können somit auch nicht mehr auf Lichtreiz reagieren, also enger werden, durch das massive Überwiegen des Parasympathikotonus.

Man hat „Entlastungsreaktionen" abgegrenzt, bei denen eine extreme sympathikotone Reaktionslage nach Art eines Bezold-Jarisch-Reflexmechanismus in eine entlastende parasympathikotone Reaktion „umkippt", sie geht entsprechend mit Blutdruckabfall und Bradykardie einher, und dieser eine „Erschöpfungsreaktion" gegenübergestellt, bei der sich eine anhaltende, „hochgespannte" sympathische Reaktionslage durch Überforderung des Systems erschöpft. Hierbei besteht Tachykardie. Bei der Entlastungsreaktion tritt die Ohnmacht schlagartig ohne deutlich ausgeprägte Vorboten auf, bei der Erschöpfungsreaktion gehen dem Bewußtseinsverlust Vorboten wie „Leere im Kopf", diffuses Schwindelgefühl, Schwächegefühl und schließlich das charakteristische „Schwarzwerden vor den Augen" voraus.

Das einfache Orthostase-Syndrom

Dieses Syndrom ist am besten bekannt und jedem Arzt geläufig. Langes Stehen oder abruptes Aufstehen nach langem Liegen, besonders in der morgendlichen vagotonen Phase, führt bei prädisponierten Personen wie großen asthenischen Menschen, vor allem in der Pubertät und bei „vegetativ Labilen" mit allgemeiner Neigung zu niedrigem Blutdruck zu den oben geschilderten Prodromi, vor allem dem Schwarzwerden vor den Augen und dann zum schlaffen Zusammensacken und Sekunden bis wenige Minuten dauernder Bewußtlosigkeit, also der Ohnmacht. Es ist der Typ der Erschöpfungsreaktion mit Versagen des Vasokonstriktorensystems und entsprechendem Blutdruckabfall. Hierbei spielt auch ein ungenügender Venentonus in den Extremitäten eine wichtige Rolle. Allgemeinerkrankungen wie Infektionen, Traumen, Operationen usw. verursachen oder verstärken dieses Syndrom ebenfalls. Diagnostisch wegweisend ist hier der Schellong-Test. Als Therapie werden Kreislauftraining und eventuell vorübergehend Sympathikomimetika empfohlen. Über sympathikotone und asympathikotone Blutdruckreaktionen s. S. 248.

Synkopen als reflektorische Schmerzreaktion

Die aufsteigende Schmerzbahn projiziert nachgewiesenermaßen einen Teil ihrer Impulse in die vegetativen Regulationssysteme des Hirnstamms, was im Normalfall zu einem gesteigerten Sympathikotonus, also etwa zur Blutdrucksteigerung, zur Zunahme von Herz- und Atemfrequenz, zu Schweißausbruch, Unruhe, Fluchttendenz usw. führt. Auch dieser Mechanismus kann gegenregulatorisch „umkippen" und zur Ohnmacht führen. Beispiele: Ein heftiger Schlag gegen das Schienbein, Blutabnahmen, meist schon beim Einstich in die Haut, Spritzen und andere ärztliche Maßnahmen, besonders bei ängstlichen jungen Männern. Es handelt sich hier um den Typ der Entlastungsreaktion. Die Bewußtlosigkeit tritt ganz unvermittelt und abrupt, sozusagen reflexhaft auf. Gesteigerte Angstbereitschaft scheint eine entscheidende Voraussetzung zur Entstehung dieses Syndroms zu sein (s. S. 218). Das cholinerge Vasodilatatorensystem könnte beteiligt sein.

Sympathiko-vasale Angst-Schreck-Reaktionen

Wie schon auf Seite 218 im Zusammenhang mit dem limbischen System dargestellt wurde, führt Angst über eine Stimulierung des cholinergen Vasodilatatorensystems zum Blutdruckabfall. Dieser Effekt ist mit Atropin blockierbar, also cholinerg. Der spezifische Erregungsstrom in den Regelkreisen des limbischen Systems führt über eine massive Vasodilatation, vor allem der Widerstandsgefäße in der Muskulatur, zur psychosomatischen Ohnmacht. Plötzliche heftige Furcht, sich steigernder Angst, Schreckerlebnisse, gelegentlich auch unvermutete peinliche Konfrontationen sind die Auslöser. Auch hier ist in der Regel eine entsprechend psychosomatisch-prädisponierte Persönlichkeitsstruktur mit vegetativer Labilität die allgemeine Voraussetzung. In gewissen früheren Zeiten war es geradezu schick, in als „schockierend" oder peinlich empfundenen Situationen theatralisch in Ohnmacht zu fallen. Wenn auch viele solche Ohnmachten „gespielt" waren, so zeigten doch häufig die Betroffenen alle Symptome des vasomotorischen Kollapses. Auch die Tatsache allein, daß eine solche Reaktion modisch und so verbreitet werden konnte, spricht dafür, daß sie einen biologischen Kern hatte, eine aus der allgemeinen Erfahrung geborene Verhaltensschiene war. Heute sind solche psychosomatischen Ohnmachten eher selten, kommen aber zweifellos noch vor, wenn rationale Abwehrstrategien versagen oder nicht gelernt worden waren.

Alimentäre (gastrointestinale) sympathiko-vasale Synkopen

Diese „postzenalen Ohnmachten" entstehen bei rascher Überfüllung des Magens beim Essen oder gar nur bei massivem Luftschlucken. Neben der starken Erweiterung der „Splanchnikusgefäße", die allein schon Blutdrucksenkung bewirkt, sollen dabei nach allgemeiner Ansicht „periphere neuroreflektorische Mechanismen" wirksam sein (Roemhild und Hoff zitiert nach Broser 1975). Solche vago-sympathischen Reflexschaltungen auf spinaler Ebene sind zwar bekannt, jedoch wird ein derartiger regional-reflektorischer Mechanismus wahrscheinlich kaum je eine so globale Vasodilatation auslösen, daß es zu nicht meßbarem Blutdruckabfall und Ohnmacht kommt. Wahrscheinlicher ist, daß massive vagale Afferenzen aus dem Magen zum Hirnstamm (zum Nucleus tractus solitarii?) projizieren und damit ähnlich den Baroreflexen eine globale sympathische Hemmung auslösen oder daß die nachgewiesenen Vagusafferenzen zum Hypothalamus dort das cholinerge Vasodilatatorensystem stimulieren. Auch in der Frühphase des Dumping-Syndroms, also kurz nach Magenoperationen, können solche alimentären Kollapse beobachtet werden. Dabei handelt es sich jedenfalls nicht um die später einsetzende übliche postzenale Hypoglykämie. Auch hierbei ist wieder die primäre vegetative Ausgangslage von Bedeutung, das

heißt, das Syndrom wird bei vegetativ und psychosomatisch stabilen Menschen kaum auftreten.
Ähnliche Mechanismen scheinen auch bei den seltenen sogenannten *„Miktions-Synkopen"* abzulaufen, wobei wahrscheinlich auch eine vagotone Bradykardie verstärkend hinzukommt.

Vestibuläre sympathiko-vasale Synkopen
Starke vestibuläre Reize wie Karussellfahren, Kinetosen oder Morbus Menier und andere Erkrankungen des Vestibularapparates führen regelmäßig zu „vagotonen" Kreislaufeffekten und können sogar hypotone Synkopen auslösen. Nach verschiedenen Autoren bewirken Vestibularisreizungen eine starke reflektorische Erweiterung der „Splanchnicusgefäße" und eine Hemmung des Barorezeptorensystems. Auch hierbei scheint die Projektion der vestibulären Reize in die Formatio reticularis im unteren Hirnstamm einen gesteigerten Parasympathikotonus oder eine „cholinerge" Vasodilatation auszulösen, die dann zum Vasomotorenkollaps führt. Dabei sind die Hautgefäße in der Regel kontrahiert („Leichenblässe") und es tritt als Zeichen des global gesteigerten Parasympathikotonus Erbrechen, manchmal Diarrhoe und stets eine Miosis auf. Mit synkophaften Ohnmachten ist beim Menschen mit Labyrintherkrankungen durchaus häufiger zu rechnen.

„Pressorische Synkopen"
Starkes Pressen, etwa beim Heben schwerer Lasten, erschwertem Stuhlgang, anhaltendem heftigen Niesen oder langwährenden Hustenattacken, Ereignissen also, bei denen es zu einem massiven Anstieg des intrathorakalen und/oder intraabdominellen Druckes kommt, verursachen ebenfalls nicht selten synkopale Ohnmachten. Das „Verschreien" der kleinen Kinder gehört wohl ebenfalls in diese Gruppe. Am häufigsten sind die *Hustensynkopen*. Sie treten vor allem bei männlichen Emphysempatienten mit Bronchitis auf. Die Kranken werden während einer längeren Hustenattacke plötzlich zyanotisch und stürzen bewußtlos zu Boden und es kommt schließlich, viel häufiger als bei Erkrankten mit anderen nicht-epileptischen Synkopen, „zu klonischen Zuckungen, teils um den Mund, an den Armen, auch einseitig, teilweise aber auch zu generalisierten klonischen Zuckungen" (Anschütz 1967). Die Kranken erholen sich nach der Synkope rasch und erwachen nach einem tiefen Atemzug. Zungenbiß scheint nie dabei aufzutreten. Die allgemein akzeptierte Erklärung der Vorgänge ist rein kreislaufdynamisch: Durch die heftige Steigerung des intrathorakalen Druckes auf Werte bis 300 mmHg kommt es zur kompletten Kompression der großen Venen und des rechten Herzvorhofes oder auch zu einer Abschnürung der Vena cava an ihrer Durchtrittsstelle durch das Zwerchfell und somit zur Kreislaufunterbrechung mangels Volumen und zum Blutdruckabfall auf nicht meßbare Werte, was wiederum eine globale Hirnischämie mit ihren Folgen auslöst. Die Hirnischämie wird noch verstärkt durch die Tatsache, daß auch der intrakranielle Druck, im wesentlichen der Liquordruck, stark ansteigt, weil der venöse Abfluß aus den intrakraniellen Räumen blockiert ist. Dies mag der Grund für die Neigung zu klonischen Krämpfen sein. Ob es sich dabei um epileptische oder nicht-epileptische Krämpfe handelt, ist im übrigen müßig zu differenzieren, sie sind in jedem Fall zerebral induziert und somit im weiteren Sinne auch epileptisch. Man sollte nicht, vornehmlich von nicht-neurologischer Seite, das leider weithin immer noch negative Image der Epilepsiekranken perpetuieren und „Epileptisches" ängstlich abwehren und nach anderen Bezeichnungen suchen, wenn jemand zerebral induziert krampft. Schließlich kann jede zerebrale Ischämie auch epileptische Krampfanfälle auslösen. Zerebrale Krämpfe sind epileptische Phänomene und dabei Symptome einer Funktionsstörung des Organismus wie viele andere auch.
Nach der Hustensynkope kommt es übrigens regelmäßig zu einem gegenregulatorischen sympathikotonen Blutdruckanstieg (Baroreflex). Es läßt sich im übrigen auch nicht ausschließen, einige Befunde sprechen dafür, daß auch bei den pressorischen Synkopen vegetative Reflexabläufe, etwa durch Reizung von Dehnungsrezeptoren der Lunge und der großen Venen eine wichtige Rolle spielen.

Zur Differentialdiagnose kardiovaskuläre Synkope — epileptischer Anfall

Diese Frage ist vor allem durch genaues und kenntnisreiches Befragen von Kranken und Anfallszeugen zu lösen. Im Zweifel sollte stets der Neurologe hinzugezogen werden. Für kardiovaskuläre Synkopen und gegen epileptische Anfälle sprechen:

1. Die typischen Vorboten wie Ohnmachtsgefühl und „Schwarzwerden vor den Augen".
2. Die meist kurze, nur wenige Sekunden dauernde Bewußtlosigkeit und das schlaffe Zusammensacken.
3. Das Fehlen von Zungenbiß, Einnässen oder ernsthaften körperlichen Verletzungen.
4. Die eher seltenen und mehr regellosen, nicht systematischen, nicht tonisch-klonischen, auch nur kurzen Muskelzuckungen.
5. In der postsynkopalen Phase sind die Kranken meist sofort hellwach und fühlen sich wohl, in der postparoxysmalen Phase nach einem epileptischen Anfall folgt oft eine bis zu Stunden lange Schlafphase (beim Grand-mal) mit nachfolgendem Gefühl der Abgeschlagenheit, Kopfschmerzen und Unwohlsein oder auch eine Phase von vorübergehender Verwirrtheit und Ratlosigkeit. Letzteres gibt es allerdings auch bei kardiovaskulären Synkopen.

Grundsätzlich muß bedacht werden, daß jede Hirnischämie (etwa auch durch Synkopen) zerebrale epileptische Anfälle auslösen kann, also beide Anfallsmechanismen vorliegen. Dies trifft besonders bei Kranken mit allgemeiner Arteriosklerose, auch des Gehirns und anderen zerebralen Vorschädigungen zu. Es können nach kardiovaskulären Synkopen sogar zerebrale Herdsymptome wie Hemiparesen, Hemianopsien oder psychische Syndrome nachfolgen. Die außerordentliche Variabilität und Vielgestaltigkeit der Epilepsien, besonders der psychomotorischen Anfälle, ist dem Neurologen geläufiger, er sollte stets zur Differentialdiagnose hinzugezogen werden.
Diagnostisch kommt man meist ohne den intensiven Einsatz von Apparaten nicht aus. Es ist oft das ganze apparative Rüstzeug der Kardiologie (Langzeit-EKG, Phonokardiogramm, Carotissinusreizung, Kreislauftests) erforderlich sowie der Einsatz der klinisch-neurophysiologischen Untersuchungsmethoden wie Langzeit-EEG usw.
Die *Therapie* richtet sich nach der Diagnose und ist dann entweder Sache des Kardiologen oder des Neurologen. Es soll aber auch hier noch einmal daran erinnert werden, daß bei allen kardiovaskulären Synkopen psychosomatische Faktoren ursächlich wichtig sind. Im Zweifel sollte deshalb, bevor man zu Pharmaka greift, auch ein Psychotherapeut zu Rate gezogen werden.

Erkrankungen der peripher-vegetativen Herzinnervation (Kardioneuropathien):

Bei dieser Krankheitsgruppe sollen schwerpunktartig die Auswirkungen „vegetativer Neuropathien" und verwandter Grunderkrankungen auf die Herztätigkeit besprochen werden. Sie sind in letzter Zeit intensiv untersucht worden und erlangen zunehmend klinische Bedeutung. Dies trifft vor allem auf die diabetische, aber auch viele andere Kardioneuropathien (KNP) zu. Grundsätzlich hat man „primäre" KNP mit Befall nur der herznahen und intrakardialen Herznerven abgegrenzt („Neuritis cordis", „Ganglionitis cordis") von Störungen der Herzinnervation im Rahmen von generalisierten Polyneuropathien bzw. Neuromyopathien, den sogenannten sekundären KNP (Literatur bei Borchard 1982).
Unter den *primären KNP* sind die isolierten entzündlichen Erkrankungen nur der Herznerven mit lymphozytären perineuralen Infiltraten sicher Raritäten. Es ist auch fraglich, ob sich der neuritische Prozeß wirklich nur auf die Herznerven beschränkt. Strukturelle Läsionen der intrakardialen Herznerven sind aber auch bei starken Herzmuskelhypertrophien, nach Herzinfarkten und anderen Kardiopathien beschrieben worden. Dabei kommt es zur Kathecholaminverarmung der Herzmuskulatur, also zur Schädigung adrenerger Herznerven. Ähnliche Befunde müssen auch bei und nach Myokarditiden erwartet werden. Beim „Megaherz" der Chagas-Krankheit wurde neben anderen erregerbedingten Schädigungen eine entzündliche Zerstörung der intramuralen Herznerven und -ganglien gefunden.
Viel wichtiger und häufiger sind die *sekundären Kardioneuropathien*. Allein beim Diabetes mellitus, insbesondere dem juvenilen Typ, ist nach der Literatur in 10 bis 30%, im Durchschnitt in 21% der Kranken mit einer Neuropathie des kardiovaskulären Systems zu rechnen (Schöpper und Mitarbeiter 1983).
Als Ursache vegetativer Polyneuropathien mit Beteiligung der Herznerven sind eine Reihe von Grunderkrankungen bekannt geworden. Die häufigste und am besten untersuchte Grunderkrankung dieser Art ist wie gesagt der Diabetes mellitus, bei dem sowohl die diabetische Angiopathie der Vasa nervorum eine Rolle spielt als auch die metabolische Störung des Zuckerstoffwechsels in ihrer Auswirkung

auf die peripheren Nerven selbst. Vielleicht ebenso bedeutsam, aber noch ungenügend untersucht ist der chronische Alkoholismus, bei dem die alkoholische Kardiomyopathie recht gut bekannt ist, die alkoholische Kardioneuropathie im klinischen Alltagsdenken aber noch eine geringe Rolle spielt. Als weitere Ursachen für Kardioneuropathien infolge vorwiegend metabolisch-toxischer Störungen sind zu nennen: Die chronische Niereninsuffizienz (Urämie), das hepatische Koma, die Porphyrie, die Amyloidosen, die erbliche Levy-Roussy-Polyneuropathie und andere. Entzündliche vegetative Polyneuropathien kommen vor bei diversen Allgemeininfektionen mit neurotropen Viren, Diphtherie, Tetanus, Toxoplasmose, Typhus und anderen. Neurotoxische Störungen der Herzinnervation, zum Teil mit plötzlichen Todesfällen, sind bei Einnahme von Psychopharmaka, trizyklischen Antidepressiva, Antiepileptika (Hydantoine), verschiedenen suchterzeugenden Drogen und Narkotika bekannt geworden. Schließlich gibt es Herzfunktionsstörungen bei neurologischen Systemerkrankungen wie der Friedreich'schen Ataxie, bei neuromuskulären Erkrankungen wie der Myasthenia gravis und endlich bei den erblichen systematischen Muskeldystrophien, dem Morbus Curshmann-Steinert und wohl auch bei entzündlichen Polymyositiden.

Die *Diagnose* einer KNP ist zunächst ein Problem des Wissens und des „Drandenkens" und kann mit den auf Seite 226 beschriebenen Untersuchungsmethoden gesichert werden. Oft sind die KNP, etwa bei Diabetes mellitus oder Alkoholismus, klinisch wenig eindrucksvoll und auch nicht immer behandlungsbedürftig, man sollte sie jedoch kennen und diagnostisch erfassen, um sie von anderen strukturellen Herzkrankheiten abgrenzen zu können und den erhöhten Gefährdungsgrad beim Hinzutreten zu strukturellen Herzkrankheiten richtig einzuschätzen. Diabetiker und Alkoholkranke sind z. B. bei Narkosen durchaus ernsthaft gefährdet, wenn ihre KNP nicht vorher erkannt und bedacht wurde. Es wurden mehrfach bei Allgemeinnarkosen schwere Herzrhythmusstörungen mit Asystolie und auch tödlichem Ausgang beschrieben. Ähnliche bedrohliche kardiale Zwischenfälle bei Kranken mit KNP sind während Pneumonien, Bronchitiden, Hustenanfällen (s. auch pressorische Synkopen, Seite 237) und anderen Affektionen des Respirationstraktes beobachtet worden. Schließlich muß bei der Medikation von Kardiaka erhöhte Aufmerksamkeit und Vorsicht walten. Bei KNP-Kranken kann infolge der Vagusläsion z. B. der Digitaliseffekt auf die Impulsbildung und Erregungsleitung ausbleiben, so daß sich die Ventrikelfrequenz bei Vorhoftachykardien nicht reduzieren läßt. Auch die häufige Ruhetachykardie der Diabeteskranken ist meist eine vegetative Neuropathie der Vagusnerven. Durch Miterkrankung der sympathischen Herznerven können die sympathikotonen Warnzeichen bei Hypoglykämien wie etwa Herzklopfen sowie die Schmerzen beim Herzinfarkt ganz fehlen, so daß bedrohliche Entwicklungen wegen fehlender Diagnose und Behandlung entstehen können.

Die *Therapie* der KNP ist die der Grunderkrankung und ansonsten kardiologisch-symptomatisch, wobei jeweils in Betracht zu ziehen ist, daß sympathische wie parasympathische Herznerven und deren neuromuskuläre Synapsen erkrankt sein können und deshalb jeweils eine veränderte Ansprechbarkeit auf Pharmaka bieten.

2.2.1.5 Die Katastrophe Herzinfarkt

Der Herzinfarkt ist sozusagen das „Herzstück" der klinischen Kardiologie und beschäftigt den Neurologen in der Regel nur dann, wenn er auch einen Hirninfarkt nach sich gezogen hat, was freilich nicht selten vorkommt. Gleichwohl hat der Herzinfarkt auch sonst in mehrfacher Hinsicht neurologische Dimensionen, sowohl bezüglich seiner Entstehungsmechanismen als auch seiner Folgen. Die psychosomatische Bedingungskonstellation der Herzinfarktgenese (Streß, Typ-A-Persönlichkeitsstruktur usw.) sind inzwischen weitgehend akzeptiert. Wenn man dies tut, dann muß man auch sagen, wie und auf welchem Wege pathogene psychische Faktoren aus dem Gehirn, wo allein sich Psychisches abspielt, ins Herz geraten. Dies geschieht selbstverständlich über die oben beschriebenen zerebralen Strukturen und sympathischen-parasympathischen absteigenden Bahnen sowie die peripheren Herznerven, andererseits aber auch über den bekannten neurohumoralen Weg vom Hypothalamus über die Hypophyse zur Nebennierenrinde (vermehrte Adrenalin- und Noradrenalinausschüttung). Es genügt zweifellos nicht mehr, sich allein mit den allenthalben bekannten Risikofaktoren der Arteriosklerose und der koronaren Herzkrankheit zu beschäftigen. Man muß auch hier, ähnlich wie beim Magenulcus (s. S. 64) über den Ort des Geschehens hinaus mehr in größeren, hier also neuronalen, psychosomatischen und psychosozialen Kategorien denken und handeln lernen.

In Anlehnung an Schaefer (1980) soll deshalb das folgende neurale Konzept der Herzinfarktgenese dargestellt werden: Entscheidende Bedeutung hat offenbar ein anhaltend gesteigerter Sympathikotonus, der nicht durch Muskelarbeit wie bei Kampf, Flucht und anderen körperlichen Aktivitäten „abgeführt", also entlastet werden kann. Tiere in natürlicher Umgebung erleiden wohl nie Herzinfarkte, sie haben regelhaft organisierte Abfuhrmechanismen für den gesteigerten Sympathikotonus. Herzinfarkte gefährden aber in zunehmendem Maße den Menschen und im übrigen auch andere domestizierte Säugetiere, wie etwa modern aufgezogene Hausschweine. Ein erheblich und anhaltend gesteigerter Sympathikotonus hat nun experimentell und klinisch nachweisbar neben vielen anderen auch die folgenden unmittelbaren Wirkungen:

1. Er steigert Herzstoffwechsel und Herzfrequenz.
2. Er führt zu einer allgemeinen Vasokonstriktion mit Blutdruckanstieg und die Neigung zu Vasokonstriktionen kann sich auch am Herzen in Form von Koronarspasmen äußern.
3. Er fördert die Gerinnungsbereitschaft des Blutes und vermehrt die Blutlipide.

Koronare Spasmen bei gesteigertem Herzstoffwechsel und hohem Blutdruck sowie verschlechterten rheologischen Eigenschaften des Blutes müssen deletäre Folgen haben, wenn sie chronisch-intermittierend die lokale Toleranzschwelle überschreiten (Ischämie). Solche neuronalen Mechanismen könnten die eher seltenen Fälle von Herzinfarkten oder akutem Herztod erklären, bei denen keine koronare Arteriosklerose gefunden wird. Auch die Prinzmetal-Angina (Koronarspasmen ohne Arteriosklerose) könnte so entstehen und verständlich werden. Aber selbst bei vorhandener Koronarsklerose oder vorgeschädigtem Herzen können derartige neurale Einflüsse den letzten Anstoß geben zur Katastrophe Herzinfarkt, denn in der Umgebung koronarer arteriosklerotischer Stenosen sind stets noch zur Vasokonstriktion befähigte Gefäßabschnitte vorhanden, deren Verengung dann die Ischämie zum Herzinfarkt komplettiert.

Die bekannten Risikofaktoren der Arteriosklerose, deren Bedeutung hier gar nicht in Frage gestellt werden soll und kann, sind mühelos in dieses Konzept integrierbar, wobei selbst diese Risikofaktoren noch Folge des chronisch gesteigerten Sympathikotonus (chronische Hypertonie) sein könnten. Über die mögliche Psychogenese der essentiellen Hypertonie s. S. 245. Wie kommt nun dieser gesteigerte Sympathikotonus zustande und warum wirkt er sich scheinbar selektiv auf das Herz aus? Ein gesteigerter Sympathikotonus ist, somatisch interpretiert, das Ergebnis exogener Reize (Umweltreize), die über die Sinnesorgansysteme wie Sehen, Riechen, Hören, Schmecken, Fühlen die Formatio reticularis, das limbische System und die Großhirnrinde erregen. Großhirn und limbisches System sind in ähnlicher Weise auch durch endogene Reize (Gedanken, Pläne, Ziele, durch Erziehung und Umwelt geprägte Grundhaltungen und Einstellungen, Prinzipien usw.) erregbar bzw. in einer gewissen Dauererregung zu halten. Der anhaltende und intermittierend verstärkte Erregungszustand dieser Regelkreissysteme zwischen Großhirn und limbischem System, der zu einem dauernd gespannt-erregten Affektzustand führt, kann nun aus sozialen bzw. gesellschaftlichen Gründen nicht durch eine motorische Abfuhr entlastet werden. Er projiziert sich auf den oben geschilderten zentralnervösen Bahnen auf den Hypothalamus. Von hieraus wird der nun zum sympathischen Erregungszustand generierte Impulsstrom in die Körperperipherie gesandt und verursacht dort die Symptome des allgemein gesteigerten Sympathikotonus. Dies kann auch regional schwerpunktartig der Fall sein, etwa vornehmlich am Herzen. Koepchen (1982) hat wiederholt betont, daß die sympathische Erregung sich auch vornehmlich auf „Äste" und Teilgebiete des sympathischen Innervationsareals beschränken kann (fixierte cerebrale Reaktionsmuster?). Im übrigen belehren uns die Psychosomatiker recht eindrücklich über die Organwahl des psychosomatisch Kranken und helfen uns die Beziehungen zwischen psychischer Einstellung und Befindlichkeit einerseits und Organerkrankung andererseits besser zu verstehen: Es ist inzwischen allgemein akzeptiert, daß eine bestimmte Persönlichkeitsstruktur wesentlicher Risikofaktor für Herzinfarkte ist. Seit Friedmann und Rosenman (1960) ist dies die sogenannte „Typ-A-Persönlichkeit". Die Autoren beschreiben sie folgendermaßen: „Wer ohne Uhr nicht leben kann, wer hastig und abgehackt spricht, wer nicht zuhören kann, wer anderen dauernd ins Wort fällt, wer sofort auf Achtzig ist, wenn er nur mal 30 fahren darf, wer immer mehrere Dinge gleichzeitig tun will, wer bei jeder Unterhaltung nur von sich redet, wer ständig andere übertrumpfen will, wer nichts mehr genießen kann ohne schlechtes Gewissen, wer gewohnheitsmäßig die Zähne zusammenbeißt, der ist ein A-Typ, der lebt gefährlich, dessen Persönlichkeit ist der Risikofaktor Nummer 1 für einen zu frühen Herzinfarkt". Diese ehrgeizigen Leistungs- und Erfolgsfanatiker mit ihren zwanghaft überzogenen Ansprüchen an sich selbst, die unentwegt Stärke und Unabhängigkeit demonstrieren müssen und in allen ihren Beziehungen, auch den Partnerbeziehungen, Dominanz anstreben und bewundert werden wollen und passive Abhängigkeits- und Geborgenheitswünsche völlig verdrängen, sind auch bei Herzbeschwerden und bedrohlichen Körpersymptomen geneigt, diese „Schwächezeichen" angsthaft zu verdrängen, ärztliche Ratschläge zu mißachten und unentwegt „stark" zu bleiben. Diese Haltung bleibt selbst nach stattgehabtem Herzinfarkt meist bestehen. Die Personen stehen also ständig „unter Dampf", sind unentwegt in Kampfstimmung, um ihre fragile Dominanzposition aufrechtzuerhalten und zu verteidigen. Kampfstimmung aber bedeutet gesteigerter Sympathikotonus, womit sich der Kreis schließt. Die Kampfstimmung ist dabei offenbar „Begleitmusik" in einem Abwehrkampf. Nach Heising (1980) ist „der Hauptabwehrmechanismus des Infarkt-Patienten die Verleugnung", und zwar die Verleugnung von Versagen, Schwäche, Zusammenbruch und Tod, die als „narzistische Katastrophe" empfunden werden. Angst und Streß werden nun nicht interpersonal ausgetragen oder innerseelisch verarbeitet und damit abgebaut, sondern verdrängt und dann, wenn der „Dampfdruck" zu hoch wird, in somatische Abfuhr abgeleitet. Warum nun zum Herzen? Die Psychotherapeuten und der Volksmund sagen, daß Herz und Mutter zusammengehören, emotional eng assoziiert werden. Beim Infarkttyp soll eine spezielle und besonders gravierende Störung der Mutter-Kind-Beziehung seit der frühen Kindheit nachweisbar sein. Diese und andere Determinanten wie familiäre Vorbilder und gesellschaftliche Gepflogenheiten mögen die Organwahl bestimmen.

Bei der Typ-A-Persönlichkeit ist das Infarktrisiko statistisch um das 2fache erhöht (Literatur bei Siegrist 1982).

Nach neueren statistischen Untersuchungen ist das Typ-A-Konzept allerdings noch zu erweitern, vor allem durch sozialmedizinische Fakten. Danach ist die Infarkthäufigkeit in unteren Sozialschichten deutlich höher als in den oberen (etwa bei den Managern mit „Manager-Krankheit"). Es stellte sich heraus, daß die *erfolglose* Typ-A-Persönlichkeit im besonderen Maße infarktgefährdet ist. Wirtschaftliche und soziale Instabilität und Gefährdung, diverse Stressoren am Arbeitsplatz (Lärm, Hektik), Angst um die Position und vor sozialem Abstieg und unsicherer Zukunft erhöhen offensichtlich das Risiko erheblich. Die anhaltende, aber erfolglose Kraftanstrengung der Typ-A-Persönlichkeit führt in die Katastrophe Herzinfarkt.

Die pathogenetische Schiene geht vom Gehirn Via Hypothalamus auf zwei Wegen ins Herz:
1. Über sympathische Bahnen und Nerven direkt zum Erfolgsorgan und
2. über die Hypothalamus-Hypophysen-Nebennierenrinden-Achse mit vermehrter Katecholaminausschüttung (Adrenalin, Cortisol).

Die diesbezügliche neurohumorale Streßforschung ist zur Zeit recht aktiv, der rein neuronale pathogene Impulsweg scheint eher ein wenig vernachlässigt zu werden. Zudem scheint es noch immer ein Problem zu sein, die psychotherapeutisch orientierten Psychosomatiker und die neurophysiologisch-endokrinologisch orientierten Streßforscher sowie die sozialmedizinisch und epidemiologisch arbeitenden Untersucher an einen Tisch zu bringen und ihre Ergebnisse zu einem einheitlichen sozio-psycho-physischen Krankheitskonzept zu vereinen.

Unmittelbar nach dem Herzinfarkt sind im übrigen weitere neuronale Regelmechanismen zu beobachten: Parasympathische Überaktivität mit Bradykardie und mit oder ohne Blutdruckabfall scheint der häufigste vegetativ-reflektorische Effekt des Herzinfarktes zu sein, besonders bei Hinterwandinfarkten (55%). Sympathische Aktivität mit Hypertension tritt in etwa 36% auf, vor allem beim Vorderwandinfarkt.

Die *Therapie* des Herzinfarktes ist immer symptomatisch. Neben den üblichen intensivmedizinischen und kardiologischen Behandlungsmaßnahmen haben sich je nach aktueller Situation auch hierbei Beta-Rezeptorenblocker (bei gesteigertem Sympathikotonus) oder Atropin-ähnliche Substanzen (bei gesteigertem Parasympathikotonus) bewährt. Im übrigen ist jeder Infarktpatient bzw. jeder infarktgefährdete Mensch, folgt man dem Konzept, psychotherapiebedürftig. Dies bedeutet keineswegs immer die „große Psychoanalyse", sondern es wäre schon viel gewonnen, wenn wenigstens eine kenntnisreiche, psychotherapeutisch orientierte Führung des Kranken erfolgt, die auch der aufgeschlossene Internist bewerkstelligen kann.

2.2.2 Neurogene Störungen des Blutgefäßsystems

2.2.2.1 Die arteriellen Hypertonien

Der arterielle Bluthochdruck ist eine der bedeutendsten Volkskrankheiten in den industrialisierten Ländern. In der Bundesrepublik Deutschland beträgt die Hochdruckprävalenz bei der erwachsenen Bevölkerung nach verschiedenen Untersuchungsreihen wie etwa der Münchener Blutdruckstudie (Literatur bei Gutzwiller 1983) etwa 12 bis 15%. Aus der DDR werden 16,3% berichtet (Gallwas 1974), in der Schweiz wurden 12,1% für die Männer und 11,0% für die Frauen errechnet. Die Prävalenz der Grenzwert-Hypertonie (140/90 bis 160/80 mm Hg) beträgt in der Schweiz 17,5% für Männer und 13,5% für Frauen (Gutzwiller 1983). Angesichts der schweren Folgen dieser Erkrankung (Herzinfarkt, Schlaganfall usw.) müssen auch hierbei Forschung, Aufklärung der Bevölkerung und Prophylaxe weiter intensiviert werden. Neben den anderen bekannten Risikofaktoren der Arteriosklerose wie Ernährungsgewohnheiten (Fette, Kochsalz), Übergewicht und Rauchen spielen bei dieser Krankheit psychosoziale und psychosomatische, also neuronale Mechanismen eine wesentliche pathogenetische Rolle. Dies betrifft vor allem den sogenannten essentiellen Hypertonus. Die anderen selteneren Hypertonieformen wie renaler Hypertonus oder endokrine Hypertonien (Phäochromocytom, Conn-Syndrom, Cushing-Syndrom u. a.) sollen hier nur erwähnt, aber nicht besprochen werden. Wir wollen uns ganz vornehmlich mit den möglichen neurogenen Mechanismen der Hochdruckentstehung beschäftigen.

Zerebrale Läsionen

Ein „neurogener Hypertonus" ist zwar seit längerem bekannt, die Neurogenese von Hypertonien spielt aber in den Lehrbüchern der inneren Medizin und im Denken der Internisten nach wie vor eine ganz untergeordnete Rolle. Für den Neurologen sind passagere Hypertonien, auch erheblichen Ausmaßes, bei akuten intrakraniellen Erkrankungen eine häufige Erfahrung. Die topographischen Beziehungen und pathophysiologischen Mechanismen sind ab S. 214 beschrieben. Ursächlich kommen vor allem akute raumfordernde Prozesse wie Massenblutungen, Subarachnoidalblutungen, Hirntumoren oder das traumatische Hirnödem, aber auch Entzündungen wie akute Meningoencephalitiden und zerebrale Ischämien und Hypoxien in Betracht. Alle diese Erkrankungen sind geeignet die blutdruckregulatorisch wichtigen Hirngebiete vom Großhirn über das limbische System und den Hypothalamus bis zum Hirnstamm zu affizieren und damit auch Hypertonus auszulösen.

Neurochirurgische Aspekte zerebraler neurogener Hypertonien

Naunyn und Schreiber (zitiert nach Lorenz 1973) haben schon 1881 beschrieben, daß bei akuten intrakraniellen Drucksteigerungen zu Beginn auch eine passagere Blutdrucksteigerung ausgelöst werden kann. Der Effekt blieb nach den tierexperimentellen Befunden späterer Untersucher aus, wenn Rückenmark oder Sympathikus durchtrennt waren. Es handelt sich dabei also um einen neuronalen Vorgang, wobei die stimulatorischen Impulse aus dem Gehirn über die sympathischen Efferenzen zum Gefäßsystem geleitet werden.

Cushing (1901) beschrieb dann auf Anregung von Kocher bei akutem Hirndruck neben anderen Symptomen wie Bradykardie oder rhythmischen Schwankungen von Blutdruck, Atmung und Pupillenweite einen akuten arteriellen Hypertonus als regelhaftes Phänomen, das wir seitdem als „Cushing-Reflex" oder „Kocher-Cushing-Antwort" kennen. Die Befunde sind inzwischen von vielen Untersuchern bestätigt worden. Bei infratentoriellen Prozessen in der hinteren Schädelgrube (Hirnstammnähe!) scheinen Blutdruckanstiege häufiger und deutlicher zu sein als bei supratentoriellen. Bei der „Einklemmung" des oberen Hirnstamms im Tentoriumschlitz infolge sehr starken supratentoriellen Hirndrucks steigt

der systolische und diastolische Blutdruck weiter an. Nach operativer Druckentlastung bei supratentoriellen Raumforderungen sinkt er diastolisch ab, bei Entlastung nach infratentorieller Raumforderung steigt er flüchtig systolisch und diastolisch an, um sich dann allmählich zu normalisieren (Lorenz 1973).
Bei unterer Hirnstammeinklemmung kommt es zu stärksten regellosen Schwankungen der Blutdruckregulation bis hin zum hypotonen Kreislaufversagen. Raumfordernde Prozesse in den Stammganglien und in Hypothalamusnähe können gelegentlich „vegetative Krisen" mit den Zeichen stark gesteigerten Sympathikotonus, also mit Hypertonie, Tachykardie, Schweißausbrüchen, Mydriasis, aber auch parasympathikotone Symptome wie Hautrötung und vermehrte Drüsensekretion auslösen.
Bei den Streckkrämpfen im Koma (Mittelhirnsyndrom) kommt es ebenfalls zu erheblicher Blutdrucksteigerung und Tachykardie. Im stabilen apallischen Syndrom normalisieren sich die Blutdruckwerte.
Neben den rein neurogenen Mechanismen zur Blutdrucksteigerung bei Hirndruck spielen selbstverständlich auch hier die zum Teil erheblich erhöhten Katecholaminausscheidungen eine wichtige Rolle, besonders bei Hirntraumen. Aber auch dieser Effekt ist ja das Ergebnis einer zentralen Stimulation des sympathischen Systems.
Die hirndruckbedingten Blutdruckerhöhungen sind meist passager und nur bei extremen Werten und anhaltend hohen Werten auch therapiebedürftig. Da es sich dabei um eine reflexhafte biologische Reaktion handelt, muß sie auch einen biologischen Sinn haben (Steigerung der Hirndurchblutung?), so daß man mit blutdrucksenkenden Pharmaka eher zurückhaltend umgehen sollte. Die *Therapie* sollte vor allem bei der Hirndrucksenkung bzw. der Beseitigung der ursächlichen raumfordernden Hirnerkrankung (gegebenenfalls Operation) einsetzen.

Nichtraumfordernde Hirnerkrankungen
Hierbei sind vor allem die Hirninfarkte zu besprechen: Bei einer Vielzahl der Kranken mit einem Hirninfarkt ist in den ersten 1 bis 2 Tagen passager ein erhöhter Blutdruck zu registrieren, unabhängig davon, ob in der Vorgeschichte schon ein Hypertonus bestanden hat oder nicht. Dies betrifft vor allem die Hirnstamminfarkte, in geringerem Maße aber auch die des Großhirns. Auch hierbei scheint es sich um einen Cushing-Reflex zu handeln. Die Ursache ist offenbar eine Ischämie in den blutdruckregulatorisch wichtigen Hirnarealen, vor allem des Hirnstamms (Medulla oblongata und Brücke) und des limbischen Systems (Nucleus amygdalae?). Dies könnte auch bei den hirndruckinduzierten Cushing-Antworten der Fall sein (druckinduzierte Ischämien). Die bei Hirnstamminfarkten, aber auch bei hirnstammnahen Blutungen einschließlich der Subarachnoidalblutungen und allen raumfordernden Prozessen in der hinteren Schädelgrube so häufigen passageren arteriellen Hypertonien lassen sich plausibel erklären als Affektionen des Nucleus tractus solitarius (s. auch S. 214). Bilaterale Läsionen dieses Kerns führen zum Beispiel bei Ratten regelmäßig zu exzessivem Hypertonus mit nachfolgendem Tod durch Herzversagen und Lungenödem. Bei Katzen kommt es nach einer Phase erhöhten Blutdrucks zu einem prolongierten Zustand labiler Hypertonie und vasculärer Überaktivität. Die Läsion führt über einen erhöhten peripheren Gefäßwiderstand zum Hochdruck, wobei zentrale adrenerge, also sympathische Neurone die Schrittmacher sind. Die Baroreflexe werden dabei ausgelöscht, so daß über diesen Reflexbogen keine Regelung möglich ist. Auch Aneurysmen der A. basilaris können hypertone Krisen mit phäochromozytom-ähnlicher Symptomatik auslösen.
Eine interessante Hypothese zur Entstehung eines neurogenen (auch des essentiellen?) Hypertonus hat Janetta (1979, 1980) aufgrund neurochirurgisch-operativer und tierexperimenteller Ergebnisse formuliert: Er hat bei (mindestens 8) Kranken, die wegen einer neurochirurgisch behandelbaren Erkrankung im Hirnstammbereich operiert wurden und gleichzeitig an einer essentiellen Hypertonie litten, abnorme Elongationen und Schlingen der A. vertebralis und seltener auch der A. cerebelli posterior inferior beobachtet, die gegen die ventro-laterale Region der linken Medulla oblongate pulsierten (s. Abb. 88). Er hat die Gefäßschlingen gelöst und so fixiert, daß sie die Region nicht mehr alterieren konnten. Danach war nach einem Zeitraum von wenigen Wochen der Hypertonus auf Normalwerte abgesunken. Bei Versuchen an Pavianen mit auf dieses Areal pulsierenden kleinen Ballons konnte er regelmäßig Hypertonien bis zu 250 mm Hg systolisch erzeugen.

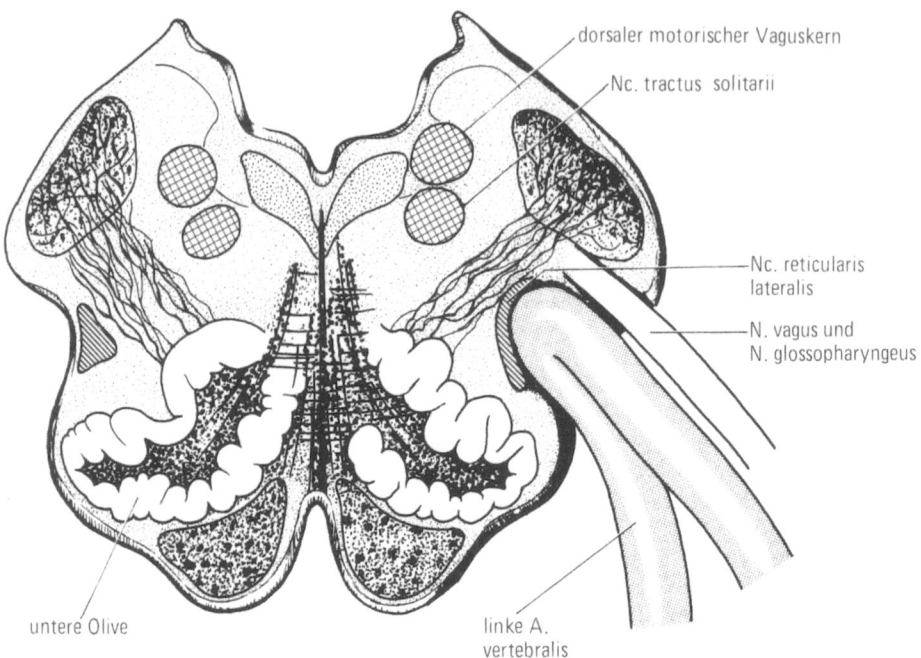

Abb. 88. Neurovasculäre Kompression der linken Medulla oblongata, die nach Janetta Hypertonus auslösen kann. (Nach Segal und Mitarbeiter 1979)

Bei der betreffenden Hirnstammregion handelt es sich um die Gegend zwischen der linken Olive und der Austrittsstelle des linken N. vagus (glossopharyngeus), wobei auch das Areal des Nucleus tractus solitarii in unmittelbarer Nähe liegt (s. Abb. 88). Janetta meint, die Pulsationen könnten über den linken Vagus zu vermehrter Pumpleistung („overdrive") des linken Herzens und so zur Blutdrucksteigerung führen. Sicher spielen aber auch eine ständige Störung der Baroreflexe und die pulsatorischen Irritationen des linken Nucleus tractus solitarii dabei eine Rolle (Janetta 1978, 1979 und 1982). Man könnte den ganzen Mechanismus auch als Cushing-Reflexantworten verstehen. Er ist gewiß nur für eine begrenzte Anzahl der Kranken mit essentiellem Hypertonus eine mögliche Ursache der Erkrankung und als Therapie noch keine Alternative zur Pharmakotherapie, zumal der Eingriff schwierig und nicht ohne größere Risiken ist. Gleichwohl stellt er ein interessantes pathophysiologisches Modell dar.

Die bei flüchtigen Ischämien oder Infarkten des Hirnstamms so häufig akut auftretenden Hypertonien sind in der Regel nach ein bis drei Tagen spontan auf die Ausgangswerte zurückgegangen. Auch hier sollten in der Akutphase Antihypertensiva nicht oder nur bei exzessiven Werten und dann nur zurückhaltend eingesetzt werden. Abrupte medikamentöse Blutdrucksenkungen können in dieser Situation durchaus auch Reinsulte oder Verschlechterungen der neurologischen Symptomatik verursachen. Bei Kranken mit chronifiziertem manifestem Hypertonus, die einen solchen Hirnstamminfarkt erleiden, muß eine vorsichtige antihypertensive Pharmakotherapie, auch noch nach der Akutphase der Hirnerkrankung, selbstverständlich erfolgen.

Rückenmarksläsionen

Hypertone Krisen sind bei querschnittsgelähmten Menschen in der Phase nach dem Abklingen des spinalen Schocks ein relativ häufiges Phänomen, vor allem bei Transversalsyndromen oberhalb von Th 6. Eine gefüllte Harnblase, d.h. gesteigerter intravesikaler Druck oder Wehen beim Geburtsvorgang (s. S. 116) oder andere Stimuli unterhalb der Querschnittsebene können vegetative Reflexe über das intakte infraläsionelle Rückenmark auslösen, die zu Symptomen abrupt gesteigerten Sympathikotonus wie etwa profusen

Schweißausbrüchen, Piloarektionen, Mydriasis, Tachycardie mit Arhythmie und eben auch Hypertonien auf Werte über 200 mm Hg systolisch (allgemeine Vasokonstriktion) führen. Der Hypertonus wird dann meist als Kopfdruck oder Kopfschmerz wahrgenommen. Die Gegensteuerung durch das Barorezeptorensystem kann sich dann als Bradycardie und als Vasodilatation oberhalb der Querschnittsebene (Rötung des Oberkörpers und Kopfes) äußern, sich jedoch bezüglich der sympathischen Effekte nicht unterhalb der Querschnittsebene auswirken, weil die absteigenden spinalen sympathischen Efferenzen unterbrochen sind.

Der essentielle Hypertonus
Die ausgedehnten, komplexen und hierarchisch gegliederten zentralnervösen und peripheren neuronalen Subsysteme, die an der Gesamtregelung des arteriellen Blutdrucks beteiligt sind (s. ab S. 214) machen es allein durch ihre Existenz schon wahrscheinlich, daß sie an der Auslösung und Aufrechterhaltung auch des essentiellen Hypertonus beteiligt sind. Da der essentielle arterielle Hypertonus im Tierreich nicht vorkommt, er also eine spezifisch menschliche Erkrankung ist, muß er etwas mit der spezifisch menschlichen Pathophysiologie und/oder der Psychosomatik und/oder dem sozialen Leben und Verhalten des Menschen zu tun haben. Wenn wir mit Recht weiter unterstellen, daß Psychosomatik und soziales Verhalten ein neurophysiologisches Substrat im zentralen Nervensystem haben, dann müssen wir auch beim essentiellen Hypertonus pathologische neuronale Mechanismen untersuchen und diskutieren (s. auch Herzinfarkt-Kapitel, S. 239). In der Literatur ist inzwischen umfangreiches empirisches und auch experimentelles Befundmaterial verfügbar, das die Annahme einer zentral-nervösen Mitverursachung und Unterhaltung des essentiellen Hypertonus wahrscheinlich macht (Literatur z. B. bei Vaitl 1982). Dies trifft besonders für die Streßhypothese der Erkrankung zu. Chronischer Bluthochdruck konnte durch künstliche Streßinduktion im Tierversuch, z.B. durch Elektroschocks, Immobilisationsstreß, Konditionierungstechniken, Manipulationen am Sozialstatus und anderen Techniken vielfach erzeugt werden sowohl an Ratten und Mäusen als auch an Menschenaffen (Hodapp und Weyer 1982). Am Menschen wurde festgestellt, daß Hypertoniker auf Streßeinwirkungen verschiedenster Art (auch im psychischen und psychosozialen Streß), vor allem unter emotional belastenden Situationen, stärkere und länger anhaltende Blutdrucksteigerungen zeigten als Gesunde (Literatur bei Vaitl 1982). Hypertoniekranke und „Prähypertensive" reagieren heftiger mit Sympathikusaktivierung auf äußere und innere Stimuli als Gesunde. Eher harmlose Umwelteinwirkungen werden beantwortet, als handele es sich um bedrohliche Reize. Fluglotsen (ein „Streß-Beruf"?) haben eine deutlich erhöhte Anfälligkeit eine Hypertonie zu entwickeln gegenüber anderen Beschäftigten der Luftfahrt. Ihre Inzidenzrate einer Hypertonie zu bekommen ist 5,6mal höher, die Prävalenz sicher diagnostizierter Hypertonien ist viermal höher als bei den Kontrollgruppen (Literatur bei Vaitl 1982). Es fand sich, daß weniger einmalige oder seltene heftige Belastungen zum Hypertonus prädestinieren als vielmehr kleinere alltäglich wiederkehrende Anforderungen, Sorgen, Nöte, Ängste und anhaltende Konflikte. Dies wird dann potenziert durch die persönlichkeitstypische Unfähigkeit des Hypertonikers, die emotionale Dauererregung motorisch, psychisch, interpersonell oder in der Gruppe abzuführen und so zu lösen. Die Hypertonikerpersönlichkeit hat die Tendenz, aggressive Impulse gegen die eigene Person zu richten und Wut und Ärger zu unterdrücken, sich eher der Umgebung anzupassen, als sich mit ihr auseinanderzusetzen. Sie kommt so rasch in die Situation der Überforderung.

Neben der besonderen Persönlichkeitsstruktur des Hypertonikers sind Streßfaktoren und psychosoziale Einflüsse (Partner, Beruf, soziales Umfeld) sehr wahrscheinlich wichtige Determinanten in einem multifaktoriellen Ursachengefüge zur Entstehung der chronischen Hypertonie. Lamprecht (1982) hat versucht, psychosoziale, intrapsychische und neurophysiologische Faktoren und Befunde zu einem komplexen einheitlichen Konzept von der Entstehung der chronischen Hypertonie zusammenzufügen: Er geht von der biologischen Tatsache aus, daß auch beim Menschen zwei psycho-physiologische Grundverhaltensmuster auf Reizeinwirkungen vorliegen, nämlich die bekannte Kampf-Flucht-Antwort, die mit globaler Sympathikusaktivierung einschließlich Blutdrucksteigerung einhergeht und andererseits das Rückzugverhalten, das „Disangagement mit dem drohenden Stimulus" bzw.

die „gezielte Unaufmerksamkeit", ein Verhalten, das mit globaler parasympathischer Aktivitätssteigerung einschließlich Blutdrucksenkung gekoppelt ist. Beim Tier erfolgt die jeweilige Einstellung und Umschaltung weitgehend reflexhaft und automatisch auf der Ebene des Hypothalamus, beim Menschen ist durch die phylogenetisch entstandene „Kortikalisierung" die Entscheidungsfindung labilisiert, weil der Hypothalamus dem modulierenden Einfluß des mächtig entwickelten Großhirns und limbischen Systems und damit kognitiven und emotional-affektiven Abläufen untergeordnet worden ist. Der anatomisch eng mit dem Schläfen- und Stirnhirn sowie dem Gyrus cinguli und Amygdalum verbundene Hypothalamus verliert zum Teil seine Autonomie. Wenn nun über längere Zeit „cerebrale Unentschlossenheit", Ratlosigkeit, Entscheidungsunfähigkeit besteht, muß auch ein irreguläres Schwanken der untergeordneten Hypothalamusaktivierung zwischen sympathischer und parasympathischer Tonuslage resultieren. „Der Organismus weiß nicht, ob er einerseits kämpfen oder fliehen soll oder andererseits sich zurücknehmen und das drohende Objekt ignorieren soll" (Lamprecht 1982). Zusätzlich ist zu bedenken, daß kortikale und limbische Strukturen die Reizschwelle des Barorezeptorenreflexes erheblich beeinflussen können. Kortikale Wachheit vermindert die Ansprechbarkeit dieses Reflexes, Amygdalumstimulierung kann ihn auslösen. Verstärkter Sympathikotonus setzt seine Reizschwelle herab. Beim manifesten essentiellen Hypertonus ist eine verminderte Sensibilität des Baroreflexes nachweisbar (Literatur bei Lamprecht 1982). Unter diesen Prämissen ist vorstellbar, daß bei der beschriebenen Primärpersönlichkeit des Hypertonikers und unter dem Einfluß chronisch rezidivierender Streßbelastungen eine verstärkte Daueraktivierung des sympathischen Systems entsteht. Nach einer Phase der Labilisierung (labiler Hypertonus) mit erhöhter Sympathikusaktivität und erniedrigter Reizschwelle des Baroreflexmechanismus entwickelt sich langsam ein Adaptationsvorgang des überlasteten Baroreflexsystems mit einer zunehmenden Heraufsetzung seiner Reizschwelle und einer konstanten Höherstellung des Systemblutdrucks (fixierter Hypertonus). Wo diese Adaptation erfolgt, im Gehirn oder im peripheren Baroreflexsystem oder in beiden Systemen ist ungewiß. Für eine zerebrale Komponente spricht die einfache Erfahrung, daß bei Hochdruckkranken schon nach einem Tag Bettruhe im Krankenhaus ohne Medikation eine Blutdrucksenkung regelmäßig nachweisbar ist.

Daß bei all diesen komplexen Vorgängen neuroendokrine Mechnismen eine wesentliche Rolle spielen, ist bekannt und soll hier der Vollständigkeit halber nur noch erwähnt werden, aber nicht detailliert besprochen werden. Es sei an die Bedeutung der Kathecholaminregulierung über die Nebenniere (Adrenalin, Noradrenalin), an die Wirkung des zerebralen Angiotensin-II-Systems (s. S. 219) und an die Tatsache erinnert, daß die sympathische Innervation der Niere (Gefäßspasmen) über Reninproduktion und Elektrolyt- und Volumenhaushaltsänderungen maßgeblich auf die Entstehung eines chronischen Hypertonus Einfluß nehmen können. Schließlich ist die eventuell hochdruckbedingte zunehmende Arteriosklerose des Gefäßsystems eine entscheidende Ursache für die Chronifizierung und Zunahme des Hypertonus (Circulus vitiosus).

Bemerkungen zur Therapie der essentiellen Hypertonie

Neben der nach wie vor wichtigsten und erfolgreichsten Therapie des Hypertonus, nämlich mit konsequenter Diät (kochsalz- und fettarm usw.), dosiertem sportlichem Training (motorische Abfuhr, Gewichtsreduktion, Gefäßtraining) und regelmäßiger und individuell dosierter Pharmakotherapie (u.a. mit sympathischen Inhibitoren wie den Betablockern) müssen als Konsequenz unserer neurologischen und psychosomatischen Übersicht noch drei Therapiekonzepte kurz hervorgehoben werden, die Psychotherapie, die Schrittmacherimplantation in den Carotissinus und die Operation nach Janetta.
Psychotherapeutische Techniken können ohne Zweifel den Blutdruck nachhaltig senken (Literatur bei Vaitl 1982). Die bisherigen Erfolge sind gleichwohl begrenzt, weil systematisch ausgearbeitete und leicht handhabbare psychotherapeutische Programme, die an großen Fallzahlen abgesichert wurden, noch weitgehend fehlen. Dies mag daran liegen, daß eine entsprechende Aufklärung der Bevölkerung und ein verantwortungsvolles Gesundheitsbewußtsein mit Bereitschaft zu aktiver therapeutischer Mitarbeit noch mangelhaft sind (passives Sich-behandeln-lassen ist bequemer als aktive Mitarbeit bei der Psychotherapie) und schließlich wohl auch daran, daß

die essentielle Hypertonie sicher kein einfaches eingleisiges psychosomatisches Syndrom ist. Die psychotherapeutischen Techniken wirken vor allem bei den Schweregraden I und II der essentiellen Hypertonie (WHO-Kriterien) und bei initial eher hohen als mittleren Werten. Vaitl (1982) schlägt eine Kombinationstherapie vor, die besteht aus Aufklärung der Kranken und verschiedenen Entspannungstechniken, die indivuell vom Psychotherapeuten zu vermitteln sind und wobei vor allem eine gute „Compliance" notwendig ist. Infrage kommen z. B. autogenes Training, medidative Techniken, progressive Muskelrelaxation, Yoga und Biofeedback. Die Entspannungstechniken sollten selbständig fortgeführt und in den Alltag eingefügt werden. Auch diverse verhaltenstherapeutische Behandlungskonzepte sind erfolgversprechend. Die Psychotherapie der essentiellen Hypertonien ist noch im Erprobungsstadium, kann aber jetzt schon als zusätzliche Möglichkeit der Therapie empfohlen werden. Sie bewirkt zumindest auch schon eine Medikamentenreduktion. Die medikamentöse und diätetische Behandlung kann sie freilich nicht ersetzen, aber doch eben unterstützen.

Eine originelle neurologisch-technische Alternative der Hypertoniebehandlung stellt die Schrittmacherimplantation in den Sinus caroticus dar. Der Schrittmacher erzeugt Impulse, die über den Nervus glossopharyngeus (N. depressor) der Reglerzentrale in der Medulla oblongata einen wesentlich überhöhten Blutdruckwert vortäuschen und so zentral eine Blutdrucksenkung veranlassen. Mit dem scheinbar überhöhten Blutdruck wird die Starre und Adaptation des Baroreflexsystems überlistet. Der Schrittmacher ist zunächst noch an die Herzfrequenz gekoppelt, wird bei weiterer technischer Entwicklung der Elektronik aber auch bald an die tatsächlichen Blutdrucksteigerungen, die einen Grenzwert übersteigen, zu fixieren sein. Erste Ergebnisse an Kranken sind sehr ermutigend. Vielleicht gibt es bald ebensoviel Träger von Schrittmachern im Sinus caroticus wie solche von Herzschrittmachern. Es wäre eine bequeme Lösung für die Kranken, wenn auch keine kausale Therapie.

Die Operation nach Janetta (s. S. 243) ist theoretisch und therapeutisch zwar originell und pathogenetisch interessant, aber praktisch nicht geeignet, Routinetherapie des essentiellen Hypertonus zu werden. Dafür ist der Eingriff zu aufwendig und zu risikoreich sowie auch der Nachweis noch zu unsicher, daß die abnormen Gefäßschlingenpulsationen etwa häufig seien. Für eine kleine Gruppe von Kranken ist sie vielleicht schon als eine Art kausale Therapie zu erwägen.

2.2.2.2 Die Hypotonien

Die arteriellen Hypotonien spielen unter den Schlagworten „Kreislaufstörung" und „schlechter Kreislauf" in der Laienmeinung und auch unter Ärzten heute eine weitaus überschätzte Rolle. Fast jede Mattigkeit oder Schwunglosigkeit oder Leistungsminderung oder Konzentrationsstörung oder morgendliche Unpäßlichkeit wird spätestens dann eine „Kreislaufschwäche" genannt und als solche behandelt, wenn ein Blutdruck um 100 oder 110 mm Hg systolisch gemessen wird. Diese „Kreislaufstörungen" sind fast schon ein modisches Mäntelchen für ungeklärte Diagnosen, insbesondere für psychosomatische Störungen geworden. Der tatsächliche ursächliche Zusammenhang zwischen einem möglicherweise niedrigen Blutdruck und den geklagten Beschwerden wird oft nicht gesichert und auch die Ursache einer tatsächlichen Hypotonieneigung meist nicht oder verzögert aufgeklärt. Gleichwohl sind Hypotonien ernste und wichtige Syndrome, speziell auch in der Neurologie.

Hämodynamisch betrachtet sind für die Aufrechterhaltung eines suffizienten Blutdrucks von wesentlicher Bedeutung: Die Herzleistung (Pumpleistung), die elastischen herznahen Arterien (Druckspeicher), die mit großem Spielraum regulierbaren Arteriolen (periphere Widerstandsgefäße) und die stark dehnbaren Venen (Volumenspeicher). Im arteriellen System sind nur 15% des Gesamtblutvolumens vorhanden, 85% fließen im Niederdrucksystem, vor allem in den extrathorakalen Venen (55%). Das intrathorakale Niederdrucksystem enthält 30% der Gesamtblutmenge. In der physiologischen Orthostase „Versacken" ca. 500 ml Blut in den Venen, vor allem der Beine. Ist der Widerstand in den peripheren Arteriolen gering, wird dieser Wert noch steigen, das zirkulierende Blutvolumen, das Füllungsvolumen des Herzens und damit der arterielle Mitteldruck müssen absinken. Die Blutdruckregelung erfolgt über das Barorezeptorensystem. Einzelheiten sind S. 220 beschrieben worden. Die barorezeptorischen Afferenzen aus Carotis- und Aortensinus werden via N. glossopharyngeus und N. vagus zu den kardiovaskulären Neuronen der Medulla oblongata geleitet, signalisieren dort einen zu niedrigen Blutdruck und lösen verstärkte Impulse der sympathischen Efferenzen aus, die in der Peripherie durch Erhöhung des Herzzeitvolumens (Steigerung von Frequenz und Kontraktionskraft), Verengung der Arteriolen und Tonisierung der Venen (Erhöhung des zirkulierenden Blutvolumens) den Blutdruck wieder erhöhen und stabilisieren. Die Gefäßtonisierung erfolgt dabei über die sympathische Alpha-Rezeptorenstimulierung, was eine Kontraktion der Gefäßmuskulatur bewirkt. Entsprechende Störungen und Krankheiten in einem der beteiligten Organsysteme bzw. in dem neuronalen Reflexsystem führen zur Hypotonie. Hypotonien äußern sich am deutlichsten bei orthostatischer Belastung.

Untersuchungsmethoden

Wird bei der einfachen Blutdruckmessung ein auffälig niedriger Wert um oder unter 100 mm Hg systolisch gemessen, so kann zur Frage einer pathologischen Hypotonie zunächst der Schellong-Test aufschlußreich sein. Nach Messung des Blutdrucks und des Pulses im ruhigen Liegen wird die Messung im Stehen sofort wiederholt. Beim Gesunden kommt es dabei nach 10 bis 15 Sekunden zum leichten Abfall des systolischen Blutdrucks, der nach 40 Sekunden wieder normalisiert und stabilisiert ist, während der diastolische Blutdruck um 5 mm Hg höher verharrt und der Puls um 15 bis 20 Schläge pro Minute angestiegen ist. Es wird dabei eine Sofortreaktion von einer Spätreaktion nach 1 bis 5 Minuten unterschieden.
Bei orthostatischer Hypotonie sind verschiedene Reaktionstypen abgegrenzt worden: 1. Der sympathikotone oder hyperdiastolische Typ. Hier kommt es zum Abfall des systolischen Blutdrucks bei Anstieg von diastolischem Blutdruck und Herzfrequenz. 2. Der asympathikotone oder hypodiastolische Typ mit Abfall von systolischem und diastolischem Blutdruck und Herzfrequenzminderung. 3. Der Typ der kardiovaskulären („vasovagalen") Synkopen mit starkem Abfall von Blutdruck und Herzfrequenz (s. S. 229). Bei den Typen 2 und 3 liegt eine ungenügende Stimulierung oder eine Leitungsstörung der sympathischen Efferenzen (mit entsprechend unzureichender Kathecholaminausscheidung) vor. Die häufigste Form ist Typ 1: Bei ihm spielt neben dem verminderten venösen Rückfluß wahrscheinlich das cholinerge Vasodilatatorensystem eine wichtige Rolle. Er ist die häufigste und harmloseste Form der Hypotonien. Außer sportlichem Training und gegebenenfalls vorübergehender Behandlung mit Mutterkornalkaloiden (z. B. Dihydergot) ist meist keine besondere Therapie erforderlich. Bei den gesichert neurogenen Formen der Hypotonien, die auch Positions-Hypotonien genannt werden, liegt der Typ der asympathikotonen Orthostasereaktion vor. Nach Hengstmann und Mitarbeitern (1983) ist der Schellong-Test durch eine kontinuierliche Registrierung von Pulsrate und Blutdruck zu komplettieren, weil die entscheidende Orthostasereaktion in den ersten 15 bis 20 Sekunden des Stehens ablaufe, die Messung im einfachen Schellong-Test aber erst nach 30 bis 40 Sekunden möglich ist. Daraus folgt die Empfehlung, die Herzfrequenz mittels EKG zu messen und den Blutdruck indirekt fortlaufend aus der arteriellen Pulskurve der A. temporalis und der A. pollicis zu ermitteln mittels Pulsabnehmer über das EKG. Genauere orthostaseabhängige Meßwerte erhält man noch durch dosierte Belastungen mit dem Kipptisch. In der Praxis kann die Untersuchung noch durch den sogenannten Hocktest (Lang und Spitzer 1980) und durch Dynamometertests komplettiert werden. Einzelheiten sind in Lehrbüchern der Inneren Medizin nachzulesen.

Krankheitsbilder

Grundsätzlich kann man Schock-assoziierte (bei Schocksyndromen) von nicht-Schock-assoziierten Hypotonien unterscheiden. Die Schock-assoziierten und die nicht durch neuronale Regulationsstörungen verursachten Hypotonien sollen hier nur kurz genannt aber nicht im einzelnen besprochen werden.

Die neurogenen und neurogen mitverursachten Hypotonien

Die neurogenen oder „Positions-Hypotonien" sind charakterisiert durch eine ungenügende sympathische Stimulation des Gefäßsystems und gegebenenfalls auch des Herzens (s. auch Kardioneuropathien S. 238). Orthostatische Belastung führt zu systolischem und diastolischem Blutdruckabfall und zu unzureichender oder fehlender Tachykardie — also zum Typ der asympathikotonen bzw. hypodiastolischen Reaktionen. Ursache ist eine gestörte Afferenz von den Barorezeptoren zur Medulla oblongata, eine Störung im Hypothalamus oder im Hirnstamm oder eine gestörte sympathische Efferenz im Rückenmark oder den peripheren sympathischen Nervenfasern oder eine isolierte ungenügende Noradrenalinausschüttung in der sympathischen Peripherie.

Zerebrale Erkrankungen. Zerebrale Erkrankungen und Läsionen sind eher seltene Ursachen einer Hypotonie. Wie S. 242 dargestellt, führen sie eher zu Hypertonien. Relativ häufiger kommt es zu pathologisch niedrigem Blutdruck bei Hirntraumen, beim Morbus Parkinson und bei alten Menschen mit vasculären Encephalopathien.

Bei der *Commotio cerebri* ist eine Hypotonie die Regel. Im akuten Fall ist der Verletzte bewußtlos (komatös) mit schlaff-atonischer Muskulatur und Areflexie und bietet die Zeichen des „Kreislaufschocks" mit typischer vegetativer Symptomatik: Die Haut ist blaß, kühl (Vasokonstriktion) und feucht (adrenerges Schwitzen, s. S. 139), der Puls ist flach und tachykard, die Atmung ist oberflächlich und beschleunigt, der Blutdruck ist vor allem systolisch erniedrigt mit entsprechend verkleinerter Amplitude. Die Kreislaufcharakteristika entsprechen also dem sympathikotonen (hyperdiastolischen) Reaktionstyp. Die Katecholaminspiegel sind erhöht. Nach dem Erwachen tritt oft Übelkeit und Erbrechen ein und die genannten anderen Symptome verschwinden. Der Verletzte klagt über diffuse Kopfschmerzen und bei zusätzlicher Commotio labyrinthi auch über Schwindel (unter der Frenzel-Brille ist Nystagmus sichtbar). Im sogenannten postcommotionellen Syndrom kann der Blutdruck noch einige Wochen labil sein, besonders bei orthostatischer Belastung. Es kann auch zu kardiovaskulären Synkopen kommen. Der eigentliche Ort und die Art der Funktionsstörung bei der Commotio cerebri ist noch immer umstritten. Nach Untersuchungen von Sellier und Unterharnscheid (1963) soll nicht eine Druckwelle durch den oberen Hirnstamm das Syndrom verursachen, sondern eine Funktionsstörung des Großhirns bzw. des Gesamthirns. Dies trifft sicher für die Amnesie (medialer Temporallappen) und andere psychopathologische Symptome zu. Das klinische Gesamtsyndrom mit flüchtigem Koma einschließlich Atonie und Areflexie der Muskulatur sowie den vegetativen Symptomen spricht jedoch nach wie vor für eine Irritation der Formatio reticularis des oberen Hirnstamms. Auf zellulärer Ebene wird eine sogenannte Thixotropie diskutiert, das ist der druckmechanisch induzierte flüchtige Wechsel im kolloidalen Zustand der Eiweiße vom Sol- in den Gelzustand, der sich folgenlos zurückbildet.

Alte Menschen zeigen öfter eine orthostatische Hypotonie. Neben den bekannten alterstypischen Erkrankungen der Herz-Kreislauf-Organe selbst sind Innervationsstörungen des Systems eine weitere mögliche Ursache. Das Pressorezeptorensystem reagiert weniger empfindlich (verminderte oder fehlende vasokonstriktorische Antwort beim Valsalvamanöver), cerebro-vasculäre Störungen (z. B. Multi-Infarkt-Encephalopathie, Hirnstamminfarkt) können die zentrale Regelung beeinträchtigen und ein Altersdiabetes kann durch eine begleitende vegetative Polyneuropathie die sympathischen Efferenzen schädigen oder unterbrechen (mangelnde Arteriolen- und Venenkonstriktion). Deshalb findet man auch meist bei den alten Menschen den Typ der neurogenen asympathikotonen Orthostasereaktionen. Auch kardio-vaskuläre Synkopen wie z. B. das Carotissinussyndrom und andere sind im Alter häufiger (s. S. 230). Etwa 25% der über 65jährigen sollen an orthostatischen Blutdruckregulationsstörungen leiden (Zapfe 1983).

Beim *Morbus Parkinson* sind asympathikotone orthostatische Hypotonien ebenfalls oft ein therapeutisches Problem. Bei dieser Erkrankung sind nicht nur die extrapyramidal-motorischen Systeme und Kerne gestört, sondern auch zentrale und periphere vegetative Strukturen. Man findet zum Beispiel strukturelle Veränderungen und einen Dopaminmangel auch im Hypothalamus, nicht selten auch Neuronenveränderungen im Locus coeruleus und im dorsalen Vaguskern, in Strukturen also, die ebenfalls in die zentrale Kreislaufregulation involviert sind. Lewy-Einschlußkörperchen wurden auch in den peripheren sympathischen Ganglienzellen gefunden (Appenzeller 1971). Hinzu kommt noch, daß L-Dopa, Amantadin und andere Antiparkinsonmittel blutdrucksenkend wirken. Zu Beginn der Therapie entsteht eine Hypotonieneigung vom sympathikotonen Typ, wahrscheinlich durch Volumenshifting ins Niederdrucksystem (z. T. durch vermehrte Nierendurchblutung mit verstärkter Natriurese) und durch Dopamininduzierte Minderung der Reninfreisetzung in der Niere. Im Laufe der Antiparkinson-Behandlung tendiert der Blutdruck allmählich zum asympathikotonen Reaktionstyp mit niedriger Pulsfrequenz (zentralnervös verursacht?). Nach Jahren kann der Blutdruck sich wieder in Normalwerte einpendeln (altersbedingte Hypertonietendenz?).

Die primäre orthostatische Hypotension (Shy-Drager-Syndrom). Hier sind zwei verschiedene Krankheitstypen zu unterscheiden: Es gibt fließende Übergänge von unkomplizierten Parkinson-Syndromen zum *Shy-Drager-Syndrom*. Ist die orthostatische Hypotonieneigung beim Parkinsonkranken deutlich bis erheblich, so kann man von einem Shy-Drager-Typ des Parkinson-Syndroms sprechen.
Bei dem zweiten Typ handelt es sich wohl um eine eigenständige Erkrankung, die den olivopontocerebellären Degenerationen nahe steht. Dabei handelt es sich um die eigentliche *primäre orthostatische Hypotension*. Sie beginnt um das 5. bis 6. Decenium langsam zunehmend mit einer orthostatischen Hypotonieneigung und entsprechend häufigem „Schwarzwerden vor den Augen", Schwindel beim Aufrichten, schließlich kurzen Ohnmachten und synkopalen Kollapsen. Bald folgen zunehmende Harninkontinenz, Stuhlentleerungsstörungen, Impotenz. Die Kranken fühlen sich schließlich unsicher beim Laufen, wirken verlangsamt in allen Bewegungsabläufen. Männer erkranken häufiger als Frauen.
Bei der klinischen Untersuchung findet man eine orthostatische Hypotonie vom asympathikotonen Typ, oft schon schweren Grades, wechselnd große Restharnmengen, Obstipation, eine Minderung des thermoregulatorischen Schwitzens und meist auch ein akinetisches, Parkinson-ähnliches motorisches Syndrom mit Rigor, zuweilen auch Tremor. In späteren Stadien können Spastik, Gangataxie, Dysarthrie und Intentionstremor hinzukommen. Die Krankheit schreitet unaufhaltsam fort und endet nach wenigen Jahren tödlich, wobei zum Schluß der Blutdruck nicht mehr regulierbar ist.
Histopathologisch findet man eine neuronale Degeneration der gesamten intermedio-lateralen sympathischen Seitensäule des Rückenmarks sowie entsprechende Veränderungen im Hypothalamus. Außerdem bestehen wechselnd starke Veränderungen nach Art der olivopontocerebellaren Atrophie. Damit ist die gesamte sympathische Efferenz unterbrochen und somit keine effiziente Innervation des Herz/Kreislaufsystems und der anderen vegetativ-innervierten Organe mehr möglich. Die fehlende Stimulation des Herzens und der Vasokonstriktoren an den Widerstands- und Kapazitätsgefäßen verursacht die asympathikotone Hypotonie. Die Noradrenalinspiegel sind in Ruhe normal, steigen aber bei Orthostase nicht an.

Rückenmarkserkrankungen. Beim Shy-Drager-Syndrom handelt es sich zwar schon in wesentlichen Teilen auch um eine Rückenmarkserkrankung, wir haben das Syndrom aber wegen seiner wichtigen cerebralen Komponenten im vorigen Kapitel abgehandelt.
Querschnittslähmungen: Komplette Querschnittslähmungen unterbrechen auch die sympathischen Efferenzen aus dem Gehirn (und dem Barorezeptorensystem) zu den Körperpartien unterhalb der Querschnittsebene, somit auch die Vasokonstriktoren. Die Gefäße können allenfalls noch von spinalen Reflexen über das infraläsionell intakt gebliebene Rückenmark beeinflußt werden, sind jedoch von der normalen Blutdruckregelung über den unteren Hirnstamm ausgeschlossen. Problematisch sind vor allem Querschnittsläsionen oberhalb von Th 6. Hierbei kommt es im Akutfall sofort zu oft schweren orthostatischen Hypotonien bis hin zum Bewußtseinsverlust. Der Verletzte muß unbedingt horizontal gelagert werden mit leicht angehobenem Kopf. Nach einigen Wochen bis Monaten, einer Zeit, die etwa dem Abklingen des spinalen Schocks entspricht, läßt die orthostatische Kollapsneigung allmählich nach und der Kranke kann langsam zunehmend in sitzende Positionen aufgerichtet werden. Der Mechanismus der Restabilisierung des Blutdrucks ist noch nicht eindeutig klar, wahrscheinlich ist eine zunehmende Stabilisierung des Venentonus der Kapazitätsgefäße eine Ursache (über spinale Reflexe?). Das allmähliche Ansteigen des Plasmarenins beim Sitzen und Stehen scheint ebenfalls wichtig zu sein (Literatur bei Johnson und Spalding 1974). Auch eine Erhöhung des zerebralen Gefäßwiderstandes über autoregulative Vorgänge scheint an dem Verschwinden der Ohnmachtsneigung beteiligt zu sein. Inkomplette Querschnittsläsionen sind rascher erholungsfähig in dem Maße, wie absteigende sympathische Efferenzen erhalten geblieben und erholungsfähig sind.

Die Ursache der spinalen Bahnunterbrechung ist weniger bedeutsam (Trauma, Tumor, Blutung, Infarkt, Myelitis usw.), wichtig ist bei der Frage der Blutdruckregulation nur das Problem, ob die sympathischen Efferenzen komplett beiderseits oder inkomplett unterbrochen sind. Halbseitige Rückenmarksläsionen sind bezüglich der Blutdruckregulation klinisch kaum wirksam. Über krisenhafte Hypertonien und andere reflektorische vegetative Mechanismen bei Querschnittsläsionen s. S. 116. Bei der *Tabes dorsalis*, einer heute sehr seltenen Erkrankung, sind ebenfalls neurogene orthostatische Hypotonien beschrieben worden, wobei die Läsion offensichtlich in den Afferenzen der Barorezeptoren zu suchen ist.

Erkrankungen des peripheren sympathischen Systems. In dieser Gruppe von Erkrankungen mit neurogener orthostatischer Hypotonie spielen zahlenmäßig die Polyradikulitiden und Polyneuropathien die wichtigste Rolle. Vorher sollen aber aus didaktischen Gründen einige sehr seltene komplexe Erkrankungen des peripher-vegetativen Systems dargestellt werden, weil es sich dabei um quasi „reine" vegetative Syndrome handelt.

Das *Holmes-Adie-Syndrom* ist charakterisiert durch Pupillotonie und Areflexie der Muskeldehnungsreflexe (s. auch S. 125) und oft durch Schweißsekretionsstörungen sowie nicht selten durch eine orthostatische Hypotonie. Beim Valsalva-Versuch fehlt dann die vasokonstriktorische und kardiale Antwort, was darauf hinweist, daß die Afferenzen des Barorezeptorensystems im N. glossopharyngeus und N. vagus geschädigt sind (oder ihre zentrale Umschaltung?).

Die vegetativen Abnormalitäten können sehr variabel sein. Die meisten Befunde sprechen für Störungen im postganglionären, also distal-peripheren vegetativem Nervensystem (Literatur bei Johnson und Spalding 1974).

Bei der *familiären vegetativen Dysautonomie* (Riley-Day-Syndrom) handelt es sich um eine autosomal-rezessiv-erbliche Erkrankung fast ausschließlich jüdischer Familien (besonders aus Osteuropa). Sie manifestiert sich im Kindesalter. Man findet vasomotorische Störungen der Haut (Akrozyanose, Flush-Phänomen), Hyperhidrose, verminderte oder fehlende Tränensekretion, Diarrhoen oder Obstipationen, Erbrechen, sowie fluktuierende Blutdruckwerte mit hypertonen Krisen und auch orthostatischen Hypotonien. Im nichtvegetativen neurologischen Befund kommt es zu Koordinationsstörungen, Dysarthrien, Schmerzunempfindlichkeit, Verlust der Muskeldehnungsreflexe und zu emotionaler Labilität. Die Differentialdiagnose kann sehr schwierig sein. Wichtig ist nach der familiären Belastung zu suchen. Neuropathologisch wurden periphere sensible, sympathische und parasympathische Denervierungen gefunden, eine Verminderung der unmyelinisierten Fasern in den peripheren Nerven, Degenerationen und Zelluntergänge in allen sympathischen Ganglien, aber auch Degenerationen in den spinalen Hintersträngen (den Neuriten der Spinalganglien) und in der Formatio reticularis des unteren Hirnstamms, sowie Läsionen in den dorso-medialen Thalamuskernen (Literatur bei Johnson und Spalding 1974). Der Schwerpunkt der Schädigungen scheint im peripher-vegetativen System gelegen zu sein.

Vereinzelt wurden auch Kranke mit schweren orthostatischen Hypotensionen beschrieben, bei denen als Ursache eine ungenügende Katecholamin-(Noradrenalin-)Sekretion aus den peripheren sympathischen Nerven feststellbar war. Sie hatten schon in Ruhe niedrige Noradrenalinspiegel, die bei orthostatischer Belastung im Stehen nicht anstiegen *(Bradburry-Egglert-Syndrom)*. Die Ursache ist unbekannt. Eine periphere vegetative Polyneuropathie liegt dabei nicht vor.

Die *Polyneuropathien* und Polyradikulitiden sind als häufige neurologische Erkrankungen mit orthostatischer Hypotonieeigung etwas ausführlicher zu besprechen: Hierbei erkranken tendenziell alle Fasern des peripheren Nervensystems, also die motorischen, die sensiblen, sympathischen und parasympathischen Fasern, wobei die längsten Nerven das höchste Risiko haben zuerst und am stärksten betroffen zu sein. Es muß also grundsätzlich neben den klassischen Zeichen der Polyneuropathie an den somatischen Nerven auch zu vegetativen Innervationsstörungen und Regulationsstörungen kommen, somit auch zu Blutdruckregulationsstörungen. Dabei handelt es sich in der Regel um neurogene „asympathikotone" orthostatische Hypotonien in Folge einer Miterkrankung der sympathischen Efferenzen, aber auch der Afferenzen des Barorezeptorensystems und der Herzinnervation.

Bei der *akuten Polyradikulopathie* („Polyradikulitis") vom Typ des *Guillian-Barré-Syndroms* erkranken alle Spinalnervenwurzeln einschließlich ihrer sympathischen Efferenzen. Die Kreislaufreflexe sind entsprechend gestört. Die Reflexantwort auf den Valsalva-Druckversuch ist häufig vermindert. Orthostatische Belastung führt zur Hypotonie oder gar zum Kollaps mit Bewußtseinsverlust, weil die reflektorische Vasokonstriktion, vor allem auch in den venösen Kapazitätsgefäßen mit nachfolgend ungenügendem Füllungsdruck des rechten Herzens versagt. Das System reagiert dabei in der Regel aber noch normal auf humorale Stimulation. Die Gefäße sind sympathisch denerviert. Das Ausmaß der motorischen und sensiblen Lähmungen ist dabei kein Maß für die vegetative Innervationsstörung. Bei schweren schlaffen Tetraplegien mit Atemmuskelparesen kann die Blutdruckregulation noch intakt sein, während bei Fällen mit leichteren Muskellähmungen eine schwere Vasoparalyse vorliegen kann. Die oft ungestörte thermoregulatorische Schweißsekretion spricht allerdings für eine funktionierende sympathische Efferenz, so daß in diesen Fällen auch eine Läsion der barorezeptorischen Afferenzen angenommen werden muß. Wahrscheinlich sind meist beide Leitungswege geschädigt. Über Störungen der Herzinnervation s. S. 238.

Chronische Polyneuropathien mit Beteiligung des peripheren vegetativen Nervensystems einschließlich Hypotonieneigung sind sehr häufig Folge des *Diabetes mellitus*. Diese Grunderkrankung führt in den entwickelten Ländern in ca. 30% der Fälle zu Polyneuropathien. Dabei ist die Miterkrankung des peripheren vegetativen Nervensystems besonders gut untersucht. Mindestens ⅓ der Kranken mit diabetischer Polyneuropathie haben auch eine vegetative Polyneuropathie. Wahrscheinlich ist der Prozentsatz eher höher, da die recht uncharakteristischen Beschwerden bei vegetativen Funktionsstörungen der klassischen sensomotorischen Polyneuropathie lange vorauslaufen können (Bischoff 1976). Nach Schöpper und Mitarbeitern (1983) ist bei etwa ¼ der juvenilen Diabetiker mit einer Neuropathie des kardiovaskulären Systems zu rechnen, wobei nicht unbedingt entsprechende Beschwerden geklagt werden müssen und oft auch noch keine eindeutige sensomotorische Polyneuropathie nachweisbar sein muß. Histologisch nachweisbare pathologische Veränderungen wurden in den vegetativen Ganglien und in den postganglionären Fasern beschrieben. Die Störung betrifft also besonders die vegetativen Efferenzen. Im Kreislaufsystem ist die orthostatische asympathikotone Hypotonie die typische Folge. Durch Ausfall der sympathischen Efferenz kommt es bei der Orthostase zum systolischen (mehr als 30 bis 50 mm Hg) und diastolischen (mehr als 20 mm Hg) Blutdruckabfall infolge mangelnder Vasokonstriktion und zu verminderter oder fehlender reflektorischer Tachykardie. Der Valsalva-Versuch fällt entsprechend pathologisch aus. Desgleichen ist auch die respiratorische Arhythmie reduziert oder sie fehlt ganz und der Dynamometertest zeigt Blutdruckanstiege, die geringer sind als 10 bis 15 mm Hg systolisch. Ähnliche klinische Befunde einschließlich neurogener orthostatischer Hypotonien durch Miterkrankung der sympathischen Efferenzen sind beschrieben worden bei der Porphyrie, bei primärer Amyloidose, als paraneoplastische Syndrome beim Bronchuskarzinom und bei vielen anderen Grunderkrankungen, die auch zu klassischen sensomotorischen Polyneuropathien führen wie z. B. toxische oder metabolische Polyneuropathien. Bei all diesen Erkrankungen der sympathischen Efferenzen ist auch die Noradrenalinexkretion der sympathischen Nervenendungen reduziert und steigt bei Orthostasebelastung nicht oder ungenügend an.

Chronischer Alkoholismus (der in der Regel auch zu Vitamin-B-1-Mangel führt) ist ebenfalls mit ca. 30% eine Hauptursache für die Entstehung von klassischen sensomotorischen Polyneuropathien in den Industrieländern. Auch hierbei sind orthostatische Hypotonien ziemlich häufig und es ist wahrscheinlich, daß eine Miterkrankung vegetativer Nervenfasern eine wichtige Rolle spielt. Nach Sharpey-Schafer (1963) entsteht die Hypotonie durch Läsionen der barorezeptorischen Afferenzen. Es gibt aber auch Hinweise auf Läsionen der sympathischen Efferenzen. Die sympathische Katecholaminausscheidung, die normalerweise durch Alkoholeinfluß eher gesteigert wird, ist bei chronischem Alkoholismus reduziert. Man muß also auch hierbei neben anderen pathogenetischen Mechanismen wie alkoholischen Dehydratationen und alkoholischen Kardiomyopathien eine vegetative Polyneuropathie als Mitursache der Hypotonieneigung annehmen. Die Probleme sind aber noch nicht ausreichend untersucht.

Wichtig ist noch der Hinweis, daß orthostatische Hypotonieneigungen erheblich verstärkt werden können durch Parmaka wie zum Beispiel Diazoxid, Guanethidin, Methyldopa. Chinidin, Morphin, Nikotinkörper sowie vor allem auch durch Insulininjektionen bei Diabetes mellitus.

Pharmaka, die zu neurogenen orthostatischen Hypotonien führen, weil sie unter anderem die kardiovaskulären Reflexe inhibieren, sollen nur kurz aufgezählt werden:
Neuroleptika, Antidepressiva, Barbiturate, selbstverständlich auch die Betarezeptorenblocker und die Ganglienblocker und diverse andere toxische Substanzen und Medikamente. Einzelheiten sind in den Lehrbüchern der Pharmakologie nachzulesen.

Therapie der neurogenen asympathikotonen Hypotonien. Auch hier gilt wieder, daß die Therapie zunächst gegen die jeweilige Grunderkrankung zu richten ist. Ist das Ergebnis unzureichend oder die Erkrankung selbst nicht kausal behandelbar (z. B. das Shy-Drager-Syndrom), kommen eine Reihe von Pharmaka und physiotherapeutische Maßnahmen in Betracht. Nützlich ist in gewissen Grenzen ein Muskel- und Kreislauftraining. Sicher wirksam ist bei schwereren Formen, z. B. dem Shy-Drager-Syndrom oder dem Guillian-Barré-Syndrom, das Anlegen von Stützstrümpfen bzw. Stützstrumpfhosen zur Kompression des venösen Kapazitätssystems in den Beinen. Medikamentöse Hilfe ist von Alpha-stimulierenden Sympathikomimetika zu erwarten. Etilefrin (z. B. Effortil) ist gut bioverfügbar und steigert neben der Herzleistung die Tonisierung der arteriellen Widerstandsgefäße und auch der Venen. Ebenfalls gut untersucht und zweifellos wirksam ist Dihydroergotamin (Dihydergot), das vor allem durch Venentonisierung und Verzögerung des arteriellen Einstroms in die Venen die Speicherkapazität reduziert sowie den venösen Rückstrom zum Herzen steigert. Beide Präparate können auch in Kombination appliziert werden (z. B. 2 × 1 bis maximal 3 × 1 Tbl. Dihydergot plus). Bei schwereren Hypotonien kann auch 9 Alpha-Fluor-Hydrocortison eingesetzt werden (z. B. Astonin H), das über eine Plasmavolumenvermehrung wirkt. Es ist jedoch kontraindiziert bei schwerer Herzinsuffizienz, Leberzirrhose und Niereninsuffizienz. Diese Behandlung führt dann allerdings oft zum Hypertonus im Liegen, was eine individuelle Kompromißtherapie erfordert. Im Endstadium des Shy-Drager-Syndroms kann dann in Liegen ein erheblicher medikamentös induzierter Hypertonus und gleichzeitig eine unbeherrschbare orthostatische Hypotonie mit ständiger Ohnmachtsneigung das Bild beherrschen.
Über synkopale Anfälle mit reflektorischer Hypotonie s. S. 229.

2.2.2.3 Regionale neurogene Durchblutungsstörungen

In diesem Abschnitt sollen vasomotorische Störungen besprochen werden, die zwar wahrscheinlich das ganze Gefäßsystem betreffen, sich aber schwerpunktmäßig in der klinischen Symptomatik regional auswirken. Es handelt sich dabei vornehmlich um den Komplex der Migräne und vasomotorischen Kopfschmerzen und um das Raynaud-Syndrom und verwandte vasomotorische Störungen in den Extremitätenenden.

Migräne und andere vasomotorische Kopfschmerzen

Etwa 2,5 bis 5% aller Menschen in den Industrieländern nehmen mindestens einmal in ihrem Leben ärztliche Hilfe wegen migräneartiger Kopfschmerzen in Anspruch. Nimmt man alle Kopfschmerzen vom vasomotorischen Typ zusammen, so klagen darüber in unterschiedlicher Häufigkeit und Stärke etwa 15 bis 20% der Bevölkerung (Wessely 1983). Die Klassifikation der einzelnen Kopfschmerzarten, die nicht durch bestimmte nachweisbare Lokalerkrankungen am Kopf oder bestimmte diagnostizierbare Grundkrankheiten ausgelöst sind, und bei denen es sich nicht um Neuralgien handelt, ist oft verwirrend und uneinheitlich. Wir bevorzugen die Einteilung in vier verschiedene Typen: Cluster-Kopfschmerz (Bing-Horton-Syndrom), Migräne, einfache vasomotorische Kopfschmerzen und Spannungskopfschmerzen. Vegetative Funktionsstörungen bzw. vegetative „Begleitsymptome" sind bei allen vier Typen nachweisbar, am wenigsten beim Spannungskopfschmerz.

Der Cluster-Kopfschmerz

Beim Cluster-Kopfschmerz oder Bing-Horton-Syndrom oder der Erythroprosopalgie handelt es sich um eine eher seltene Kopfschmerzform, die überwiegend jüngere Männer betrifft und in 4 bis 8 Wochen dauernden

Serien („clustern") abläuft, in denen täglich, vor allem nachts zwischen 24.00 Uhr und dem Erwachen eine viertel bis zwei Stunden dauernde Schmerzattacken in der Orbito-frontotemporalregion einer Kopfseite auftreten, die sehr heftig sind und mit Augentränen, Rötung der gleichseitigen Konjunktiva und/oder Nasensekretion bzw. Nasengangsschwellung der schmerzenden Seite einhergehen. Sie können auch im Schmerzanfall ein passageres Horner-Syndrom der betroffenen Seite verursachen. Die Ursache ist ungeklärt. Histamingabe löst die Anfälle aus. Durch Gabe von Methysergid (z. B. $2 \times \frac{1}{2}$ bis 2×1 Tbl. Deseril retard pro Tag), über 2 bis 4 Wochen verabreicht, kann die Schmerzserie prompt und endgültig abgebrochen werden. Rezidive, die nach einem halben bis mehreren Jahren auftreten können, werden wieder in der gleichen Weise therapiert.

Die Migräne

Bei diesem vasomotorischen Kopfschmerztyp ist ein Stunden bis 2 Tage anhaltender an- und abschwellender Anfallskopfschmerz unterschiedlicher Stärke und Häufigkeit, der einseitig oder seitenbetont beginnt („Hemikranie") und mit vegetativen Symptomen, besonders Übelkeit und Erbrechen einhergeht, charakteristisch. Visuelle Prodromi sind besonders häufig, flüchtige neurologische Halbseitensymptome können sich hinzugesellen. Lichtempfindlichkeit im Anfall ist typisch, Geräusch- und Geruchsempfindlichkeit etwas seltener und weniger ausgeprägt. Frauen überwiegen mit 60 bis 78%, eine familiäre Belastung ist bei bis zu 60% der Fälle feststellbar. Die Migräne beginnt meist im Schul- oder jungen Erwachsenenalter. Ein Beginn nach dem 40. Lebensjahr ist selten. Sie tendiert nach dem 40. Lebensjahr, und bei Frauen mit der Menopause zur Spontanremission. Im Anfall helfen Ergotaminpräparate i.v. oder als Suppositorium gegeben besonders prompt.

Migränekranke stehen unter besonders starkem Leidensdruck. Psychische, familiäre und Partnerprobleme sind häufig. Ob es eine spezifische „Migränepersönlichkeit" mit Zwanghaftigkeit, Leistungsbedürfnis, Perfektionsneigung, Ordnungssinn und anderen Persönlichkeitszügen gibt, ist umstritten.

Klassifikation der Migräne. Es gibt viele unterschiedliche Klassifikationen der Migräne. Am meisten durchgesetzt hat sich eine Einteilung nach der neurologischen Begleitsymptomatik, man kann auch sagen, nach dem lokalen Schwerpunkt der Spasmusneigung der intrakraniellen Gefäße:

Bei der *einfachen Migräne* (gewöhnlichen Migräne) fehlen neurologische Herdsymptome, die Vorboten sind unspezifisch in Form von Unbehagen, Lichtempfindlichkeit, Stimmungsschwankungen, Übelkeit usw. oder sie fehlen ebenfalls. Der Attackencharakter ist weniger ausgeprägt, der Schmerz öfter unbestimmt diffus lokalisiert, der ganze Ablauf gestreckter. Die Übergänge zum einfachen vasomotorischen Kopfschmerz ohne Anfallscharakter sind fließend. Vielfach werden beide Kopfschmerztypen als identisch angesehen.

Die *ophthalmische Migräne* (Classic migraine) ist charakterisiert durch visuelle, in der Sehrinde induzierte Reizsymptome während der Aura, die sich halbseitig, meist kontralateral zum Kopfschmerz, im Gesichtsfeld äußern. Es sind homonyme, „buschfeuerartig" sich ausbreitende Flimmerskotome, Zacken, Ringe und andere „Fortefikationsspektren", die von Fall zu Fall unterschiedlich, beim einzelnen Kranken aber meist stereotyp in immer gleicher Weise ablaufen. Sie entsprechen den Phänomenen der „spreading depression" (Literatur bei Gerber und Haag 1982).

Von *Migraine accompagnée* sprechen wir, wenn flüchtige corticale Defektsyndrome nachweisbar sind wie z. B. homonyme Hemianopsien, Hemihypästhesien, flüchtige Hemiparesen oder Aphasien. Sie treten ebenfalls in der Aura, seltener in oder nach der Schmerzphase auf.

Die *ophthalmoplegische Migräne* ist eine Sonderform vom Accompagnée-Typ, bei der als passagere neurologische Defektsymptome Augenmuskellähmungen (Doppelbilder) auftreten, die Tage bis Wochen anhalten können und so die Kopfschmerzphase überdauern. Meist handelt es sich um Nervus-Occulomotoriusparesen. Hier muß besonders sorgfältig nach retroorbitalen Lokalfaktoren wie etwa einem Aneurysma der A. carotis interna oder der A. communicans posterior, einem Angiom oder einem anderen raumfordernden Prozeß gefahndet werden (Computertomographie, Angiographie).

Auch bei der *Basilaris-Migräne* handelt es sich quasi um eine Migraine accompagnée im Arteria-vertebralis-basilaris-Stromgebiet. Die Symptomatik ist entsprechend dem Versorgungsgebiet des betroffenen Gefäßabschnittes: Reiz- und Defektsymptome in beiden Gesichtsfeldern (A. cerebri posterior), Schwindel und vestibuläre Symptome einschließlich Nystagmus, ataktische Symptome, dysarthrische Sprachstörungen, Ohrgeräusche, beidseitige Parästhesien oder gar Paresen der Extremitäten, schließlich Bewußtseinstrübungen, anamnestische Psychosyndrome, Verwirrtheitszustände und auch kurze Bewußtlosigkeiten.

Findet man monoculäre Visusstörungen in der Aura (A. ophthalmica), wird auch von *retinaler Migräne* gesprochen.

Eine *abdominelle Migräne* kommt bei Kindern vor und ist durch anfallsartige Bauchkoliken, Bauchschmerzen, Erbrechen und Durchfälle charakterisiert. Es können auch gleichzeitig schon Kopfschmerzen auftreten, aber meist wird die Diagnose einer Migräne erst retrospektiv gestellt, wenn sich später ein typischer Halbseitenkopfschmerz mit Anfallscharakter entwickelt und sich in der Phase der abdominellen Migräne gastroenterologisch nichts Krankhaftes hat finden lassen (Spasmen der Mesenterialarterien?).

Im übrigen lassen sich bei praktisch allen typischen Migräneformen auch Spasmen in den Extremitäten, also den Hand-, Finger- und Zehenarterien nachweisen, so daß es gute Gründe gibt, bei diesem Krankheitsbild von einer generalisierten Spasmusneigung des Gefäßsystems zu sprechen (s. auch S. 256–257).

Die *aktuellen Auslöser* für Migräneattacken sind sehr vielfältig: Häufig werden Wetterwechsel, Fön und andere klimatische Einflüsse benannt. Bei Frauen besteht in bis zu 25% der Fälle eine Bindung an die Regelblutung. Meist geht die Migräneattacke der Menstruation voraus. Hier wird der prämenstruelle Abfall des Östrogens und Progesterons im Plasma verantwortlich gemacht. Die Zusammenhänge sind noch nicht geklärt. Diskutiert wird in diesem Zusammenhang ein verstärkter Sympathikotonus mit Vasokonstriktionsneigung durch Abfall der parasympathikomimetisch wirkenden Östrogene. Orale Ovulationshemmer scheinen überraschenderweise die Migräneneigung zu verstärken. Hier könnten östrogeninduzierte Gefäßveränderungen, besonders die Intimahyperplasie mit ödematöser Verquellung und die leichte Hyperkoagulabilität des Blutes eine Rolle spielen. (Siehe auch gering erhöhtes Risiko für Herz- und Hirninfarkte unter Ovulationshemmern. Literatur bei Schiffter 1977.)

Nahrungs- und Genußmittel werden ebenfalls häufig als Auslöser angeschuldigt, besonders Alkohol und Nikotin, aber auch das in bestimmten Käsesorten, Räucherwaren und Alkoholika enthaltene Thyramin, das die Noradrenalinfreisetzung aus den sympathischen Nervenendigungen und die Serotoninausscheidung aus den Thrombozyten fördert. Selten ist die Anfallsprovokation durch Phenyläthylamin, das in Schokolade, Zitrusfrüchten und Milchprodukten reichlich enthalten ist.

Zu langes Schlafen kann Migräneattacken auslösen, nächtliche und morgendliche Schmerzanfälle scheinen mit den REM-Phasen korreliert zu sein (erhöhte Hirndurchblutung in der REM-Phase). Andererseits ist die Migräne oft nach einem erholsamen Schlaf auch beendet.

Als psychische Auslöser werden immer wieder genannt jede Art von plötzlichen Affekten wie Freude, Ärger, Angst oder Wut, die verschiedensten Formen von „Streß", psychische Spannungen, aber auch die Entspannung nach solchen Belastungen (Wochenend-Migräne, Feierabend-Migräne, Anfall im Beginn der Urlaubszeit usw.). Allen diesen Auslösern ist gemeinsam, daß sie das vegetative sympathisch-parasympathische Gleichgewicht der in dieser Hinsicht offensichtlich instabilen Menschen irgendwie alterieren und so zu Spasmen und Dilatationen des Gefäßsystems und zu anderen vegetativen Irritationen führen.

Theorien zur Ätiologie und Pathogenese der Migräne. Erbfaktoren sind offenbar bedeutsam. In ca. 60% findet man eine familiäre Häufung.

Nach den Untersuchungen von Wolff (1948, 1955, 1963) verläuft der Migräne-Anfall in drei Phasen *(Drei-Phasen-Theorie)*: In der ersten, vasokonstriktorischen (sympathikotonen) Phase, zu der die sogenannte Aura gehört, besteht ein allgemeiner Vasospasmus, der sich unter anderem verifizieren läßt durch die reduzierte Pulsamplitude der extracraniellen Gefäße, aber auch anderer peripherer Gefäße. Der Kranke ist eher blaß, die Mitbeteiligung der zerebralen Gefäße führt zu den neurologischen Reiz- und Defektsymptomen, die oben geschildert wurden.

Typisch sind halbseitige neurologische Symptome. Die dabei auftretenden Kopfschmerzen könnten durch Reizung der schmerzempfindlichen Fasern in den Gefäßwänden, aber auch durch Ischämie der schmerzempfindlichen Kopfgewebe, nicht jedoch des Gehirns, entstehen.

In der zweiten, dilatatorischen Phase, die eine parasympathische Gegenregulation darstellen könnte, sind die Gefäße schlaff dilatiert, was durch pulsatorische Überdehnung der Kopfgefäße zu dem typischen pulsierenden Migräne-Kopfschmerz führen könnte. Die extracraniellen Gefäße des Kopfes, etwa im Temporalbereich, sind dabei oft erweitert und prall gefüllt. Die dritte Phase ist die des anhaltenden Dauerkopfschmerzes, der durch perivasculäre Ödembildungen und Transudationen an den extrazerebralen Kopfgefäßen verursacht wird.

Die *Shunt-Theorie* von Heyck (1958, 1975) basiert auf Messungen der arteriovenösen Sauerstoffdifferenz der Kopfdurchblutung, wobei die Sauerstoffdruckmessungen aus der A. temporalis superficialis und der Vena jugularis externa erfolgten. Dabei ergab sich bei Migräne-Kranken im Intervall und besonders im Anfall und dabei wieder vornehmlich auf der schmerzenden Kopfseite eine sogenannte „Luxusdurchblutung" (erniedrigte Sauerstoffdifferenz), als deren Ursache ein „Stealeffekt" durch Eröffnung arteriovenöser Shunts angenommen wird. Die Theorie erklärt zwar einige Widersprüche oder scheinbare Widersprüche (Mangeldurchblutung des Gewebes bei gleichzeitig kräftig erweiterten Kopfgefäßen), ist aber offenbar nicht genügend durch exakte experimentelle Daten und Fallzahlen abgesichert.

Die *Reflex-Theorie* von Skinhoj (1970, 1971, 1973), die auf Ergebnissen von Hirndurchblutungsmessungen mit der Xenon-Clerance-Methode und Liquor-Analysen basiert, besagt, daß in der Aura eine verminderte, im Schmerzanfall eine verstärkte Hirndurchblutung nachweisbar ist. Es wird angenommen, daß zunächst Arteriolenspasmen vorliegen, die dadurch regionale Hypoxie verursachen. Die dadurch ausgelöste Laktatazidose führt dann „reflektorisch" zur Gefäßdilatation. Diese Hypothese paßt gut zur Drei-Phasen-Theorie von Wolff.

Vasomotorische Regulationsänderungen liegen auch der „*Mitkoppelungshypothese*" von Ingvar (1970) zugrunde. Sie besagt, daß Schmerz die Hirndurchblutung verstärke (was nachweisbar ist) und daß die vermehrte Hirndurchblutung den Schmerz wiederum verstärke („Mitkoppelung") und über einen positiven Feetback-Mechanismus sich schließlich zur Kopfschmerzkatastrophe aufschaukele (Teufelskreis).

Eine Störung in der *zentralen Kontrolle der Vasomotorenregulation* ist ebenfalls vielfach konstatiert worden. Migräne-Kranke scheinen eine verstärkte Neigung zu orthostatischen Hypotonien aufzuweisen. Nach Selby und Lance (1960) treten bei Migräne-Patienten in ca. 59% der Fälle schon in der Kindheit und Jugend vegetative Regulationsstörungen wie häufiges Erbrechen, Reisekrankheit und Neigung zu hypotonen Ohnmachten auf. Es scheint eine anlagemäßige Instabilität zentraler vegetativer Kontrollsysteme vorzuliegen, wobei z. B. psychische Irritationen (limbisches System) via Hypothalamus zu überschießenden Sympathicuserregungen und gegenregulatorischen parasympathischen Tonisierungen führen (Literatur bei Gerber und Haag 1982).

Die *Katecholamin-Theorien* besagen, daß erhöhte Plasmanoradrenalinspiegel mit der Migräne korrelieren.

Schließlich sind noch Theorien zu nennen, die sich nicht auf primär neuronale bzw. vegetative Funktionsstörungen beziehen: Nach Sicuteri (1961) kommt es im Migräne-Anfall zum Anstieg des *Serotonin*-Metaboliten 5-Hydroxyindol-Essigsäure. Vor dem Anfall ist der Serotonin-Plasmaspiegel erhöht, in der Schmerzphase ist er erniedrigt. Serotonin bewirkt an den kleinen Arteriolen Vasodilatation, auf größere Gefäße wirkt es vasokonstriktorisch. Ursache der schwankenden Serotoninausscheidung sollen Defekte an den Thrombozyten sein.

Von vielen Autoren wird berichtet, daß Migräne-Kranke eine gesteigerte *Thrombozytenaggregationsneigung* haben (Literatur bei Gerber und Haag 1982). Die Thrombozyten sollen vermehrt Serotonin, Histamin und Prostaglandine freisetzen, was zu passageren Thrombozytenaggregaten in den kleinen Gefäßen und zu Gefäßspasmen führe. Schließlich werden noch Zuckerstoffwechselstörungen und ein Anstieg freier Fettsäuren sowie Regulationsstörungen der Prostaglandine in der Migräne-Pathogenese diskutiert. Über die Wirkungen der Östrogene und Progesterone siehe Seite 255.

Zusammenfassend kann man feststellen, daß dem Migräne-Syndrom eine allgemeine Vasolabilität mit überschießender Spasmusneigung und Dilatationsneigung zugrunde zu liegen scheint. Für eine zentral-nervöse Genese oder eine Schrittmacherfunktion zentral-vegetativer Systeme sprechen die Halbseitigkeit, die diversen neurologischen Symptome und die psychosomatische Auslösbarkeit der Anfälle. Dazu müssen offenbar noch lokale Triggermechanismen wirksam sein und die geschilderten hormonellen und biochemischen Abläufe am Gefäßsystem selbst. Zu fragen wäre auch noch, warum sich eine allgemeine vasomotorische Regulationsstörung so ausdrücklich im Kopfbereich klinisch manifestiert. Vorstellbar wäre, daß die Vasospasmus-Vasodilatationsneigung im Bereich des Kopfes sich als Schmerz im besonderen Maße deshalb äußert, weil nur im Kopfbereich das Gefäßsystem überall wenig gepolstert der harten Schädelkalotte anliegt und deshalb aus anatomischen Gründen früher und ausgeprägter Schmerz entsteht als etwa in den Gefäßen des Bauchraumes oder der Extremitäten. Interessant ist in diesem Zusammenhang auch das Ergebnis neuerer statistischer Untersuchungen, nach denen die Migräne, das Raynaud-Syndrom und die Prinzmetal-Angina signifikant häufiger beim gleichen Kranken kombiniert auftreten oder nacheinander in Erscheinung treten, als es bei Kontrollgruppen der Fall ist. Dies könnte weiterhin für eine allgemeine Vasospasmus-Vasodilatationsneigung des gesamten Gefäßsystems sprechen, als gemeinsamer Faktor für alle drei Syndrome (Müller et al. 1981). Siehe dazu auch S. 263.

Diagnose und Differentialdiagnose der Migräne. Die Diagnose ist nach den oben genannten Symptomen leicht zu stellen, wenn es sich um typische Abläufe handelt. Halbseitigkeit der Kopfschmerzen ist nicht zwingend zu fordern (25% haben beidseitige Kopfschmerzen), aber sie ist typisch. Die Seite sollte wenigstens zuweilen wechseln. Ist eine Neigung zu Kopfschmerzattacken ausschließlich auf eine Kopfseite begrenzt, also stets rechts- oder nur linksseitig, sollte eine sympatomatische Migräne bedacht werden, etwa als Folge eines intrakraniellen Hämangioms oder Aneurysmas. Dies erfordert Computertomographie und zerebrale Angiographie. Das trifft in besonders starkem Maße für alle Migraine-accompagnée-Verläufe zu, vor allem für die ophthalmoplegische Migräne. Bei der retinalen Migräne sollte eine Stenose der A. carotis interna bzw. ophthalmica oder ein anderer retroorbitaler Prozeß ausgeschlossen sein, bei der Basilaris-Migräne ist eine arterio-sklerotische oder anders verursachte stenosierende Gefäßerkrankung im Vertebralis-Basilaris-Kreislauf zu bedenken.

Bezüglich der Gefäßmalformationen kann man sagen, daß intracranielle Angiome sehr häufig eine Vorgeschichte mit stets auf die gleiche Seite beschränkten Kopfschmerzattacken oder Migraine-accompagnée-Attacken aufweisen, daß aber bei der Migraine-accompagnée gleichwohl nur sehr selten ein Angiom gefunden wird. Differentialdiagnostisch abzugrenzen sind von der Migräne noch der oben beschriebene Clusterkopfschmerz, die Hirnnervenneuralgien (konstante Schmerzprojektion in das Territorium eines Hirnnerven), das Costen-Syndrom („Kiefergelenksneuralgie"), die Arteriitis temporalis oder Riesenzell-Arteriitis (alte Leute mit extrem beschleunigter Blutsenkungsgeschwindigkeit!) und schließlich alle lokal am Schädel und intracraniell lokalisierten herdförmigen Krankheitsprozesse wie Nasennebenhöhlenaffektionen. Außerdem sind zu bedenken bei attackenartigen Kopfschmerzen auch die hypertonen Krisen einschließlich des Phäocromocytoms und Hypoglykämien.

Die einfache körperliche Untersuchung des Migräne-Kranken ergibt in der Regel keinen spezifischen, als krankhaft verwertbaren Befund. Apparative Befunde: Nach den Befunden bei regionalen Hirndurchblutungsmessungen ist in der Aura die Hirndurchblutung reduziert, in der Schmerzphase erhöht. Dies bestätigt die vasomotorischen Hypothesen der Migräne. Die Autoregulation der Hirndurchblutung scheint bei der Migräne und beim Bing-Horton-Kopfschmerz gestört zu sein. Betarezeptorenblocker vermindern den Anstieg der Hirndurchblutung in der akuten Schmerzphase, Alpharezeptorenblocker wie zum Beispiel Hydergin verstärken sie. Die Doppler-Sonographie zeigt im Schmerzstadium eine Strömungsbeschleunigung in den großen Zubringerarterien des Gehirns, was den anderen oben genannten Befunden entspricht. Pathologische EEG-Veränderungen im Anfall und im Intervall sind häufig, meist in Form von Dysrhythmien und wechselnden Herdbefunden. Die Befunde bei den visuell-evozierten Potentialen sind widersprüchlich, aber auffällig häufig leicht pathologisch. Ähnliches gilt für computertomographische Untersuchungen, in denen zuweilen regionale Hypodensitäten (Ischämien durch Spasmen?) gesehen wurden. Arteriographien haben keine verwertbaren pathologischen Befunde gezeigt, wenn es sich um reine Migräne und nicht etwa um ein Angiom handelte. Insgesamt kann man sagen, daß die apparativen Befunde eher die vasomotorischen Theorien der Migräne pathogenetisch stützen. Die psychodiagnostischen Verfahren haben die postulierte Migräne-Persönlichkeit nur partiell bestätigt, zumal Persönlichkeitseigenschaften des Migräne-Kranken wie Zwanghaftigkeit, Pedanterie, Perfektionismus, Leistungsorientiertheit, Ehrgeiz, Ordnungssinn, psychovegetative Labilität, geringe Streßtoleranz, unterdrückte Aggressivität und Alexithymie auch für andere neurotische und psychosomatische Störungen zutreffen. Immerhin scheinen aber die Primärpersönlichkeit und ihre Reaktionsweise auf Umweltbelastungen und die Umweltbelastungen selbst (Arbeitsplatz, Familie, Partner usw.) eine wichtige pathogenetische und anfallsauslösende Rolle zu spielen.

Von dem außerhalb des Schädelbereichs erhobenen Befunden bei Migräne-Anfällen sind noch als wichtig zu nennen:
Spasmusneigung in den Hautgefäßen, besonders von Händen und Füßen, Magenhypotonie mit verlängerter Entleerungszeit, Diarrhoen, postparoxysmale Harnflut (sogenannte „Urina spastica").

Therapie der Migräne. Aus den dargelegten Befunden zur Pathogenese lassen sich zwei Therapieprinzipien der Migräne herleiten, die beide an der Beeinflussung der Vasomotorik und der Schmerzempfindlichkeit ansetzen: Die Psychotherapie mit ihren unterschiedlichen Techniken und die Pharmakotherapie. Grundsätzlich wäre den Psychotherapien der Vorzug zu geben, Methoden also, die über das vegetative Nervensystem wirksam werden. Gleichwohl ist in der alltäglichen Praxis die Migräne noch immer eine Domäne der Pharmakotherapie, diese ist auch schneller wirksam und „bequemer".

Pharmakotherapie. Hierbei ist grundsätzlich zu unterscheiden zwischen Pharmaka, die im Anfall wirken und solchen, die im Intervall prophylaktisch und kurmäßig angewandt werden. Mittel zur Anfallskupierung sollten so früh als möglich bei den ersten Anzeichen der Aura genommen werden. Während des Anfalls kommt man meist zu spät und die Resorption im Magen-Darmtrakt ist nicht mehr gewährleistet (Erbrechen). Hier kämen dann i.v. zu applizierende Präparate in Betracht. Einzelsubstanzen sind Mischpräparaten vorzuziehen.

Von den einfachen *Analgetika* ist zuerst die Azetylsalizylsäure zu nennen, die am besten erforscht und zweifellos wirksam ist (0,5 bis 1,5 g pro Tag). Das Wirkungsprinzip ist die Hemmung der Prostaglandinsynthese und wohl auch die Thrombozytenaggregationshemmung. Azetylsalizylsäure kann auch z.B. als Aspisol i.v. appliziert werden. Dies ist besonders im akuten Anfall wirksam. Paracetamol und Phenacetin wirken ebenfalls gut, zeigen aber offenbar keine Vorteile gegenüber Azetylsalizylsäure. Pyrazolidinpräparate wie z.B. Novalgin oder Pyramidon sollen der ASS in der Wirksamkeit sogar überlegen sein, haben aber den Nachteil dosisabhängiger allergischer Reaktionen bis hin zu seltenen Schockzuständen, was ihre Einsatzmöglichkeiten einschränkt.

Für die Anfallskupierung wie für die prophylaktische Dauertherapie in Form einer zeitlich begrenzten Kur werden seit langem erfolgreich die *Mutterkornalkaloide* eingesetzt. Sie sind auch gut pharmakologisch und klinisch erforscht. Dabei handelt es sich vor allem um Ergotamin und Dihydroergotamin. Ergotamin wirkt direkt vasokonstriktorisch und reagiert über die Alpha-adrenergen Rezeptoren sowie über serotoninerge Rezeptoren. In niedrigen Dosen stimuliert es die Rezeptoren zur Vasokonstriktion, in höheren Dosen werden sie jedoch blockiert, so daß eine Vasodilatation resultiert. Man spricht von einem stabilisierenden Effekt auf dem Gefäßwandtonus, so daß die Migräne-typischen schnellen Änderungen des Vasomotorentonus nivelliert werden. Mit Ergotamin (subkutan 0,2 bis 0,5 mg, sublingual 2 bis 4 mg, rektal oder oral 4 bis 5 mg pro Tag) kann man in bis zu 80% der Fälle einen drohenden oder in Gang befindlichen Migräne-Anfall prompt abbrechen. Der Effekt hält mehr als 24 Stunden an (Halbwertzeit 21 Stunden). Früh angewendet ist es nach wie vor das Mittel der Wahl für den Anfall. Bei Hypertonie, Angina pectoris und Niereninsuffizienz sowie peripheren Durchblutungsstörungen ist es kontraindiziert (Vasospasmusförderung). Dihydroergotamin wirkt prinzipiell gleich, soll einen schwächeren vasokonstriktorischen Effekt haben, aber stärker Noradrenalin und Serotonin hemmen. Es scheint bei intravenöser Applikation geringere Nebenwirkungen zu haben und ist deshalb ebenfalls sehr gut zur Anfallskupierung geeignet (1 Amp. i. v.). Die Halbwertzeit beträgt ebenfalls 21 Stunden. Coffein fördert für beide die enterale Resorption. Die Nebenwirkungen, vor allem von Ergotamin wie Übelkeit, Erbrechen, vasomotorische Störungen in den Akren, Muskelkrampf usw. sind zu beachten. Für die kurmäßige, also zeitlich begrenzte Intervalltherapie zur Reduktion von Anfallsfrequenz und Anfallsintensität wird allgemein Dihydroergotamin favorisiert. Die Substanz ist dabei auch zweifellos wirksam. Man gibt 2 bis 3 × täglich 2 mg per os und begrenzt die Kuren auf 3 bis 4 Monate. Gegebenenfalls kann man sie nach Wochen oder Monaten wiederholen. Ergotamin kommt als Mittel bei der Dauertherapie nicht in Betracht wegen der Gefahr des Ergotismus und der Induktion zusätzlicher vasospastischer Kopfschmerzen.

Erfolgreich anwendbar ist auch *Methysergid* (z. B. Deseril retard), das eine starke serotoninantagonistische Wirkung hat. Es hemmt ebenfalls auch die Noradrenalinfreisetzung. Das Mittel hat auch verschiedene andere, z. B. serotoninähnliche und regional unterschiedliche Wirkungen und ist noch nicht in allen Aspekten erforscht. An Nebenwirkungen sind zu nennen: Ängstlich-depressive Verstimmungen, gastrointestinale Beschwerden, Gewichtszunahme und retroperitoniale und andere Fibrosierungen. Es sollte deshalb wie oben beim Dihydergot beschrieben nur in zeitlich begrenzten Kuren mit therapeutischen Pausen angewandt werden. Die Halbwertzeit der Plasmaelimination beträgt 10 Stunden.

Lisurid wirkt ähnlich wie Methysergid und ist diesem auch chemisch nahe verwandt. Ob es weniger Nebenwirkungen hat ist noch unsicher. Auch *Pizotifen* (z. B. Sandomigran) ist ein Serotominantagonist und wirkt ähnlich wie Methysergid. Es hat aber eine eher stimmungsaufhellende Wirkung (chemische Ähnlichkeit mit Amitryptilin), was bei der Migränepersönlichkeit nützlich sein kann. Als Nebenwirkungen sind Appetitsteigerung (Gewichtszunahme), Müdigkeit und anticholinerge Effekte wie Mundtrockenheit, orthostatische Hypotonie, Obstipation und Tachycardie bekannt geworden. Aus ähnlichen Gründen (Stimmungshebung, Reizabschirmung) werden auch *Antidepressiva* und *Phenothiazinpräparate* (z. B. Migristene) in der Intervalltherapie der Migräne verwandt. Sie scheinen Placebo überlegen zu sein.

Das Antihypertensivum *Clonidin* (z. B. Katapresan, Dixarit) schließlich hat offenbar zentral-induzierte dämpfende Wirkungen auf die sympathischen Efferenzen mit Senkung des Vasokonstriktorentonus. Das Präparat wird ebenfalls zur Migräne-Intervalltherapie empfohlen. Die Dosis beträgt 50 bis 150 µg pro Tag. Seine Halbwertzeit ist 8 bis 10 Stunden. Als Alternative zur weitverbreiteten Behandlung mit Mutterkornalkaloiden hat sich in den letzten Jahren die Dauertherapie mit *Beta-Rezeptorenblockern* in den Vordergrund geschoben. Diese Substanzen blockieren dosisabhängig die Beta-1- und Beta-2-Rezeptoren. Die positiven klinischen Effekte, vor allem von Propranolol (Dociton), sind inzwischen unzweifelhaft erwiesen. Es ist mindestens so erfolgreich wie Methysergid, hat aber weniger Nebenwirkungen. Etwa Zweidrittel der behandelten Kranken werden symptomfrei oder wesentlich gebessert. Man gibt 160 bis 240 mg Propranolol pro Tag. Die Halbwertszeit liegt bei ca. 3 Stunden.

Ob von den jetzt stark beachteten *Kalziumantagonisten* wie z. B. Cinnarizin oder Flunarizin bezüglich der Migräne-Therapie Fortschritte zu erwarten sind ist noch ungewiß.

Die *Psychotherapie* der Migräne hat sich inzwischen ebenfalls als zumindest ansatzweise erfolgreich erwiesen. Sie müßte nach den eigenen pathophysiologischen Vorstellungen das Mittel der Wahl für die Intervalltherapie sein. Leider steht noch keine wirklich sichere, standardisierte und an großen Fallzahlen erprobte Methode oder Kombination verschiedener Psychotherapietechniken zur Verfügung. Das Problem liegt bei Kranken wie Ärzten in der Unkenntnis psychosomatischer Zusammenhänge (die ja im übrigen auch naturwissenschaftlich definierbar sind) und in der mangelnden Motivation und der mangelnden Geduld der beiden Beteiligten zur Aufarbeitung psychophysiologischer, pathogener Konfliktkonstellationen und Determinanten und in dem daraus folgenden Bedürfnis nach schneller, also pharmakologischer Symptombeseitigung (Prinzip der medizinischen „Reparaturwerkstatt"). Aus der Literatur ergibt sich zur Zeit etwa folgendes Bild: In einer Fülle von Einzelarbeiten werden jeweils bestimmte psychotherapeutische Vorgehensweisen empfohlen wie etwa psychoanalytische Verfahren, Gesprächspsychotherapie, autogenes Training, Biofeedback-Techniken und andere Entspannungsübungen, Verhaltenstherapie, Hypnose und anderes. Aussichtsreicher erscheinen komplexere, kombinierte Therapieprogramme, wie z. B. der „multimodale" Ansatz von Schulz und Volger (1983). Hierbei wird in Gruppen oder auch einzeln nach individueller Diagnostik und bei therapiebegleitender und therapiekontrollierender Diagnostik in bestimmter Reihenfolge ein Programm verschiedener Psychotherapietechniken angewandt: Gestalttherapie (Übung der Körperwahrnehmung), Verhaltenstherapie (Verhaltens- und Problemanalyse, Rollenspiel), Entspannungtraining (progressive Muskelentspannung und autogenes Training), kognitive Therapie (Selbstinstruktion, kognitive Umstrukturierung), Gesprächstherapie und Kommunikationstherapie (Kommunikations- und Biofeedbackregeln). Das Therapieprogramm sollte etwa über 1 Jahr erfolgen (1 × pro Woche eine Sitzung). Diese Therapie gilt für Migräne-Patienten wie auch für solche mit sogenanntem Spannungskopfschmerz oder einfachen vasomotorischen Kopfschmerzen. Weitere Einzelheiten siehe Schulz und Volger (1983) und Gerber und Haag (1982).

Die einfachen vasomotorischen Kopfschmerzen. Bei diesem Kopfschmerztyp handelt es sich wohl um eine milde und im Verlauf „gestreckte", das heißt flach-wellenförmig und nicht attackenartig ablaufende, mehr chronische Variante der Migräne. Die drükkenden oder auch pulsierenden Kopfschmerzen sind ähnlich vasomotorisch induziert. Zur Pathogenese gilt das Entsprechende. Die Therapie wäre die der Migräne, insbesondere der Intervalltherapie der Migräne. Die psychosomatische Komponente tritt hier oft deutlicher hervor, viele Kranke klagen mit entspanntem Gesicht und ohne Gequältheit über „rasende" oder „wahnsinnige" oder „irrsinnige" Kopfschmerzen. Bietet man Begriffe zur Beschreibung der Schmerzqualität an, so wird meist akzeptiert, daß es sich bei den Schmerzen darum handelt, als ob eine zu stramme Badehaube auf dem Kopf sei oder ein straffes Band um den Kopf gespannt sei oder ein Spannungs-, Druck- oder Schwellungsgefühl vorliege, ein Pochen in den Schläfen und ähnliches.
Die Übergänge zum sogenannten Spannungskopfschmerz sind fließend, eine klare Trennung der einzelnen Formen ist in der Praxis nicht möglich.

Der Spannungskopfschmerz
Beim Spannungskopfschmerz scheinen Verkrampfungen der Stirn-, Kopf- und Nackenmuskulatur das wesentliche pathogenetische Prinzip zu sein. Diese Muskelverkrampfungen sind im übrigen elektromyographisch nachweisbar. Der Schmerz ist dumpf-bohrenddrückend-spannend, schon morgens beim Erwachen vorhanden und unter Streß und emotionalem Druck verstärkt. Am Wochenende oder Urlaub ist er oft verschwunden um am Sonntagabend oder am Urlaubsende wieder einzusetzen. Hier handelt es sich wahrscheinlich um ein rein psychosomatisches Syndrom oder zumindestens maßgeblich psychosomatisch induziertes Syndrom, so daß wieder die bei der Migräne genannten psychotherapeutischen Verfahren, insbesondere Entspannungstechniken wie autogenes Training und Biofeedback das Mittel der therapeutischen Wahl sind. Schmerzmittelabusus und Schmerzmittelabhängigkeit sind oft ein schwieriges therapeutisches Problem bei diesen Patienten.
Spannungskopfschmerz bzw. vasomotorische Kopfschmerzen sind weitaus häufiger als die eigentliche Migräne und sicherlich die häufigste Kopfschmerzform überhaupt.
Muskuläre Hinterkopf- und Nackenschmerzen werden ebenfalls überwiegend durch Muskelverkrampfungen und Überdehnungen der Muskelansatzstellen verursacht. Sie treten besonders bei Menschen auf, die in vornübergebeugter Kopfhaltung beruflich tätig sind, wie zum Beispiel Schreibtischarbeiter, Sekretärinnen usw. Die dabei immer wieder röntgenologisch festgestellten Halswirbelsäulenveränderungen spielen sicher nicht die große Rolle, die ihr allgemein zugeschrieben wird. („Die grauen Haare der Halswirbelsäule"). Therapeutisch helfen hier Massagen und andere lokale Maßnahmen der physikalischen Therapie, auch Korrekturen etwa des Arbeitsstuhles oder Arbeitstisches und ähnliches. Auch hier sind autogenes Training und andere psychotherapeutische Techniken anzuraten.
Auch beim Kopfschmerzkapitel soll noch einmal ein Hinweis erlaubt sein auf alte Volksweisheiten und Redewendungen, die uns zeigen, daß man seit langem um die Zusammenhänge zwischen psychischen Belastungen und körperlichen Beschwerden weiß, psychosoma-

tische Syndrome also uraltes Erfahrungsgut sind: Dies oder jenes Problem „macht mir Kopfschmerzen" oder „mir brummt der Schädel von diesen Schwierigkeiten", dieser oder jener Konflikt „bereitet mir Kopfzerbrechen" (was ja eigentlich auch wehtun müßte).

Das Raynaud-Syndrom

Bestimmte intermittierende vasomotorische Störungen mit abnormen Spasmen und Dilatationen der arteriellen Gefäße in den Akren der Extremitäten, insbesondere in den Fingern, werden als Raynaud-Syndrom zusammengefaßt. Typisch ist die anfallsartig durch Kältereiz oder emotionale bzw. Streßfaktoren ausgelöste „Farbtrias" an den Fingern. Zunächst tritt dort eine lokale Zyanose auf (Stase), dann eine intensive Blässe in Form eines oder einzelner weißer Finger, der sogenannten „digitus mortuus" (Vasospasmus) und schließlich eine reaktive hyperämische Rötung (Vasodilatation). In ca. ⅓ der Fälle soll nur anfallsweise Zyanose oder Blässe zu beobachten sein. Parästhesien und prickelnde Schmerzen sind im Anfall relativ häufig und auf die betroffenen Finger beschränkt. Das Syndrom ist ganz überwiegend beidseitig in den Fingern 2 bis 5 zu finden und Frauen werden in einem Verhältnis von etwa 5:1 sehr viel häufiger betroffen als Männer. Es kommt vor allem bei jungen Menschen zwischen dem 15. und 40. Lebensjahr vor. Die Zehen sind sehr viel seltener beteiligt als die Finger, nach Heidrich (1980) beträgt die Relation 2:125. Lokale Wärme oder bestimmte Pharmaka können das Syndrom (den Vasospasmus) rasch beseitigen. Auf die Ähnlichkeiten in Alters- und Geschlechtsverteilung sowie pathogenetischem Ablauf mit der Migräne sei auch hier hingewiesen. Kommt es durch starken Vasospasmus und eventuell auch andere stenosierende Gefäßveränderungen zum Gefäßverschluß, dann können auch akrale Nekrosen die Folge sein (Infarkte).

Die *klinische Diagnostik* sollte durch apparative Befunde gesichert werden: Oszillographie, Rheographie, Venenverschlußplethysmographie, Plattenthermographie, Thermo-Clearance-Bestimmung, Doppler-Sonographie oder Isotopenangiographie. Dazu gehören standardisierte Kälteprovokations- und Wärmetests. Bewährt hat sich besonders die moderne elektronische Oszillographie nach Kriessmann und Mitarbeitern (1979). Damit lassen sich durch Kälteprovokation (z. B. Einlegen der Hand in 10° kaltes Wasser für 1 bis 2 Minuten) oder Streßinduktion charakteristische vasospastische Kurvenverläufe auslösen, die sich unter Wärmeapplikation (z. B. 2 Minuten Einlegen der Hand in 40° warmes Wasser) oder durch Nitroglyzerin wieder normalisieren. Auch die Lösung eines schon bestehenden Gefäßspasmus durch Wärme oder Nitroglyzerin läßt sich damit nachweisen und graphisch darstellen. Führen Kälte- und anschließende Wärmeexposition nicht zu gravierenden Änderungen des Kurvenverlaufs, dann kann ein Raynaud-Syndrom ausgeschlossen werden. Im Zweifelsfall, besonders bei Verdacht auf Gefäßverschlüsse, ist eine konventionelle Arteriographie erforderlich und sichert dann die Diagnose (s. Abb. 89).

Die *Ursache* des Raynaud-Syndroms ist komplex und vielfältig und es gibt noch viele Unklarheiten. Zunächst gilt es zu differenzieren zwischen Raynaud-Syndromen mit oder ohne Arterienverschluß und mit oder ohne auslösende Grunderkrankung (Heidrich

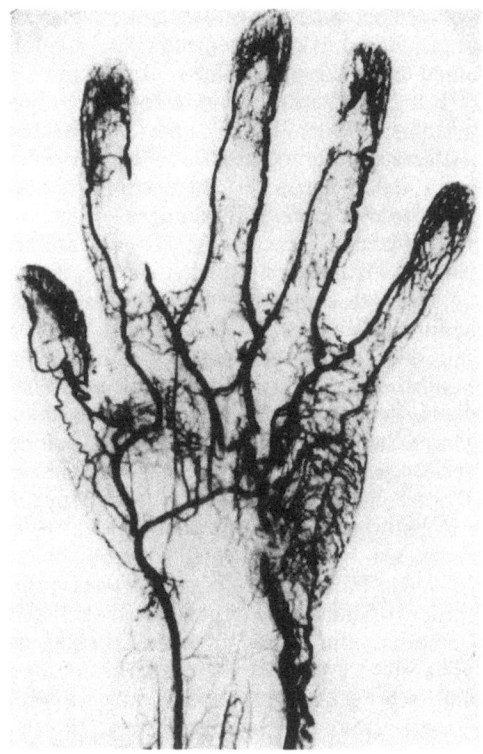

Abb. 89. Spastischer Verschluß einer Zeigefingerarterie bei Morbus Raynaud. (Nach Lemmens, in: Heidrich 1979)

1980). Ob es ein primäres Raynaud-Syndrom, einen Morbus Raynaud ohne auslösende Grunderkrankung gibt, ist unsicher, aber möglich. Ein klassisches Raynaud-Phänomen kann viele Jahre der Diagnose einer auslösenden Grunderkrankung vorausgehen. Als verursachende Grunderkrankungen sind in der Literatur genannt (nach Heidrich 1979): Stenosierende Gefäßkrankheiten aller Art einschließlich der Arteriosklerose und aller sogenannten Kollagenosen und Immunopathien, die auch an den Gefäßen wirksam sind (Panarteriitis nodosa, Sklerodermie, Polymyositis, Endangitis obliterans), Traumata und orthopädische Affektionen der oberen Extremitäten und der Halswirbelsäule, bei denen grundsätzlich Gefäß- oder Nervenverletzungen möglich sind, diverse neurologische Erkrankungen und Läsionen vom Gehirn über das Rückenmark bis zu den peripheren Armnerven (von Hirninfarkten bis zum Carpaltunnelsyndrom), endokrine Störungen (Hypothyreose, Phäochromozytom und Hyperparathyreoidismus), die ja ebenfalls neurogene Störungen induzieren können, Bluterkrankungen wie Polyzytämie oder Paraproteinämien oder Erkrankungen mit Auftreten von Kälte-Agglutininen oder Kryoglobulinen. Intoxikationen (z. B. mit Mutterkornalkaloiden oder Polyvinylchlorid) oder durch Pharmakotherapie (Betarezeptorenblocker, Chlonidin, Noradrenalin, Belomyzin u.a.). Dazu kommen noch Hypertonus, Lebererkrankungen, Niereninsuffizienz und viele andere Grundkrankheiten. Die Grunderkrankungen sind so vielfältig, daß sich kein sicher einheitliches Muster herausschälen läßt. Vielleicht kann man sagen, daß alle Erkrankungen, die mit Gefäßwandveränderungen einhergehen und solche, die zu rheologischen Änderungen der Bluteigenschaften führen Raynaud-Phänomene auslösen können. Vornehmlich bei der *Sklerodermie* scheint aber das Raynaud-Syndrom ein relativ regelmäßiger Vorläufer oder Begleiter zu sein. Immunopathien scheinen bei ca. 10% der Fälle nachweisbar, Kryoglobuline spielen offenbar eine untergeordnete Rolle. Immerhin findet man in der Mehrzahl der Fälle eine der genannten Grunderkrankungen und sehr selten Raynaud-Syndrome ohne Grunderkrankung.
Unsere *pathogenetischen Vorstellungen* sind entsprechend unsicher: Nach Thulesius (1979) sind folgende Aspekte zu diskutieren: Grundsätzlich scheint ein Spasmus der großen Fin-
gerarterien (nicht der Arteriolen) ein wesentlicher Faktor zu sein. Venenspasmen spielen offenbar keine Rolle. Es wurden 5 Teilmechanismen des pathogenetischen Ablaufs konstatiert:

1. *Der erhöhte Vasokonstriktorentonus.* Schon Raynaud selbst hielt einen gesteigerten neurogenen Vasokonstriktorentonus für das wesentliche pathogenetische Prinzip. Dafür spricht auch die Tatsache, daß emotionale Erregungen und Streß das Syndrom auslösen, Mechanismen also, die vom Gehirn ausgehen und über sympathische Erregungen in der Gefäßperipherie wirksam werden. Die Extremitätengefäße sind ja im übrigen rein sympathisch innerviert. Es könnten somit neurogene oder neurohumorale (Noradrenalin) Auslöser die wesentlichen Schrittmacher darstellen. Schließlich spricht für eine wesentliche neurogene sympathikotone Mitverursachung, das Sympathektomien das Syndrom anhaltend bessern oder beseitigen können. Gegen eine zentrale sympathikotone Anfallsinduktion spricht allerdings, daß periphere Nervenblockaden, bei denen die sympathischen Fasern mitunterbrochen sind, das kälteinduzierte Raynaud-Syndrom nicht zuverlässig verhindern können und daß Sympathektomien erneute Raynaud-Attacken nach 2 bis 3 Wochen nicht ausschließen. Dies könnte operationstechnische Gründe haben oder für einen zusätzlichen peripher-neurogenen Faktor sprechen (Triggerfaktor). Offensichtlich besteht auch eine exzessive Neigung zur Noradrenalinsekretion an den peripheren sympathischen Nervenendigungen auf Kältereize, die vom ZNS relativ unabhängig ist.

2. *Morphologische Gefäßveränderungen:* Eine Hypertrophie der Arterienintima, wie sie Lewis 1938 für das Raynaud-Syndrom beschrieb, ist von Nachuntersuchern nicht bestätigt worden und zum Teil auch bei Kontrollgruppen zu finden gewesen.

3. *Der arterielle Blutdruck* scheint bei dem Syndrom eine wichtige Rolle zu spielen. Der Blutdruck ist in den Jahren des Auftretens von Raynaud-Syndromen (15. bis 40. Lebensjahr) eher niedrig. Vasospastische Mechanismen sind bei niedrigen Blutdruckwerten häufiger. Raynaud-Kranke haben in der Regel einen niedrigen Blutdruck im Verhältnis zu Vergleichsgruppen. Dies könnte bei primärem oder auch sekundärem (durch Grunderkrankung verursachten) Raynaud-Syndromen

durchaus pathogenetisch wichtig sein (Thulesius 1976).
4. *Die Blutviskosität* ist bei Raynaud-Kranken offenbar leicht erhöht, besonders bei Kältereizen (erhöhte Fibrinogenkonzentration, Auftreten von Kälteagglutininen und Kryoglobulinen). Die Befunde sind allerdings widersprüchlich und nicht signifikant.
6. *Immunologische Faktoren* (Kollagenkrankheiten) sind zweifellos wichtige Anlässe für sekundäre Raynaud-Phänomene. Dies trifft vor allem für Kranke mit Sklerodermie zu.
In letzter Zeit sind Befunde bekannt geworden, die eine gemeinsame Ursache von Variant-Angina (Prinzmetal-Angina), Migräne und Raynaud-Syndrom vermuten lassen (Miller und Mitarbeiter 1981). In 26% von 62 Kranken mit Variant-Angina fanden sich typische Migräne-Anfälle (in 6 bzw. 10% bei der Kontrollgruppe), ein Raynaud-Syndrom bestand bei 26% (5% bei der Kontrollgruppe). Von den 62 Prinzmetal-Angina-Patienten hatten 7 sowohl Migräne als auch ein Raynaud-Syndrom (bei den 2 Kontrollgruppen keine). Migräne und Raynaud-Syndrom traten in der Regel Jahre vor dem Auftreten der pectanginösen Herzsymptomatik auf. Die Autoren schließen aus den Befunden auf eine gemeinsame mit Vasospasmus einhergehende Ursache für alle 3 Erkrankungen, wobei lokale Triggermechanismen den Ort der hauptsächlichen Symptomatik markieren.

Zur Therapie des Raynaud-Syndroms

Als erste therapeutische Empfehlung gilt allgemein die Vermeidung von Kälte- und Nässeexpositionen. Nachweisbar wirksam sind auch autogenes Training und Biofeedback-Therapie (Hinweis auf zentral-vegetative Genese?). Nikotinverbot ist selbstverständlich, desgleichen ist die Behandlung mit Mutterkornalkaloiden kontraindiziert. Medikamentös können gefäßerweiternde Substanzen, Plasmaexpander, Ganglienblocker und Reserpin-Präparate versucht werden. In schwereren Fällen kommen intravenöse Infusionen mit Pentoxifyllin oder Naftirofuryl in Frage sowie mit Plasmaexpandern und Fibronolytika. Eine Sympathektomie sollte erst nach Versagen aller konservativen Maßnahmen erwogen werden. Sie ist dann gleichwohl wirksam. Für eine zentrale Genese des Syndroms könnte sprechen, daß Umbach (1977) es durch stereotaktische Hypothalamotomie bei einem Kranken nachhaltig beseitigen konnte.

Es gibt sicherlich unabhängig vom definitiven Raynaud-Syndrom auch eine konstitutionelle Neigung zu Akrozyanosen oder „weißen Fingern", die ebenfalls auf Kältereiz oder emotionalen Streß auftreten können. Sind die Beschwerden erheblich und häufig, dann sollte man schon die Diagnostik, die für das Raynaud-Syndrom in Betracht kommt, auch durchführen und je nach Befunden entsprechend handeln. Andererseits sollte man auch an vegetative Neuropathien, beginnende Sudeck-Syndrome und andere peripher-neurogene Störungen denken.

Vasomotorische Störungen bei Erkrankungen und Läsionen peripherer Nerven

Die Tatsache, daß im Verband der peripheren sensiblen Nerven auch die sympathischen Efferenzen zur Haut ziehen und der Umstand, daß das Innervationsgebiet der sensiblen und der sympathischen Fasern identisch ist, macht es wahrscheinlich, daß die sympathischen Fasern bei Erkrankungen und Läsionen der peripheren Nerven ebenfalls gestört werden. So kommt es bei peripheren Nervenläsionen z. B. regelmäßig in dem sensibel gestörten Hautbezirk eines geschädigten Nerven auch

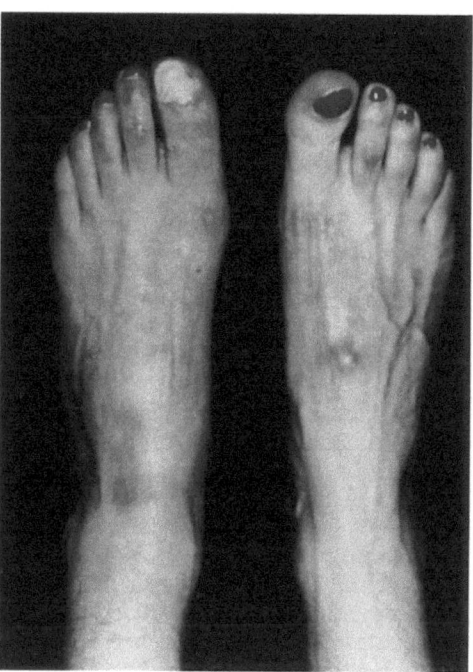

Abb. 90. Vasomotorenlähmung des linken Fußes bei Parese des N. ischiadicus

zu einer Anhidrose und zum Erlöschen der Piloarrektion (s. S. 156). In diesem selben Hautgebiet sind nun gleichermaßen, streng lokal begrenzt, auch die Vasomotoren gelähmt. Die Haut ist dort im frischen Stadium wärmer und gerötet (Vasodilatation) und in späteren Stadien kühl und livide (chronische Vasoparalyse). Bei einer Ischiadikuslähmung ist z. B. der Fuß und der Unterschenkel, bei der Medianuslähmung das sensible Territorium dieses Nerven in dieser Weise vasomotorisch gestört (s. Abb. 90).

Ähnliches trifft auch für schwere Polyneuropathien zu, vor allem im Bereich beider Füße, die ja in der Regel am stärksten sensibel gestört sind. Im Anfangsstadium einer Polyneuropathie kann es im Bereich der Füße neben einer Hyperhidrose auch zu Gefäßspasmen kommen (kalte, blasse Haut). Diese vasomotorischen Störungen gehören ebenfalls zum neurologischen Syndrom wie die Sensibilitätsstörungen, Paresen und Anhidrosen. Sie sollten vom Neurologen aufmerksam beobachtet und berücksichtigt werden.

Trophische Störungen bei Erkrankungen und Läsionen peripherer Nerven

Trophische Störungen der Haut und ihrer Anhangsgebilde, sowie auch des betroffenen Knochengewebes durch *periphere* sensible und vegetative (sympathische) *Denervierung* sind besser bekannt (s. auch Kapitel Kausalgie und Sudeck-Syndrom, S. 180). Man findet neben der Anhidrose und der Vasomotoren-Lähmung eine Atrophie der Haut, die glattglänzend und dünn-gespannt erscheint. Es kommt zu derb-teigigen trophischen Oedemen, die bei Hochlagerung nicht verschwinden, schließlich entstehen auch Hyperkeratosen, Rhagaden und schmerzlose, trophische Ulcera (sensible Innervationsstörung). Bei den letzteren spielen auch Druckschäden durch unzweckmäßiges Schuhwerk eine Rolle. Schließlich können Osteoarthropathien entstehen, mit fleckigen Osteoporosen, Deformationen und Luxationen. Sie ähneln auffällig den Befunden beim Sudeck-Syndrom. Derartige Symptome findet man bei Ischiadikusnervenläsionen, N.-medianus-Paresen und vor allem in den Füßen und Unterschenkeln auch bei den vegetativen, bes. diabetischen Polyneuropathien. Hier wirken jeweils die sensible und die sympathische Denervierung zusammen und bei der diabetischen Polyneuropathie wird wahrscheinlich auch die diabetische Angiopathie noch eine pathogenetische Rolle spielen (s. auch Abb. 91–93).

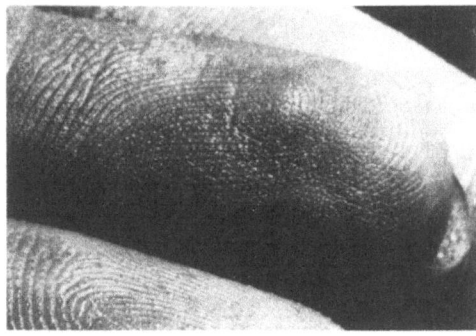

Abb. 91. Atrophie der Haut bei peripherer Nervenläsion

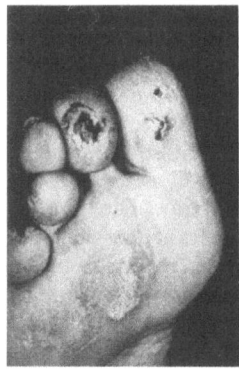 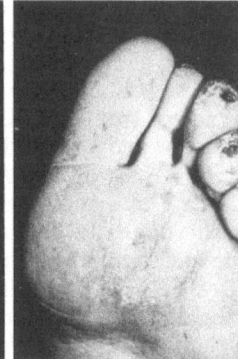

Abb. 92. Trophische Ulcera der Zehen bei hereditärer sensibler Polyneuropathie. (Aus Burrows mit Mitarbeiter: Bilder zur Neurologie, Rocom, Hoffmann-La Roche, Basel 1979)

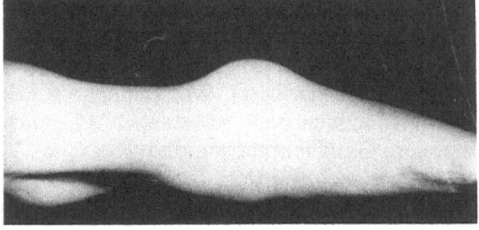

Abb. 93. Neurogene Arthropathie. (Auch Burrows und Mitarbeiter: Bilder zur Neurologie, Rocom, Hoffmann-La Roche, Basel 1979)

Literatur

Addicks, K., Knoche, H. (1977): Zur Innervation des Herzens. In: Sturm, A., Birkmayer, W. (Hrsg.). Klinische Pathologie des vegetativen

Nervensystems. Fischer, Stuttgart, New York, S. 1300–1355.
Anschütz, F. (1967): Nichtepileptische, kreislaufbedingte Anfälle. Therapiewoche 3–6: 27–32.
Appenzeller, O., Gross, J. E. (1971): Autonomic deficits in Parkinson's syndrome. Arch. Neurol. 24: 50–57.
Barnes, L. K., Ferrario, C. M. (1981): Anatomical and Physiological Characterization of the Sympatho-Facilitative Area Postrema Pathways in the Dog. In: Buckley, J. P., Ferrario, C. M. (Hrsg.). Central Nervous System Mechanisms in Hypertension. Perspectives in Cardiovascular Research. 6: 25–36. Raven Press, New York.
Berger, H., Cicmir, I., Grüneklee, D., Gries, F. A. (1981): Kardiovaskuläre Reflex- und Pupillenstörungen bei autonomer diabetischer Neuropathie. Akt. Neurol. 8: 7–13.
Bischoff, A. (1976): Die autonome (viszerale) diabetische Neuropathie. Therapeut. Umschau 33/9: 605–610.
Borchard, F. (1982): Pathologische Anatomie der autonomen Herznerven und des Erregungsleitungssystems. In: Brisse, B., Bender, F. (Hrsg.). Autonome Innervation des Herzens. Steinkopff, Darmstadt, S. 14–25.
Bramwell (1934), Zit. nach Lorenz.
Brisse, B., Bender, F. (1982): Autonome Innervation des Herzens. Steinkopff, Darmstadt.
Broser, F. (1975): Topische und klinische Diagnostik neurologischer Krankheiten. Urban und Schwarzenberg, München, Berlin, Wien. S. 308–324.
Buckley, J. P., Lokhandwala, M. F., Jandhyala, B. S., Francis, J. S., Tadepolli, A. (1981): Circulatory Effects of Chronic Intraventricular Administration of Angiotensin-II in Dogs. In: Buckley, J. P., Ferrario, M. C. (Hrsg.). Central Nervous System Mechanisms in Hypertension. Perspectives in Cardiovascular Research 6: 363–376, Raven Press, New York.
Cervos-Navarro, J. (1980): Morphologische Befunde zur vegetativen Innervation der Hirngefäße. In: Schiffter, R. (Hrsg.). Zentral-vegetative Regulationen und Syndrome. Springer, Berlin, Heidelberg, nre York, S. 23–38.
Cushing, H. (1901): Concerning a definite regulatory mechanism of the vasomotor centre which controls blood pressure during cerebral compression. Bull. John Hopkins Hosp. 12: 290–292.
Ewing, D. J., Campbell, J. W., Murray, A., Neilson, J. M. M., Clarke, B. F. (1978): Immediate heart-rate response to standing: simple test for autonomic neuropathy in diabetes. Brit. med. J. 1: 145.
Elstermann von Elster, F. W. (1982): Langzeittherapie des Carotissinus-Syndroms mit Ipratropiumbromid. In: Brisse, B., Bender, F. (Hrsg.). Autonome Innervation des Herzens. Steinkopff, Darmstadt. S. 191–196.
Franke, H., Strik, W. O. (1976): Zur Pathophysiologie des Karotissinus, insbesondere über das Karotissinus-Syndrom und den sogenannten hyperaktiven Karotissinus-Reflex. In: Sturm, A., Birkmayer, W. (Hrsg.). Klinische Pathologie des vegetativen Nervensystems. Fischer, Stuttgart, S. 681–710.
Friedman, M., Rosenman, R. H. (1960): Overt behavior pattern in coronary disease. J. Amer. Med. Ass. 173. 1320–1325.
Gallwas, K. (1974): Dtsch. Gesundh.-Wesen, 29: 2266. Zit. nach Gutzwiller.
Ganong, W. F. (1979): Lehrbuch der Medizinischen Physiologie. Springer, Berlin, Heidelberg, New York. S. 573–584.
Gerber, W. D., Haag, G. (1982): Migräne. Springer, Berlin, Heidelberg, New York.
Gutzwiller, F. (1983): Epidemiologie der Hypertonie. Lebensversicherungs-Medizin 8: 183–185.
Hasslacher, C. H., Bässler, G. (1982): Diagnose der autonomen Neuropathie des Herzens bei Diabetikern. Diagnose 15: 923–925.
Heising, G. (1980): Herzneurose und Herzinfarkt. Klinikarzt 9: 1012–1014.
Heidrich, H. (1979): Raynauds Phenomenon. TM-Verlag, Bad Oeynhausen.
Heidrich, H. (1980): Raynaud-Phänomen. Terminologie, Diagnostik, Therapie. Angio 2/2: 115–118.
Hengstmann, J. H., Doenecke, P., Jarmatz, H. (1983): Hypotonie. Therapiewoche 33: 29–41.
Hering, E. H. (1927): Karotissinusreflex auf Herz und Gefäße. Steinkopff, Dresden und Leipzig.
Hess, W. R. (1949): Das Zwischenhirn. Schwabe, Basel.
Heyck, H. (1958/1975): Der Kopfschmerz. Differentialdiagnostik, Pathogenese und Therapie für die Praxis. Thieme, Stuttgart.
Hodapp, V., Weyer, G. (1982): Zur Streß-Hypothese der essentiellen Hypertonie. In: Vaitl, D., (Hrsg.). Essentielle Hypertonie. Springer, Berlin, Heidelberg, New York, S. 112–139.
Ingvar, D. H. (1976): Pain in the brain and migraine. Hemicrania 7: 2–6.
Janetta, J. P., Gendell, H. M. (1979): Clinical observations on etiology of essential hypertension. Repr. Surg. Forum, Vol. XXX.
Janetta, J. P. (1980): Neurovascular Compression in Cranial Nerve and Systemic Disease. Ann. Surg. 192/4: S. 18–24.
Johnson, R. H., Spalding, J. K. M. (1974): Disorders of the Autonomic Nervous System. Blackwell Scie. Publ. Oxford, London, Edinburgh, Melbourne.
Kalia, M. P. (1981): Localisation of Aortic and Carotid Barorezeptor and Chemoreceptor Primary Afferents in the Brainstem. In: Buckley, P. J., Ferrario, M. C. (Hrsg.). Central Nervous System Mechanisms in Hypertension. Perspectives in Cardiovascular Research. Raven Press, New York, S. 9–24.
Karplus, J. P. (1937): Physiologie der vegetativen Zentren. In: Bumke, W., Foerster, O. (Hrsg.).

Handbuch der Neurology, Bd. 2, S. 402–475. Springer, Berlin.

Koellicker, R. A. von (1896): Handbuch der Gewebelehre des Menschen. Engelmann, Leipzig.

Koepchen, H. P. (1982): Physiologische Grundlagen der zentral-nervösen Steuerung der Herzfrequenz. In: Brisse, B., Bender, F. (Hrsg.). Autonome Innervation des Herzens. Steinkopff, Darmstadt, S. 66–85.

Kriessmann, A., Neiss, A., Häusler, L., Rädler, M. (1979): Electronic Oscillography in Raynauds Syndrome. In: Heidrich, H. (Hrsg.). Raynaud's Phenomenon. TM-Verlag, Bad Oeynhausen, S. 119–124.

Lamprecht, F. (1982): Zentralnervöse Komponenten der Hypertonie-Genese. In: Vaitl, D. (Hrsg.). Essentielle Hypertonie. Springer, Berlin, Heidelberg, New York, S. 62–75.

Lamprecht, F., Oertel, W. (1980): Immobilisationsstreß und seine Bedeutung für die Psychosomatische Medizin. Ztschr. Psychosom. Med. 26: 329–335.

Lang, E., Spitzer, W. (1980): Hypotonie-Syndrom: Diagnostische Möglichkeiten in Praxis und Klinik. Moderne Medizin 8: 1115–1122.

Langhorst, P., Schulz, G., Lambertz, M., Krienke, B. (1980): Funktionelle Organisation eines gemeinsamen Hirnstirnsystems für Kreislauf, Atmung und allgemeine Aktivitätssteuerung. In: Schiffter, R. (Hrsg.). Zentral-vegetative Regulationen und Syndrome. Springer, Berlin, Heidelberg, New York. S. 39–55.

Lazorthes, G. (1949): Le systéme neurovasculaire. Masson and Cie. Paris.

Lewis, T. (1938): The pathological changes in the arteries supplying the fingers in warm-handed people and in cases of socolled Raynauds disease. Clin. sci. 3: 287.

Lindgren, T. (1955): The mesencephalic and vascular system. Acta Physiol. scand. 35 (Suppl.): 121.

Lorenz, R. (1973): Wirkungen intrakranieller raumfordernder Prozesse auf den Verlauf von Blutdruck und Pulsfrequenz. Acta neurochir. Suppl. 20. Springer, Wien, New York.

Miller, D. (1981): Is variant angina the coronary manifestation of generalized vasospastic disorder? N. Engl. J. Med. 304: 763–766.

Mitchell, G. A. G. (1953): Anatomy of the autonomic nervous system. Livingstone, London, Edinburgh.

Parry, C. H. (1799): An inquiry into the symptoms and causes of the syncope anginosa, commonly called angina pectoris. Cadell and Davis, London.

Rohen, J. W. (1971): Funktionelle Anatomie des Nervensystems. Schattauer, Stuttgart, New York.

Schaefer, H. (1980): Katastrophe Herzinfarkt. Praxiskurier 43: 20. V. Höhenrieder Werkstattgespräch, Bernried, 14.–15.6.1980.

Schiffter, R., Wollin, J. (1977): Zum Problem der zerebralen Gefäßprozesse durch Einnahme von Ovulationshemmern unter besonderer Berücksichtigung der Prognose. Therapiewoche 27: 457–465.

Schöpper, W., Runge, M., Kühnau, J., Rehpenning, W. (1983): Autonome kardiale Neuropathie bei Diabetikern kann Risiko sein. Klinikarzt 12: 474–485.

Schulz, W., Volger, I. (1983): Kopfschmerztherapie. Urban und Schwarzenberg. München, Wien, Baltimore.

Segal, R., Gendell, H. M., Canfield, M. S., Dujovny, M., Janetta, P. J. (1982): Hemodynamic changes induced by pulsatile compression of the ventrolateral medulla. Angiology 33/3: 161–172.

Selby, G., Lance, J. W. (1960): Observations on 500 cases of migraine and allied vascular headache. J. Neurol. Neurosurg. Psychiat. 23: 23–32.

Sellier, K., Unterharnscheidt, F. (1963): Mechanik und Pathomorphologie der Hirnschäden nach stumpfer Gewalteinwirkung auf den Schädel. Springer, Berlin.

Sharpey-Schaefer, E. P. (1963): Venous tone: effects of reflex changes, humoral agents and exercise. Brit. med. Bull. 19: 145–148.

Sicuteri, F., Testi, A., Anselmi, B. (1961): Biochemical investigations in headache: increase in hydroxindol acid excretion during migraine attacks. Int. Arch. Allergy Appl. Immunol. 19: 55–58.

Siegrist, J. (1982): Gibt es ein psychosoziales Risikoprofil für die koronare Herzkrankheit? Med. Klin. 77: 672–679.

Skinhoj, E. (1970): Regional cerebral blood-flow in the migraine attack. Hemicrania 2/1: 24–25.

Skinhoj, E. (1971): The value of regional cerebral blood-flow in the migraine attack. Headache 11: 93–94.

Skinhoj, E. (1973): Hemodynamic studies within the brain during migraine. Arch. Neurol. 29: 95–98.

Stock, G., Schlör, K. H. (1980): Beitrag zur zentralen Kreislaufregulation — Experimente zur funktionellen Bedeutung des Mandelkerns. In: Schiffter, R. (Hrsg.). Zentral-vegetative Regulationen und Syndrome. Springer, Berlin, Heidelberg, New York.

Thulesius, O. (1979): Pathophysiological Aspects of Raynaud's Syndrome. In: Heidrich, H. (Hrsg.). Raynaud's Phenomenon. TM-Verlag, Bad Oeynhausen.

Umbach, W. (1977): Vegetative Phänomene bei sterotaktischen Hirneingriffen. In: Sturm, A., Birkmayer, W. (Hrsg.). Klinische Pathologie des vegetativen Nervensystems. Fischer, Stuttgart, New York, S. 1078–1128.

Unger, T., Speck, G., Ganten, D. (1980): Das Gehirn-Renin-Angiotensin-System: Ein Modell für die Synthese von Peptiden im Gehirn. In: Schiffter, R. (Hrsg.): Zentral-vegetative Regula-

tionen und Syndrome. Springer, Berlin, Heidelberg, New York.
Vaitl, D. (1982): Essentielle Hypertonie. Springer, Berlin, Heidelberg, New York.
Wessely, P. (1983): Klinik und Ätiopathogenese der Migräne. Ztsch. interdiszipl. Fortbild. Nervenheilkunde 3: 99–103.

Wolff, H. G. (1955): Headache mechanisms. Int. Arch. Allergy 7: 210–278.
Wolff, H. G. (1948/1963/1972): Headache and other head pain. Oxford Univ. Press. New York.
Zapfe, H. (1983): Veränderte Reaktionsweisen des alten Menschen bei Herz-Kreislauf-Krankheiten. DBÄ 10: 694–700.

Kapitel 13
Die vegetativen Polyneuropathien
(Zusammenfassende Darstellung)

Die vegetativen Polyneuropathien, vor allem die diabetischen, sind in den letzten Jahren besonders intensiv untersucht worden. Es gibt durchaus wichtige neue Erkenntnisse. Aus diesem Grunde, und weil sie bei der Darstellungsweise des Buches nach Organsystemen quasi „zerhackt" abgehandelt werden mußten, soll noch eine kurze Zusammenfassung dieser Syndrome erfolgen:
Grundsätzlich kann jedes vegetativ innervierte Organ oder Organsystem durch diese Erkrankungen in seiner Funktion gestört sein. Die Störung zeigt jeweils die Charakteristika der Läsionen des peripheren vegetativen Neurons (Denervierungshypersensitivität, globale Funktionsminderung bzw. Atrophie des Erfolgsorgans).
Von den wichtigsten *Untersuchungsmethoden* sind noch einmal zu nennen (Einzelheiten s. bei den entsprechenden Kapiteln):
Für das Herz-Kreislauf-System:

1. Der Schellongsche Stehversuch mit Registrierung von Blutdruck und Herzfrequenz.
2. Bestimmung des Herzfrequenz-Variationskoeffizienten in Ruhe und evtl. bei Belastung (respiratorisch, Stehversuch, anhaltender Faustschluß u. a.).

Der Schellong-Versuch ist am einfachsten und jederzeit durchführbar und durchaus aussagekräftig, die automatische Messung der Herzfrequenz-Variabilität, schon allein in Ruhe, ist wohl die exakteste Methode zur Feststellung vegetativer Neuropathien am Herzen.
Für das gastrointestinale System:

1. Röntgenologische Kontrastverfahren (Peristaltik, Transporttempo, Tonus, Cholezystographie).
2. Intraluminale manometrische Druckmessungen.
3. Pharmakatests wie der Mecholyl-Test (Denervierungshypersensitivität) und der Insulin-Belastungs-Test für die Salzsäureproduktion der Magenschleimhaut (Vagusfunktion).

Für die Atmung:
1. Registrierung bestimmter Atemrhythmustypen (bei Polyneuropathie weniger wichtig).
2. Vitalkapazität und Tiffeneau-Test.
3. Blutgasanalysen (alveoläre Hypoventilation).

Für die Blasenfunktion:
1. Harnflußmessung und Restharnbestimmung.
2. Zystometrische Druckmessungen.

Für die Sexualfunktion:
Phallographie (Banderektiometer).

Für die Vasomotorik:
Thermographie, Plethysmographie, Oszillographie.

Für die Schweißsekretion:
Ninhydrintest nach Moberg.
Jodstärketest nach Minor.

Für die Pupillomotorik:
Infrarot-Pupillometrie mit Lichtreflexzeit-Messung.

Für das Riechen:
Olfaktometrien und olfaktorisch evozierte Potentiale.

Für das Schmecken:
Elektrogustometrie, gustatorisch evozierte Potentiale.

Klinische Symptomatik

Am besten erforscht sind die diabetischen vegetativen Polyneuropathien und die seltenen Amyloidosen. Grundsätzlich gilt das Folgende aber auch für den Alkoholismus und diverse andere Ursachen von Polyneuropathien, bei denen das vegetative Nervensystem mitbeteiligt sein kann, aber bisher nicht ausreichend systematisch untersucht worden ist.

Die *vegetative diabetische Polyneuropathie* tritt in der Regel gemeinsam mit der bilateralsymmetrischen sensomotorischen Polyneuropathie auf, kann ihr aber auch vorauseilen. Sie scheint bei jüngeren Diabetikern mit schwereren Verlaufsformen häufiger zu sein und mit der Diabetes-Dauer zuzunehmen. Die wichtigsten Symptome sind (nach Bischoff 1981, Ludin und Tackmann 1984):

1. Störungen der Schweißsekretion und Vasomotorik in Form von „trockenen, roten, heißen Füßen" (Anhidrose und Vasomotoren-Lähmung, also Schädigung der distalen sympathischen Efferenzen). Kompensatorisch ist das Schwitzen am Oberkörper verstärkt; gelegentlich auch Geschmacksschwitzen. Die vasomotorische Störung verstärkt sich im Stehen, die Anpassung der Vasomotorik an Wärme- und Kältereize ist vermindert. Der lokale Histamin-Hauttest am Fuß zeigt fehlende oder reduzierte Hautrötung und mangelnden Temperaturanstieg.
2. Trophische Störungen in Füßen und Unterschenkeln. Die Haut ist glatt-glänzend und dünn und gespannt (atrophisch), es besteht eine Tendenz zum trophischen Oedem, besonders des Fußrückens, das bei Hochlagern der Beine nicht verschwindet und derb-teigig erscheint. Man findet Hyperkeratosen, Rhagaden und trophische Geschwüre (Fußballen), die nicht schmerzen, weil auch die Schmerzfasern mitlädiert sind. Ursachen sind die vasomotorischen und trophischen Innervationsstörungen gemeinsam mit den Läsionen der sensiblen schmerzleitenden Nervenfasern sowie auch ungünstiges Schuhwerk (Druckschäden).
Die seltenen Osteoarthropathien entstehen aus den gleichen Gründen. Die Füße erscheinen verplumpt und verkürzt, im Röntgenbild sieht man Sudeck-ähnliche, fleckige Osteoporosen, besonders in den kleinen Zehen- und Fußknochen. Schwere Destruktionen und Luxationen sind möglich.
3. Kardiovaskuläre Störungen äußern sich als orthostatische Hypotonieneigung (besonders asympathikotone Form) mit Blutdruckabfall beim Schellong-Versuch von über 30 mm Hg systolisch, fehlender oder reduzierter reflektorischer Blutdrucksteigerung bei Muskelarbeit (z.B. Faustschlußtest), fehlender oder reduzierter respiratorischer Arrhythmie, fehlender oder verminderter Tachykardie in Orthostase und vor allem der „Frequenzstarre" bei der Messung des Herzfrequenzvariationskoeffizienten. Ursachen sind Läsionen am sympathischen System (bes. die Hypotonie) und am Vagus (Herzsymptomatik). Zuweilen findet man auch charakteristische EKG-Veränderungen (s. S. 226). Eine Ruhetachykardie ist häufig und charakteristisch (Vagusläsion).
4. Im Magen-Darm-Kanal besteht eine Magenatonie („Gastroparese") mit diffusen Oberbauchbeschwerden und morgendlichem Erbrechen. Die mangelnde Insulininduzierte Säureproduktion und die röntgenologische Feststellung des schlaff-dilatierten Magens und auch die Atonie des Oesophagus mit verzögertem Transport und verzögerter Entleerung beweisen die Vagusläsion. Rezidivierende, vor allem nächtliche und postprandiale Diarrhoen im Wechsel mit Obstipation mit entsprechenden Leibbeschwerden und verstärkter Flatulenz zeigen die sogen. diabetische Enteropathie an, die eine vegetative, vor allem vagale Mangelinnervation, also Symptom der Polyneuropathie ist. Röntgenologisch sieht man verzögerte wie beschleunigte Darmpassagen und Darmdilatationen. Manometrisch finden sich auffällig schwache und in der Zahl reduzierte Peristaltikwellen.
5. Die neurogenen Blasenentleerungsstörungen sind häufig und entstehen langsam zunehmend. Sie bieten die Zeichen der mehr oder weniger schweren peripher-denervierten Blase mit Detrusorschwäche und Atonie und entsprechender Harnretention. Abnorm große, morgendliche Harnmengen bei schwachem Harnstrahl sind typisch, rezidivierende Harnwegsinfekte bemerkenswert häufig. Es finden sich Restharnmengen von über 90 ml. Urodynamische Messungen zeigen bei abnorm großer Blasenkapazität mit fehlendem oder mangelndem Entleerungsreflex eine zystometrische Niederdruckkurve. Die überfüllte Blase schmerzt nicht (sensible Innervationsstörung). Die Miterkrankung parasympathischer efferenter Fasern (Nn. pelvici) ist der Hauptgrund für die Entleerungsstörungen.
6. Eine sexuelle Impotenz besteht bei über 50% der 50jährigen Diabetiker (bei 25% der 30jährigen). Typisch ist die Erektionsschwäche (parasympathische Innervationsstörung), wobei selbstverständlich die Li-

bido ungestört ist, denn es handelt sich hier um eine rein periphere Erkrankung des Nervensystems. Retrograde Ejakulation in die Blase kommt relativ oft vor (sympathische Innervationsstörung). Bei Frauen besteht in über 30% der Erkrankten eine komplette Anorgasmie, wahrscheinlich auch eine verminderte Lubrikation. Es sind auch hier bei beiden Geschlechtern vor allem die peripheren parasympathischen Efferenzen erkrankt.

7. Die Pupillen von Diabetes-Kranken sind oft eng, anisocor, die Lichtreaktion ist vermindert oder fehlt, zuweilen besteht ein Argyll-Robertson-Syndrom. Die Pupillenfluktuationen (Hippus) bei hellem Dauerlicht sind reduziert. Diese Symptome treten bei schwerem Diabetes mellitus in ca. 50% der Fälle auf. Erkrankt sind wiederum vor allem die parasympathischen, aber auch die sympathischen peripheren Nerven.

Die Prognose der vegetativen Polyneuropathien hinsichtlich der Rückbildung der Symptome ist eher ungünstig. Dies ist besonders deutlich bei der Impotenz, der Blasenstörung und der Anhidrose.

Die Therapie besteht in einer optimalen Einstellung des Diabetes mellitus, ggf. mit Insulin bzw. der Behandlung der jeweiligen Grunderkrankung, die der Polyneuropathie zugrunde liegt. Durchblutungsfördernde Medikamente gegen die diabetische Angiopathie, auch der Vasa nervorum, bringen nur unbefriedigende oder keine Besserungen (Denervierung der Gefäße). Die vegetativen Funktionsstörungen können nur jeweils symptomatisch beeinflußt, aber kaum je geheilt werden (s. bei den Einzelkapiteln).

Literatur

Bischoff, A. (1981): Endokrine und endotoxische Polyneuropathien. In: Hopf, H. C. H., Poeck, K., Schliack, H. (Hrsg.). Neurologie in Klinik und Praxis, Bd. 2, Thieme, Stuttgart, New York, S. 2. 30.

Ludin, H. P., Tackmann, W. (1984): Polyneuropathien. Thieme, Stuttgart, New York, S. 80 und S. 234.

Sachverzeichnis

Achalasie 63
Adams-Stokes-Anfälle 233
Adie-Syndrom, s. Holmes-Adie-Sndrom
Ageusie 46
Akrozyanose 261, 263
Alkoholische Enteropathie 72
Amaurotische Pupillenstarre 124
Analreflex 77
Anhidrose 127, 142
Angiotensin-System 219
Anisocorie 123
Anorexie 16
Anorgasmie 116, 269
Anosmie 36, 39
Anosmie-Ageusie-Syndrom 49
Aortensinus, s. Glomus aorticum
Apneusis 185
Apnoe, posthyperventilatorische 195
Area postrema 215, 220
Argyll Robertson-Syndrom 126
Asthma bronchiale 211
Atemantriebe
–, suprabulbäre 187
–, extrazerebrale 188
Atemmuskulatur
–, Innervation 189
Atemregulation
–, reflektorische 190
–, stoffwechselchemische 191
–, Chemorezeptoren 192
–, Untersuchungsmethoden 193
Atemstörungen, neurogene
–, bei Epilepsie 194
–, bei extrapyramidalen Erkrankungen 203
–, bei Hirnerkrankungen 194
–, bei neurochirurgischen Erkrankungen 198
–, bei Polyneuropathien 207
–, durch Neuroleptika 204
–, durch Rückenmarkserkrankungen 205
–, metabolisch induzierte 199
–, schlafabhängige 201
–, toxische 200
Atemzentrum – bulbäres 185
–, apneustisches 185
–, „Exspirationszentrum" 186
–, „Inspirationszentrum" 186
–, pneumotaktisches 185
Atmungsorgane, Innervationssystem der 185
Autonome Blase 89, 90

Atemstörungen
– bei Botulismus 209
– bei Myasthenie 209
– bei Myopathien 210
– psychosomatische 210

Bainbridge-Reflex 221
Baro-Rezeptoren-System 215, 218, 220
Bing-Horton-Syndrom, s. Cluster-Kopfschmerz
Blutdruckzügler 220
Blutzuckerregulation 69
Bradburry-Egglert-Syndrom 251
Bulbus olfactorius 33, 39

Centrum cilio-spinale 19, 121
Chagas-Krankheit 63, 74
Cheyne-Stokes-Atmung 195
Chorda tympani 22, 43, 47
Chordotomie 109, 150, 206
Cluster-Kopfschmerz 253
Commotio cerebri 249
Corpus subthalamicum 17
Cortex entorhinalis 33
Cushing-Reflex 219, 228

Denervierungshypersensitivität 25, 62, 89, 124, 161, 227, 268
„Depressor-Punkt" 214
Dermatom 172
Detrusorareflexie 90
Detrusorreflex 86
Detrusor-Sphincter-Dyssynergie 89, 90, 97
Detrusor vesicae 83
Diabetische Enteropathie 71. 269
Diarrhoen, neurogene 71
Digitus mortuus 261, 263
Dranginkontinenz 90
Druckpunkte (Mackenzie) 173
Duodenum 58
– Ulcus 67
Dysautonomie, familiäre, s. Riley-Day-Syndrom
Dysphagie 62
Dyspnoe 194, 207
Dystrophia adiposo-genitalis 107

Edinger-Westphal-Kern 120
„Einklemmung" des Hirnstamms, nach Hirntrauma 125
Ejakulation 101, 105

EKG-Veränderungen, neurogene 226
Elektrogustometrie 46
Enterotom 172
Enuresis nocturna 95
Erbrechen 60
Erektion 101
–, spinal-reflektorische 105
–, „psychogene" 105

Facies gastrica 67
Fasciculus longitudinalis dorsalis 14
Fila olfactoria 33, 39
Foramen-jugulare-Syndrom 48
Formatio reticularis 16
Fornix 9, 14, 187, 218
Foster-Kennedy-Syndrom 40
Freßsucht 15, 16
Frey-Syndrom, s. Geschmacksschwitzen

„Gänsehaut" 166
Gallenblase 71
–, Postcholezystektomie-Syndrom 71
Gangliensystem
–, afferentes 22
–, efferentes 6, 22
–, intramurales 57
Ganglionitis ciliaris 125
Gastrische Krisen 69
Gastritis 67
Gefäßsystem, Innervation 224
–, Brust-Bauchraum 225
–, Extremitäten 225
–, Kopf-Halsbereich 224
Geruchssin 34
–, Störungen 37
Geschmacksknospen 42
Geschmacksschwitzen 159
Ggl. coeliacum 24, 31, 55, 59, 183
Ggl. stellatum 29, 56, 130
Glomus caroticum 192, 220
Glomus aorticum 192, 220
Grenzstrang, sympathischer 19, 28, 141, 163, 179
–, Verteilerfunktion des 30, 141
Großhirnrinde 6, 59, 91, 103, 106, 113, 188, 218
Guillain-Barré-Syndrom 95, 111, 117, 207, 238, 252
Gustatorisches System 42
–, Störungen des 47
Gyrus cinguli 11, 103, 139, 187

Harnblase, Innervation 83
Harnblasenentleerungsstörungen, neurogene 89
– bei Hirnerkrankungen 91
– bei Konus-Kauda-Läsion 94
– bei M. Parkinson 93
– bei Multipler Sklerose 92
– bei Polyneuropathien 93, 95
– bei Querschnittslähmung 91
– Elektrostimulation 99
– medikamentöse 95

– Pharmakotherapie 97
– psychogene 95
Harnverhaltung 84
Hemianhidrose 16, 132, 139, 148
Herz, Innervation 222
Herzfrequenzvariation 226
Herzfunktionsstörungen, neurogene 228
–, zerebrale 228
–, periphere 238
Herzinfrakt 239
Herz-Kreislaufregulation, zerebrale 214
–, extrazerebrale Einflüsse 219
–, Rückenmarksbahnen 222
–, Untersuchungsmethoden 226
Herzmuskulatur, Innervation 224
Hippocampus 8, 9, 11, 139, 187, 218
Hippus 134
Hirnstamm 16
Holmes-Adie-Syndrom 125, 251
Homosexualität 104, 107
Hornersyndrom 119, 124
–, peripheres 127, 142, 254
–, zentrales 132, 139, 149
Hustenreflex 191
Hustensynkopen 237
Hyperalgesie 172
Hyperhidrosen 142, 148, 149, 150, 158, 162, 164
Hypersalivation 50
Hypersexualität 11, 16, 102, 106, 107, 115
Hyperthermie 149
Hypertone Krisen 234
Hypertonie, essentielle 82, 218, 220, 242, 245
–, neurogene 220, 242, 245
–, Therapie 246
Hyperventilation 189, 190, 192
–, psychosomatische 210
–, zentrale neurogene 196
–, kontrrollierte 198
–, metabolische 199
–, toxische 200
Hyperventilations-Syndrom, psychosomatisches 210
Hyperventilationstetanie, s. psychosomatisches Hyperventilationssyndrom
Hypoglykämie 61
Hypotension, s. Hypotonie
Hypotension, idiopathische orthostatische (Shy-Drager-Syndrom) 110
Hypothalamus 7–12, 13, 102, 107, 113, 121, 139, 187, 217
Hypotonie, arterielle 247
– bei Alkoholkrankheit 252
– bei Diabetes mellitus 252
–, bei Hirnerkrankungen 249
–, bei Migräne 256
–, bei M. Parkinson 249
– bei Polyneuropathien 251
–, bei Rückenmarkserkrankungen 250
–, durch Pharmaka 253
–, primäre orthostatische, s. Shy-Drager-Syndrom
–, im Alter 249

–, Therapie 253
–, Typen der neurogenen 248
–, Untersuchungsmethoden 248
Hypotone Krisen (Synkopen)
– bei Orthostase 235
– bei Schmerz 236
– bei Angst-Schreck-Reaktionen 236
– alimentäre 236
– vestibuläre 237
Hypoventilation 189
– metabolisch induzierte 199
– toxische 200
– primäre alveoläre 202
– alveoläre 207

Ileus, paralytischer 72
Insulin-Belastungs-Test 61, 62

Kakosmie 36
Kardiomyotomie 63
Kardioneuropathien 238
Kardiospasmus 63
Kardiovasculäre Hirnstamm-Neurose 214, 220
Karotis-Sinus, s. Glomus caroticum
Karotis-Sinus-Syndrom 230
Kaudalähmung 77
Kausalgie 180
Klitorographie 114, 115
Klüver-Bucy-Syndrom 11, 106, 113
Kopfschmerz, vasomotorischer 254, 260
Koliken 171
Kolpographie 114, 115
Koronargefäße, Innervation 224
Krokodilstränen 51

Leber, Innervationsstörung 69
Libido 105, 107
Limbisches System 7, 102, 106, 113, 116, 139, 187, 217
Locus coeruleus 11, 217
Lubrikation 114
Lügendetektor 164
Lunge
–, vegetative Innervation 190
–, Dehnungsreflexe 190
Lungenödem, neurogenes 194, 198
Lüscher-Test 50

Magen 59, 61
– Ulcus 64
Magen-Darm-Kanal, Innervation 55
Maschinenatmung, s. Hyperventilation, zentrale, neurogene
Mecholyl-Test 62
Mediales Vorderhirnbündel 14
Megakolon 73
Megaoesophagus 63
M. Hirschsprung 73
Migräne 254
–, Anfallsauslöser 255
–, Diffentialdiagnose 257

–, Klassifikation 254
–, Pathogenese 255
–, Persönlichkeit 258
–, Psychotherapie 259
–, Therapie 258
Miktionsvorgang 87
Mundtrockenheit 50
Myotom 172

Nc. amygdalae 8–10, 61, 102, 107, 139, 187, 217
Nc. gustatorius, s. Nc. solitarius
Nc. intermediomedialis 28
Nc. intermedio-lateralis 19
Nc. olfactorius anterior 33
Nc. salivatorius 43
Nc. solitarius 43
Nc. tractus solitarii 190, 215, 220
Niere, Innervation 81
– beim Schock 82
Nierenbecken 82
Niesreflex 191
Nn. cardiaci 31, 222
Nn. erigentes, s. Nn. splanchnici pelvini
N. phrenicus 189, 190
N. pudendus 75, 77, 84, 101
Nn. pulmonales 31, 190
Nn. splanchnici pelvini 28, 75, 84, 101, 113
N. terminalis 42

Oesophagospasmus 63
Oesophagus 58, 62
Obstipation 77, 78
Olfactometrie 37
Olfactorisches System 33
Olfaktorius-Meningeom 40
Ophthalmoplegia interna 125
Orgasmus 105
Osteoarthropathien, neurogene 264, 269
Osteotom 172

Pancoast-Syndrom 130, 152, 179
Pankreas, endokrines 69
–, exokrines 70
Papez-Zirkel 10
Parinaud-Syndrom 126
Parosmie 36
Phallographie 106
Physiotherapie, s. Segmenttherapie
Pickwick-Syndrom 202
Piloarrektion 166
Plexus cardiacus 24, 31, 222, 223
Plexus coronarius 223
Plexus gastricus 55
Plexus hypogastricus
– inferior 24, 31, 84, 101
– superior 24, 31
Plexus myentericus 55
Plexus oesophagicus 55
Plexus pulmonalis 24, 31
Plexus solaris, s. Ganglion coeliacum
Plexus submucosus 55

Polyneuropathie, vegetative 69, 71, 73, 95, 111, 117, 207, 238, 251, 264, 268
Potenzstörungen
- bei Hirnerkrankungen 106
- bei Multipler Sklerose 109
- bei peripheren Nervenläsionen und Polyneuropathien 110, 269
- bei Querschnittslähmungen 108
- bei Systemerkrankungen 110
- nach Sympathektomie 111
-, Therapie 112
-, toxisch-medikamentöse 111
Priapismus 108
Psychogalvanischer Hautreflex 164
Psychomotorische epileptische Anfälle 51, 59, 107, 115
Psychosomatik 1, 12, 66, 71, 95, 101, 114, 137, 162, 183, 210, 236, 239, 245, 260, 263
Pubertas praecox 107
Pupille, Innervation 119, 121
- affektive Einflüsse 119
- Akkomodation 121
- Konvergenzreaktion 121
- Lichtreaktion 119
- Untersuchungsmethoden 123
Pupillenstörungen 124
- bei Läsionen des optischen Systems 124
- bei Läsionen des parasympathischen Systems 125
- bei Läsionen des sympathischen Systems 127
- medikamentös-toxische 134
Pupillotonie 125
Pylorusreflex 60

Quadrantensyndrom 152
Querschnittslähmung 77, 91, 116, 149, 205, 250

Raynaud-Syndrom 261
-, Pathogenese 262
-, Untersuchungsmethoden 261
-, Therapie 263
Reflexblase 89, 90
Reflex, recto-vesikaler 86
-, Bulbo-Cavernosus 86
Reflexe, segmentale vegetative 21, 59, 168, 172, 178
Reflektorische Pupillenstarre 126
Reflux, gastrooesophagealer 58, 64
Reizkolon 74
Reizmydriasis 121, 133, 139
Rektum 75
Respiratorische Apraxie 198
Respiratorische Arrhythmie 190, 269
Respiratorische Neurone 186
Riley-Day-Syndrom 39, 47, 64, 251
Rückenmark 19

Schellong-Test 227, 248, 268
Schlaf-Apnoe-Syndrom 202
Schluckakt 58
Schmerzen, „vegetative" 168

-, Anatomie und Physiologie 168
- bei Einzelnervenläsionen 180
- bei Grenzstrangläsionen 179
-, direkter Eingeweideschmerz 170
-, Ischämieschmerz 171
-, Nervenschmerz 170
-, Rezeptorschmerz 170
-, Therapie durch Sympathektomie 182
-, übertragene (Headsche Zonen) 172
„Schnappatmung" 185
Schweißdrüsen, Innervation 136
-, apokrine 138
Schweißtest
- nach Minor (Jod-Stärke-Test) 145, 147
- nach Moberg (Ninhydrintest) 145, 147, 155
Schweißsekretionsstörungen
- bei Hirnerkrankungen 148
- bei Grenzstrangläsionen 151
- bei Lepra 158
- bei Nervenwurzelläsionen 151
- bei Rückenmarksläsionen 149
- bei Zosfer 153
- durch Einzelnervenläsionen 155
- im Gesicht 158
- durch Plexusläsionen 154
- durch Tumoren 152, 153
Schwitzen
-, adrenerges 139
-, emotional-affektives 137
-, gustatorisches 137
-, im Gesicht 145
-, palmo-plantares 162
-, perianales 161
-, Perspiratio insensibilis 139
-, pharmakogenes 138
-, reflektorisches 138
-, spontanes 138
-, thermoregulatorisches 136, 164
-, Untersuchungsmethoden 147
Segmenttherapie 178
Sexualfunktionsstörungen, weibliche 115
- bei Großhirnerkrankungen 115
- bei multipler Sklerose 116
- bei Polyneuropathien 117, 269
- bei Querschnittslähmungen 116
Sexualorgane
-, Innervation 101, 112
-, Neuroendokrine Beziehungen 103
-, Reflexe 104, 113
-, Untersuchungsmethoden 105, 114
Sexualverhalten 16, 102, 104, 113
Sexuelle Aberrationen 107
Shy-Drager-Syndrom 197, 205, 250
Sick-Sinus-Syndrom 234
Sinusknoten 222, 224
Sinusnerv 192
Sjögren-Syndrom 38, 46, 51
Spannungskopfschmerz 260
Speichelsekretionsstörungen 49
Stuhlentleerung 75
Stereotaxie 11, 139, 187

Stria olfactoria
- lateralis 33
- medialis 33
Sudeck-Syndrom 180
Swinging-Flashlight-Test 123
Synkopen, kardiovaskuläre 229
- „pressorische" 237
Sympathektomie 142, 151, 162, 262, 263
Sympathische Seitensäule, s. Nc. intermedio-lateralis
Syringomyelie 150, 161

Tachykardien, paroxysmale, supraventrikuläre 234
Telodiencephales Ischämie-Syndrom 132, 149
Thermoregulation 13, 16, 136, 137, 149
Tractus olfactorius 33
Tränensekretionsstörungen 50
Trophische Störungen 264, 269
Truncus sympathicus, s. Grenzstrang

Ureter 82
-, Kolik 83

Urethra-Druckprofil 88
Urodynamografie 88
Uroflowmetrie 88

Vaginismus 115
Vagotomie 57, 68
Valsalva-Versuch 227
Vasodilatatoren-System, cholinerges 216
Vasomotorenlähmung 261, 263, 264, 269
„Vasomotoren-Zentrum" 215
Vegetative Dystomie 1
Vegetatives System 2
-, Autonomieproblem 23
-, peripheres 22
-, zentrales 6
Vigilanz 18

Wallenberg-Syndrom 132, 149, 189

Zona incerta 11, 16, 121, 139, 187
Zystomanometrie 88

MIX
Papier aus verantwortungsvollen Quellen
Paper from responsible sources
FSC® C105338

If you have any concerns about our products,
you can contact us on
ProductSafety@springernature.com

In case Publisher is established outside the EU,
the EU authorized representative is:
**Springer Nature Customer Service Center GmbH
Europaplatz 3, 69115 Heidelberg, Germany**

Printed by Libri Plureos GmbH
in Hamburg, Germany